U0094378

中医经典名著临证精解丛书（疫病篇）

总主编 杨 进 魏凯峰

『温病条辨』临证精解

龚婕宁 杨 进 编著

中国健康传媒集团
中国医药科技出版社

内容提要

《温病条辨》为温病通论著作。该书在清代众多温病学家成就的基础上，进一步建立了完全独立于伤寒的温病学说体系，创立了三焦辨证纲领，为温病创新理论之一。在温邪易耗伤阴液思想的指导下，吴鞠通倡养阴保液之法，并拟订了层次分明的温病治法方药体系，故《温病条辨》被称为清代温病学说标志性著作。本次整理选取底本版本精良，对书中条文进行注释、提要和精解，并加入重点方剂的临床运用医案，附有按语解读。本书有助于临床医生更好地学习中医温病理论，对指导临床治疗温病、提高临床疗效具有重要意义。

图书在版编目（CIP）数据

《温病条辨》临证精解 / 龚婕宁，杨进编著 . — 北京：中国医药科技出版社，2024.4

（中医经典名著临证精解丛书）

ISBN 978-7-5214-4122-2

Ⅰ . ①温… Ⅱ . ①龚… ②杨… Ⅲ . ①《温病条辨》—研究 Ⅳ . ① R254.2

中国国家版本馆 CIP 数据核字（2023）第 161766 号

美术编辑　陈君杞
版式设计　也　在

出版　**中国健康传媒集团** | 中国医药科技出版社
地址　北京市海淀区文慧园北路甲 22 号
邮编　100082
电话　发行：010-62227427　邮购：010-62236938
网址　www.cmstp.com
规格　710×1000mm $\frac{1}{16}$
印张　27
字数　512 千字
版次　2024 年 4 月第 1 版
印次　2024 年 4 月第 1 次印刷
印刷　河北环京美印刷有限公司
经销　全国各地新华书店
书号　ISBN 978-7-5214-4122-2
定价　**85.00 元**

获取新书信息、投稿、为图书纠错，请扫码联系我们。

版权所有　盗版必究

举报电话：010-62228771

本社图书如存在印装质量问题请与本社联系调换

丛书编委会

总主编 杨　进　魏凯峰

编　者（按姓氏笔画排序）

马晓北（中国中医科学院）

付丽媛（南京中医药大学）

朱　平（南京中医药大学）

朱　虹（扬州大学医学院）

刘　涛（南京中医药大学）

刘兰林（安徽中医药大学）

杨　进（南京中医药大学）

赵岩松（北京中医药大学）

龚婕宁（南京中医药大学）

魏凯峰（南京中医药大学）

序

中医学是伟大宝库，是中华民族优秀文化代表之一，历经2000余年的发展，经久不衰。在其发展过程中，经历了数百次的瘟疫病的流行，在与这些疾病作斗争的过程中，积累了丰富的临床经验，形成了独特的理论体系，编写了大量专著，能有效指导临床防治疫病，为中华民族的繁衍生息做出了卓越贡献。特别是在近十几年来传染性非典型肺炎（SARS）、甲型流感病毒感染、新冠病毒感染等疫病肆虐时，中医药在防治方面发挥了重要作用。

为了更好地传承中医药，防治疫病，我们组织编写了《中医经典名著临证精解丛书》（疫病篇），选取中医疫病经典名著，加以注释、精解。同时选取古今临床医案，结合按语评注，示人以法，使读者在学习理论的同时，掌握常用方剂的辨证运用方法，学会理论的临床运用方法，提升读者临床辨治思维。本套丛书的出版有助于系统整理中医学辨治疫病的理论与治法方药，对于中医疫病学辨治理论体系的完善、提高临床防治疫病的水平具有重要指导作用。

丛书编写组成员来自南京中医药大学、中国

中医科学院、北京中医药大学、安徽中医药大学、扬州大学医学院等单位。江苏省苏南地区为中医温病、疫病理论发源地，南京中医药大学温病学教研室已故温病学名家孟澍江教授为现代温病学奠基人，编写了高等中医药教育最早的一批温病学教材，长期以来编写出版了大量的温病、疫病专著，具有深厚的学术积淀及丰富的编写经验。中国中医科学院、北京中医药大学温病学名家辈出，如赵绍琴教授、方药中教授、孔光一教授等，都在我国温病学理论形成、教学及人才培养中做出了巨大贡献。安徽中医药大学、扬州大学医学院受新安医派、孟河医派、山阳医派等中医学术流派的影响，形成了独到的中医温病、疫病理论，积累了丰富的临床经验。本丛书编写人员为各单位学科带头人及专业负责人，具有较高的学术水平及深厚的临床功底，确保了丛书的编写质量及学术水平。

本套丛书选取明清时期部分经典中医疫病名著及专著，结合临床实践进行校勘、分析、点评，具有版本精良、校勘细致、内容实用、点评精深的特点。多年来编写组成员已经点校出版了一批中医药古籍，积累了一定的编写经验，在本套丛书的编写过程中亦反复斟酌，但难免有不足之处，亟盼中医同行专家及广大读者给予批评指正。

首批国家级教学名师

全国名老中医药专家传承工作室指导老师　杨　进

全国名老中医药专家学术经验继承工作指导老师

2024 年 2 月

前　言

　　《温病条辨》是中医温病学经典著作的突出代表，内容丰富，条分缕析，说理公允，对临床辨治多种温病及各科疑难病症具有重要的指导意义，是中医学四大经典之一。书中记载的治疗方法和方剂，大多来自明清以来医家的实践经验，并有颇多创新，临床实用价值较高，至今仍广泛应用于临床；其中对温病的辨治思路及理、法、方、药的灵活运用，在当今温病频发及瘟疫病时见的环境下，尤其值得深入学习和借鉴。

　　《温病条辨》的作者是清代吴鞠通（1758—1836），名瑭，字佩珩，号鞠通，江苏淮阴人。吴氏深研并采辑《内经》以来历代名医有关外感热病的论述，去其驳杂，取其精华，并附以本人的见解和经验，于1798年著成《温病条辨》，冀其纠临床常以治疗伤寒的方法混治温病之谬，兼备温病正确辨证施治之用。该书共6卷，以三焦为纲，分为上、中、下3篇。另有原病篇和杂说、解产难、解儿难等篇。该书的写作体裁仿《伤寒论》，逐条叙证，文字扼要较为简单，为免言简而未明，又在每条之下自加注释，用以阐述条文中的未尽之意。

从历史年代来看，《温病条辨》成书较晚，文字大多浅显，但不同年代的语境存在差异，古今文字表述亦有不同，加之书中中医理论知识涉及面较广，还有部分古文典故、诸子百家等内容，后学者要全面理解并正确用于临床，确有一定难度。尽管近几十年来已经编写、出版了十数种该书的研究著作，但能从临床实用角度精准阐释原文，基于临床病案分析治法方剂的适应病证者尚不多见。因此，我们结合多年教学和临床工作的经验，编写了《〈温病条辨〉临证精解》，在简要分析主要原文的重点、难点和疑点的基础上，着重为临床答疑解惑，努力做到深入浅出、通俗易懂、便于实践。

本书以清嘉庆癸酉年镌问心堂版《温病条辨》作为底本，为突出重点选择将原书中的注家等内容全部删去，原篇的序言部分也仅保留吴氏的自序。本书编写内容包括原文、注释、提要、精解、医案举隅等项目，"注释"主要对某些冷僻晦涩难懂的字词加以解释，便于准确理解原文；"提要"是对原文要点的概括，以明确其重点；"精解"是以临床应用为目的对原文精神的阐释，包括分析、理解和应注意的问题，力求提纲挈领，清晰易懂，有利于读者掌握重点和难点；"医案举隅"选附原文中使用方剂的临床验案，并在按语中对方证的应用进行分析。这几部分涵盖了从理论到实践的内容，可以增强中医师、中医院校高年级学生和研究生的临床思辨能力，提高其运用中医温病经典理论及方法有效治疗温病、疫病和其他各科疾病的水平。

虽竭尽全力完成了编写任务，但因水平所限，对原文的理解及实际运用难免存在疏漏和不足，敬请各位读者提出宝贵意见。

编者
2024 年 1 月

目　录

自　序

【原文】夫立德立功立言，圣贤事也，瑭何人斯，敢以自任？缘瑭十九岁时，父病年余，至于不起，瑭愧恨难名，哀痛欲绝，以为父病不知医，尚复何颜立天地间，遂购方书，伏读于苦块[1]之余，至张长沙[2]"外逐荣势，内忘身命"之论，因慨然弃举子业，专事方术。越四载，犹子[3]巧官病温。初起喉痹，外科吹以冰硼散[4]，喉遂闭，又遍延诸时医治之，大抵不越双解散[5]、人参败毒散[6]之外，其于温病治法，茫乎未之闻也。后至发黄而死。瑭以初学，未敢妄赞一词，然于是证，亦未得其要领。盖张长沙悲宗族之死，作《玉函经》，为后世医学之祖。奈《玉函》中之《卒病论》[7]，亡于兵火，后世学者，无从仿效，遂至各起异说，得不偿失。又越三载，来游京师，检校《四库全书》，得明季吴又可《温疫论》，观其议论宏阔，实有发前人所未发，遂专心学步焉。细察其法，亦不免支离驳杂，大抵功过两不相掩。盖用心良苦，而学术未精也。又遍考晋唐以来诸贤议论，非不珠璧琳琅，求一美备者，盖不可得，其何以传信于来兹！瑭进与病谋，退与心谋，十阅春秋，然后有得，然未敢轻治一人。癸丑岁，都下温疫大行，诸友强起瑭治之，大抵已成坏病，幸存活数十人，其死于世俗之手者，不可胜数。呜呼！生民何辜，不死于病而死于医。是有医不若无医也，学医不精不若不学医也。因有志采辑历代名贤著述，去其驳杂，取其精微，间附己意，以及考验，合成一书，名曰《温病条辨》，然未敢轻易落笔。又历六年，至于戊午，吾乡汪瑟庵先生促瑭曰：来岁己未湿土正化，二气中温厉大行，子盍速成是书，或者有益于民生乎！瑭愧不敏，未敢自信，恐以救人之心，获欺人之罪，转相仿效，至于无穷，罪何自赎哉？然是书不出，其得失终未可见，因不揣固陋，黾勉[8]成章，就

1

正海内名贤，指其疵谬，历为驳正，将万世赖之无穷期也。

淮阴吴瑭自序

【注释】

〔1〕苫（shān，山）块：苫，用草编的盖东西的器具。苫块是"寝苫枕块"的简称。古人在父母亡故居丧守孝期间，以草垫为席，土块为枕。所以用苫块代表居父母之丧。

〔2〕张长沙：即东汉名医张机，字仲景，因传说他曾任长沙太守，所以后世用长沙代表其名号。

〔3〕犹子：即侄子。

〔4〕冰硼散：《外科正宗》方。由冰片、朱砂、玄明粉、硼砂组成。治疗咽喉口齿多种疾病。

〔5〕双解散：《宣明论》方。即用益元散、防风通圣散各等分，治疗多种内外病邪所致的疾病。

〔6〕人参败毒散：《太平惠民和剂局方》方。由柴胡、甘草、桔梗、人参、川芎、茯苓、枳壳、前胡、羌活、独活、薄荷、生姜等组成，治疗外邪初犯肌表诸证。

〔7〕《卒病论》：即张仲景所著的《伤寒杂病论》，包括了后世所传的《伤寒论》和《金匮要略》。

〔8〕黾（mǐn，敏）勉：努力、勉力。

凡 例

一、是书仿仲景《伤寒论》作法，文尚简要，便于记诵。又恐简则不明，一切议论，悉于分注注明，俾纲举目张，一见了然，并免后人妄注，致失本文奥义。

二、是书虽为温病而设，实可羽翼伤寒。若真能识得伤寒，断不至疑麻桂之法不可用；若真能识得温病，断不致以辛温治伤寒之法治温病。伤寒自以仲景为祖，参考诸家注述可也；温病当于是书中之辨似处究心焉。

三、晋唐以来诸名家，其识见学问工夫，未易窥测，瑭岂敢轻率毁谤乎？奈温病一证，诸贤悉未能透过此关，多所弥缝补救，皆未得其本真，心虽疑虑，未敢直断明确，其故皆由不能脱却《伤寒论》蓝本，其心以为推戴仲景，不知反晦仲景之法。至王安道始能脱却伤寒，辨证温病，惜其论之未详，立法未备。吴又可力为卸却伤寒，单论温病，惜其立论不精，立法不纯，又不可从。惟叶天士持论平和，立法精细，然叶氏吴人，所治多南方证，又立论甚简，但有医案散见于杂证之中，人多忽之而不深究。瑭故历取诸贤精妙，考之《内经》，参以心得，为是编之作。诸贤如木工钻眼，已至九分，瑭特透此一分，作圆满会耳，非敢谓高过前贤也。至于驳证处，不得不下直言，恐误来学。礼云："事师无犯无隐"，瑭谨遵之。

四、是书分为五卷：首卷历引经文为纲，分注为目，原温病之始；二卷为上焦篇，凡一切温病之属上焦者系之；三卷为中焦篇，凡温病之属中焦者系之；四卷为下焦篇，凡温病之属下焦者系之；五卷杂说、救逆、病后调治，俾阅者心目了然，胸有成局，不致临证混淆，有治上犯中、治中犯下之弊。末附一卷，专论产后调治与产后惊风、小儿急慢惊风、痘证，缘世医每于此证，惑于邪说，随手杀人，毫无依据故也。

五、经谓先夏至为病温，后夏至为病暑，可见暑亦温之类，暑自温而来，故将暑温、湿温并收入温病论内。然治法不能尽与温病相同，故上焦篇内第四条，谓温毒、暑温、湿温不在此例。

六、是书之出，实出于不得已。因世之医温病者，毫无尺度，人之死于温病者，不可胜纪。无论先达后学，有能择其弊窦，补其未备，瑭将感之如师资之恩。

七、是书原为济病者之苦，医医士之病，非为获利而然，有能翻版传播者听之，务望校对真确。

八、《伤寒论》六经由表入里、由浅入深，须横看。本论论三焦由上及下，亦由浅入深，须竖看，与《伤寒论》为对待文字，有一纵一横之妙。学者诚能合二书而细心体察，自无难识之证，虽不及内伤，而万病诊法，实不出此一纵一横之外。

九、方中所定分量，宜多宜少，不过大概而已，尚须临证者自行斟酌。盖药必中病而后可，病重药轻，见病不愈，反生疑惑；若病轻药重，伤及无辜，又系医者之大戒。古人治病，胸有定见，目无全牛[1]，故于攻伐之剂，每用多备少服法；于调补之剂，病轻者日再服，重者日三服，甚则日三夜一服。后人治病，多系捉风捕影，往往病东药西，败事甚多；因拘于约方之说，每用药多者二三钱，少则三五分为率，遂成痼疾。吾见大江南北，用甘草必三五分。夫甘草之性最为和平，有国老之称，坐镇有余，施为不足，设不假之以重权，乌能为功？即此一端，殊属可笑！医并甘草而不能用，尚望其用他药哉？不能用甘草之医，尚足以言医哉？又见北方儿科于小儿痘证[2]，自一二朝用大黄，日加一二钱，甚至三五钱，加至十三四朝，成数两之多，其势必咬牙寒战，灰白塌陷，犹曰此毒未净也，仍须下之，有是理乎？经曰："大毒治病，十衰其六；中毒治病，十衰其七；小毒治病，十衰其八；无毒治病，十衰其九，食养尽之，勿使过剂。"医者全在善测病情，宜多宜少，胸有确见，然后依经训约之，庶无过差也。

十、此书须前后互参，往往义详于前而略于后，详于后而略于前。再，法有定而病无定。如温病之不兼湿者，忌刚喜柔；愈后胃阳不复，或因前医过用苦寒，致伤胃阳，亦间有少用刚者；温病之兼湿者，忌柔喜刚；湿退热存之际，乌得不用柔哉？全在临证者善察病情，毫无差忒也。

十一、是书原为温病而设，如疟、痢、疸、痹，多因暑温、湿温而成，不得不附见数条，以粗立规模，其详不及备载，以有前人之法可据，故不详论。是书所详论者，论前人之未备者也。

十二、是书着眼处全在认证无差，用药先后缓急得宜，不求识证之真，而妄议药之可否，不可与言医也。

十三、古人有方即有法，故取携自如，无投不利。后世之失，一失于测证无方，识证不真，再失于有方无法。本论于各方条下，必注明系用《内经》何法，俾学者知先识证，而后有治病之法，先知有治病之法，而后择用何方。有法同而方异者，有方似同而法异者，稍有不真，即不见效，不可不详察之。

十四、大匠诲人，必以规矩，学者亦必以规矩。是书有鉴于唐宋以来，人自为规，而不合乎大中至正之规，以至后学宗张者非刘，宗朱者非李[3]，未识医道之全体，故远追《玉函经》，补前人之未备，尤必详立规矩，使学者有阶可升，至神明变化出乎规矩之外，而仍不离乎规矩之中，所谓从心所欲不逾矩。是所望于后之达士贤人，补其不逮，诚不敢自谓尽善又尽美也。

【注释】

[1] 目无全牛：出自《庄子·养生主》。意为技术纯熟的杀牛人在动刀时看到的只是牛的皮骨间隙，而不是整条牛，形容技术十分熟练。

[2] 痘证：此处指天花。

[3] 宗张者非刘，宗朱者非李：此处的张、刘、朱、李指金元时期代表不同学派的四大医家：张子和、刘河间、朱丹溪、李东垣。

原病篇

卷首

本篇选录了《黄帝内经》中19条有关温病学的条文，从经典著作中探求温病的病因、病机、病证、诊断、治疗、预后和预防等方面的论述，以作为本书的立论依据。其中第1至3条为病因病机内容，第6条和第8至14条的一部分为病证内容，第4、5、7、19条和第15条的前半部分为诊断内容，第8条、第10至15条的后半部分为针灸治疗内容，第8、9条的一部分和第18条为预后内容，第16条为温病禁忌内容，第17条提出了"正气为本"的预防思想。在《黄帝内经》原文之后，吴鞠通又附加了个人见解，以备参考，不少内容对临证确有参考价值。

【原文】一、《六元正纪大论》曰：辰戌之岁，初之气[1]，民厉温病；卯酉之岁，二之气，厉大至，民善暴死；终之气，其病温。寅申之岁，初之气，温病乃起；丑未之岁，二之气，温厉大行，远近咸若。子午之岁，五之气，其病温。巳亥之岁，终之气，其病温厉。

叙气运，原温病之始也。每岁之温，有早暮微盛不等，司天在泉，主气客气[2]，相加临而然也。细考《素问》注自知，兹不多赘。

按：吴又可谓温病非伤寒，温病多而伤寒少，甚通。谓非其时而有其气，未免有顾此失彼之诮[3]。盖时和岁稔[4]，天气以宁，民气以和，虽当盛之岁亦微；至于凶荒兵火之后，虽应微之岁亦盛，理数自然之道，无足怪者。

【注释】

[1]初之气：古人把六气分主一年二十四节气，分作六步，即初之气、二之气、三之气、四之气、五之气、终之气，每步计四个节气。而六气中又有主气、客气之分。主气不变，而客气则逐年依次更移。

[2]司天在泉，主气客气：中医运气学说的名词术语。详参《内经》有关注释本。

[3]诮（qiào，俏）：责备。

[4]稔（rěn，忍）：庄稼成熟，岁稔指年景。

【提要】本条提出了温病的病名、病证特点和临床表现，并根据运气学说预测了温病的发生、流行和预后。

【精解】

1. 温病的病名及特点： 温病的病名首见于《素问·六元正纪大论篇》，主要指发生于某个季节不同于伤寒的某些外感热病，具有一定的传染性和流行性，即现代温病学中的一种或几种特殊疾病。因此，此处之温病与现代临床一大类有独特表现的温病在概念上并不完全一致，现代所说的"温病"范围更广。

2. 温病的发生与年份、季节的关系： 原文基于《内经》运气学说论述了温病的发病与年份、季节有关，并举例分析了在不同年份因其气化运行不同，温病的发生和流行情况也会有很大差异。因此，在年岁变迁中参照五运六气和季节气候的特点预先加以防范，或可在一定程度上预防温病的发生及流行。

依据《内经》运气学说所述天之气运规律推测温病的发病，目前临床已经积累了一些经验，尤其是年岁运气在各种温病、疫病发病过程中产生的影响，近年来受到了医学界的较多关注。但运气的推算方法较为复杂，何年发生何病的规律尚未得到确切的临床证据，临证仅可作为温病发病学的参考，简单定论尚须谨慎。吴氏对温病发生与年份关系的认识已较《内经》有所发展，并同时提出了在温病的发生和流行过程中，有时社会条件比自然条件更为重要，符合临床实际。

【原文】二、《阴阳应象大论》曰：喜怒不节，寒暑过度，生乃不固。故重阴必阳，重阳必阴。故曰：冬伤于寒，春必病温。

上节统言司天之病，此下专言人受病之故。

细考宋元以来诸名家，皆不知温病伤寒之辨。如庞安常之《卒病论》[1]、朱肱之《活人书》、韩祗和之《微旨》、王实之《证治》、刘守真之《伤寒医鉴》《伤寒直格》、张子和之《伤寒心镜》等书，非以治伤寒之法治温病，即将温暑认作伤寒，而疑麻桂之不可用，遂别立防风通圣、双解通圣、九味羌活等汤，甚至于辛温药中加苦寒。王安道《溯洄集》中辩之最详，兹不再辩。论温病之最详者，莫过张景岳、吴又可、喻嘉言三家。时医所宗者，三家为多，请略陈之。

按：张景岳、喻嘉言皆著讲"寒"字，并未理会本文上有"故曰"二字，上文有"重阴必阳，重阳必阴"二句，张氏立论出方，悉与伤寒混，谓温病即伤寒，袭前人之旧，全无实得，固无足论。喻氏立论，虽有分析，中篇亦混入伤寒少阴、厥阴证，出方亦不能外辛温发表、辛热温里，为害实甚。以苦心力学之士，尚不免智者千虑之失，尚何怪后人之无从取法，随手杀人哉！甚矣，学问之难也！吴又可实能识得"寒温"二字，所见之证，实无取乎辛温、辛热、甘温。又不明伏气为病之理，以为何者为即病之伤寒，何者为不即病待春而发之温病，遂直断温热之原非风寒所中，不责己之不明，反责经言之谬。瑭推原三子之偏，各自有说：张氏混引经文，将论伤寒之文，引证温热，以伤寒化热之后，经亦称热病故也。张氏不能分析，遂将温病认作伤寒。喻氏立论，开口言春温，当初春之际，所见之病，多有寒证，遂将伤寒认作温病。吴氏当崇祯凶荒兵火之际，满眼温疫，遂直辟经文"冬伤于寒，春必病温"之文。盖皆各执己见，不能融会贯通也。

瑭按：伏气为病，如春温、冬咳、温疟，《内经》已明言之矣。亦有不因伏气，乃司天时令现行之气，如前列《六元正纪》所云是也。此二者，皆理数之常者也。更有非其时而有其气，如又可所云戾气，间亦有之，乃其变也。惟在司命者善察其常变而补救之。

【注释】

[1]《卒病论》：查庞安常著有《伤寒总病论》，此处所说的《卒病论》疑有误。

【提要】本条论述疾病的发生有内、外因之分，以及感受冬寒与温病发病的关系。

【精解】

1. 气候、情志因素对人体发病的影响：对外感热病而言，主要致病因素是外感六淫，即风、寒、暑、湿、燥、火的气候变化。同时，《内经》亦指出疾病与内伤七情也有密切关系。在一般情况下，无论四时寒热温凉，或喜、怒、忧、思、悲、恐、惊等情志刺激，人体都有一定的适应和协调能力，大多并不致病。但如自然因素变化过大，气候反常或剧烈突变，或情志刺激太甚，超过了人体可能的适应力和耐受力，就会使人患病，甚至威胁生命。所以，预防疾病不仅应防止外邪入侵，还必须善于调摄情志，以此增强五脏六腑的生理功能，使人体正气充沛，阴平阳秘。反之，若外感六淫、七情过激，则人体易出现阴阳偏盛或偏衰的病机变化，阴盛则阳病，阳盛则阴病，必然导致热证或寒证。当然，热证与寒证又因人体内在的病理变化，分为虚证和实证。

2. 冬寒与温病的关系： "冬伤于寒，春必病温"，一般认为指伏气温病，即冬月寒冷季节感受寒邪，因故未感而即发为伤寒，病邪留伏体内，至春阳气萌动，伏寒郁而化热，自内而发为温病；或因风热、风寒之邪复感，新邪引动伏邪而发为温病，皆谓之春温。现代也有人认为，春温的病因与伏邪无关，该病就是感受春季温热之邪所致，若从天时气候影响机体正气的角度分析，也可能是冬季摄生不慎，寒邪损伤了人体阳气，使其卫外功能下降，不能抵御外邪的入侵，当春温风过暖之时，则易受邪而患温病。两种观点均有参考价值。

3. 吴氏对后世医家的评价： 吴氏在自注中对后世众多医家论述温病与伤寒的区别、温病病因、温病治法等内容进行了评价，有褒有贬，观点鲜明。虽有诸多较公允的论述，但也有值得商榷之处，应辩证地看待，全面理解，如宋金元诸家在辛温之中加入苦寒治疗温暑等病，临床并非完全不可取。对吴又可反对"伏气温病"的批驳，似有过于偏激之嫌。

【原文】三、《金匮真言论》曰：夫精者，身之本也，故藏于精者，春不病温。

《易》曰：履霜坚冰至，圣人恒示戒于早，必谨于微。《记》曰：凡事豫则立。经曰：上工不治已病治未病，圣人不治已乱治未乱。此一节当与《月令》[1]参看，与上条冬伤于寒互看。盖谓冬伤寒则春病温，惟藏精者足以避之。故《素问》首章《上古天真论》即言男女阴精之所以生，所以长，所以枯之理；次章紧接《四气调神大论》，示人春养生以为夏奉长之地，夏养长以为秋奉收之地，秋养收以为冬奉藏之地，冬养藏以为春奉生之地。盖能藏精者，一切病患皆可却，岂独温病为然哉！《金匮》谓五脏元真通畅，人即安和是也。何喻氏不明此理，将冬伤于寒作一大扇文字，将不藏精又作一大扇文字，将不藏精而伤于寒，又总作一大扇文字，勉强割裂《伤寒论》原文以实之，未免有过虑则凿之弊。不藏精三字须活看，不专主房劳说，一切人事之能摇动其精者皆是。即冬日天气应寒而阳不潜藏，如春日之发泄，甚至桃李反花之类亦是。

【注释】

[1]《月令》: 为《礼记》的一个篇名, 记述每年十二个月的时令和有关事物。

【提要】 本条论述人体之精对预防温病发生的重要性。

【精解】

1."精"和"藏精""不藏精"的内涵: "精"是构成人体和维持生命活动的基本物质, 包括先天之精和后天之精。人体能够保持健康状态, 能够抵御外邪入侵, 与是否藏精有着密切关系。"藏精"指机体贮精充沛,"不藏精"则指机体贮精不足或受损。吴氏提出所谓不藏精并非专指房劳, 而是概指一切能"摇动其精"者, 实属精辟之言。

2."藏精"的重要性: 人体之精是生命的根本。精足则生命力旺盛, 抗病能力强; 精亏则形衰体弱, 易于患病, 甚至病后易于传变, 治疗复杂棘手。藏于精者藩篱致密, 不仅春不病温, 在四时气候变迁中亦能不病或少病。尤在泾说:"冬伤于寒者, 春月病温之由, 而冬不藏精者, 又冬时受寒之源也。"可见, 外邪能否致病, 关键在于"藏精"与否。因此, 本条从"藏精"的角度强调了正气在疾病发生发展过程中的重要地位, 也间接指出治疗温病应重视保护阴精。

3. 注意点: 本条内容应与上条联系起来理解, 上条主论温病的外因, 而本条主论温病发生的内在条件, 温病的发生、发展是外因与内因共同作用的结果。临床不仅应了解外来致病因素的特点和病机变化, 也须明确体内因素对疾病的重要主导作用, 这是中医学辨证施治的核心内容。

【原文】 四、《热论篇》曰: 凡病伤寒而成温者, 先夏至日者为病温, 后夏至日者为病暑。暑当与汗出, 勿止。

温者, 暑之渐也。先夏至, 春候也。春气温, 阳气发越, 阴精不足以承之, 故为病温。后夏至, 温盛为热, 热盛则湿动, 热与湿搏而为暑也。勿者, 禁止之词。勿止暑之汗, 即治暑之法也。

【提要】 本条论述温病与暑病的病因、暑病治疗的注意点。

【精解】

1. 温病、暑病与寒邪的关系:《内经》将寒邪作为"病温""病暑"的主要原因, 这是后世伏气学说之源。然而明清以后, 温病是风热、暑热、湿热、燥热、疠气、温毒等温邪所致的观点, 已为医学界公认。寒邪虽不是温病的致病主因, 但常可作为诱因或兼夹因素而导致温病的发生。所以, 对本条原文的理解，切不可拘泥"凡病伤寒"之说。

2. 温与暑的联系与差异：《内经》以时间作为划分温病与暑病的依据，所谓"先夏至日"和"后夏至日"。吴氏在注中又加以分析和补充，认为"温者，暑之渐也"，既强调了温与暑均见明显热象，又分析指出夏至前属春日，阳气渐长，气候始温，所患者为温病；夏至后属夏日，暑气渐隆，气候炎热，所病者为暑病，即暑病之热更盛于春季的温病。并且，吴氏又提出"热与湿相搏而为暑"，强调暑邪易挟湿，医者临证时须注意暑邪中人多易挟湿，不可将其绝对化。实际上，现代一般认为，温病种类众多，且有明显的季节性，春季所患与夏季所患者，病情不同，证候也有差异，皆因其感受不同的病邪所致，但因其又具有共性，所以治疗方药有相同之处，可以互参。

3. 暑病治疗注意点：吴氏提出暑病勿止其汗，在理解时应注意此处并非仅指暑病止汗不妥，其实更是强调治疗暑病应重在清暑泄热。因"暑气通于心"，而汗又为心液，故暑病之多汗是暑邪蒸迫津液外泄所致，虽然汗出可以发散阳热，但大汗则必伤津气，故暑病应通过清热以溯其源，而非着眼于止汗。当然，方中适当配伍酸收之品以减少汗出亦非不可，但不可以止汗为目的，若里热蒸腾却汗不得出，阳热则更无以发泄，反易酿生他患。

【原文】五、《刺志论》曰：气盛身寒，得之伤寒；气虚身热，得之伤暑。

此伤寒暑之辨也。经语分明如此，奈何世人悉以治寒法治温暑哉！

【提要】本条提出了伤寒与伤暑病因和症状的辨别。

【精解】

1. 伤寒与伤暑的病因和症状：《内经》将伤寒与伤暑的病因以气之盛衰加以区分并不准确，伤寒与伤暑在病因上有寒、热之别，证候表现除恶寒、发热等症状外还有诸多差异，对此许多医家均有论述，不再赘述。临证需要注意的是，伤暑身热与气虚的确有关。暑性酷烈，阳热盛而迫津大量外泄，又因津气同源，伤津太过必致元气的损伤，因此单纯从发热的病机来看，伤暑之证确应注意补益津气，尤其在暑热渐退而以津气消耗为主时更应重在补益，所谓"甘温除大热"之法，药用人参、黄芪、炙甘草等补益阳气之味，并可配以麦冬、五味子等养阴敛津之品。

2.《内经》对温、暑与广义伤寒关系的认识：通常认为，自春秋战国至明清之前，对于温病、暑病的划分范围不出广义伤寒之列。但从本条原文来看，《内经》中并非把温、暑都混于伤寒之中，而是从临床表现上把伤寒与伤暑作了区别。尽管不甚确切，有较大局限性，但在温病概念溯源方面仍有参考价值。

【原文】六、《生气通天论》曰：因于暑，汗，烦则喘喝，静则多言。

暑中有火，性急而疏泄，故令人自汗。火与心同气相求，故善烦（烦从火从页，谓心气不宁，而面若火烁也）。烦则喘喝者，火克金故喘，郁遏胸中清廓之气，故欲喝而呻之。其或邪不外张而内藏于心，则静；心主言，暑邪在心，虽静亦欲自言不休也。

【提要】本条论述暑病的临床表现及治疗大法。

【精解】

1.暑病的临床表现：本条以"烦"和"静"强调了暑邪致病的基本特点，两者含有内外、阴阳相对之意，藉以标示暑邪致病有向表向里、在阳在阴的不同。暑邪其性火热，所致病证热象尤为显著，常因发热而体若燔炭，且暑热炽盛迫津外泄，则伴随热甚而见大汗出；暑热壅肺，热壅气滞，则喘促有声；如暑邪入里，病在阴分，心营热盛，心神被扰，则神志异常而谵语多言。

2.暑病的治疗大法：吴氏选取的这段《内经》原文并不完整，缺少了后半段文字，即"体若燔炭，汗出而散。"从所补的原文来看，暑热可以通过汗出而外泄。暑病邪热炽盛，治疗当以清暑泄热、透邪外出为原则。此处可与第4条相参，从另一角度说明暑病勿止其汗的原因。当然，"汗出而散"不是用发散之品发汗，而是指邪热可随汗外泄。

【原文】七、《论疾诊尺篇》曰：尺肤[1]热甚，脉盛躁者，病温也；其脉盛而滑者，病且出也。

此节以下，诊温病之法。

经之辨温病分明如是，何世人悉谓伤寒，而悉以伤寒足三阴经温法治之哉！张景岳作《类经》，割裂经文，蒙混成章，由未细心紬绎[2]也。尺肤热甚，火烁精也；脉盛躁，精被火煎沸也；脉盛而滑，邪机向外也。

【注释】

[1]尺肤：指前臂内侧自肘关节至腕关节部的皮肤。

[2]紬（chōu，抽）绎：紬，引出。紬绎，引出头绪，也有作抽绎解。

【提要】本条论述温病的脉诊和尺肤诊。

【精解】

1.温病脉诊的特点：本条简要指出了温病脉象可见脉盛而躁或脉盛而滑，

从病机特点而言，脉盛而躁是阳热亢盛，鼓动气血的表现；脉盛而滑利，则提示正气强盛，邪有向外透散之势，所谓"邪机向外"。

2. 温病尺肤诊的特点：本条在脉诊之前首先提出温病患者尺肤热甚，在此基础上归纳了温病脉诊的特点，实质是强调了切脉只是切诊的一部分，临床应将诊尺肤的热度与脉诊结合起来。尺肤属阴，主里，尺肤热盛可知里热较甚。外感风寒者，身热而尺肤不甚热，而病发于里的温热病则由于里热伤阴而尺肤较热。诚如吴氏所说："尺肤热甚，火烁精也。"因此，诊尺肤对辨别外感风寒与病发于里的温热病有一定的临床意义。综合尺肤诊和脉诊，尺肤灼热、脉盛大而滑数，是温病的重要体征。

【原文】八、《热病论》曰：热病三日，而气口[1]静人迎[2]躁者，取之诸阳五十九刺[3]，以泻其热而出其汗，实其阴以补其不足者。身热甚，阴阳皆静者，勿刺也；其可刺者，急取之，不汗出则泄。所谓勿刺者，有死征也。热病七日八日动喘而弦[4]者，急刺之。汗且自出，浅刺手大指间。热病七日八日脉微小，病者溲血，口中干，一日半而死，脉代[5]者，一日死。热病已得汗出而脉尚躁，喘，且复热，勿刺肤[6]，喘甚者死。热病七日八日脉不躁，躁不散数，后三日中有汗，三日不汗，四日死；未曾汗者，勿腠刺之。热病不知所痛，耳聋不能自收，口干，阳热甚，阴颇有寒者，热在骨髓，死不可治。热病已得汗而脉尚躁盛，此阴脉之极也，死；其得汗而脉静者生。热病者，脉尚躁盛而不得汗者，此阳脉之极也，死（阳脉之极，虽云死征，较前阴阳俱静有差，此证犹可大剂急急救阴，亦有活者。盖已得汗而阳脉躁甚，邪强正弱，正尚能与邪争。若留得一分正气，便有一分生理，只在留之得法耳。至阴阳俱静，邪气深入下焦阴分，正无捍邪之意，直听邪之所为，不死何待）；脉盛躁，得汗静者生。热病不可刺者有九：一曰汗不出，大颧发赤，哕[7]者死。二曰泄而腹满甚者死。三曰目不明，热不已者死。四曰老人、婴儿，热而腹满者死。五曰汗大出，呕，下血者死。六曰舌本烂，热不已者死。七曰咳而衄，汗不出，出不至足者死。八曰髓热者死。九曰热而痉者死，腰折、瘛疭、齿噤龄[8]也。凡此九者不可刺也。太阳之脉色荣颧骨，热病也。与厥阴脉争见者，死期不过三日。少阳之脉色荣颊前，热病也。与少阴脉争见者，死期不过三日。

　　此节历叙热病之死征，以禁人之刺，盖刺则必死也。然刺固不可，亦间有可药而愈者。盖刺法能泄能通，开热邪之闭结最速，至于益阴以留阳，实刺法之所短，而汤药之所长也。

热病三日而气口静人迎脉躁者，邪机尚浅，在上焦，故取之诸阳以泄其阳邪，阳气通则汗随之。实其阴以补其不足者，阳盛则阴衰，泻阳则阴得安其位，故曰实其阴，泻阳之有余，即所以补阴之不足，故曰补其不足也。

身热甚而脉之阴阳皆静，脉证不应，阳证阴脉，故曰勿刺。

热病七八日，动喘而弦，喘为肺气实，弦为风火鼓荡，故浅刺手大指间，以泄肺气，肺之热痹开则汗出。大指间，肺之少商穴也。

热证七八日，脉微小者，邪气深入下焦血分，逼血从小便出，故溲血；肾精告竭，阴液不得上潮，故口中干；脉至微小，不惟阴精竭，阳气亦从而竭矣，死象自明。倘脉实者可治，法详于后。

热病已得汗，脉尚躁而喘，故知其复热也；热不为汗衰，火热克金故喘。金受火克，肺之化源欲绝，故死。间有可治，法详于后。

热病不知所痛，正衰不与邪争也；耳聋，阴伤精欲脱也；不能自收，真气惫也；口干热甚，阳邪独盛也；阴颇有寒，此寒字作虚字讲，谓下焦阴分颇有虚寒之证，以阴精亏损之人，真气败散之象已见，而邪热不退，未有不乘其空虚而入者，故曰热在骨髓，死不治也。其有阴衰阳盛而真气未至溃败者，犹有治法，详见于后。

热病已得汗而脉尚躁盛，此阴虚之极，故曰死。然虽不可刺，犹可以药沃之得法，亦有生者，法详于后。

脉躁盛不得汗，此阳盛之极也。阳盛而至于极，阴无容留之地，故亦曰死。然用药开之得法，犹可生。法详于后。

汗不出而颧赤，邪盛不得解也；哕，脾阴病也。阴阳齐病，治阳碍阴，治阴碍阳，故曰死也。泄而腹满甚，脾阴病重也，亦系阴阳皆病。目不明，精散而气脱也。经曰：精散视岐，又曰：气脱者目不明。热犹未已，仍烁其精而伤其气，不死得乎！老人、婴儿，一则孤阳已衰，一则稚阳未足，既得温热之阳病，又加腹满之阴病，不必至于满甚，而已有死道焉。汗不出，为邪阳盛，呕为正阳衰；下血者，热邪深入不得外出，必逼迫阴络之血下注，亦为阴阳两伤也。舌本烂，肾脉、胆脉、心脉皆循喉咙系舌本，阳邪深入，则一阴一阳之火结于血分，肾水不得上济，热退犹可生，热仍不止，故曰死也。咳而衄，邪闭肺络，上行清道，汗出邪泄可生，不然则化源绝矣！髓热者，邪入至深至于肾部。热而痉，邪入至深至于肝部也。以上九条，虽皆不可刺，后文亦间立治法，亦有可生者。太阳之脉色荣颧骨为热病者，按手太阳之脉，由目内眦斜络于颧，而与足太阳交，是颧者两太阳交处也。太阳属水，水受火沸，故色荣赤为热病也。与厥阴脉争见，厥阴，木也，水受火之反克，金不来生木反生火，水无容足之地，故死速也。少阳之脉色荣颊前为热病者，按手少阳之脉，出耳前，过客主人[9]前（足少阳穴），交颊至目锐眦而交足少阳，是颊前两少阳交处也。少阳属相火，火色现于二经交会之处，故为热病也。与少阴脉争见，少阴属君火，二火相炽，水难为受，故亦不出三日而死也。

【注释】

[1] 气口：即在手腕部的诊脉处，在关前又称寸口。另外，也有指右手寸部者。

[2] 人迎：也是古代医生诊脉的一个部位，即在喉结旁两侧颈总动脉的搏动处。也有指左手寸部，关前一分者。

[3] 五十九刺：指刺治热病的五十九穴。

[4] 动喘而弦：有几种解释：有的认为动和弦是脉象表现，喘为气息喘急；有的认为是指稍活动就气喘不已，并见弦脉。本书中取后者。

[5] 代：脉象的一种。为脉缓弱而出现有规则的间歇。

[6] 刺肤：指浅刺或络刺。

[7] 哕（yuě）：呕吐，或指呃逆。

[8] 齘（xiè，谢）：指上下齿相切咬，为动风痉厥的表现之一。

[9] 客主人：穴位名，别名上关，属足少阳经。

【提要】本条论述温病的脉象、症状、治疗大法和预后。

【精解】

1. 温病的脉象和症状：从原文所述，温病的脉象以数、躁、滑、大等为多，临床症状可见发热、汗出、口干、喘咳、尿血等。其脉、症充分说明温病阳热亢盛、津液消耗、血络受损的基本特点。

2. 治疗大法：温病的治疗大法是"泻其热以出其汗，实其阴以补其不足"，即强调清除邪热、滋养阴液是治疗的重点。其中，泻热既可治以透散，令邪随汗出，亦可采用清、下、吐诸法，并非单指发汗散邪一法。温热病为阳热亢盛之候，最易耗伤阴液，阴液的存亡又直接关系到病情的轻重和预后的好坏。若阴液耗竭枯涸，必致阴阳离绝而死。故吴氏分析解释说："阳盛则阴衰，泻阳则阴得安其位，故曰实其阴，泻阳之有余，即所以补阴之不足"，精辟指出邪热炽盛是阴液消耗之本。因此，虽曰温病重在救阴，但救阴却必先泻热。在泻热的基础上，补阴则足以改善其预后。

3. 判断预后：脉证实则正气不虚，预后良好；脉证虚则正气不足或衰败，预后不良。脉证相应者生，不相应者死；邪去正虚者生，邪盛正衰者死；阳盛阴未竭者生，阳盛阴竭者死。热邪在表，面色未见恶候，则病轻易愈；热邪深入，热炽阴竭而大颧发赤，则预后不良。对原文提出的多种死候，应理解为病情危重，未必皆是死证，有些危重证候现代已能救治；有些病证用针刺难以治疗，但药物或其它方法或仍可治，临床亦不可不知。

【原文】九、《评热病论》：帝曰：有病温者，汗出辄复热，而脉躁疾，不为汗衰，狂言不能食，病名为何？岐伯曰：病名阴阳交，交者死也。人所以汗出者，皆生于谷，谷生于精。今邪气交争于骨肉而得汗者，是邪却而精胜也。精胜则当能食而不复热。复热者，邪气也，汗者，精气也。今汗出而辄复热者，邪气胜也。不能食者，精无俾也。病而留者，其寿可立而倾也。且夫《热论》曰：汗出而脉躁盛者死。今脉不与汗相应，此不胜其病也，其死明矣！狂言者，是失志，失志者死。今见三死，不见一生，虽愈必死也。

此节语意自明，经谓必死之证，谁敢谓生？然药之得法，有可生之理，前所谓针药各异用也，详见后。

【提要】本条论述温病重证阴阳交的表现及预后。

【精解】

1. 阴阳交的临床表现：《内经》所谓阴阳交，是邪盛正衰的危重病证，其预后凶险，临证当仔细辨证。原文从汗出、发热与脉象的变化，分析了邪正斗争、阴阳消长的机制，以判断温病的预后吉凶。一般来说，温病若治疗得法，正胜邪却，患者汗出后往往脉静身凉，神清安卧，食欲渐复，是病情向愈之象；如见汗后复热，脉象躁疾，且狂言不能食，则是阴液亏损、阳邪内陷的危重表现，属阳热亢盛与阴竭相交，称为"阴阳交"。

2. 阴阳交的预后：阴阳交系邪热极盛而阴液大伤之证，大多预后不良，所以原文说："今见三死，不见一生，虽愈必死。"但临床应辨证理解，不可将其绝对化。吴氏指出："药之得法，有可生之理"，就是强调本证虽属重证，亦未可断其无生之理。尤其在当今医疗条件下，更不可一概而论。重点还是在于及时发现，正确辨证治疗。同时，还应注意胃气强弱对温病预后的影响。古人云：有胃气则生，无胃气则死。所以临床应注意保护胃气、扶助胃气，从而有利于正气祛邪外出。

【原文】十、《刺热篇》曰：肝热病者，小便先黄，腹痛多卧，身热。热争则狂言及惊，胁满痛，手足躁，不得安卧。庚辛甚，甲乙大汗，气逆则庚辛日死。刺足厥阴、少阳。其逆则头痛员员[1]，脉引冲头也。

肝病小便先黄者，肝脉络阴器；又肝主疏泄，肝病则失其疏泄之职，故小便先黄也。腹痛多卧，木病克脾土也。热争，邪热甚而与正气相争也。狂言及惊，手厥阴心包病也，两厥阴同气，热争，则手厥阴亦病也。胁满痛，肝脉行身之两旁，胁其要路也。手足躁不得安卧，肝主风，风淫四末，又木病克土，脾主四肢，木病热，必吸少阴肾中真阴，阴伤，故骚扰不得安卧也。庚辛金日克木，故甚。甲乙肝木旺时，故汗出而愈。气逆谓病重而不顺其可愈之理，故逢其不胜之日而死也。刺足厥阴、少阳，厥阴系本脏，少阳，厥阴之腑也，并刺之者，病在脏，泻其腑也。逆则头痛以下，肝主升，病极而上升之故。

自庚辛日甚以下之理，余脏仿此。

【注释】

[1]员员：头部沉重、眩晕的感觉。

【提要】本条论述肝热病的证治。

【精解】

1.五脏热病的概念：五脏热病指温邪侵犯肝、心、脾、肺、肾五脏所出现的病证，主要根据经脉循行、藏象、五行生克等理论阐述症状的产生、病情的变化和临床治疗的方法。相关内容来源于《素问·刺热篇》。

2.肝热病的证治：肝热病者，除明显发热外，以小便黄为先兆，可见腹痛、胁满痛、卧而不安、手足躁扰、头痛而晕，甚至志乱狂言、惊骇等。按照循经取穴的治疗方法，肝热病者可以选足厥阴肝经及足少阳胆经的腧穴刺之。

【原文】十一、心热病者，先不乐，数日乃热。热争则卒心痛，烦闷善呕，头痛面赤无汗。壬癸甚，丙丁大汗，气逆则壬癸死。刺手少阴、太阳。

心病先不乐者，心包名膻中[1]，居心下代君用事，经谓膻中为臣使之官，喜乐出焉，心病故不乐也。卒心痛，凡实痛，皆邪正相争，热争，故卒然心痛也。烦闷，心主火，故烦，膻中气不舒，故闷。呕，肝病也，两厥阴同气，膻中代心受病，故热甚而争之后，肝病亦见也。且邪居膈上，多善呕也。头痛，火升也。面赤，火色也。无汗，汗为心液，心病，故汗不得通也。

【注释】

[1]膻中：在不同场合有不同含义。有时指心包，如《素问·灵兰秘典论篇》说："膻中者，臣使之官，喜乐出焉"；有时指胸中，特别是指两乳之间，如《灵枢·海论》篇说："膻中者，为气之海也"；另外也是一个穴位的名称。此处指心包，而下文的"膻中"又可理解为胸中。

【提要】本条论述心热病的证治。

【精解】心热病者，先见其情志忧郁，数日后出现发热，并可因邪正相争激烈而出现卒心痛、烦闷、善呕、头痛、面赤、无汗等症状。治疗可取手少阴心经、手太阳小肠经的腧穴刺之。

【原文】十二、脾热病者，先头重，颊痛，烦心，颜[1]青，欲呕，身热。热争则腰痛。不可用俯仰，腹满泄，两颔痛。甲乙甚，戊己大汗，气逆则甲乙死。刺足太阴、阳明。

脾病头先重者，脾属湿土，性重，经谓：湿之中人也，首如裹，故脾病头先重也。颊，少阳部也，土之与木，此负则彼胜，土病而木病亦见也。烦心，脾脉注心也。颜青欲呕，亦木病也。腰痛不可用俯仰，腰为肾之府，脾主制水，肾为司水之神，脾病不能制水，故腰痛；再脾病胃不能独治，阳明主约束而利机关，故痛而至于不可用俯仰也。腹满泄，脾经本病也。颔痛，亦木病也。

【注释】

[1]颜：此处是指额部。

【提要】本条论述脾热病的证候、诊断、治法。

【精解】脾热病者，先有头重的先兆，并伴有颊痛、心烦、额部发青、欲呕等症状。邪正相争激烈，脾土克肾水则可见腰痛、不可俯仰，腹胀满而泄。脾胃相联，故又可见足阳明胃经循行部位之两颔疼痛。治疗当取脾胃表里经脉的穴位刺之，即足太阴脾经与足阳明胃经的穴位。

【原文】十三、肺热病者，先渐然厥，起毫毛，恶风寒，舌上黄，身热。热争则喘咳，痛走胸膺背，不得太息，头痛不堪，汗出而寒。丙丁甚，庚辛大汗，气逆则丙丁死。刺手太阴、阳明，出血如大豆，立已。

肺病先恶风寒者，肺主气，又主皮毛，肺病则气贲郁不得捍卫皮毛也。舌上黄者，肺气不化则湿热聚而为黄苔也。（按：苔字，方书悉作胎。胎乃胎胞之胎，特以苔生舌上，故从肉旁。不知古人借用之字甚多。盖湿热蒸而生苔，或黄、或白、或青、或黑。皆因病之深浅、或寒、或热、或燥、或湿而然。如春夏间石上土坂之阴面生苔者然。故本论苔字悉从草不从肉。）喘，气郁极也。咳，火克金也。胸膺背，肺之府也，皆天气主之。肺主天气，肺气郁极，故病痛走胸膺背也。走者，不定之词。不得太息，气郁之极也。头痛不堪，亦天气贲郁之极也。汗出而寒，毛窍开，故汗出，汗出卫虚，故恶寒，又肺本恶寒也。

【提要】本条论述肺热病的证治。

【精解】肺热病者，可见发热恶寒、喘咳、胸痛、头痛、苔黄等表现。治疗可取手太阴肺经和手阳明大肠经的腧穴刺之。

吴氏"肺气不化则湿热聚而为黄苔"之说似有可商之处。黄苔为主里主热之征，举凡邪热由表入里，无论是否夹湿，舌苔多由白转黄，故肺经郁热见有黄苔者，未必尽由湿热所致。此外，吴氏有关"阴气浮越于外，故先恶风寒"的说法于理欠通，理解时亦不可拘泥。

【原文】十四、肾病热者，先腰痛，胻[1]酸，苦渴数饮，身热。热争则项痛而强，胻寒且酸，足下热，不欲言，其逆则项痛，员员澹澹然[2]。戊己甚，壬癸大汗，气逆则戊己死。刺足少阴、太阳。

肾病腰先痛者，腰为肾之府，又肾脉贯脊会于督之长强穴。胻，肾脉入跟中，以上腨[3]内，太阳之脉亦下贯腨内，腨即胻也；酸，热烁液也。苦渴数饮，肾主五液[4]而恶燥，病热则液伤而燥，故苦渴而饮水求救也。项，太阳之脉，从巅入络脑，还出别下项。肾病至于热争，脏病甚而移之腑，故项痛而强也。胻寒且酸，胻义见上。寒，热极为寒也；酸，热烁液也。足下热，肾脉从小指之下，邪趋足心涌泉穴，病甚而热也。不欲言，心主言，肾病则水克火也。员员澹澹，状其痛之甚而无奈也。

【注释】

[1]胻（héng，衡）：足胫部。

[2]员员澹澹（dàn，淡）然：不能活动。

[3]腨（shuàn，涮）：小腿肚部。

[4]五液：指泪、汗、涎、涕、唾五种人体的分泌液，此处泛指人体的各种津液。

【提要】本条论述肾热病的证治。

【精解】肾热病者，先见腰痛、小腿胫前酸痛、口渴多饮、发热，病情加重则颈项疼痛而强硬、足胫部酸软无力、足心发热、不欲言语，病情严重者则项部剧痛而不能活动。治疗当取足少阴肾经和足太阳膀胱经的腧穴刺之。

吴氏认为"胻寒且酸"的原因是"热极为寒",此说甚为勉强。从温病特点分析,从热邪伤肾之阴,经脉失养而足胫部酸软无力解似更妥当。

【原文】十五、肝热病者,左颊先赤;心热病者,颜先赤;脾热病者,鼻先赤;肺热病者,右颊先赤;肾热病者,颐先赤。病虽未发,见赤色者刺之,名曰治未病。

此节言五脏欲病之先,必各现端绪于其部分,示人早治,以免热争则病重也。

【提要】本条从治未病角度论述五脏热病邪热欲发的面部先兆及治疗。

【精解】

1. 五脏热病邪热欲发的面部先兆:五脏在面部各有所属部位,而温病以发热为主症,所以原文提出可以从面色发红的部位来预测五脏热病。肝热病者左颊部先发红,心热病者颜面部先发红,脾热病者鼻部先发红,肺热病者右颊部先发红,肾热病者颐部先发红。这一内容目前尚无临床研究证据,但其提倡热病应及早发现、及早诊断和治疗的治未病思想,具有非常重要的意义。实际上,预测温病的发生和发展,面诊仅作为参考,临床应结合全身症状及舌象、脉象等综合因素全面分析。

2. 针刺治未病:根据五脏热病的面部先兆,在其发病之前,可在所属脏腑的经穴上进行针刺以泄热透邪,防止温病发作。并且还可对温病的先兆症状及易传变脏腑进行针对性的治疗,以达到早期控制、阻止传变的目的,这是《内经》针刺治未病的基本内容。当然,药物也有相同的作用,临床也可同时配合中药辨证施治。

【原文】十六、《热论篇》:帝曰:热病已愈,时有所遗者,何也?岐伯曰:诸遗者,热甚而强食之,故有所遗也。若此者,皆病已衰而热有所藏,因其谷气相薄,两热[1]相合,故有所遗也。帝曰:治遗奈何?岐伯曰:视其虚实,调其逆从,可使必已也。帝曰:病热当何禁之?岐伯曰:病热少愈,食肉则复,多食则遗,此其禁也。

此节言热病之禁也,语意自明。大抵邪之着人也,每借有质以为依附,热时断不可食,热退必须少食,如兵家坚壁清野之计,必俟热邪尽退,而后可大食也。

[1] 两热：余热与谷气。

【提要】本条论述温病后遗症和食后复发的原因及防治方法。

【精解】

1. 温病后遗症和食后复发的原因：原文认为温病后遗症与病情复发是由饮食不当所致。若于热势仍盛时强使患者大量进食，可使邪热与谷气相合而留连不解，以致留下后遗症。若在病情稍缓、热势稍退时即进食肉类食物，则易导致热病复发，因此时脾胃运化未复，肉类食物不易消化，最易酿生湿热痰浊而加重病情。若在瘥后因过食使余热与谷气相合，甚至可导致余邪复聚、热势再起。温病后遗症有多种类型，瘥后复发的原因也十分复杂，此处仅指因饮食不当留有余热或引起复发的情况，又称为食复。

2. 温病后遗症和食后复发的防治：病后合理膳食是预防温病后遗症和瘥后复发（食复）的基本方法。在热势较甚及余热未尽时仅可少食清淡稀粥，切不可强食大量食物尤其是肉类食物，以免遗留后患。前人所谓热病后应"糜粥自养""饮食清淡"确为经验之谈。后遗症的治疗原则是"视其虚实，调其逆从"，即根据临床证候的虚实寒热、阴阳偏盛正确辨证，并针对性地加以调治。

【原文】十七、《刺法论》：帝曰：余闻五疫[1]之至，皆相染易，无问大小，病状相似，不施救疗，如何可得不相移易者？岐伯曰：不相染者，正气存内，邪不可干。

此言避疫之道。

按：此以下尚有避其毒气若干言，以其想青气想白气等，近于祝由[2]家言。恐后人附会之词，故节之。要亦不能外"正气存内，邪不可干"二句之理，语意已尽，不必滋后学之惑也。

【注释】

[1] 五疫：是指木、火、土、金、水五类疫病，也有认为是代表了风、寒、暑、湿、燥五种疫病。这里泛指各种传染病。

[2] 祝由：古代以祝祷符咒治病的方法。

【提要】本条论述疫邪的致病特点和正气对防御疫邪侵入的作用。

【精解】

1. 疫邪的致病特点：疫邪致病力强，具有强烈的传染性，可在人群中引起广泛流行。

2. 正气在防御疫邪致病中的作用：正气盛则抗邪力强，病邪难以侵入，即使引起发病，也大多病情较轻，传变较少，易于痊愈。因此，预防温病首先应重视机体的正气。

3. "避其毒气"对预防疫病的作用：《内经》原文在"正气存内，邪不可干"后尚有"避其毒气"等文字，指出即使正气强盛亦应减少接触病邪，因为疫邪极易致病和传染，有时正气充沛仍难以抵御其入侵，所以避免接触疫邪也是非常重要的预防方法。所以，吴氏将《内经》原文中的这一内容删去是不妥当的。

【原文】十八、《玉板论要》曰：病温虚甚死。

病温之人，精血虚甚，则无阴以胜温热，故死。

【提要】本条论述正气对温病预后的重要作用。

【精解】前条已述及正气强弱对温病发病的影响，此条进一步强调正气强弱对温病预后的重要作用。正气充足，机体抵抗力强则不易患病；患病后因正气充足，抗邪有力，温邪容易被祛除，所以大多病情较轻，预后良好。若正气亏虚，机体抵抗力弱，则温邪易于侵袭人体致病；患病后又因正气不足，抗邪无力，病邪极易传变深入，故大多病情较重，预后不良，此即原文所谓"死"，是形容病情严重，预后较差。吴氏进而提出，在温热病中尤应重视"精血"状况，实际是指阴液虚损的程度。阴虚则邪火更甚，预后更差，此与吴氏后文强调的温病应处处"顾护阴液"的观点相呼应，前人亦有"留得一分津液，便有一分生机"之说，所以患者阴液消耗的程度与预后密切相关。

【原文】十九、《平人气象论》曰：人一呼脉三动，一吸脉三动而躁，尺热曰病温，尺不热脉滑曰病风，脉涩曰痹。

呼吸俱三动，是六七至脉矣，而气象又急躁，若尺部肌肉热，则为病温。盖温病必伤金水二脏之津液，尺之脉属肾，尺之穴属肺也，此处肌肉热，故知为病温。其不热而脉兼滑者，则为病风，风之伤人也，阳先受之，尺为阴，故不热也。如脉动躁而兼涩，是气有余而血不足，病则为痹矣。

【提要】本条论述温病与外感风邪、痹证在脉诊上的鉴别。

【精解】原文指出温病的脉象特点是数而疾，结合尺肤发热，可以确定其里热亢盛。若脉滑而尺肤不热，则为风邪侵袭所致；若脉涩者，则为痹证。但应注意，三者的区别不仅在于脉象不同，临床表现亦有较多差异，温病有显著热象，外感风邪可见恶寒发热等表证，痹证则有关节疼痛、屈伸不利等经络痹阻之征，临床应脉证合参、综合分析以正确诊断。

卷一 上焦篇

上焦脏腑主要包括心和肺，本篇主要讨论各种温病病位在上焦时产生的病证及其治疗，其中着重讨论了风温、温热、温疫、温毒、冬温等发病初期有明显上焦肺经病变的证治，以及暑温、伏暑、湿温、温疟等病变重点虽不在上焦但与上焦相关病变的证治。此外，还对邪犯心包病证及其治疗进行了较为详细的论述。上焦病变主要见于温病初起阶段，也可因邪入心包而病势重笃。对上焦病证的治疗，吴氏提出了"治上焦如羽"的原则，并依据温热、湿热两大类温病的特点，围绕其卫气营血病位的不同，设立了辛凉宣散、清热泻火、凉血解毒、清心开窍、轻宣芳化等治法。

第一章　风温　温热　温疫　温毒　冬温

【原文】一、温病者：有风温、有温热、有温疫、有温毒、有暑温、有湿温、有秋燥、有冬温、有温疟。

此九条，见于王叔和《伤寒例》中居多，叔和又牵引《难经》之文以神其说。按时推病，实有是证，叔和治病时，亦实遇是证。但叔和不能别立治法，而叙于《伤寒例》中，实属蒙混，以《伤寒论》为治外感之妙法，遂将一切外感悉收入《伤寒例》中，而悉以治伤寒之法治之。后人亦不能打破此关，因仍苟简，千余年来，贻患无穷，皆叔和之作俑[1]，无怪见驳于方有执、喻嘉言诸公也。然诸公虽驳叔和，亦未曾另立方法，喻氏虽立治法，仍不能脱却伤寒圈子，弊与叔和无二，以致后人无所遵依。本论详加考核，准古酌今，细立治法，除伤寒宗仲景法外，俾四时杂感，朗若列眉[2]；未始非叔和有以肇其端，东垣、河间、安道、又可、嘉言、天士宏其议，而瑭得以善其后也。

风温者，初春阳气始开，厥阴行令，风夹温也。温热者，春末夏初，阳气弛张，温盛为热也。温疫者，厉气流行，多兼秽浊，家家如是，若役使然也。温毒者，诸温夹毒，秽浊太甚也。暑温者，正夏之时，暑病之偏于热者也。湿温者，长夏初秋，湿中生热，即暑病之偏于湿者也。秋燥者，秋金燥烈之气也。冬温者，冬应寒而反温，阳不潜藏，民病温也。温疟者，阴气先伤，又因于暑，阳气独发也。

按：诸家论温，有顾此失彼之病，故是编首揭诸温之大纲，而名其书曰《温病条辨》。

【注释】

[1] 作俑：指创始，但具贬义。

[2] 朗若列眉：所见真切，如人的眉毛那样明白显见。

【提要】本条论述温病的范围、分类及命名，温病与伤寒的区别。

【精解】

1. 温病的范围：对温病概念及范围的认识是温病学立论的基础。吴氏首先提出温病有风温、温热、温疫、温毒、暑温、湿温、秋燥、冬温、温疟9种，并从各自的发病特点、病证性质等方面加以阐述，以此为依据与伤寒类外感病作出区别，突破了既往将温病归入广义伤寒的传统认识。"九"在古代常被作为最大数，故文中所说的"九种"温病，应理解为泛指种类很多，不可片面泥定数目。就《温病条辨》全书内容来看，所论之温病也的确不止9种，除前述诸病外，伏暑又列有专节，还论及痢、痹、疸等多种疾病。

2. 温病与伤寒的区别：吴氏批评王叔和将一切外感病都列入《伤寒例》，并悉数按伤寒治法治之的做法"遗患无穷"，强调温病与伤寒不同，不可混为一谈，以温治温。温病与伤寒的概念从古至今渐有变化，明清以前多为广义伤寒，温病隶属其中；明清之后温病学家已明确区分伤寒与温病，认为两者是外感病中不同性质的疾病，这一概念沿用至今。所以，临床正确辨治温病与伤寒的前提，是辨明感受病邪的性质属寒属热，以分而治之。当然，治疗温病也并非完全不可用《伤寒论》中的治法、方药，例如清、下诸法及白虎汤、承气汤之类，就是治疗温病热盛邪实的常用方法。

3. 九种温病的定义：现代规范的温病概念有如下9种。

（1）风温：指感受风热病邪引起，初起以肺卫症状为主要特点，多发于冬春的一种急性外感热病。这与《伤寒论》《伤寒例》中所说的风温概念皆不相同。《伤寒论》中所说的风温为："若发汗已，身灼热者，名曰风温"，实际是指温热病误用发汗法引起的一种坏证；《伤寒例》中提到的风温则指："病中更感异气而变为风温。"

（2）温热：指发生于春季的一种伏气温病，初起即可见热盛于里，或表现为气分证，或表现为营分证的一种温病，实际是指春温。传统认为本病是冬季感受寒邪伏而未发，至春季所伏之邪化热自内而外发的一种温病。现代认为春温是感受春季温热病邪引起的一种温病。

（3）温疫：指具有温热性质并能引起较大范围流行、不论男女老少症状相似的一类疾病，即具有温热性质的疫病。古人也有将疫病称为瘟疫，将瘟疫又称为温疫者。

（4）温毒：指具有温病特点，又具有局部红肿热痛、咽喉疼痛腐烂或皮肤红斑如绵纹等热毒症状的一类温病。

（5）暑温：指夏季感受暑热病邪引起，初起以阳明热盛为主要特点的一种温病。

（6）湿温：指感受湿热病邪引起，以脾胃为主要病位的一种温病，多发于夏秋季节。具有病势较缓、病程较长的特点。

（7）秋燥：指感受燥热病邪引起，初起病在肺卫又具有明显津气耗伤症状的一种温病，多发生于秋季。

（8）冬温：指冬季感受风热病邪，初起以邪在肺卫为主要特点的一种温病。即发生于冬季的风温。

（9）温疟：指疟疾中以寒少热多为特点的一类病证。传统认为是内有伏邪，复感暑热所致。

《温病条辨》中还列有伏暑一病，即指夏季感受暑邪伏而未发，至秋冬复感新邪而发病，初起以暑湿内伏气分或暑热发于营分为主要特点。

综上可见，上述疾病均以发热为主症，病程中具有热象显著、易化燥伤阴等特点，所以均可归于温病范围。

4. 温病概念的演变：历代医家对温病概念的认识是逐步加深的，《内经》中首见温病病名，并有其临床表现、发病机制的初步记载，其后历代医著均有相关论述，但大多将温病归于伤寒之类。至明清以后，才逐渐完善了温病自成一类的论治体系。叶天士《三时伏气外感篇》明确了风温、春温、暑病、秋燥等温病的概念，奠定了现代温病学病名概念的基础。吴鞠通在此基础上确定了九种温病的概念，其中风温、温热（实指春温）、暑温、秋燥概念的内涵与叶氏所说无异，但将暑病改称为暑温。由于暑病中也有偏于寒者，特别是外有表寒、里有暑湿者，这类暑病的发病机制和证治与"夏暑发自阳明"的暑病有很大不同，因此将后者单列为暑温，有助于临床加以区分。

【原文】二、凡病温者，始于上焦，在手太阴。

伤寒由毛窍而入，自下而上，始足太阳。足太阳膀胱属水，寒即水之气，同类相从，故病始于此。古来但言膀胱主表，殆未尽其义。肺者，皮毛之合也，独不主表乎！（按：人身一脏一腑主表之理，人皆习焉不察。以三才大道言之：天为万物之大表，天属金，人之肺亦属金，肺主皮毛，经曰皮应天，天一生水；地支始于子，而亥为天门，乃贞元之会；人之膀胱为寒水之腑；故俱同天气，而俱主表也。）治法必以仲景六经次传为祖法。温病由口鼻而入，自上而下，鼻通于肺，始手太阴。太阴金也，温者火之气，风者火之母，火未有不克金者，故病始于此，必从河间三焦定论。再寒为阴邪。虽《伤寒论》中亦言中风，此风从西北方来，乃膚发[1]之寒风也，最善收引，阴盛必伤阳，故首郁遏太阳经中之阳气，而为头痛、身热等证。太阳阳腑也，伤寒阴邪也，阴盛伤人之阳也。温为阳邪，此论中亦言伤风，此风从东方来，乃解冻之温风也，最善发泄，阳盛必伤阴，故首郁遏太阴经中之阴气，而为咳嗽、自汗、口渴、头痛、身热、尺热等症。太阴阴脏也，温热阳邪也，阳盛伤人之阴也。阴阳两大法门之辨，可了然于心目间矣。

夫大明生于东，月生于西，举凡万物，莫不由此少阳、少阴之气以为生成，故万物皆可名之曰东西。人乃万物之统领也，得东西之气最全，乃与天地东西之气相应。其病也，亦不能不与天地东西之气相应。东西者，阴阳之道路也。由东而往，为木、为风、为湿、为火、为热，湿土居中，与火交而成暑，火也者，南也。由西而往，为金、为燥、为水、为寒，水也者，北也。水火者，阴阳之征兆也；南北者，阴阳之极致也。天地运行此阴阳以化生万物，故曰天之无恩而大恩生。天地运行之阴阳和平，人生之阴阳亦和平，安有所谓病也哉！天地与人之阴阳，一有所偏，即为病也。偏之浅者病浅，偏之深者病深；偏于火者病温、病热，偏于水者病清、病寒，此水火两大法门之辨，医者不可不知。烛[2]其为水之病也，而温之、热之；烛其为火之病也，而凉之、寒之，各救其偏，以抵于平和而已。非如鉴[3]之空，一尘不染，如衡之平，毫无倚着，不能暗合道妙，岂可各立门户，专主于寒热温凉一家之论而已哉！瑭因辨寒病之原于水，温病之原于火也，而并及之。

【注释】

[1] 觱（bì，毕）发：指寒冷的风。

[2] 烛：照亮。此处指辨明。

[3] 鉴：镜子。

【提要】 本条从感邪途径、发病部位、发生机制及病证性质方面论述温病与伤寒的区别。

【精解】

1. 温病的首发病位： 吴氏提出大凡温病病邪多从口鼻而入，首先犯于上焦手太阴肺经。这一观点继承了叶天士《温热论》中"温邪上受，首先犯肺"的学术思想，既是对临床多种温热病初起表现的经验总结，也是根据中医传统理论作出的分析。肺在人体上部，为至高之地，而温邪从口鼻而入，鼻气通于肺，所以温病首发于肺。这一观点具有临床和理论两方面的依据，并以此与伤寒起于足太阳膀胱经作出区别，具有重要意义。

从临床实际而言，吴氏之说在文字表述上尚有欠缺，因温病种类较多，起病方式各异，其中固然有不少发自手太阴肺，尤其是本章第一条提到的"风温、温疫、温毒、冬温"等温病，初起发病常见上焦肺卫症状；但亦有许多温病并不起自于肺，如湿温病初起就是发自中焦脾胃。并且，吴氏在论及太阴温病时，又常将"温热"列入其中，而"温热"属伏气温病范畴，初起多发于少阳气分，见有邪热化火之象，也并非起于上焦手太阴肺。所以，吴氏此说受到当时和后世许多医家的批评，主要原因就是表述过于绝对化。一般来说，多数温病发病之初确与上焦关系更为密切。现代医学研究认为，感染性疾病初起阶段处于全身应激状态，往往出现发热恶寒、头身疼痛等类似"表证"的症状，与肺经的关系较大，因此用病初起于手太阴肺来归纳温病发病的大致特点未尝不可，但在理解时却应客观全面，不可过分绝对。

2. 伤寒与温病的区别

（1）发病机制不同。伤寒为感受寒邪而发病，寒邪大多经肌表毛窍侵犯人体，首先犯于足太阳膀胱经；温病为感受温邪而发病，温邪大多从口鼻侵犯人体，首先犯于手太阴肺经。

（2）病证性质不同。伤寒初起病证性质属表寒，寒属阴邪，易于郁遏人体阳气，故受寒初起足太阳经阳气郁遏，可见头痛、身热等症状；温病初起病证性质为表热，温属阳邪，善于发泄，阳热盛又易耗伤阴液，故感受温邪初起手太阴经阴气受困，可见咳嗽、自汗、口渴、身热、尺肤热等症状。此外，亦可参考吴氏从水火性质的不同论述伤寒与温病的区别。在治疗上，若属寒水为病，可用性质温热的方药；若属火热为病，可用性质寒凉的方药，即用药物的寒温偏性以纠病证阴阳之偏颇。

【原文】三、太阴之为病，脉不缓不紧而动数，或两寸独大，尺肤^[1]热，头痛，微恶风寒，身热自汗，口渴，或不渴，而咳，午后热甚者，名曰温病。

不缓，则非太阳中风矣；不紧，则非太阳伤寒矣；动数者，风火相煽之象，经谓之躁；两寸独大，火克金也。尺肤热，尺部肌肤热甚，火反克水也。头痛、恶风寒、身热自汗，与太阳中风无异，此处最足以相混，于何辨之？于脉动数，不缓不紧，证有或渴，或咳，尺热，午后热甚辨之。太阳头痛，风寒之邪，循太阳经上至头与项，而项强头痛也。太阴之头痛，肺主天气，天气郁，则头亦痛也，且春气在头，又火炎上也。吴又可谓浮泛太阳经者，臆说^[2]也。伤寒之恶寒，太阳属寒水而主表，故恶风寒；温病之恶寒，肺合皮毛而亦主表，故亦恶风寒也。太阳病则周身之阳气郁，故身热；肺主化气，肺病不能化气，气郁则身亦热也。太阳自汗，风疏卫也；太阴自汗，皮毛开也，肺亦主卫。渴，火克金也。咳，肺气郁也。午后热甚，浊邪归下，又火旺时也，又阴受火克之象也。

【注释】

[1] 尺肤：指前臂内侧自肘关节到腕关节部位的皮肤。

[2] 臆（yì，意）说：臆，主观推测。臆说，是指没有根据的推测。

【提要】本条从脉象、主要症状等方面论述温病初起的临床特征。

【精解】

1. 温病初起脉象特点：温病初起脉象不浮缓、不浮紧，而是躁动快速，或两手寸部脉比关、尺部明显大而有力，这一脉象特点与伤寒太阳中风证的典型脉象脉浮缓、太阳伤寒证的典型脉象脉浮紧明显不同。温病初起脉多动数，是邪热在表所致，两寸独大是热在上焦肺经之征，临床应注意与伤寒的区别。但是，上述脉象特点主要是针对太阴温病而言，即温邪侵犯手太阴肺经所致的表热证，其它温病初起脉象并非一定如此，特别是湿热性温病初起的脉象大多不见"动数"。

2. 温病初起主要症状：温病初起可见身热、尺肤热、微恶风寒等症，或可见口渴、咳嗽、出汗、咽痛等。温病因感受温邪而发病，故热象较明显，在病变过程中又易化燥伤阴，上述症状充分反映了这一病理特点。当然，这些症状主要指发于手太阴肺的温病，并非指所有温病。

3. 与伤寒的鉴别： 温病初起症状有些与伤寒相类似，如头痛、恶风恶寒、身发热、出汗等症状，与太阳中风证相似，临床易于混淆，其鉴别要点是温病邪犯手太阴肺经必然有程度不等的邪热和阴伤表现，如脉躁动而速、口渴、尺肤灼热、发热午后为甚等。

【原文】四、太阴风温、温热、温疫、冬温、初起恶风寒者，桂枝汤主之；但热不恶寒而渴者，辛凉平剂银翘散主之。温毒、暑温、湿温、温疟，不在此例。

按：仲景《伤寒论》原文，太阳病（谓如太阳证，即上文头痛、身热、恶风、自汗也），但恶热不恶寒而渴者，名曰温病，桂枝汤主之。盖温病忌汗，最喜解肌。桂枝本为解肌，且桂枝芳香化浊，芍药收阴敛液，甘草败毒和中，姜、枣调和营卫，温病初起，原可用之。此处却变易前法，恶风寒者主以桂枝，不恶风寒主以辛凉者，非敢擅违古训也。仲景所云不恶风寒者，非全不恶风寒也，其先亦恶风寒，迨既热之后，乃不恶风寒耳，古文简、质，且对太阳中风热时亦恶风寒言之，故不暇详耳。盖寒水之病，冬气也，非辛温春夏之气不足以解之，虽曰温病，既恶风寒，明是温自内发，风寒从外搏，成内热外寒之证，故仍旧用桂枝辛温解肌法，俾得微汗，而寒热之邪皆解矣。温热之邪，春夏气也，不恶风寒，则不兼寒风可知，此非辛凉秋金之气不足以解之，桂枝辛温，以之治温，是以火济火也，故改从《内经》"风淫于内、治以辛凉、佐以苦甘"法。

桂枝汤方

桂枝_{六钱}　芍药（炒）_{三钱}　炙甘草_{二钱}　生姜_{三片}　大枣（去核）_{二枚}

煎法服法，必如《伤寒论》原文而后可，不然，不惟失桂枝汤之妙，反生他变，病必不除。

辛凉平剂银翘散方

连翘_{一两}　银花_{一两}　苦桔梗_{六钱}　薄荷_{六钱}　竹叶_{四钱}　生甘草_{五钱}　芥穗_{四钱}　淡豆豉_{五钱}　牛蒡子_{六钱}

上杵为散，每服六钱，鲜苇根汤煎，香气大出，即取服，勿过煮。肺药取轻清，过煮则味厚而入中焦矣。病重者，约二时一服，日三服，夜一服；轻者三时一服，日二服，夜一服；病不解者，作再服。盖肺位最高，药过重则过病所，少用又有病重药轻之患，故从普济消毒饮时时轻扬法。

今人亦间有用辛凉法者，多不见效，盖病大药轻之故，一不见效，随改弦易辙，转去转远，即不更张，缓缓延至数日后，必成中下焦证矣。胸膈闷者，加藿香三钱、郁金三钱，护膻中；渴甚者，加花粉；项肿咽痛者，加马勃、元参；衄者，去芥穗、豆豉，加白茅根三钱、侧柏炭三钱、栀子炭三钱；咳者，加杏仁利肺气；二三日病犹在肺，热渐入里，加细生地、麦冬保津液；再不解，或小便短者，加知母、黄芩、栀子之苦寒，与麦、地之甘寒，合化阴气，而治热淫所胜。

［方论］按：温病忌汗，汗之不惟不解，反生他患。盖病在手经，徒伤足太阳无益；病自口鼻吸受而生，徒发其表亦无益也。且汗为心液，心阳受伤，必有神明内乱、谵语[1]癫狂、内闭外脱之变。再，误汗虽曰伤阳，汗乃五液之一，未始不伤阴也。《伤寒论》曰："尺脉微者为里虚，禁汗"，其义可见。其曰伤阳者，特举其伤之重者而言之耳。温病最善伤阴，用药又复伤阴，岂非为贼立帜乎？此古来用伤寒法治温病之大错也。至若吴又可开首立一达原饮，其意以为直透膜原[2]，使邪速溃，其方施于藜藿壮实人之温疫病，容有愈者，芳香辟秽之功也；若施于膏粱[3]纨绔[4]，及不甚壮实人，未有不败者。盖其方中首用槟榔、草果、厚朴为君。夫槟榔，子之坚者也，诸子皆降，槟榔苦辛而温，体重而坚，由中走下，直达肛门，中下焦药也；草果亦子也，其气臭烈大热，其味苦，太阴脾经之劫药也；厚朴苦温，亦中焦药也。岂有上焦温病，首用中下焦苦温雄烈劫夺之品，先动少阴津液之理！知母、黄芩，亦皆中焦苦燥里药，岂可用乎？况又有温邪游溢三阳之说，而有三阳经之羌活、葛根、柴胡加法，是仍以伤寒之法杂之，全不知温病治法，后人止谓其不分三焦，犹浅说也。其三消饮加入大黄、芒硝，惟邪入阳明，气体稍壮者，幸得以下而解，或战汗而解，然往往成弱证，虚甚者则死矣。况邪有在卫者、在胸中者、在营者、入血者，妄用下法，其害可胜言耶？岂视人与铁石一般，并非气血生成者哉？究其始意，原以矫世医以伤寒法治病温之弊，颇能正陶氏之失，奈学未精纯，未足为法。至喻氏、张氏多以伤寒三阴经法治温病，其说亦非，以世医从之者少，而宗又可者多，故不深辨耳。本方谨遵《内经》"风淫于内，治以辛凉，佐以苦甘；热淫于内，治以咸寒，佐以甘苦"之训。（王安道《溯洄集》亦有"温暑当用辛凉不当用辛温"之论，谓仲景之书，为即病之伤寒而设，并未尝为不即病之温暑而设。张凤逵集治暑方，亦有"暑病首用辛凉，继用甘寒，再用酸泄酸敛，不必用下"之论。皆先得我心者。）又宗喻嘉言芳香逐秽之说，用东垣清心凉膈散，辛凉苦甘。病初

起，且去入里之黄芩，勿犯中焦；加银花辛凉，芥穗芳香，散热解毒；牛蒡子辛平润肺，解热散结，除风利咽；皆手太阴药也。合而论之，经谓"冬不藏精，春必温病"，又谓"藏于精者，春不病温"，又谓"病温虚甚死"，可见病温者，精气先虚。此方之妙，预护其虚，纯然清肃上焦，不犯中下，无开门揖盗之弊，有轻以去实之能，用之得法，自然奏效，此叶氏立法，所以迥出诸家也。

【注释】

[1] 谵（zhān，沾）语：说胡话。

[2] 膜原：又称募原。此处指湿热性质的病邪初犯人体所在的半表半里部位。

[3] 膏粱：指饮食的肥美。

[4] 纨绔（wán kù，玩库）：指有钱人家子弟穿着华美，此处指有钱人家的子弟。

【提要】本条论述太阴温病初起邪在卫表的证治。

【精解】

1. 太阴温病的概念：太阴温病是指温邪犯于手太阴肺经引起的温病，初起主要表现为肺卫表证，继则发展为肺热亢盛之证，其中有些可进一步发展为营分证甚至血分证。如风温、温热、温疫、冬温等，吴氏虽说"温毒、暑温、湿温、温疟，不在此例"，但实际温毒也与肺经关系密切，初起亦可表现为肺卫表证，临床应加以注意。从现代临床来看，太阴温病主要指通过呼吸道感染的多种疾病，包括各种呼吸道的感染和初起时以上呼吸道感染为主要表现的急性热病。

2. 太阴温病与桂枝汤

（1）桂枝汤不是温病初起有恶寒者的适用方。桂枝汤为辛温发散之剂，吴氏虽将其列为太阴温病治疗第一方，但在分析中却反复强调："温病忌汗，汗之不惟不解，反生他患"，"桂枝辛温，以之治温，是以火济火也"。并进一步指出，"恶风寒"是表寒证的反映，太阴温病初起"外寒内热"即可使用桂枝汤的说法缺少理论和临床依据。温病初起"恶风寒"者，多因温邪在表使表气郁闭、阳热不能外达引起，不适合用桂枝汤治疗。《伤寒论》中桂枝汤用于风寒在表所致的营卫不和证，既能解肌以外逐表邪，又能调和营卫以止异常汗出，而里热者用之则有助热伤阴之弊。所以，"内热外寒之证"桂枝汤未必合用，似应解表清里更为适宜。而且，《伤寒论》中并无温病使用桂枝汤的原文。因此，太阴温病初起是否可用桂枝汤后世争议颇多，但多数持否定态度。

（2）应酌情加减使用。从临床实际分析，如患者确属兼夹表寒之温病，初起恶风寒较突出而里热较轻者，可酌情使用桂枝汤加减方以疏散在表之寒邪，待表寒去后再以温病之法治之。桂枝汤主在调和营卫，与麻黄汤等峻汗剂不同，该方组成伍有顾阴之品，所以温病学家也有用桂枝汤加减治疗温病者，如叶天士《临证指南医案》中，有用桂枝汤加花粉、杏仁治疗"阴虚风温"的案例。但温病治以桂枝汤并非常规之法，临证当谨慎使用，恶寒减则辛温之品应立止。

（3）温病初起当用辛凉解表法。综观《温病条辨》全书，此处提出太阴温病初起用桂枝汤，恐为吴氏为避免被世人批驳数典忘祖、标新立异的无奈之举，其真实想法应是主张太阴温病初起当用辛凉解表，反对滥用辛温，本书《杂说·本论起银翘散》中清楚表明了这一观点。然而，吴氏这样处理的后果却适得其反，后世遭到诸多非议，伤寒学派认为另立温病之说纯属多此一举；温病学派则认为用治伤寒之方论治温病，使寒温之治混淆不清。

3. 太阴温病初起治用银翘散

（1）银翘散的适应证：原文提出太阴温病"但热不恶寒而渴者"可用辛凉平剂银翘散，明确了银翘散的适应证。但分析原文内容，"但热不恶寒而渴者"显然不是卫表证候的典型表现，而应是里热亢盛、阴液损伤之象。因此，吴氏此说实际是为了与"恶风寒"而用桂枝汤的病证作出区别。银翘散的适应病证仍属表证，一般也有恶风寒的症状，只是较为轻微，所以临床以是否恶寒来区分桂枝汤与银翘散的适应证是不准确的。并且，原文所说的口渴只是轻微口渴，与热盛阳明之口大渴者亦完全不同。虽然银翘散加减后可用于肺热证甚至热入营分证在本书中也有论述，但本条所论仍属太阴卫表证的证治，因而该方适应证不应过分强调不恶风寒而口渴。此外，所谓"温毒、暑温、湿温、温疟，不在此例"，是强调这些温病初起时多不属邪在肺卫之证，所以不可用银翘散，但临床温毒初起邪在肺卫者亦不少见，此时也可酌情使用银翘散，理解时不可拘泥于"不在此例"之说。

（2）银翘散的组成及意义：吴氏明确指出，《内经》"风淫于内，治以辛凉，佐以苦甘"的治法是银翘散组方的基本原则，该方所用药物具有解表中寓清热、清热中寓护阴的特点。并且，药物性质以轻清上浮为主，符合吴鞠通三焦治则中"治上焦如羽，非轻不举"的要求。

银翘散的药物组成大致可分为三类：一是解表药，如荆芥、薄荷、淡豆豉、牛蒡子等。这此药物中虽有荆芥等辛温之品，但大多温而不燥，且与大量清热药相伍，使该方主要功效仍为辛凉解表。二是清热药，如银花、连翘、竹叶、芦根等。这些药物除了清解邪热外，还能通过清热达到保护津液的目的，其中芦根本身也有生津作用。三是宣肺化痰止咳药，如桔梗、牛蒡子、甘草等。这些药物是针对太阴温病邪在肺经，易引起肺气不宣、津液化痰、阻塞气道的病理特点而用的，其中甘草还能调和诸药、清热养阴解毒，桔梗利咽消肿。诸药相合成方，主以清解在表之邪热，辅以止咳化痰，清中有透，疏表而不燥，保津而不腻，对于风热在表而邪热相对较重者确为对证之剂。

（3）银翘散的加减：本方加减方法甚多，就本条所论，大致有如下数法。兼浊邪郁阻气机而胸膈闷满不舒者，加藿香、郁金；兼口渴较甚者，加天花粉；兼颈项与咽喉肿痛者，加马勃、玄参；兼衄血者，原方去荆芥、豆豉，加白茅根、侧柏叶炭、栀子炭；兼咳嗽者，加杏仁；肺经邪热有入营分、伤营阴趋势者，加麦冬、生地；治后邪热不解或小便短少者，加知母、黄芩、栀子，这些苦寒清热药与麦冬、生地等甘寒药相合，可起到甘苦合化阴气而治疗热邪亢盛的作用。

临床应用银翘散，可根据不同疾病及临床证候灵活加减变化，如表气郁闭较甚而恶寒较明显者，可酌情加重荆芥和淡豆豉的用量，或加入苏叶、防风等疏风之品；热毒较盛者，可加入大青叶、板蓝根、黄芩、栀子等清热解毒之品；咳嗽较甚者，可加入杏仁、贝母等宣肺止咳化痰之品；兼有湿邪而苔腻、胸脘痞满者，可配合藿香、佩兰、大豆卷、滑石等化湿之品。此外，本书尚有许多银翘散加减后用于温病其他病证的方法，可互参使用。

（4）银翘散的煎服法：按原文所述，首先将该方制成散剂备用，使用时取散剂煎煮。此法既可减少用药量（每次全方仅用六钱），又有利于煎出药物的有效成分。其次，采用轻煎法，药物不可过煎，强调"香气大出，即取服"，这种轻煎法符合"治上焦如羽"的治则。从现代研究来看，轻煎可避免药物中挥发性有效成分的丧失。其三，采取频服法，每4小时或6小时服1次。这种服药方法对治疗急性热病尤其是急重症具有重要作用。

4. 伤寒与温病初起证治的区别：伤寒因感受寒邪而病，治疗须用辛温性质的方药驱除寒冷之气；温病邪在手太阴肺经者，是感受春季风热之邪而病，治疗须用辛凉性质的方药清透温热之气。所以，对温邪初犯之表证，忌用辛温发汗的方法，若误用发汗之剂，非但不能祛除温邪，还会因汗出过多而耗伤阴液、损及心阳。

【医案举隅】

银翘散是临床治疗风热在表的代表方。现代研究显示，该方具解热、抗炎、抗过敏、镇痛及广谱抗菌和抗病毒作用。临床广泛用于治疗上呼吸道感染、流行性感冒、细菌性及病毒性肺炎、急性扁桃体炎、流行性脑脊髓膜炎、流行性乙型脑炎、钩端螺旋体病、流行性出血热、流行性腮腺炎、登革热、猩红热等疾病的初起阶段，以及某些过敏性疾病、皮肤病等。

一、发热

患者，女，50岁。1937年4月1日初诊。

[病史]身热头痛，体温38.3℃，微恶风寒，无汗咳嗽，咽红且痛，口微渴。舌边尖红，苔薄白，两脉浮数。

[诊断]风温之邪，侵袭肺卫。

[治法]辛凉疏卫，以宣肺退热。饮食当慎，荤腥宜忌。

[方药]薄荷（后下）1.5克，前胡6克，浙贝12克，桑叶9克，银花9克，连翘15克，淡豆豉9克，炒牛蒡子3克，芦根30克。2剂。

二诊（1937年4月3日）：药后小汗而头痛身热皆止，体温37℃，咳嗽有痰，咽红已不痛，口干。舌苔白而舌尖红，脉象已改弦滑。

[诊断]风热已解，肺热留恋。

[治法]清解肃化。

[方药]薄荷（后下）1.5克，前胡3克，黄芩9克，杏仁9克，浙贝12克，芦茅根各30克，焦三仙各9克。2剂。

药后诸症皆安。

赵绍琴，胡定邦，刘景源. 温病纵横［M］. 北京：人民卫生出版社，1982：33-34.

按语：温病初起，邪在肺卫，治以银翘散加减，辛凉透散，宣肺泻热，药证合拍，2剂即热退身凉，后予清宣肺热以收全效。

二、重症肺炎

患者，男，2岁3个月。1959年4月10日住某医院。

[病史]住院检查摘要：肺水泡音密集。血常规：白细胞计数6.8×10^9/L，中性粒细胞0.49，淋巴细胞0.47，单核细胞0.04，体温40℃以上。病程与治疗：发热已13日之久，高热不退，周身无汗，咳而微烦。诊其脉数，舌质微红，舌苔黄腻。

[诊断]表邪未解，肺卫不宣，热不得越。

[治法]清宣透表，邪热乃有外出之路。

[方药]苏叶3克，僵蚕4.5克，银花6克，连翘3克，杏仁3克，桔梗2.4克，牛蒡子4.5克，薏苡仁6克，淡豆豉12克，黄芩3克，竹叶6克，苇根15克。1剂。

二诊：服药后微汗而热减，但仍咳嗽，白细胞计数 4.0×10^9/L，中性粒细胞 0.76，淋巴细胞 0.20，单核细胞 0.04。舌苔灰腻，脉沉数。

［方药］原方去银花、豆豉，加枳壳 3 克，再服。

三诊：热全退，咳嗽息，肺水泡音减少。舌苔减为灰薄，脉缓。

［诊断］风热虽解，肺胃未和，湿热未净。

［治法］调和肺胃并通阳利湿。

［方药］连皮茯苓 6 克，法半夏 4.5 克，陈皮 3 克，薏苡仁 12 克，桑皮 6 克，冬瓜 9 克，通草 3 克，谷麦芽各 6 克。服 2 剂而愈。

张文康. 中国百年百名中医临床家丛书. 蒲辅周［M］. 北京：中国中医药出版社，2007：189.

按语： 患者重症肺炎，病情危殆，因其高热而无汗，脉数，舌红，苔黄腻，属风热久羁、表气郁闭之象，故仍从清宣透热入手治之，用银翘散加减。方中以银花、连翘、黄芩清宣肺热；苏叶、僵蚕、牛蒡子、豆豉辛以透散；竹叶、芦根清热除烦，并能生津、利湿；桔梗、杏仁、薏苡仁宣降肺气，兼以化湿，共奏清热宣透之效。患儿得药即汗出热减，病情转危为安。本案发热 13 天之久，投治清热及抗生素罔效，后仍以清宣透散而热退，可见上焦温病治疗应以清散为原则，尤其表郁较甚者，更不可因其高热而纯投苦寒。

三、急性扁桃体炎

患者，男，8 个月。1964 年 1 月 30 日初诊。

［病史］发热 2 天，咽喉红，无汗，四肢时凉时热。今日体温 40.1℃，呛咳，口干欲饮，腹微满，大便 2 日未解，小便多。舌正红，苔薄白，脉浮数。

［诊断］急性扁桃体炎。属上焦风热闭结。

［治法］清宣法。

［方药］银花 3 克，连翘 3 克，僵蚕 4.5 克，升麻 2.4 克，荆芥 2.4 克，桔梗 3 克，香豆豉 15 克，射干 2.4 克，薄荷（后下）2.1 克，竹叶 3 克，芦根 12 克，甘草 2.4 克，葱白（后下）3 寸。1 剂而愈。

中医研究院. 蒲辅周医疗经验［M］. 北京：人民卫生出版社：1976，252.

按语： 本案为风热外袭，肺气失宣，表气郁闭较甚，虽热势较高，但仍以辛凉解表、清宣肺气为治，以银翘散加减。是方以银翘散清宣为主，加入僵蚕、升麻意在增强清解热毒之功，加入葱白以增强开闭之效，郁开则热得外越。故投方一举中的，其病应手而愈。

四、荨麻疹

患者，男，40 岁。1982 年 3 月 10 日诊。

［病史］患者半年前全身皮肤出现散在的红色丘疹，以头面四肢为重。自觉身热刺痒，搔破流血，结有血痂。经外地按"荨麻疹"诊治，用中药、激素、钙剂注射等乏效。现症见红色丘疹融合成片，奇痒难眠，遇凉风吹拂则痒稍缓解，遇热则刺痒难忍。舌淡红，苔薄，脉浮滑。

［诊断］荨麻疹。辨证系风热侵袭，郁于肺卫。

［治法］散风清热，凉血止痒。

［方药］银翘散加减：金银花30克，连翘、生地黄各15克，防风、牛蒡子、黄芩、苍耳子、浮萍各9克，荆芥、薄荷、甘草各6克。水煎服，日1剂。

4剂后症状明显改善，痒止疹退，诸症悉愈。

王俊国. 银翘散在外科病中的应用［J］. 陕西中医，1985，6（6）：269.

按语： 本案并非典型温病，但其皮疹及伴有症状有明显风热郁表的特点，故治以银翘散清宣透热，加入生地凉血清热，苍耳子、浮萍寒温相伍祛风走表以止痒，再配以黄芩加强清热之功。药后效如桴鼓，迁延日久的诸症悉除。

【原文】五、太阴温病，恶风寒，服桂枝汤已，恶寒解，余病不解者，银翘散主之；余证悉减者，减其制。

太阴温病，总上条所举而言也。恶寒已解，是全无风寒，止余温病，即禁辛温法，改从辛凉。减其制者，减银翘散之制也。

【提要】本条论述太阴温病恶寒解除后的治法。

【精解】本条接续上条论述了太阴温病见有恶寒者，服用桂枝汤后恶寒解除，而其它症状仍在时，当用辛凉解表剂银翘散治疗。前已述及，太阴温病出现恶寒者用桂枝汤是不妥当的，因温病恶寒大多并非因于风寒，而是表气郁闭所致，所以服用桂枝汤后往往助长热势，卫表恶寒虽可解除，但其他症状却不会好转，甚至可因热势加剧而出现口渴引饮、汗大出、烦躁不安、脉洪数、苔黄燥等里热亢盛、津液耗伤的症状。因此，手太阴温病其实初起就可以用银翘散，没有必要先用桂枝汤。温病初起禁辛温而倡辛凉的治法，本是吴氏的一个重要观点，他在《温病条辨·杂说·本论起银翘散论》中明确提出："本论方法之始，实始于银翘散。"所以，本条勉强先用桂枝汤的做法，既不符合临床实际，也非吴氏本意，在理解时切不可拘泥于文字。

【原文】六、太阴风温，但咳，身不甚热，微渴者，辛凉轻剂桑菊饮主之。

咳，热伤肺络也。身不甚热，病不重也。渴而微，热不甚也。恐病轻药重，故另立轻剂方。

辛凉轻剂桑菊饮方

杏仁二钱　连翘一钱五分　薄荷八分　桑叶二钱五分　菊花一钱　苦梗二钱　甘草八分　苇根二钱

水二杯，煮取一杯，日二服。二、三日不解，气粗似喘，燥在气分者，加石膏、知母；舌绛暮热，甚燥，邪初入营，加元参二钱、犀角一钱；在血分者，去薄荷、苇根，加麦冬、细生地、玉竹、丹皮各二钱；肺热甚加黄芩；渴者加花粉。

［方论］此辛甘化风、辛凉微苦之方也。盖肺为清虚之脏，微苦则降，辛凉则平，立此方所以避辛温也。今世佥[1]用杏苏散通治四时咳嗽，不知杏苏散辛温，只宜风寒，不宜风温，且有不分表里之弊。此方独取桑叶、菊花者，桑得箕星[2]之精，箕好风，风气通于肝，故桑叶善平肝风；春乃肝令而主风，木旺金衰之候，故抑其有余。桑叶芳香有细毛，横纹最多，故亦走肺络而宣肺气。菊花晚成，芳香味甘，能补金水二脏，故用之以补其不足。风温咳嗽，虽系小病，常见误用辛温重剂销烁[3]肺液，致久嗽成劳者不一而足。圣人不忽于细，必谨于微，医者于此等处，尤当加意也。

【注释】

［1］佥（qiān，签）：全，都。

［2］箕星：为星名，即二十八宿之一，青龙七宿的末一宿。

［3］销烁：原意为熔化，此处为消耗之意。

【提要】本条论述温邪犯肺，邪热不甚而咳嗽较著时的证治。

【精解】

1. 桑菊饮的适应证：风热病邪客于肺经，致使肺络受伤、肺气不宣而咳嗽。同为风热之邪犯于上焦肺卫，但较之银翘散的适应证为轻，"但咳，身不甚热，微渴者"，说明热势较轻，津伤不甚，病情不重。因恐银翘散力量过重，所以另行制定一个作用较轻的方剂，即桑菊饮来治疗。桑菊饮解表泄热的作用不如银翘散，故文中称其"辛凉轻剂"，是针对宣透表热作用较强的"辛凉平剂"银翘散而言的。由于方中配伍了杏仁、桔梗等宣肺止咳药，增强了宣降肺气的作用，所以对咳势较甚者更为适用。当然，正如吴氏在自辨中强调的，以咳嗽为主症亦非均用桑菊饮，临床应辨明咳嗽的病因，以采用不同的治法。

2. 桑菊饮的作用机制：吴氏自辨中指出本方以桑叶、菊花为主药，但对其作用机制的论述过于繁琐。从临床功效看，桑叶和菊花本是针对风热之邪在表而用，两者均有疏散风热作用，再配合杏仁、桔梗、甘草宣肺止咳，连翘、薄荷辛凉清透，芦根清热生津，俾使邪去而肺气宣畅则咳嗽自止。

3. 桑菊饮的临床加减（原文对本方的加减）： 用药 2~3 天后病情未解，进而出现气粗如喘息者，是燥热犯于肺经气分所致，加石膏、知母；舌红绛、傍晚身热较甚、口中干燥者，是病邪深入营分的表现，加元参、犀角；病邪深入血分者，原方去薄荷、芦根，加麦冬、细生地、玉竹、丹皮；肺热较甚者加黄芩；口渴明显者加天花粉。

桑菊饮加减后，临床可用于治疗多种性质的咳嗽病证。如热毒较甚者，可加金荞麦、鱼腥草、黄芩等；咳势较剧者，可加白前、前胡、炙百部、紫菀；咳剧而痰少，或干咳者，可加桑白皮、枇杷叶、海浮石等；如咳嗽而痰多，可加法半夏、陈皮、茯苓等；如久咳不愈，可配合南北沙参、贝母、款冬花等。

【医案举隅】

现代研究显示，桑菊饮具有解热、抗生、调节免疫功能等作用，临床用于治疗急慢性支气管炎、上呼吸道感染、肺炎、百日咳、感冒、流行性乙型脑炎初起、急性结膜炎、荨麻疹等。

一、咳嗽

项某，21 岁，风温，脉虚，嗽。

处方：桑叶，薄荷，杏仁，象贝，大沙参，连翘。

沈某，脉右搏数，风温呛咳。

处方：桑叶，杏仁，象贝，苡仁，瓜蒌皮，白沙参。

某，10 岁，头胀，咳嗽。此风温上侵所致。

处方：连翘一钱半，薄荷七分，杏仁一钱半，桔梗一钱，生甘草三分，象贝一钱。

清·叶天士. 临证指南医案·咳嗽［M］. 上海：上海科学技术出版社，1959：68.

按语： 以上三案均为叶天士治疗风温咳嗽的医案，用药以辛凉解散、宣肺止咳为主，与桑菊饮有较多类似之处，所以桑菊饮的方剂组成主旨应源于叶氏。

二、感冒

患者，男，74 岁。1960 年 3 月 28 日初诊。

［病史］昨晚发热，体温 38.5℃，微咳，咽红。今晨体温 37.9℃，小便黄。脉浮数，舌赤无苔。

［诊断］风热感冒。

［治法］辛凉解表。

［方药］桑叶 6 克，菊花 6 克，牛蒡子 6 克，连翘 6 克，桔梗 7.5 克，芦根 15 克，僵蚕 6 克，竹叶 6 克，生甘草 3 克，香豆豉 9 克，薄荷（后下）2.4 克，葱白（后下）3 寸。水煎 2 次，共取 200ml，分早晚 2 次温服，连服 2 剂。

二诊（1960 年 3 月 30 日）：服药后热退，体温 36.4℃，咳嗽减轻，但痰黏滞不利。舌正无苔，脉缓和。

［诊断］感冒基本已愈。

［治法］调和肺胃，兼化痰湿。

［方药］瓜蒌壳 6 克，橘红 6 克，川贝母 4.5 克，前胡 4.5 克，云茯苓 9 克，天冬 9 克，竹茹 6 克，枇杷叶 9 克，芦根 12 克。水煎 2 次，共取 160ml，兑蜂蜜 30 克，分早晚 2 次温服，连服 2 剂。

张文康. 中国百年百名中医临床家丛书. 蒲辅周［M］. 北京：中国中医药出版社，2007：35-36.

按语： 本案为风热之邪所致太阴温病轻证，以肺气失宣为主，身热不甚，表气郁闭较轻，不宜重剂宣散，以免病轻药重反生他患。故选辛凉轻剂桑菊饮治之，服药 2 剂则热退身凉，咳嗽减轻，后以调理肺胃收功。

三、腺病毒肺炎

患者，女，8 个月。1961 年 4 月 10 日会诊。

［病史］腺病毒肺炎，高热 7 天，现体温 39.8℃，咳喘，周身发有皮疹，惊惕，口腔溃烂，唇干裂，腹微胀满，大便稀，日行 5 次。脉浮数有力，舌红少津无苔。

［诊断］风热闭肺。

［治法］宣肺祛风，辛凉透表法。

［方药］桑叶 3 克，菊花 3 克，杏仁 3 克，薄荷（后下）2.1 克，桔梗 2.1 克，芦根 9 克，甘草 2.4 克，连翘 3 克，僵蚕 4.5 克，蝉衣（全）7 个，葛根 3 克，黄芩 2.1 克，葱白（后下）2 寸。1 剂。1 剂两煎，共取 120ml，分多次温服。

二诊（1961 年 4 月 11 日）：中西医结合治疗，热势稍减，体温 39℃，昨夜有抽搐预兆，已用镇静剂。脉同前，舌红苔微黄少津。面红，腹微满，四肢不凉。原方去葛根，加淡豆豉 9 克，再服 1 剂，煎服法同前。

三诊（1961 年 4 月 12 日）：身热已退，咳嗽痰减，皮疹渐退，思睡，不爱睁眼，大便稀好转，次数亦减少，腹已不胀满。脉浮数，舌红苔薄白，舌唇仍溃烂。原方去葱豉，加炙枇杷叶 3 克，前胡 2.1 克，煎服法同前，连服 2 剂而渐愈。

张文康. 中国百年百名中医临床家丛书·蒲辅周［M］. 北京：中国中医药出版社，2007：184.

按语： 本案为风热闭肺重证，患者见高热、咳喘、舌红等肺热内郁之征，加之周身皮疹、惊惕、无苔，已见入营之兆。此时宜轻清宣肺透卫，不可过于寒凉。遂以桑菊饮加僵蚕、蝉衣、葛根、黄芩辛透凉泄，药后邪热透达仍不畅，故二诊时又加入较大剂量豆豉，以加强宣散开肺之效，服后见身热退，咳痰减，皮疹渐消，舌苔渐生，可见其危殆已除。本案病重势危，但仍以风热侵扰、肺卫失宣为主要病机，故以辛凉轻宣、开郁透邪治之，终获佳效。

【原文】七、太阴温病，脉浮洪，舌黄，渴甚，大汗，面赤恶热者，辛凉重剂白虎汤主之。

脉浮洪，邪在肺经气分也。舌黄，热已深。渴甚，津已伤也。大汗，热逼津液也。面赤，火炎上也。恶热，邪欲出而未遂也。辛凉平剂焉能胜任，非虎啸风生[1]、金飚[2]退热，而又能保津液不可，前贤多用之。

辛凉重剂白虎汤方

生石膏（研）一两　知母五钱　生甘草三钱　白粳米一合

水八杯，煮取三杯，分温三服，病退，减后服，不知，再作服。

［方论］义见法下，不再立论，下仿此。

【注释】

［1］虎啸风生：古人认为虎在发出啸叫时，会伴随生风，喻气势豪壮。此与下文使用白虎汤相呼应。

［2］金飚（biāo，标）：飚，狂风。金，指西方。金飚，即秋天西方的狂风。

【提要】本条论述上焦温病肺经气分热盛的证治。

【精解】

1. 手太阴肺经热盛的证候及治疗： 手太阴肺经热盛，邪已入于气分，大多出现肺热亢盛或肺热郁闭之证，而本条所述临床表现却为脉象浮洪、舌苔黄、口渴较甚、出大汗、面部红赤、全身怕热等，与阳明热盛相似，其症状在白虎汤证主证"大热、大渴、大汗、脉洪大"外，又补充了面赤、恶热、苔黄等，这更符合阳明热盛证的诊断。此时治以辛凉平剂银翘散显然已不对证，应选用清热作用较强的白虎汤祛除邪热、保护津液。实际上，肺热亢盛单纯表现为白虎汤证者临床较为少见，因肺热必然导致肺气宣肃失常，出现咳嗽、气急、胸痛、咯痰等症状，所以很少单纯投用白虎汤治疗。临床较为多见者，是肺热亢盛兼见阳明热盛，治疗大多在清除肺热方中配合白虎汤清泄阳明之热。

2. 白虎汤的作用机制：白虎汤主治病证是表里俱热的气分证，此时热势已盛，且津液已见明显耗伤，所以应治以清热保津。方中石膏辛寒解肌，清除肺胃之热；知母滋阴清热，以助石膏清解邪热；粳米、甘草甘缓养胃，益气调中。本方被前人称为辛寒透热之剂，是因其方中石膏味辛，有透热外达之功，正如吴氏在本篇第 9 条所说："白虎本为达热出表。"但应注意，其作用既不同于解表方药，也与苦寒直折火势之方药有异。若仅就清热法适应证而言，邪热郁而化火者宜苦寒，邪热蒸腾向外者则宜辛寒。

3. 白虎汤的临床运用：白虎汤是《伤寒论》名方，主治阳明热盛之证。该方也是治疗温病气分热盛的主方之一。《温病条辨》中用白虎汤加减之方甚多，如白虎加人参汤、白虎加桂枝汤、白虎加苍术汤、加减玉女煎等。

【医案举隅】

现代研究显示，白虎汤具有良好的解热、抗炎、抑菌、镇痛、增强免疫及降糖降脂等作用。临床上白虎汤的运用范围相当广泛，可用于治疗高热、脓毒症、流行性乙型脑炎、流行性脑脊髓膜炎、流行性出血热、钩端螺旋体病、麻疹、肺炎、小儿夏季热、中暑、肠伤寒、风湿性关节炎、糖尿病、老年痴呆症、银屑病、烧伤、急性口腔炎、牙龈炎、肠炎、妇科病等。

一、流行性乙型脑炎

患者，19 岁。

［病史］主诉：病者于 2 天前头痛，次日上午头痛转剧，身发热，并呕吐 1 次，家人给服陈艾水，至下午身体如焚，昏睡，问之答话不清。经区医院做腰椎穿刺。脑脊液：压力较高，色清，白细胞计数 20.0×10^9/L，蛋白实验阳性，糖及氯化物均正常。诊为流行性乙型脑炎。诊查：体温 39.5℃，神昏，面红唇赤，脉大而数。强张其口，舌红，苔黄欠润，身热灼手，大汗出，颈项强直，腹壁、提睾反射均消失，克尼格征阳性、巴宾斯基征阳性、膝反射增强。

［诊断］暑温邪热入于阳明。

［治法］急用辛凉重剂白虎汤加味。

［方药］石膏 25 克，知母 15 克，甘草 10 克，粳米 30 克，连翘 30 克，银花 30 克，板蓝根 20 克，滑石 30 克。

急煎 2 剂，一昼夜服完。24 小时后体温下降至 37.6℃，神志清醒，脉仍小数。改用竹叶石膏汤以清余热，服药 2 天病愈，且无任何后遗症。此例未用任何西药。

董建华. 中国现代名中医医案精华·王希知医案［M］. 北京：北京出版社，1991：125.

按语： 本案为暑入阳明之证，虽已有神昏表现，但仍以气分病变为主，"舌红、苔黄"是邪在气分的明证，故"神昏"应是阳明热盛干扰心神所致。因而投用白虎汤加味清泄阳明、透邪外出。是方用白虎汤加银花、连翘、板蓝根以加强清热解毒之功，并加大服药剂量，一日服2剂以增强药效。药后一昼夜即见体温显著下降，神志已清，可谓立竿见影之效。

二、暑温

患者，男，54岁。1971年6月12日初诊。

［病史］患者因感冒发热入某医院。在治疗中身热逐步上升，6月14日达38℃以上，曾屡进西药退热剂，旋退旋起，8天后仍持续发热达38.8℃，6月22日由中医治疗。诊察证候，口渴，汗出，咽微痛。舌苔薄黄，脉象浮大。

［诊断］暑温（暑入阳明，胃热炽盛）。

［治法］清泻胃热。

［方药］白虎汤加减：生石膏60克，知母12克，粳米12克，炙甘草9克，鲜茅根（后下）30克，鲜芦根30克，连翘12克。水煎，米熟汤成，温服。

下午及夜间连进2剂，热势下降至38℃。23日又按原方续进2剂，热即下降到37.4℃。24日，原方石膏量减至45克，进1剂。25日又进1剂，体温已正常，口不渴，舌苔退，唯汗出不止。以王孟英驾轻汤加减予之。随后进补气健脾剂，兼饮食调理，月余而愈。

中医研究院. 岳美中医案集［M］. 北京：人民卫生出版社，1978：103-104.

按语： 本案病起夏季，发热8天，西药退热剂困效。症见发热、口渴、汗出，脉大、苔黄，为阳明胃热炽盛之象，故诊是暑温暑入阳明，以辛凉重剂白虎汤清胃泄热保津，再加入连翘、鲜茅根、鲜芦根，旨在加强清热生津之功。大剂投用2日即获显效，表明温病邪在气分、里热蒸腾者治以清泄宣透确为的对之法。

三、菌血症高热

患者，男，41岁，干部。

［病史］患者高热1月余，曾在某县人民医院住院1个月，经多方检查未果，予数种抗生素治疗，效不佳，西医诊断不明，考虑是否为病毒感染（后追踪患者血培养结果示：耐药性金黄色葡萄球菌感染），建议转求中医治疗。患者在家停药5日，发热如故，家属催其就医来。诊时症见：高热，无汗，微恶寒，口渴，大便干，小便黄。苔薄黄，舌尖红，脉浮数。

［诊断］表证未解，入气分化热；属卫气同病，且气分为主。

［治法］予清气为治，稍佐透表，使邪从表出。

［方药］白虎汤加味：石膏45克，知母15克，粳米12克，甘草3克，金银花12克，连翘15克，鲜芦根60克。3剂热减，5剂热退，连服6剂而愈。

郑学宝，罗日永. 白虎汤加味治疗菌血症高热验案二则［J］. 广州中医药大学学报，1997，14（3）：203.

按语： 本案因严重细菌感染而高热迁延，西医抗生素治疗未果。后经中医辨证，虽见明显邪热壅阻肺胃之征，但因其舌尖红而脉略浮，又似为卫分之邪未尽，故治以白虎汤清泄气分邪热为主，再加银花、连翘等清热透表，芦根清热护津。诸药配合，终获泻热达邪、清透肺胃之效。

【原文】八、太阴温病，脉浮大而芤[1]，汗大出，微喘，甚至鼻孔扇者，白虎加人参汤主之；脉若散大者，急用之，倍人参。

浮大而芤，几于散矣，阴虚而阳不固也。补阴药有鞭长莫及之虞，惟白虎退邪阳，人参固正阳，使阳能生阴，乃救化源欲绝之妙法也。汗涌，鼻扇，脉散，皆化源[2]欲绝之征兆也。

白虎加人参汤方

即于前方内，加人参三钱。

【注释】

［1］芤：脉象的一种表现，手指轻按脉管觉粗大，但稍用力则感觉中空无力，如按葱管。

［2］化源：指肺气的司呼吸、主气机等功能。为人体生命活动所需物质的主要来源，故称为化源。

【提要】本条论述白虎加人参汤的适应证及作用机制。

【精解】

1. 白虎加人参汤的适应证： 本方的适应证应为阳明热盛而津伤者。临床表现在"四大"见症基础上，脉象出现浮大而中空无力之象，这是津液亏虚而阳气不能内固所致，标志着热盛而津伤已甚，气亦大伤。此外，还可参见《伤寒论》相关条文所述，如背微恶寒等。

在理解本条原文时应注意，吴氏提出白虎加人参汤的应用指针是见到"脉浮大而芤，汗大出，微喘，甚至鼻孔扇"，并在自辨中强调"汗涌，鼻扇，脉散，皆化源欲绝之征兆也"，似乎一定要出现化源欲绝方可使用，此说显然有误。本方适应证虽有气阴受伤的一面，但仍属阳明热盛之证。因此，临床若确已见到脉散大无力、汗出淋漓、热势不甚，甚至已出现"汗涌，鼻扇，脉散"等（本篇第 11 条尚有"吐粉红血水"）化源欲绝表现者，则已不属气分热盛之证，应按气阴外脱治疗，方如生脉散之类。

2. 白虎加人参汤的作用机制： 热盛而气阴已伤之证，用白虎汤清泄邪热，再加人参养阴而固护元气，两者相得益彰。吴氏强调人参可补益阳气以滋养阴液，即所谓"阳生阴长"，实际人参本有养阴生津之效，若改用西洋参则更长于气阴双补。

3. 白虎加人参汤的临床应用： 白虎加人参汤是白虎汤的加减方之一，临床应用广泛。因其具有清气泄热、益气生津两方面的功效，所以临床可根据邪热和气阴耗伤的程度灵活加减应用。以肺胃热盛为主者，治以白虎汤为主，酌情补益气阴，可加人参一味，量不须太大；气阴耗伤较甚者，则人参用量可加大，甚至可再加入其他益气养阴之品。若热势已衰而肺气大伤、生化之源欲竭者，清热之类已不可用，切不可再投白虎汤损伤阳气。

【医案举隅】

白虎加人参汤的现代研究较少，其基本功效与白虎汤相似，临床可用于多种感染性疾病重症、中暑、糖尿病等。

一、产道感染

患者，女，28 岁，已婚。

[病史] 夏月产后，适逢盛暑，十月后恶露刚尽，感暑而病。阅数医，均以产后发热，头痛汗出，用生化汤与补血汤加丹皮之类为治。病不解，反而增剧，壮热，大渴，汗大出，午后尤甚，头痛面赤，心烦舌红，渴思凉饮，小便短赤，大便干燥，脉洪而滑。延师往诊，师曰：此白虎汤证也，但产后气血新伤，宜于白虎汤加人参主之，扶正祛邪并行。病家粗知医，曰：白虎辛凉重剂，为产后所当禁。师曰：白虎诚宜慎用，今病暑热极，热灼阳明，肺津被劫，若不急清阳明以救化源，恐津液枯竭，变证蜂起，产后难任，有病则病受之，沃焦救焚，何惧之有，可小制其方，病家然之。

[方药] 西洋参 9 克，生石膏 18 克，知母 6 克，甘草 3 克，粳米 15 克。每日 2 剂。

是夜诸症见减，能安睡。

次日再诊，见其热减渴止，汗息烦平，思粥食，病家甚为感谢。师候其脉，仍洪而滑，曰：症虽退减，脉尚未平，热犹未尽彻也，宜原方再晋，否则热将复炽。病家见患者已不壮热烦渴，坚请去石膏，师曰不可，只宜再小其制，而病家仍惧石膏大寒，议用他药代之，师见坚决惧药，未便强拂其意，遂勉为用鲜芦根、石斛、荷叶、竹叶等，并告之曰：午后恐诸症再起。果于日晡壮热头痛，大烦大渴，汗出心烦，前症复作，一如师言。病家急延师至，乃再疏白虎加人参汤1剂。

［方药］西洋参6克，生石膏12克，知母4.5克，粳米12克。二服已。

再次日诊之，脉平热退，师曰：至此内热已解，只复胃津可也，用益胃汤加味，并继以养荣善其后而愈。

王发渭. 高辉远临证验案精选［M］. 北京：学苑出版社，1995：9-10.

按语： 产后感暑邪而病，实为虚人受邪，本虚而标实，不可拘于产后气血虚则固足守补。此证病机重心为阳明热盛，虽气血新伤未复，但邪盛之象昭然，故医者力排他议，以辛凉重剂白虎汤加人参治之，祛邪为主，兼顾本虚，终获旋踵之效。其诊疗过程对临床复杂病证辨治颇有启发，有邪者当果断祛邪，正所谓"有病则病受之"，实为经验之谈。当然，产妇为特殊体质，将原方小其制投用，亦为周全稳妥之举，甚为恰当。

二、眩晕

患者，年20余。

［病史］热冲头脑。时觉有热起自下焦，上冲脑部。头巅有似肿胀，时作眩晕，心中亦时发热，大便干燥，小便黄涩，饮食照常，身体亦不软弱。脉象洪实，其脑部为热冲激，伏有外感热邪，下陷于奇经冲脉中，其热不从外发，随奇经之冲脉，由胃上升巅顶也。

［方药］因其身体不弱，俾日用生石膏细末120克，煮水当茶饮之，若觉凉时，即停服。

二诊：据述服石膏6~7斤，上冲之热见轻，而大便微溏。因停药不服。诊其脉仍然有力，问其心中仍然发热，大便自停药后，即不溏矣。

［方药］白虎加人参汤，方中生石膏重用90克，以生怀山药代粳米。生石膏（捣细）90克，肥知母30克，野百合18克，生山药（生打）18克，粉甘草9克。

连服6~7剂，上冲之热大减，因出院还家，嘱其至家按原方服5~6剂，病当除根矣。

何廉臣. 重印全国名医验案类编［M］. 上海：上海科学技术出版社，1959：247-248.

按语： 本案系阳明邪热上冲于脑而致头胀、眩晕，给服辛寒清热之石膏后热减而未愈，复增大便微溏，乃中气受损之象，诊其脉仍有力，烦热依然，故施以白虎加人参汤治之，石膏仍重用至90克，全方既能清热又能补益气阴、扶助正气，10余剂后病乃痊愈，其效甚佳。

【原文】九、白虎本为达热出表，若其人脉浮弦而细者，不可与也；脉沉者，不可与也；不渴者，不可与也；汗不出者，不可与也；常须识此，勿令误也。

此白虎之禁也。按：白虎慄悍[1]，邪重非其力不举，用之得当，原有立竿见影之妙，若用之不当，祸不旋踵[2]。懦者多不敢用，未免坐误事机；孟浪[3]者，不问其脉证之若何，一概用之，甚至石膏用至斤余之多，应手而效者固多，应手而毙者亦复不少。皆未真知确见其所以然之故，故手下无准的也。

【注释】

[1] 慄（piāo，漂）悍：慄，同剽。剽悍，指勇武凶猛。

[2] 祸不旋踵：旋踵，指身体转一圈的一霎时。祸不旋踵，喻灾难来得很快。

[3] 孟浪：鲁莽。

【提要】本节论述白虎汤应用"四禁"。

【精解】

1. 白虎"四禁"的内容：白虎汤是临床常用方，应正确掌握适应证，明确使用禁忌。本条所谓白虎"四禁"，是指以下四种情况不可使用白虎汤：患者脉象浮、或弦、或细；出现沉脉；无口渴症状；身体无汗。从临床实际来看，白虎汤的禁忌证并不限于上述4种，凡不属肺胃无形邪热亢盛者皆不可用。归纳吴氏所述，白虎四禁主要强调以下几点：其一，病邪在表者忌用；其二，热势不呈外达之势者（包括有形实邪内结和邪热内郁化火等）忌用；其三，正气虚衰者忌用；其四，邪热不盛、津伤不甚者当慎用。

2. 白虎"四禁"原因分析：白虎汤作用峻猛，清热力强，临床如能准确辨证，及时使用，常可获立竿见影之效。但如使用不当，也会促使病情恶化，甚至产生严重后果。吴氏指出，既不可当用不用延误病机；亦不可不辨病情鲁莽大剂使用而损伤正气。所以，强调白虎汤的四种禁忌病证，目的在于提示临床必须正确辨证方可使用，除肺胃气分热盛证之外皆非所宜。

（1）脉象浮者，为病邪在表；脉象弦者，为病在半表半里；脉象细者，为气血不足等正气亏虚之象，以上均非适用白虎汤的里热证，故不可用。

（2）脉沉者不可用白虎汤，可分为两类原因：一是脉沉实而有力者，此非阳明病中的阳明经证（无形邪热亢盛）脉见洪大之象，而是阳明腑证（有形实邪内结）的表现，故应治以承气汤攻下，如用白虎汤治之，则只能扬汤止沸。二是脉沉而无力者，多属肝肾大虚之象，其中有肾阳衰微而浮阳上越者，此等发热属真寒假热，自不可用白虎汤；而肝肾阴虚者，多见于温热病后期，其发热多为虚热，也不能用白虎汤。

（3）口不渴者，多为热邪伤津不甚之象，与白虎汤适用的热盛津液大伤之证不同，故不可用。

（4）汗不出者，多为热势未盛于表里内外，与白虎汤适用的热势透达于表者不同，因而也是禁忌之证。当然，"汗不出"也有可能是因为表有寒邪，或津液大伤而无源作汗，治疗应投用解表或养阴之法，显然也不属白虎汤的适应证。此外，"口不渴"亦有可能是夹有湿邪，单纯清泄阳明有碍湿之弊，也不可贸然投用白虎汤。

3. 辨证理解白虎"四禁"： 从白虎"四禁"的分析可见，白虎汤是治疗肺胃无形邪热亢盛的代表方，凡不属该病证者均不宜使用，或不宜单独使用。临床可在掌握原则的基础上灵活加减，以适应复杂证候的治疗。如患者因邪热内郁不能达表或表气郁闭较甚出现无汗者，只要酌情配合宣泄内热或宣发表郁之品，仍可投用白虎汤治疗。如俞根初《通俗伤寒论》中的新加白虎汤，即在白虎汤中加入薄荷、荷叶、竹叶等，用以治疗阳明热盛而表气郁闭者。并且，白虎汤还可用于内科消渴病的治疗，常作为肺胃热盛而口渴甚者的主方，该病证则不必见有汗出。此外，若阳明热盛而夹湿者，患者大多不甚口渴，故投用白虎汤时应加入化湿之品，如白虎加苍术汤。还应注意，现代临床治疗热病往往配合输液，有的病证虽见阳明无形热盛的一般表现，但却不甚口渴，此时白虎汤也并非绝对禁用。所以，临床对白虎"四禁"应辨证理解。

【医案举隅】

一、重症肌无力合并重感冒

患者，女，52岁。

［病史］患者因重症肌无力住院半年，西药每日注射新斯的明2次，中药出入于八珍汤、十全大补汤之间。4日前突然发热，体温38.5℃，致病情迅速恶化，每次吃饭前必须加注1次新斯的明，否则不能坚持将饭顺利吃下。因虑其呼吸肌麻痹而致衰竭，已准备向外院借用铁肺备急。由于体温持续上升，病情难以控制，遂请全院老大夫共同会诊。

患者面色萎黄，形体消瘦，精神不振。舌胖苔白糙老且干，两脉虚濡而数，按之细弦且数。自述心烦梦多，小溲色黄，大便2日未行。身热颇壮，体温39.4℃，已从协和医院借来铁肺准备抢救。会诊时，诸医皆曰：气血大虚，必须甘温以除大热。赵师问曰：前服参、芪、桂、附诸药皆甘温也，何其不见效？诸医又曰：原方力量太小，应增加剂量。赵师曰：个人看法，虽属虚人，也能生实病，此所说实病，包括新感病、传染病或其他实证。为慎重起见，先请经治医生用冰箱冷水少少与之，结果患者非常喜饮，又多给了一些，患者仍想多喝，将一杯（约300ml）喝完后，患者说："我还想喝。"遂又给约300ml。饮毕自觉头身有小汗出，心情愉快，即时安睡。赵师曰：患者素体气血不足，用甘温补中，本属对证。但目前非本虚为主，乃标热为主，暮春患此，当从春温治之。如是虚热，患者何能饮冰水600ml，且饮后小汗出而入睡？

[诊断] 根据其舌胖苔白糙老且干，两脉虚濡而数，按之细弦且数，心烦梦多，溲黄便秘，断定是阳明气分之热。

[方药] 改用白虎汤：生石膏25克，生甘草10克，知母10克，粳米60克。煎100ml，分2次服，1剂。

二诊：昨服白虎汤后，夜间汗出身热已退，体温37℃，两脉虚濡而滑，按之细弱，弦数之象已无。患者今日精神甚佳，食欲亦增，心烦减而夜寐甚安，大便已通，小溲甚畅，舌胖苔已滑润。

[治法] 改用甘寒生津益气方法，以善其后。

[方药] 生石膏12克，沙参10克，麦门冬10克，生甘草10克，知母3克，1剂。

三诊：药后体温36.5℃，精神益佳，食眠均安。脉象濡软，舌胖质淡红苔薄白且润，余热尽退。已无复燃之虞。仍由经治大夫按原治疗方案治疗原发病可也。

彭建中，杨连柱. 赵绍琴临证验案精选 [M]. 北京：学苑出版社，1996：46-48.

按语：本案可谓正确应用白虎汤的范例。患者病情复杂，本虚是其病机的基本特点。循常规思维，虽见急起发热，但大多认为仍应从虚处着眼，投以甘温为治。但医者从热势壮盛、脉象按之细弦且数、心烦梦多、溲黄便秘等症，断定属实热证，并予冷水饮之观察，患者喜饮并见饮后小汗而稍安，进一步佐证其为阳明气分之热。用白虎汤原方1剂一举中的，汗出热退，危局立解。不仅证明白虎汤泄热透邪力强效佳，而且说明患者无汗实里热郁闭所致，不必拘泥白虎"四禁"。当然，临床疾病变化多端，病者体质亦有不同，临证须认证准确、胆大心细方可使重症应手而起。

二、高血压

患者，男，49岁，已婚，干部。1976年12月5日初诊。

[病史] 既往史：1957年曾"昏厥"两次，原因不明，余无特殊记载。发

病经过：1966年5月体检发现血压较高，时感头胀，眩晕，夜寐不宁，烦闷躁扰。近年来病情加剧，头胀益甚，眼花心悸，耳鸣，经医生诊为阴虚阳亢。叠投滋阴潜阳之剂，症状时辍时发。

西医检查：体温37℃，心率88次/分，呼吸20次/分，血压192/100mmHg。发育正常，营养一般，神志清楚合作，周身浅表淋巴结无明显肿大，皮肤无殊，五官端正，巩膜无黄疸，咽（−），颈软，未发现甲状腺肿大及项静脉怒张，心肺（−），心律齐，心尖无杂音，$A_3 > P_3$，腹平柔软，肝脾（−），四肢无畸形，膝反射存在。诊断：原发性高血压。

刻诊：患者颜面烘热，目筋色赤。头胀痛以双侧太阳穴为甚，眼花耳鸣，夜寐不安多梦，胸胁满闷，口渴而苦，食欲亢进，二便如恒。舌质红，苔薄黄，脉弦大。

［诊断］证乃水不涵木，肝阳上亢。

［治法］平肝息风，滋水涵木。

［方药］拟张锡纯之镇肝息风汤加减化裁，嘱服4剂。

二诊（1976年12月10日）：上药服后，诸症如故，脉舌同上。药不中病，当改弦易辙。前诊因见眼花耳鸣、夜寐多梦等，误以为阴虚阳亢，故投以镇肝息风之剂，未见效验。今细玩患者颜面烘热，目赤头胀痛，口苦而渴，食欲亢进，舌红苔黄，脉弦大。

［诊断］证当属肝胃火盛，上冲清窍。

［治法］清热生津。

［方药］投以辛凉之重剂白虎汤：石膏60克，知母9克，生怀山15克，甘草3克。嘱服2剂。

三诊（1976年12月12日）：服白虎汤2剂后，诸症明显改善，血压170/96mmHg。前方再服4剂。

四诊（1976年12月17日）：患者颜面烘热、目赤头胀痛已基本消失。夜寐渐安，血压150/94mmHg。仍口渴，再嘱服白虎汤2剂，减石膏为30克。

五诊（1976年12月20日）：诸症消失，血压保持在130/86mmHg，病告痊愈。

张文康. 中医百年百名中医临床家丛书·盛国荣［M］. 北京：中国中医药出版社，2001：52.

按语：本案患者系原发性高血压，虽属内伤杂病范畴，但具有阳明热盛的表现，初诊以镇肝息风汤化裁滋阴潜阳未效，后改投辛凉重剂白虎汤治之，全方守仲景原法，以怀山药易粳米，补中益气、消渴生津，兼有顾肾之意。投方

2剂即见转机，后再予4剂疗效明显。因其非热病可比，恐过凉伤阳，故又服2剂以石膏减半巩固善后。此证无大汗，但白虎汤适应证之热象、口渴、脉大均见，所以果断用之疗效明显。

【原文】十、太阴温病，气血两燔者，玉女煎[1]去牛膝加元参主之。

气血两燔，不可专治一边，故选用张景岳气血两治之玉女煎。去牛膝者，牛膝趋下，不合太阴证之用。改熟地为细生地者，亦取其轻而不重，凉而不温之义，且细生地能发血中之表也。加元参者，取其壮水制火，预防咽痛失血等症也。

玉女煎去牛膝熟地加细生地元参方 辛凉合甘寒法

生石膏一两　知母四钱　元参四钱　细生地六钱　麦冬六钱

水八杯，煮取三杯，分二次服，渣再煮一钟服。

【注释】

[1] 玉女煎：方出《景岳全书》，由石膏、熟地、麦冬、知母、牛膝组成，主治阴虚胃热诸证。

【提要】本条论述气血两燔的证治。

【精解】

1.手太阴温病气血两燔证的临床表现：原文对气血两燔证的临床表现未作具体叙述。结合临床，气血两燔证因病变部位不同而临床表现各异。就手太阴肺经病变的气血两燔证而言，应可见高热、口渴、胸痛、咳嗽气急、咳血，或大口咯血，苔黄燥，舌红绛或紫绛，脉滑数。

本条所用主方是玉女煎加减，因而更适用于气营两燔证。手太阴肺经气营两燔证的临床表现与气血两燔证相似，但动血之象不明显，可见身灼热、心烦、口渴、咳嗽、气急，或痰中带血，或时有谵语，或身发斑疹隐隐，苔黄燥，舌红绛，脉数。

2.气血两燔证的治法：本证治以气血两清法。文中提出以《景岳全书》中的玉女煎去牛膝、熟地，加细生地、元参，思路实来源于叶天士《临证指南医案》中的相关医案。分析其意，因牛膝性质趋下，与病位在上焦的病证不相符合，故去之；以细生地替熟地，是因熟地性温而重浊，不如生地性凉而清润、善清血分之邪热；再加入元参生津清热、壮水制火，可预防咽喉疼痛及各种出血等病症。但该方凉血作用较弱，更适用于气营两燔之证，所以临床治疗气血两燔证，还应以犀角地黄汤与白虎汤合方为宜，如余氏清瘟败毒饮。

【医案举隅】

流行性乙型脑炎

患者，女，23岁，农民，住澄江县龙街公社。

[病史]患者于1973年8月16日发热，头痛，嗜睡3天，住某医院。诊断为流行性乙型脑炎。病程与治疗：病已5日。初起头痛较剧，呕吐出痰涎甚多，嗜睡，呼之不应，高热达39℃，微觉恶寒。至会诊时已但热不寒，颈项有抵抗，面目潮红，消渴饮冷，口气蒸手，口臭气粗，手足抽风，小便色黄，大便闭结，汗出热臭。舌质红绛，上罩一层黄厚腻苔，脉洪大有力。

[诊断]此为暑热内盛，气营两燔，引动肝风之重证。

[治法]清气凉营，平肝息风。

[方药]生石膏（先煎）60克，知母9克，粳米30克，生地15克，玄参15克，麦冬15克，石斛9克，石决明24克，杭芍15克，全虫3克，蜈蚣8条，水牛角（锉成碎末）60克。用水适量煎取200ml，分4次和药冲服。连服2剂。

患者服上方2剂后，热、渴、汗俱减。第二次会诊时，体温38.6℃，面赤、口臭亦较前稍减，黄厚腻苔已渐退为黄薄苔，但舌质仍红绛，脉仍洪大有力，嗜睡及颈项抵抗感未减，手足仍抽动。细思所见之证，前次会诊之药已中病机，但因暑热之势过盛，未能衰其大半，仍以上方加重剂量，以胜勇之师，直追穷寇。

[方药]生石膏120克，知母15克，粳米30克，生地15克，玄参9克，麦冬15克，僵蚕15克，蜈蚣8条，地龙15克，竹茹1团，菖蒲6克，石决明24克，鳖甲15克，牡蛎15克，水牛角（锉成碎末）120克。煎法如前。再服2剂。

患者服上方2剂后嗜睡、抽风已止，苔腻亦退，惟舌尖尚红，脉转沉缓无力，余症悉除，已能坐起进食。第三次会诊时，自诉夜间微烦，口干乏味，肢软无力，此热势伤阴之必有见症，拟加味养胃增液汤以善其后。

[方药]沙参24克，玉竹15克，石斛9克，麦冬15克，生地15克，当归15克，杭芍15克，生姜9克，大枣5枚，甘草3克。再服2剂。

患者服上方2剂后，口干烦躁俱除，舌亦转润，能起床在病房内活动，食、眠、便俱正常。停药观察5天，痊愈出院。病后回访，患者已参加农业生产劳动，无后遗症。

唐关锐. 中医内科常见病歌括注解［M］昆明：云南中医学院，1977：145.

按语：本案为暑热入营引动肝风之证，患者心营火毒极盛，痉厥之势甚急，但其年轻体壮，病属急骤而起，故病势虽重而正气未衰，立即投以清热凉营、息风止痉之剂，以加减玉女煎为主方加入虫类药息风通络止痉，症情得以控制。再乘胜追击加大药量，生石膏用至120克，终至热退、神清、痉止。后以甘寒养阴善后。可谓认证准确、胆大心细之验案。

【原文】十一、太阴温病，血从上溢者，犀角地黄汤合银翘散主之。有中焦病者，以中焦法治之。若吐粉红血水者，死不治；血从上溢，脉七八至以上，面反黑者，死不治；可用清络育阴法。

血从上溢，温邪逼迫血液上走清道，循清窍而出，故以银翘散败温毒，以犀角地黄清血分之伏热，而救水即所以救金也。至粉红水非血非液，实血与液交迫而出。有燎原之势，化源速绝。血从上溢，而脉至七八至，面反黑，火极而似水，反兼胜己之化[1]也，亦燎原之势莫制，下焦津液亏极，不能上济君火，君火反与温热之邪合德[2]，肺金其何以堪，故皆主死。化源绝[3]，乃温病第一死法也。仲子[3]曰：敢问死？孔子曰：未知生，焉知死。瑭以为医者不知死，焉能救生。细按温病死状百端，大纲不越五条。在上焦有二：一曰肺之化源绝者死；二曰心神内闭，内闭外脱者死。在中焦亦有二：一曰阳明太实，土克水者死；二曰脾郁发黄，黄极则诸窍为闭，秽浊塞窍者死。在下焦则无非热邪深入，消烁津液，涸尽而死也。

犀角地黄汤方见下焦篇

银翘散方见前

已用过表药者，去豆豉、芥穗、薄荷。

【注释】

[1]胜己之化：上言"火极似水"，即水胜火，火过亢盛，反有似水的变化。

[2]合德：德，指品德，此处引申为性质。合德，即二者的性质相加。

[3]仲子：即仲弓，孔子的学生之一，春秋时鲁国人。

【提要】本条论述太阴温病血分证的证治、温病危重证候及预后。

【精解】

1. 太阴温病血从上溢的病机和证治：所谓血从上溢，是指手太阴肺经温病，邪热深入血分迫血妄行，使血液从上部清窍而出，临床或见吐血，或见鼻衄、齿龈出血等症状。吴氏提出应治以清络育阴法，即清热安络、养阴生津，用犀角地黄汤合以银翘散。以犀角地黄汤清解血分邪热，邪热得解亦可达到保存阴液、救护肺脏的目的，此即"救水即所以救金"之意。同时，配合银翘散清除肺经邪热。所以，清络育阴法的重点是清热解毒、凉血散血，借祛邪以救阴。吴氏在自注中提到"以银翘散败温毒"，提示银翘散不仅可用于风热表证，也可用于热毒之证，临床尚可根据邪热的特点灵活选用清热之方。此外，若患者无表证，可将原方中的豆豉、芥穗、薄荷去之。临床是否保留原方中的发散药，主要依据是有无表证，不必拘泥是否用过解表药。

2. 温病危重证候及预后：文中对上、中、下三焦温病常见的危重证候作了论述，即所谓"死证"。

（1）邪在上焦者，一是肺的生化之源欲绝而死；二是心神被邪闭阻于内，导致内闭外脱而死。本条提出血从上溢可见脉在一呼一吸之间快达7~8次或以上，或见面色发黑之症，均为生化之源欲绝的表现。前者反映了邪热盛而正气衰败；后者是"火极似水"之象，因火热极盛导致下焦津液消耗，肾水不能上济心火而心火亢盛，复与邪热之火相合致使火势更盛，肺脏不堪其害而生化之源欲绝。

（2）邪在中焦者，一是阳明腑实证病情严重，阳明邪热盛极，下竭肾水，肾水殆尽而死；二是邪郁脾经导致黄疸，严重者可因秽浊之邪闭塞清窍而死。

（3）邪在下焦者，因邪热深入下焦而耗竭肾阴，肾阴枯竭而死。

【医案举隅】

犀角地黄汤具有退热、抗炎、调节血管功能、调节免疫等作用，临床用本方治疗各种急性热病、多系统出血、败血症、脓毒血症、尿毒症、肝昏迷、血小板减少性紫癜、急性白血病、脑膜炎等。

一、低热鼻衄

患者，男，20岁。1992年1月8日就诊。

[病史]患低热、鼻衄已4年之久，累服中、西药治疗无效。患者每于午后寒热往来，其特征是：先恶寒、头痛，继而发热，体温徘徊在37.5~38℃，随之则鼻衄不止，衄后则头痛、发热随之减轻。面色萎黄，形体消瘦，纳差，口苦，问其二便尚可。舌边红，苔白腻，脉弦细。

[诊断]少阳经郁热内伏，迫动营血，血热妄行之证。

[治法]和解少阳邪热，清火凉血止衄。

[方药]柴胡15克，黄芩10克，水牛角15克，丹皮12克，白芍20克，生地30克。

服7剂，寒热不发，鼻衄亦止，唯口苦、脉弦仍在，又与小柴胡汤加白芍、丹皮而愈。

陈明，刘燕华，李方. 刘渡舟临证验案精选[M]. 北京：学苑出版社，

1996：12.

按语： 本案属热在血分、迫血妄行之证，其邪热乃少阳气郁化火所致，故治疗主以清热凉血解毒，以犀角地黄汤为主方。鼻衄乃血从上溢，由上焦之热迫血妄行所致，多与肺经邪热有关。但本证却见有少阳胆经郁热、胆火上冲之象，故未合用原文提出的银翘散，而是加入清除少阳邪热的柴胡、黄芩以兼顾其因，诸药相合终获溯源清流之效。

二、温毒发斑

患者，男，22岁，学生。

〔病史〕感染温毒时行而发。面赤唇红，一身手足壮热，血毒外溃，神烦而躁，发出红斑。六脉洪大，右甚于左。舌鲜红，阳明血热无疑。血为阴，气为阳，阳盛则烁血，血热则发斑矣。

〔治法〕凉血解毒，以泄络热。

〔方药〕以生地、犀角之寒为君，以清君火；佐以芍药、牡丹皮之微寒以平相火，火熄则斑黄、阳毒皆净尽矣。鲜生地30克，犀角尖6克，赤芍药18克，牡丹皮7.5克。

1剂热清斑透，继用清养法调理而痊。

何廉臣. 重印全国名医验案类编〔M〕上海：上海科技出版社，1959：271.

按语： 本案发斑乃阳明气分邪热炽盛深入血分，血络受损、血溢脉外而成，故以犀角地黄汤凉血散血治之，1剂即效，可谓认证准确，投药精当。

三、败血症

患者，男，21岁，未婚，农民。

〔病史〕因右侧上唇疔疮漫肿不聚，高热5天而于1971年11月16日入院。患者于5天前上唇右侧起一粟粒样小硬块，麻痒作胀，微感疼痛，至某卫生院治疗1次不效，用过土霉素，病情有增无减。入院时面部肿胀剧烈，右颈尤甚，肿势已延及同侧眼睑，口开合受妨，疮形溃破无脓，根却散漫不聚，皮肤微红灼热，胀痛相兼，身热壮盛，夜寐不宁，大便3日未行。舌苔薄腻，黄白相兼，脉象洪数。既往体健，无烟酒嗜好。检查：体温40℃，脉搏208次/分，血压112/70mmHg。神清合作，呈急性病容。上唇肿胀向外突出，状如猪嘴，言语不利，局部溃破无脓。右颌及颜面肿胀，延及右侧眼睑浮肿，皮色微红，触之疼痛，颈项活动自如。颌下淋巴结大，左右各1枚，大如鸽卵，质软可移。心律齐，无杂音，肺无异常。腹平软，肝脾未触及。其他未见异常。血常规：白细胞总数 $14.0 \times 10^9/L$，中性粒细胞0.86，淋巴细胞0.09，大单核细胞0.05。血培养结果：金黄色葡萄球菌生长，凝固酶反应阳性。

［诊断］中医诊断：疗疮走黄；西医诊断：败血症。

［治法］清热解毒。

［方药］用黄连解毒汤与五味消毒饮合方加大黄2剂，外用如意金黄膏敷贴。

病势仍不减轻，身热依然不退，夜间尤甚，偶有胡语，口渴引饮，咽喉干痛，大便转稀溏色深热臭，小便黄赤短少。舌苔黄干质红绛，脉仍洪数。局部肿势增剧，延及颈后、肩部，疮头起白色星点，无脓外泄，胀痛较甚。

［诊断］病情盘旋高峰，火毒之邪陷入心营。

［治法］清营凉血解毒救急。

［方药］以犀角地黄汤为主治。犀角（锉粉）9克，生地黄30克，牡丹皮15克，赤芍15克，黄连6克，黄柏9克，黄芩9克，黑山栀12克，金银花30克，连翘30克，紫花地丁30克，蚤休15克，生大黄9克。

进方3剂，病势显见好转，身热渐退，夜寐得安。舌苔黄转淡质红，脉转软数。疮口脓泄较多，局部肿势渐退。

后仍改用黄连解毒汤加减6剂，胃气因而受损，患者服药后出现恶心、呕吐现象，故去大苦大寒之味（如黄芩、黄连、黄柏、大黄、山栀子等），参以益脾和胃之药（如半夏、陈皮、竹茹、甘草等）调治，配合外敷，渐获痊愈。出院时血象正常，血培养阴性。

陈大舜. 验案二则［J］. 广西中医药，1979，（2）：33-34.

按语： 本案病情凶险，热毒炽盛已渐入血分，故以清热解毒立法治之疗效不佳。后观其症已现身热夜甚、偶有胡语、舌质红绛等热扰心营血分之征，故改投气血两清为治，此法属正治之法。方用犀角地黄汤合以黄连解毒汤清营凉血解毒，急证急攻，药量偏大，可喜患者年轻体壮，用之疗效明显，终使其转危为安。但后期出现苦寒败胃之弊，临床也应引以为戒。

【原文】十二、太阴温病，口渴甚者，雪梨浆沃之；吐白沫黏滞不快者，五汁饮沃[1]之。

此皆甘寒救液法也。

雪梨浆方 甘冷法

以甜水梨大者一枚，薄切，新汲凉水内浸半日，时时频饮。

五汁饮方 甘寒法

梨汁　荸荠汁　鲜苇根汁　麦冬汁　藕汁（或用蔗浆）

临时斟酌多少，和匀凉服，不甚喜凉者，重汤炖温服。

【注释】

［1］沃：浇灌，意为饮用后以滋养阴液。

【提要】本条论述温病肺胃阴伤的证治。

【精解】阴液损伤是温病常见的病理变化，所以顾阴、护阴、养阴是温病治疗的重要方法。文中提出，若太阴温病出现明显口渴，则是阴液损伤的表现，应以雪梨浆滋养阴液，或可用五汁饮治疗。此为甘寒救液法，是肺胃阴伤的主要治法。上述两方源于吴又可《温疫论》，方中药物以滋润为主，祛邪之力较弱，所以在使用时必须掌握其适应证。邪热已去而阴液大伤者，方可单纯使用甘寒救液法；如阴液虽伤而邪热未尽者，则应甘寒救阴与清除邪热法并用。

【医案举隅】

现代研究显示，五汁饮具有退热、抗炎、抗氧化及组织保护作用，临床可用于多种热病后期及内科杂病阴伤证的治疗。梨汁甘凉微酸，能清肺化痰，生津止渴。可配合治疗肺燥咳嗽、热病烦躁、津少口干、消渴、目赤、便秘等病症。

一、不食

庆室女，十六岁，不食十余日，诸医不效，面赤脉洪。与五汁饮降胃阴法，兼服牛乳，三日而大食矣。甘蔗汁、梨汁、芦根汁、荸荠汁、藕汁，各等份拌匀。

清·吴鞠通. 吴鞠通医案·胃痛［M］北京：人民卫生出版社，1960：113.

按语：此案系少女不食之证，"诸医不效"表明以常规方法治疗法不对证。吴氏投以五汁饮甘寒养阴，并兼服牛乳滋阴润燥，3剂痊愈。以药测证析因，吴氏应从其"面赤脉洪"而思其阳明有热，但患病至今已10余日，已无热盛之他症，仅见不食，故辨其为胃阴损伤所致，遂治以甘寒救液法，病证随手而愈。由此可见，甘寒生津养液法确为肺胃阴伤证的效验之法。

二、烦渴（一）

患者，女。2016年9月21日初诊。

［病史］因"妊娠67天，饮水不解渴3天"来诊。诉口渴，频繁饮水仍不解渴，便秘，口额部痤疮。舌淡红，苔薄白，脉细滑。

［诊断］妊娠烦渴，证属阴虚。

［治法］清热生津，滋阴解渴。

［方药］雪梨浆加味：石斛（先煎）15克，麦冬12克，乌梅6克，梨汁（冲）100ml。1天1剂。前3味入煎，待凉后与梨汁同服，共6剂。

二诊（2016年9月27日）：诉口渴已除，大便正常，痤疮消退。

按语： 妊娠血聚养胎，阴血亏少，胃肠失于濡养，故见口渴多饮、便秘；津亏热郁，则见痤疮。以雪梨浆加石斛、麦冬、乌梅，甘凉濡润、酸甘化阴，一举奏效。其组方简洁，润养而微寒，对津伤而热不甚者颇为适宜。

三、烦渴（二）

患者，女。2013年4月18日初诊。

[病史] 因"怀孕3月余，口干3个月"来诊。反复出现口干症状，喜冷饮，饮水不解渴，腰痛，便疏。舌淡红，苔薄白，脉细。

[诊断] 妊娠烦渴，证属阴虚。

[治法] 甘寒清热，生津止渴。

[方药] 五汁饮化裁：荸荠汁、甘蔗汁各50ml，梨汁100ml，麦冬12克，天花粉、知母各10克，芦根30克，生地黄、北沙参各15克。1天1剂。后6味药入煎，待凉后与荸荠、甘蔗、梨汁兑服，共5剂。

二诊（2013年4月23日）：上述症状均除，无恶阻，偶泛酸。

高楚楚，王美容，马大正. 马大正药食结合治疗妊娠烦渴验案2则 [J]. 浙江中西医结合杂志，2018，28（10）：815–816.

按语： 阴虚火旺之体，烦渴而喜冷饮，时日较久，比之上案阴伤更甚，故以甘寒之五汁饮滋阴生津，兼清虚热，又恐原方药力不足，再加入生地黄、天花粉、知母、北沙参等大队滋阴之品，养阴益胃，其热自清。该法气味轻清柔润，滋而不腻，于妊娠之人尤为适合。

【原文】十三、太阴病得之二三日，舌微黄，寸脉盛，心烦懊恼[1]，起卧不安，欲呕不得呕，无中焦证，栀子豉汤主之。

温病二三日，或已汗，或未汗，舌微黄，邪已不全在肺中矣。寸脉盛，心烦懊恼，起卧不安，欲呕不得，邪在上焦膈中也。在上者因而越之，故涌之以栀子，开之以香豉。

栀子豉汤方 酸苦法

栀子（捣碎）五枚　香豆豉六钱

水四杯，先煮栀子数沸，后纳香豉，煮取二杯，先温服一杯，得吐止后服。

【注释】

[1] 懊恼（ào náo，奥挠）：指心中烦郁无奈，卧起不安。

【提要】本条论述热郁胸膈的证治。

【精解】

1. 热郁胸膈证的病机和临床表现：太阴温病见有"舌微黄，寸脉盛，心烦懊侬，起卧不安，欲呕不得呕"等症，实因无形邪热郁于上焦膈中所致。由于病在上焦，又非肺与心包之证，故临床应注意诊查。吴氏所谓"上焦膈中"的具体病位，一般认为即胸膈。此证可与《伤寒论》栀子豉汤证互参。

2. 栀子豉汤的作用：本方具轻清宣气作用，能清膈中之热。至于文中提出的涌吐作用，不可拘于旧说。由于该方出自《伤寒论》，仲景有"得吐者，止后服"之说，许多医家囿于此说而认为栀子豉汤是涌吐之剂，吴氏在此处也提出"在上者因而越之，故涌之以栀子"。从临床应用来看，栀子不论生用、炒用，鲜有引起呕吐者，而使用栀子豉汤也未见有引起呕吐者，所以栀子豉汤并非涌吐之剂。

【医案举隅】

栀子豉汤为《伤寒论》名方，亦广泛用于温病的治疗。现代研究显示，栀子豉汤具有镇静催眠、抗抑郁、抗氧化、调节肠道菌群、改善胰岛素功能、调节内分泌及保护神经等作用。本方临床单独使用者较少，大多与其它方药配合使用，可用于温病热在上焦、失眠、抑郁症等多种疾病的治疗。

一、肺痹

某，女，温邪，形寒脘痞，肺气不通，治以苦辛。

杏仁，瓜蒌皮，郁金，山栀，苏梗，香豉。

清·叶天士. 临证指南医案·肺痹［M］. 上海：上海科学技术出版社，1959：292.

二、风温

某，风温从上而入，风属阳，温化热，上焦近肺，肺气不得舒转，周行气阻，致身痛、脘闷、不饥。宜微苦以清降，微辛以宣通。医谓六经，辄羌、防、泄阳气，劫胃汁，温邪忌汗，何遽忘之？

杏仁，香豉，郁金，山栀，瓜蒌皮，蜜炒橘红。

清·叶天士. 临证指南医案·风温［M］. 上海：上海科学技术出版社，1959：318.

三、温热

某，二十，脉数暮热，头痛腰疼，口燥，此属温邪。

连翘，淡豆豉，淡黄芩，黑山栀，杏仁，桔梗。

清·叶天士. 临证指南医案·温热［M］. 上海：上海科学技术出版社，1959：320.

按语：从上述三案可见，叶氏治疗邪在上焦、肺气失于宣通的病证，喜用栀子和豆豉，以其轻苦微辛宣开上痹，用于温病上焦气分证热郁气机者颇为合拍，也拓展了栀子豉汤的临床运用范围。

四、小儿夜啼

患者，男，11个月。1983年10月4日就诊。

[病史]患儿入夜则躁动不安、啼哭1周余。曾经他医用导赤散等治疗无效，因而来诊。小儿除上述症状外，伴有纳减，大便正常，小便赤而异臊。舌质红，苔薄黄，指纹紫红。

[诊断]热扰胸膈证。

[治法]清热除烦。

[方药]山栀子4克，淡豆豉8枚。2剂，诸症消失。

魏蓬春. 栀子豉汤的临床运用[J]. 新中医，1985，（3）：46.

按语：小儿乃纯阳之体，若哺育喂养失当则易郁热内扰，本案患儿夜啼不休，治以导赤散利水清心未能获效。然其证候又确属内热之象，故从热扰胸膈入手，治以栀子豉汤原方，药虽两味，竟立见佳效，虚烦懊憹随手而愈。

五、鼻衄

患者，女，73岁，家庭妇女。1984年2月11日诊。

[病史]近10天来，每天上午10~11时自觉心烦，胸中如有物塞，随后鼻出鲜血淋漓，约半小时许心烦退，胸闷减，则鼻血止。经治疗数天未效而来诊。现症：鼻衄，血色鲜红，饮食及二便正常。舌质红，苔薄黄，脉弦稍数。

[诊断]邪热内扰胸膈，伤及血络，迫血妄行。

[治法]清热除烦，凉血止血。

[方药]炒栀子、淡豆豉各15克，白茅根10克。

服2剂，血止。

魏蓬春. 栀子豉汤的临床运用[J]. 新中医，1985，（3）：46.

按语：上焦郁热，扰及胸膈，血络受损，故心烦、胸闷伴见鼻衄。此证虽见出血，但病位仍以气分为主，病情未至危急，且鼻衄与心烦、胸闷紧密相联，故以栀子豉汤加白茅根一味，既能清宣郁热，又兼顾凉血止血，用之则热退血止，病情告愈。

【原文】十四、太阴病得之二三日，心烦不安，痰涎壅盛，胸中痞塞欲呕者，无中焦证，瓜蒂散主之，虚者加参芦。

此与上条有轻重之分，有有痰无痰之别。重剂不可轻用，病重药轻，又不能了事，故上条止用栀子豉汤快涌膈中之热，此以痰涎壅盛，必用瓜蒂散急吐之，恐邪入包宫而成痉厥也。瓜蒂、栀子之苦寒，合赤小豆之甘酸，所谓酸苦涌泄为阴，善吐热痰，亦在上者因而越之方也。

瓜蒂散方酸苦法

甜瓜蒂一钱　赤小豆（研）二钱　山栀子二钱

水二杯，煮取一杯，先服半杯，得吐止后服，不吐再服。虚者加人参芦一钱五分。

【提要】本条论述痰涎壅膈的证治。

【精解】

1. 痰涎壅膈证的病机和临床表现：本证病在膈间，与栀子豉汤证相同，但本证为太阴温病痰涎壅膈，即痰热互结于胸膈；而栀子豉汤证则因无形邪热内郁所致，故吴氏强调"此与上条有轻重之分，有有痰无痰之别"。临床表现可见心烦不安、痰涎壅盛、胸中痞塞欲呕。

2. 治法及注意点：文中提出治以涌吐法，投以瓜蒂散。本条所用瓜蒂散实为《伤寒论》同名方的加减，即原方去淡豆豉加栀子，增强了苦寒清热的作用。瓜蒂有小毒，吐法对人体正气也有较大损伤，故临床应谨慎使用。同时，宜采取小量多次频服，得吐则止的方法，则较为安全。曾有报道一次用30枚瓜蒂煎服致吐而引起死亡者。原文瓜蒂散中的瓜蒂用一钱，大约有三十枚，具有中毒的危险，应引起注意。此外，文中"虚者加人参芦"一说亦不准确，参芦本为涌吐药，并无补益作用，若为虚人所设，加重原方涌吐之功则更为不妥，故不宜效法。

【原文】十五、太阴温病，寸脉大，舌绛而干，法当渴，今反不渴者，热在营中也，清营汤去黄连主之。

渴乃温之本病，今反不渴，滋人疑惑；而舌绛且干，两寸脉大，的系温病。盖邪热入营蒸腾，营气上升，故不渴，不可疑不渴非温病也。故以清营汤清营分之热，去黄连者，不欲其深入也。

清营汤见暑温门中

【提要】本条论述太阴温病营分证的证治。

【精解】

1. 太阴温病营分证的证候特点：文中提出太阴温病营分证的临床表现是"寸脉大，舌绛而干，反不渴"，其中寸脉大，是邪在太阴之象；舌绛而干，是邪入营分而营阴耗伤的表现；"反不渴"，则是邪热深入营分后蒸腾营气上升而滋润于咽喉所致，此时患者虽无明显口渴，但其阴液的耗伤却远甚于邪在气分。

2. 太阴温病营分证的治疗： 治疗以清泄营分邪热为主法，方用清营汤。至于临床运用时是否须去黄连，则应视具体情况而定。吴氏认为，清营汤治疗本证时须去黄连，因其味苦性燥易耗伤营阴，且性质沉降，主要作用在脾胃，而本证病位在上焦，所以去黄连可以防止引邪深入。实际上，临床去黄连的主要原因并不在此，而是营阴耗损的程度，如营阴已大伤，舌绛而干燥者，则黄连宜去，恐苦燥更伤其阴；反之则黄连可用。

【医案举隅】

上呼吸道感染

患者，女，6岁。1993年5月22日初诊。

[病史] 其母代诉：患儿素体瘦弱，于2天前突然高热39.8℃，伴有头痛，咳嗽，流涕，欲呕，烦躁不安，胸腹隐见针尖样大小的红点。其母即找西医治疗，诊断为"上呼吸道感染"。随即给予复方氨基比林1.2ml、柴胡注射液2ml混合后肌内注射；青霉素160万U经皮试后加入5%葡萄糖氯化钠注射液500ml中作静脉滴注，每日1次；并口服麦迪霉素0.1克，维生素C 0.1克，强的松5mg，每日3次。经上述治疗后约半小时，患儿体温逐渐下降至正常体温。可是白天静脉滴注结束后，患儿的体温又徐徐上升，至晚上9时，体温又高达40℃。于是继续使用上述西药退热消炎，并将青霉素剂量增加至240万U，观察1天。结果患儿病情白天用药时暂时缓解，体温也基本正常，但到了晚上又依然高热。血常规：白细胞计数8.0×10^9/L，中性粒细胞0.50，淋巴细胞0.48，嗜酸性粒细胞0.02。由于患儿已反复高热2天，其母邀余中医会诊。刻诊症见：患儿面色红赤，胸腹红疹隐隐，烦躁不安，口渴，壮热。舌红绛而干，脉细数。

[诊断] 风温，证属气营同病。

[治法] 凉营解毒，透热养阴。

[方药] 清营汤加味：水牛角（先煎）60克，银花6克，连翘、竹叶各5克，玄参、丹参、麦冬、生地各10克，黄连3克，板蓝根15克。每日1剂，3碗水，先煎水牛角，20分钟后加余药煎成1碗，分作3次服，每次间隔3小时。在煎煮中药的同时，针刺患儿十宣穴放血泄热，然后推按大椎、曲池、合谷等穴，致患儿微微汗出为止。

次日早上再诊时，其母谓昨晚经中医诊治服药后，患儿慢慢安静入睡，体温亦渐下降，现体温38℃。效不更方，嘱仍按原方药续服1剂。是日晚顺访，患儿体温已正常，红疹消退，并与邻居孩童在玩耍。

邝国荣. 风温验案1则［J］. 新中医，1994，（10）：37.

按语： 风温肺热，邪渐入于营分，故见身热夜甚，胸腹红疹隐隐，舌红绛，脉细数。此时单纯清气泄热已不对证，遂以清营汤清热凉营、透邪外达，再加一味板蓝根清热解毒、兼顾气分，1剂即效，2剂病愈，颇为效验。小儿虽为稚嫩之体，但阴阳之气蓬勃苗壮，方药若能切中病机关键，亦可见随拨随应之效。本案病程较短，虽见舌红绛而干，但仅给清营汤2剂，且黄连仅3克少量予之，故并未去之不用。

【原文】十六、太阴温病，不可发汗，发汗而汗不出者，必发斑疹，汗出过多者，必神昏谵语。发斑者，化斑汤主之；发疹者，银翘散去豆豉，加细生地、丹皮、大青叶、倍元参主之。禁升麻、柴胡、当归、防风、羌活、白芷、葛根、三春柳。神昏谵语者，清宫汤主之，牛黄丸、紫雪丹、局方至宝丹亦主之。

温病忌汗者，病由口鼻而入，邪不在足太阳之表，故不得伤太阳经也。时医不知而误发之，若其人热甚血燥，不能蒸汗，温邪郁于肌表血分，故必发斑疹也。若其人表疏，一发而汗出不止，汗为心液，误汗亡阳，心阳伤而神明乱，中无所主，故神昏。心液伤而心血虚，心以阴为体，心阴不能济阳，则心阳独亢，心主言，故谵语不休也。且手经逆传，世罕知之，手太阴病不解，本有必传手厥阴心包之理，况又伤其气血乎！

化斑汤方

石膏一两　知母四钱　生甘草三钱　元参三钱　犀角二钱　白粳米一合

水八杯，煮取三杯，日三服，渣再煮一钟，夜一服。

［方论］此热淫于内，治以咸寒，佐以苦甘法也。前人悉用白虎汤作化斑汤者，以其为阳明证也。阳明主肌肉，斑家遍体皆赤，自内而外，故以石膏清肺胃之热，知母清金保肺而治阳明独胜之热，甘草清热解毒和中，粳米清胃热而保胃液，白粳米阳明燥金之岁谷也。本论独加元参、犀角者，以斑色正赤，木火太过，其变最速，但用白虎燥金之品，清肃上焦，恐不胜任，故加元参启肾经之气，上交于肺，庶水天一气，上下循环，不致泉源暴绝也。犀角咸寒，禀水木火相生之气，为灵异之兽，具阳刚之体，主治百毒蛊疰，邪鬼瘴气[1]，取其咸寒，救肾水，以济心火，托斑外出，而又败毒辟瘟也。再病至发斑，不独在气分矣，故加二味凉血之品。

银翘散去豆豉加细生地丹皮大青叶倍元参方

即于前银翘散内去豆豉，加：

细生地四钱　大青叶三钱　丹皮三钱　元参加至一两

[方论] 银翘散义见前。加四物，取其清血热；去豆豉，畏其温也。

按：吴又可有托里举斑汤，不言疹者，混斑疹为一气也。考温病中发疹者，十之七八，发斑者十之二三。盖斑乃纯赤，或大片，为肌肉之病，故主以化斑汤，专治肌肉；疹系红点高起，麻[2]、瘄[3]、沙[4]皆一类，系血络中病，故主以芳香透络，辛凉解肌，甘寒清血也。其托里举斑汤方中用归、升、柴、芷、川山甲，皆温燥之品，岂不畏其灼津液乎？且前人有痘宜温、疹宜凉之论，实属确见，况温疹更甚于小儿之风热疹乎！其用升、柴，取其升发之义，不知温病多见于春夏发生之候，天地之气，有升无降，岂用再以升药升之乎？且经谓"冬藏精者，春不病温"，是温病之人，下焦精气久已不固，安庸再升其少阳之气，使下竭上厥[5]乎！经谓"无实实，无虚虚，必先岁气，无伐天和"，可不知耶？后人皆尤而效之，实不读经文之过也。

再按：时人发温热之表，二三日汗不出者，即云斑疹蔽伏，不惟用升、柴、羌、葛，且重以山川柳发之。不知山川柳一岁三花，故得三春之名，俗转音三春为山川。此柳古称柽木，诗所谓"其柽其椐"者是也。其性大辛大温，生发最速，横枝极细，善能入络，专发虚寒白疹，若温热气血沸腾之赤疹，岂非见之如雠仇[6]乎？夫善治温病者，原可不必出疹，即有邪郁二三日，或三五日，既不得汗，有不得不疹之势，亦可重者化轻，轻者化无，若一派辛温刚燥，气受其灾而移热于血，岂非自造斑疹乎？再时医每于疹已发出，便称放心，不知邪热炽甚之时，正当谨慎，一有疏忽，为害不浅。再疹不忌泻，若里结须微通之，不可令大泄，致内虚下陷（法在中焦篇）。

清宫汤方

元参心三钱　莲子心五分　竹叶卷心二钱　连翘心二钱　犀角尖（磨冲）二钱
连心麦冬三钱

[加减法] 热痰盛加竹沥、梨汁各五匙；咯痰不清，加瓜蒌皮一钱五分；热毒盛加金汁、人中黄；渐欲神昏，加银花三钱、荷叶二钱、石菖蒲一钱。

[方论] 此酸寒甘苦法，清膻中之方也。谓之清宫者，以膻中为心之宫城也。俱用心者，凡心有生生不已之意，心能入心，即以清秽浊之品，

便补心中生生不已之生气，救性命于微芒也。火能令人昏，水能令人清，神昏谵语，水不足而火有余，又有秽浊也。且离以坎为体[7]，元参味苦属水，补离中之虚；犀角灵异味咸，辟秽解毒，所谓灵犀一点通，善通心气，色黑补水，亦能补离中之虚，故以二物为君。莲心甘苦咸，倒生根，由心走肾，能使心火下通于肾，又回环上升，能使肾水上潮于心，故以为使。连翘象心，心能退心热。竹叶心锐而中空，能通窍清心，故以为佐。麦冬之所以用心者，本经称其主心腹结气，伤中伤饱，胃脉络绝。试问去心，焉能散结气，补伤中，通伤饱，续胃脉络绝哉？盖麦冬禀少阴癸水之气，一本横生，根颗连络，有十二枚者，有十四五枚者。所以然之故，手足三阳三阴之络，共有十二，加任之尾翳，督之长强，共十四，又加脾之大络，共十五。此物性合人身自然之妙也，惟圣人能体物象，察物情，用麦冬以通续络脉。命名与天冬并称门冬者，冬主闭藏，门主开转，谓其有开合之功能也。其妙处全在一心之用，从古并未有去心之明文，张隐庵谓不知始自何人，相沿已久而不可改。瑭遍考始知自陶弘景始也。盖陶氏惑于诸心入心，能令人烦之一语，不知麦冬无毒，载在上品，久服身轻，安能令人烦哉！如参、术、芪、草，以及诸仁诸子，莫不有心，亦皆能令人烦而悉去之哉？陶氏之去麦冬心，智者千虑之失也。此方独取其心，以散心中秽浊之结气，故以之为臣。

安宫牛黄丸方

牛黄一两　郁金一两　犀角一两　黄连一两　朱砂一两　梅片二钱五分　麝香二钱五分　真珠五钱　山栀一两　雄黄一两　金箔衣　黄芩一两

上为极细末，炼老蜜为丸，每丸一钱，金箔为衣，蜡护。脉虚者人参汤下，脉实者银花、薄荷汤下，每服一丸。兼治飞尸[8]卒厥，五痫中恶，大人小儿痉厥之因于热者。大人病重体实者，日再服，甚至日三服；小儿服半丸，不知再服半丸。

［方论］此芳香化秽浊而利诸窍，咸寒保肾水而安心体，苦寒通火腑而泻心用之方也。牛黄得日月之精，通心主之神。犀角主治百毒，邪鬼瘴气。真珠得太阴之精，而通神明，合犀角补水救火，郁金草之香，梅片木之香（按：冰片，洋外老杉木浸成。近世以樟脑打成伪之，樟脑发水中之火，为害甚大，断不可用），雄黄石之香，麝香乃精血之香，合四香以为用，使闭固之邪热温毒深在厥阴之分者，一齐从内透出，而邪秽自消，神明可复也。黄连泻心火，栀子泻心与三焦之火，黄芩泻胆、肺之火，使邪火随诸香一齐俱散也。朱砂补心体，泻心用，合金箔坠痰而镇固，再合真

珠、犀角为督战之主帅也。

紫雪丹方 从《本事方》去黄金

滑石一斤　石膏一斤　寒水石一斤　磁石（水煮）二斤

捣煎，去渣入后药。

羚羊角五两　木香五两　犀角五两　沉香五两　丁香一两　升麻一斤　元参一斤　炙甘草半斤

以上八味，并捣锉，入前药汁中煎，去渣入后药。

朴硝、硝石各二斤，提净，入前药汁中，微火煎，不住手将柳木搅，候汁欲凝，再加入后二味。

辰砂（研细）三两　麝香（研细）一两二钱　入煎药拌匀。合成退火气，冷水调服一二钱。

［方论］诸石利水火而通下窍。磁石、元参补肝肾之阴，而上济君火。犀角、羚羊泻心胆之火。甘草和诸药而败毒，且缓肝急。诸药皆降，独用一味升麻，盖欲降先升也。诸香化秽浊，或开上窍，或开下窍，使神明不致坐困于浊邪而终不克复其明也。丹砂色赤，补心而通心火，内含汞而补心体，为坐镇之用。诸药用气，硝独用质者，以其水卤结成，性峻而易消，泻火而散结也。

局方至宝丹方

犀角（镑）一两　朱砂（飞）一两　琥珀（研）一两　玳瑁（镑）一两　牛黄五钱　麝香五钱

以安息重汤炖化，和诸药为丸一百丸，蜡护。

［方论］此方会萃各种灵异，皆能补心体，通心用，除邪秽，解热结，共成拨乱反正之功。大抵安宫牛黄丸最凉，紫雪次之，至宝又次之，主治略同，而各有所长，临用对证斟酌可也。

【注释】

［1］百毒蛊疰，邪鬼瘴气：病名，出于《神农本草经》。百毒，指各种毒物；蛊疰，指感受毒虫而引起有四肢浮肿、肌肤消瘦、咳逆腹大等症状的病，其又可引起其他人发病；邪鬼，多指引起某些精神症状的病因；瘴气，指南方山林湿热秽浊蒸郁而产生的一种病邪。

［2］麻：指麻疹。

［3］瘄（cù，醋）：指麻疹。

［4］沙：即痧之类，指风痧、烂喉痧之类疾病。

［5］下竭上厥：指阴液耗竭于下、虚阳浮盛于上的病证。

［6］雠（chóu，愁）仇：雠，意同仇。雠仇即仇敌。

［7］离以坎为体：离和坎都是八卦之一，离代表火，坎代表水，本句意在说明水火的关系。

［8］飞尸：又称为传尸劳，为一种可以传染的虚劳病。

【提要】本条论述温病忌汗之理及误汗所致斑疹、邪闭心包等变证的治法与方药。

【精解】

1.对温病禁汗的理解：所谓"禁汗"主要指温病不可用辛温发汗之法，以免伤津助热，导致病情恶化。吴氏在本篇"卷四·杂说·汗论"中详细阐述了"禁汗"的机制，可与之互参。从临床实际而言，温病初起、温邪在表而表气郁闭较甚者，又并非绝对不可用辛温，凡见患者恶寒较著或无汗者，可在辛凉之中适当配合少量辛温之品以增加发汗之力，此为微汗法，亦为临证常用。本篇辛凉平剂银翘散中就配伍了辛温发汗之淡豆豉、荆芥等。著名温病学家孟澍江教授指出："温病有汗不用发汗，无汗则可小汗"，切中了临床用药的关键。当然，温病性质属热，即使表郁较重，辛温之品也不可多用，亦不可用辛温燥烈之品，一般以微辛温为妥，如荆芥、防风、苏叶等。

2.误汗变证及治疗：吴氏指出，手太阴温病不能用辛温发汗的方法，误用则会引发一些变证。常见者有以下2种。

（1）用汗法而汗不出者易发斑疹。发汗后未汗，多因热甚而阴液不足，无源作汗之故。此时邪热盛极，易内逼血分，血热迫血外溢而发为斑疹。

（2）用汗法后汗出不止者易致神昏谵语。发汗后汗出不止者多因其卫表疏松不能固摄，汗出过多必然损伤心阳、心阴，邪热又可乘虚而入，导致邪闭心包，神明失主。

对误汗后导致的上述变证，吴氏提出：发斑者，可用化斑汤凉血解毒化斑；发疹者，用银翘散去豆豉加细生地、丹皮、大青叶，倍元参以清营凉血解毒透疹，但禁用升麻、柴胡、当归、防风、羌活、白芷、葛根、三春柳等辛散动血之品；神昏谵语者，可用清宫汤清心泻热，并配合安宫牛黄丸、紫雪丹、局方至宝丹等清热开窍。原文未言及误汗后心阳、心阴外脱或出现内闭外脱者的治疗，此时不可拘于前法，当投以固脱救逆以治之，或固脱与开窍并用。

3."开窍三宝"的异同：安宫牛黄丸、紫雪丹、至宝丹被称为温病"开窍三宝"，均具有清热解毒、祛痰开窍、镇惊安神之功。三者差异在于：安宫牛黄丸寒凉之性最强，长于清解热毒；紫雪丹寒凉之性稍逊于安宫牛黄丸，长于镇静安神、清泄阳明之热，并有通导大小便和息风的作用；至宝丹芳香化浊力量较强，其寒凉之性更次于紫雪丹，长于宁心安神、辟秽化痰开窍。

【医案举隅】

本条列出了化斑汤、银翘散去豆豉加细生地丹皮大青叶倍元参方、清宫汤、安宫牛黄丸、紫雪丹、局方至宝丹等方剂，均为临床治疗斑疹和热闭心包的常用方，可用于多种疾病所致的斑疹及神昏窍闭的治疗。

现代研究显示，安宫牛黄丸具有抗氧化、抗炎、抗生、调节血管功能、调节免疫炎症、退热、保护脑组织及神经细胞等作用。临床广泛用于各种原因导致的高热、昏迷的治疗，包括脑卒中急性期、重型颅脑损伤、重症感染性疾病、癌症晚期、农药中毒以及不明原因所致的高热、昏迷。还可用于癫痫、小儿惊厥、重症肝炎等。

一、温病发疹（一）

某，风温发疹。

薄荷，连翘，杏仁，牛蒡子，桔梗，桑皮，甘草，山栀。

清·叶天士. 临证指南医案·斑痧疹瘰［M］. 上海：上海科学技术出版社，1959：368.

按语： 疹者，多因肺经风热波及营分血络，应以清泻气分邪热为重心。病家风温肺热发疹，故治以清热宣透之法，轻透泄热、因势利导，邪祛则其疹可消。是方实为吴鞠通银翘散去豆豉加细生地丹皮大青叶倍元参方之雏形。

二、温病发疹（二）

患者，年34岁，住绍兴城内小坊口。

［病史］头痛身热，自汗恶风，咳嗽喉痛，面部颈项先见细点，色红带紫。脉浮而数，右寸独大，舌边尖红，苔薄白滑。

［诊断］浮为风，数为热，此风热郁于血络而发疹，疹属肺病，故右寸浮大，然尚在欲发未发之时。风袭于表，热郁于络。

［治法］速用辛凉开达，以荷、蒡、蝉、蚕为君，能疏风以透疹；臣以银、翘、大青，清宣血热以解毒，佐以茅根、青箬，清通血络以泻热；使以鲜荷钱，亦取其轻清透热，热势一透，则疹自畅达，而风热亦乘机外泄矣。

［方药］苏薄荷4.5克，净蝉衣3克，蜜银花6克，鲜大青12克，牛蒡子（杵）4.5克，白僵蚕3克，青连翘9克，鲜荷钱1枚。先用鲜茅根（去衣）60克、青箬叶15克煎汤代水。

进1剂，疹即外达，头痛恶风均止。2剂疹已透足，喉痛亦除，唯咳嗽黏痰。原方去蝉、蚕、银、薄，加瓜蒌皮6克、枇杷叶15克畅肺降气，川贝9克、前胡4.5克止嗽。

连服 3 剂，咳嗽大减，嘱其用鸡子白 2 枚，开水泡汤，冲入真柿霜 4.5 克，调理而瘥。

何廉臣. 重印全国名医验案类编［M］. 上海：上海科学技术出版社，1959：41.

按语：本案系典型温病发疹病例，辨证准确，用药精当，辛凉开达，1 剂即获良效。该案说理透彻，此不赘述。

三、温病发斑

患者，年六十余，住无锡。

［病史］素体液亏无苔，花甲之年，郁气不舒，肝失调畅为内因，丙午夏病温为外因。身热自汗，渴不恶寒，神烦恶热，时时懊憹。脉左小数，右洪搏数，舌红而绛。

［诊断］温病。温邪郁火交蒸。

［治法］最防热盛动风，骤变痉厥。用栀、翘、芦、竹、知、茹、郁、桔急疏清解为君，兼顾胃津，天花粉、石斛以佐之。

［方药］黑山栀 9 克，青连翘 9 克，广郁金（生打）9 克，桔梗 3 克，淡竹茹 9 克，天花粉 9 克，肥知母 12 克，鲜石斛 9 克。先用活水芦根 60 克、鲜竹叶 12 克煎汤代水。

二诊：病势不衰。陈素信乩方，云：年周花甲，元阳大亏，若再投凉剂，必致生机骤绝。乩示附子理中汤，高丽参、炮姜、附子均重用，陈不敢服。至三候遍发黑斑，大显温热明证，热恋阴伤，舌至绛紫而干。始同意复诊，因议大剂化斑，双清气营。

［方药］生石膏（研细）30 克，肥知母 15 克，生甘草 2.4 克，生粳米（荷叶包）9 克，玄参 15 克，犀角粉（药汤调下）3 克。

继以甘凉频投，如吴氏五汁饮之类，至四候热退净而愈，然亦险矣。噫，治病最虞有人中伤，若假神妄评，更为阴刻也。

何廉臣. 重印全国名医验案类编［M］. 上海：上海科学技术出版社，1959：214.

按语：本案患者初病为温邪郁滞上焦气分、侵扰胸膈，故治以轻清透邪之法，应为的对之策。然投剂后未能一举阻断病势发展，恐与其年逾六旬，平素又属阴液亏虚之体，且夏病感受温邪，邪热又复伤阴，乃至虚实夹杂有关。本应认准方向加大力度继续治疗，却因他人误导而贻误病机，致使邪热炽盛，深入营血，病情恶化而见全身遍发黑斑。此时见黑斑为血分热盛迫血外溢肌肤之象，而气分邪热燔灼尚未见轻，故治用化斑汤清气凉血以达气血两清之效，并兼有护阴之功，后期再以甘凉滋养阴液善后。这反映了温病临床清热与养阴分阶段灵活运用的治疗思想，颇有参考价值。

四、神昏（一）

患者，男，32 岁。1932 年 8 月诊。

［病史］患温病，症见发热、头痛、身疼，误服羌活、独活等辛温燥烈发汗之品，药后大汗出而热不解，神昏谵语。邀余诊治。

［方药］清宫汤：犀角（磨冲）6 克，元参 9 克，连翘心、竹叶卷心各 6 克，莲子心 1.5 克。日 1 剂，水煎服。

连服 3 剂，神清汗止，病告痊愈。

史宇广等. 当代名医临证精华·温病专辑［M］. 北京：中国古籍出版社，1999：97.

按语：本案为温病误用辛温发汗，致使邪热内陷心包而致神昏。医者果断投用清宫汤清心泄热、宁心安神。虽属重证，但药证相合，热退神清而愈。

五、神昏（二）

患者。诊于 1952 年。

［病史］春月患温，得病之始，寒战高热，头疼身痛。医投"荆防败毒散"加减，药后得汗，寒战已罢而高热持续，以为邪热伤阴，给予滋阴退热之剂。服后口渴已止，神情由躁转静，继之昏沉不语，身灼热而四肢逆冷，神识昏迷。舌绛无苔，脉细而数。

［诊断］春温热陷心包。

［治法］清营开窍。

［方药］清宫汤送服安宫牛黄丸。犀角，鲜生地，元参，连翘心，银花，麦冬，木通，竹叶心；安宫牛黄丸。

一日连服 2 剂，翌日复诊，昏谵之象有好转，时时呻吟，神识仍然模糊不清，肢厥转温，肌肤灼热如故。细察舌色紫黯，扪之湿润，乃缘瘀热相搏胸膈，蒙蔽心窍，予原法中参以散血化瘀之品。

［方药］鲜生地（绞汁合服）60 克，犀角尖（磨冲）（可用水牛角先煎代）30 克，粉丹皮 6 克，紫丹参 12 克，赤芍 6 克，软白薇 12 克，天花粉 12 克，桃仁 9 克，真血珀（冲）1 克，藕汁（冲）1 小盅。紫雪丹（调服）3 克。

药后窍开神苏，身热大减，自诉胸膈痞塞，心烦不寐。苔转黄腻，舌质殷红。改投涤痰泄热，宣肃肺胃之剂。证情递减，调治 2 周，身热全退，终以和中养胃收功。

史宇广等. 当代名医临证精华·温病专辑［M］. 北京：中国古籍出版社，

1999：106-107.

按语：春季温热，起病急、变化快，温邪弛张高热不退，医误投滋阴清热反恋邪助邪，邪热入于心包闭阻机窍，致病势深重出现昏谵昏愦。遂予清宫汤合安宫牛黄丸清泄心营之热，兼以开通窍闭，重剂速投，一日2剂，病情渐有转机，机窍闭阻稍减，故见昏谵稍轻、肢厥转温，但灼热神昏依旧。后观其舌色紫黯，遂辨为热瘀交结、蒙蔽心窍，原法参以活血化瘀之品，1剂即热退神苏。医者临危不惧、细察精思，方能一举中的，实堪临证效法。

【原文】十七、邪入心包，舌蹇肢厥，牛黄丸主之，紫雪丹亦主之。

厥者，尽也。阴阳极造其偏，皆能致厥。伤寒之厥，足厥阴病也。温热之厥，手厥阴病也。舌卷囊缩，虽同系厥阴现症，要之，舌属手，囊属足也。盖舌为心窍，包络代心用事，肾囊前后，皆肝经所过，断不可以阴阳二厥混而为一。若陶节庵所云："冷过肘膝，便为阴寒"，恣用大热。再热厥之中亦有三等：有邪在络居多，而阳明证少者，则从芳香，本条所云是也；有邪搏阳明，阳明太实，上冲心包，神迷肢厥，甚至通体皆厥，当从下法，本论载入中焦篇；有日久邪杀阴亏而厥者，则从育阳潜阳法，本论载入下焦篇。

牛黄丸、紫雪丹方 并见前

【提要】本条再论邪入心包的证治。

【精解】

1. 邪闭心包的临床表现：上条对邪闭心包的主要证候及治疗已有论述，本条在其主症神昏谵语外又补充了舌蹇、肢厥两大主症，明确了邪闭心包的临床表现主要包括神昏谵语、舌蹇、肢厥。

2. 厥证辨析：吴氏在本条自注中较系统的论述了伤寒与温病两类厥证。

（1）伤寒之厥与温病之厥的区别：提出伤寒之厥可见囊缩，而温病之厥可见舌卷；两类厥证虽均可见四肢厥冷，但其性质有寒、热之别。因阳气大衰、阴寒内盛者，其厥属寒厥，多见于伤寒；因邪热内闭、阳气郁伏不能外达者，其厥属热厥，多见于温病。当然，临证时对此说不可绝对化，伤寒中也有因邪热内郁而致厥者，如《伤寒论》中四逆散所治之厥证；而温病中也不乏阳气外脱而致寒厥者，所以上述区分是相对而言的，两者并无绝对的不同。

（2）温病三种厥证及治疗：其一，热闭心包属上焦者，治疗主以开心包之窍，予以芳香开窍法，如安宫牛黄丸之类；其二，阳明热结、上扰心神属中焦者，多为胃实之证，治当泻阳明之里热，并与开窍并施；其三，真阴耗竭、心神失养属下焦者，多为手足少阴同病，可先用安宫牛黄丸等开窍，再予复脉辈存阴、三甲潜阳。因此，温病热厥的治疗可分为开闭、攻下、育阴潜阳等法，此为临床常法，但亦有上、中焦同病或邪热内郁而致厥者，又应详细辨之。

【医案举隅】

一、温病斑疹、神昏

严，湿温杂受，身发斑疹，饮水渴不解，夜烦不成寐，病中强食，反助邪威。议用凉膈疏斑方法。

连翘，薄荷，杏仁，郁金，枳实汁，炒牛蒡，山栀，石膏。

又，舌边赤，昏谵，早轻夜重，斑疹隐约。是温湿已进血络。夫心主血，邪干膻中，渐至结闭，为昏痉之危。苦味沉寒，竟入中焦，消导辛温，徒劫胃汁，皆温邪大禁。议清疏血分，轻剂以透斑，更参入芳香逐秽，以开内窍。近代喻嘉言申明戒律，宜遵之。

犀角，元参，连翘，银花，石菖蒲。

先煎至六分，后和入雪白金汁一杯，临服研入周少川牛黄丸一丸。

清·叶天士. 临证指南医案·斑痧疹瘰［M］. 上海：上海科学技术出版社，1959：368.

按语： 湿温病邪热逼入血络，致其昏谵、斑疹隐约，已见昏痉之危。虑其由湿温而来，恐湿邪未尽，故苦寒冰伏自不可用；湿热为病，辛温劫液更为所禁。叶氏治以清宣芳透、凉血解毒，并合以清心开窍。证虽复杂，然处置简洁得当，面面俱到。

二、温病神昏

戊子二月十八日，某男，风温误汗，邪归心包血分，谵语神昏，右脉空大，舌苔干燥，不渴，津液消亡。与一面开心包之邪，一面育阴清热。生石膏一两，细生地六钱，丹皮四钱，炒知母三钱，炙甘草四钱，麦冬（连心）六钱，粳米一撮。煮三杯，分三次服。外紫雪丹四钱，与汤药分服，每次二钱。

清·吴鞠通. 吴鞠通医案·风温［M］北京：人民卫生出版社，1960：42.

按语： 温病误汗致昏痉之变，心营血分热盛，心窍闭阻，误汗后津液消耗殆尽，故吴氏治以清泄邪热为主，兼顾甘寒养阴，以溯本清源；再合以紫雪丹清热开窍止痉，思路清晰，治法简明，临床可参。

【原文】 十八、温毒咽痛喉肿，耳前耳后肿，颊肿，面正赤，或喉不痛，但外肿，甚则耳聋，俗名大头温、虾蟆温者，普济消毒饮去柴胡、升麻主之。初起一二日，再去芩、连，三四日加之佳。

温毒者，秽浊也。凡地气之秽，未有不因少阳之气而自能上升者，春夏地气发泄，故多有是证；秋冬地气，间有不藏之时，亦或有是证；人身之少阴素虚，不能上济少阳，少阳升腾莫制，亦多成是证；小儿纯阳火多，阴未充长，亦多有是证。咽痛者，经谓"一阴一阳结，谓之喉痹"。盖少阴、少阳之脉，皆循喉咙，少阴主君火，少阳主相火，相济为灾也。耳前耳后颊前肿者，皆少阳经脉所过之地，颊车[1]不独为阳明经穴也。面赤者，火色也。甚则耳聋者，两少阳之脉，皆入耳中，火有余则清窍闭也。治法总不能出李东垣普济消毒饮之外。其方之妙，妙在以凉膈散为主，而加化清气之马勃、僵蚕、银花、得轻可去实之妙；再加元参、牛蒡、板蓝根，败毒而利肺气，补肾水以上济邪火。去柴胡、升麻者，以升腾飞越太过之病，不当再用升也。说者谓其引经，亦甚愚矣！凡药不能直至本经者，方用引经药作引，此方皆系轻药，总走上焦，开天气，肃肺气，岂须用升、柴直升经气耶？去黄芩、黄连者，芩、连里药也，病初起未至中焦，不得先用里药，故犯中焦也。

普济消毒饮去升麻柴胡黄芩黄连方

连翘一两　薄荷三钱　马勃四钱　牛蒡子六钱　芥穗三钱　僵蚕五钱　元参一两　银花一两　板蓝根五钱　苦梗一两　甘草五钱

上共为粗末，每服六钱，重者八钱。鲜苇根汤煎，去渣服，约二时一服，重者一时许一服。

【注释】

[1] 颊车：为足阳明经上的穴位，位于耳的前下方，下颌角的前上方。

【提要】本条论述温毒的发病特点和治法。

【精解】

1. 温毒的病因病机： 温毒外因感受秽浊之气，内因肾水不足。在分析本病机制时，吴氏认为：温毒系地上的秽浊之气借助少阳升发之气上升而形成，春夏秋冬皆可发病。春夏之时，正是地气升发外泄的季节，人体易感受秽浊之气而病；秋冬之时也有地气不能内藏之时，所以有时也会发生温毒。此外，从人体状态而言，若素体少阴肾水不足，不能上济涵养少阳，少阳之气也会升腾而不能抑制，因此属该类体质者易于患温毒。小儿为纯阳之体，阳常有余而阴常不足，故小儿也较易患本病。

2. 温毒的临床表现： 文中列举了温毒的主要表现，即见"咽痛喉肿，耳前耳后肿，颊肿，面正赤，或喉不痛，但外肿，甚则耳聋"。吴氏所说的温毒包括了多种疾病在内，如大头温、虾蟆温（痄腮）。但实际上两者也并非是同一种疾病,大头温与虾蟆温(痄腮)虽然治法相似,但临床表现各异,大头温以头面红肿为主症,痄腮以耳前后肿为主症,不可将两者混淆。此外,古人对"温毒"概念的解释并不一致,将见有皮肤发疹发斑、咽喉肿烂等症状的许多疾病也称为温毒。所以,吴氏所说的温毒只是其中的一部分。

3. 温毒的治法:治疗温毒一般以清热解毒为主法,多用李东垣普济消毒饮。该方以凉膈散为主体,又加入了能轻清去秽浊之气的马勃、白僵蚕、银花,有"轻可去实"之妙,再加入元参、牛蒡子、板蓝根,可以清热解毒而宣通肺气,补益肾水而上济邪火。吴氏之所以去原方中的升麻、柴胡,是因为本病由少阳升发过度而发,恐升麻、柴胡之升腾发散作用有助少阳火势之弊。但现代医家大多认为,普济消毒饮配伍的特点就在于用升麻、柴胡之升散与黄芩、黄连之苦寒相伍,一升一降,且升麻本身尚有解毒之功,柴胡则有升散少阳之力,对本病都有治疗作用,所以不去为宜。当然,若确有阳热升散过甚之象,则应据情灵活用药。

此外,温毒的治疗尚有一些其他方法,临床亦不可不知。如《蒲辅周医疗经验》中载一例小儿腮腺炎患者,高热不退,曾经用解毒清热药而不效,蒲老根据其时春雨连绵、身重苔腻,断为湿热内蕴上蒸,治以通阳利湿之法,用藿香、佩兰、杏仁、茯苓、薏苡仁、僵蚕、桔梗、前胡、甘草、通草、淡豆豉、葱白而取效。

【医案举隅】

普济消毒饮具有清热解毒、消肿止痛功效,临床常用于头面部及口腔感染、扁桃体炎、腮腺炎、急性淋巴结炎、急性咽喉炎、带状疱疹、痤疮等疾病。

一、大头瘟

患者。

[病史]突发下颌后淋巴结肿大,局部皮肤发红,按之疼痛,余无不适。已排除腮腺炎的可能。舌红,脉浮。

[诊断]此亦属头面欲肿,又有热毒之象。

[治法]可仿大头瘟治之。

[方药]普济消毒饮加减:黄芩 10 克,牛蒡子 15 克,玄参 10 克,桔梗 10 克,生甘草 15 克,板蓝根 10 克,升麻 6 克,柴胡 6 克,连翘 15 克,薄荷 15 克,金银花 15 克,荆芥 10 克。

5 剂后痊愈,患者来复诊,令其退号而归,嘱若不复发不必再服药。

钱坤. 耿宏鑫临床验案 6 则[J]. 湖南中医杂志,2014,30(2):87.

73

按语： 风温时毒侵袭，肺胃热毒上攻头面，致成大头瘟之证。起病2日，气分热势亢盛，以普济消毒饮法清热解毒，佐以疏风透邪，用之温毒蕴结之势渐解，5剂后热毒已清，病情告愈。该案治疗总以清热解毒为法，但清除热毒仍主以清泄合以清透，因势利导引邪外出，而非一味苦寒，故药后热毒速去，正气渐安，效佳。

二、腮腺炎

患者，男，12岁。2010年11月28日就诊。

[病史] 3天前头痛，轻微发热，倦怠乏力，服感冒药（药名不详）无效。左侧面部肿大疼痛，张口、咀嚼疼痛更严重。查体温38.8℃，左侧腮部明显肿胀，边缘不清，触之压痛明显。精神差，不思饮食，口渴，咽红肿痛。舌红苔黄，脉滑数。

[方药] 普济消毒饮：黄芩12克，黄连9克，板蓝根20克，夏枯草15克，蒲公英12克，浙贝母9克，陈皮9克，桔梗9克，山豆根9克，马勃9克，牛蒡子9克，连翘9克，僵蚕9克，升麻6克，柴胡6克，生甘草6克。水煎服，服3剂而愈。

陈江伦. 普济消毒饮治疗痄腮体会 [J]. 实用中医药杂志，2011，27（7）：474-475.

按语： 因风温邪毒蕴结少阳，经气壅阻，邪结于腮部而起病。治以普济消毒饮加减，药证合拍，故3剂而愈。

【原文】十九、温毒外肿，水仙膏主之，并主一切痈疮。

按：水仙花得金水之精，隆冬开花，味苦微辛，寒滑无毒。苦能降火败毒，辛能散邪热之结，寒能胜热，滑能利痰。其妙用全在汁之胶黏，能拔毒外出，使毒邪不致深入脏腑伤人也。

水仙膏方

水仙花根，不拘多少，剥去老赤皮与根须，入石白捣如膏，敷肿处，中留一孔出热气，干则易之，以肌肤上生黍米大小黄疮为度。

【提要】本条论述温毒的外治法。

【精解】中医外治法在温病中也有广泛应用，若用之得当，与其他治法有相得益彰的效果。水仙根味苦微辛，性寒质滑而无毒。苦能降火解毒，辛能宣散邪热壅结，寒能清热，滑则能利痰。水仙根外用主要是利用其胶黏的汁拔毒外出，避免邪毒向内深入脏腑而发生变证。临床应内服普济消毒饮与外治并用，除了可外用水仙膏外，现代临床常用如意金黄散等具有清热解毒作用的药物外敷。

【原文】二十、温毒敷水仙膏后，皮间有小黄疮如黍米者，不可再敷水仙膏，过敷则痛甚而烂，三黄二香散主之。

三黄取其峻泻诸火，而不烂皮肤，二香透络中余热而定痛。

三黄二香散方 苦辛芳香法

黄连一两　黄柏一两　生大黄一两　乳香五钱　没药五钱

上为极细末，初用细茶汁调敷，干则易之。继则用香油调敷。

【提要】本条再论温毒的外治法。

【精解】若外敷水仙膏后皮肤出现如小米粒大小的黄疮，就不可再敷水仙膏。这可能是水仙膏刺激性较强所致，再敷则会引起局部皮肤的疼痛和溃烂，此时可用三黄二香散外敷。该法具有清热解毒、活血止痛、消肿生肌的作用，也可直接用于其他疾病因热毒引起的肿疡（未化脓）之症，不必先用水仙膏待出现黄疮肿痛糜烂后再使用。

【原文】二十一、温毒神昏谵语者，先与安宫牛黄丸、紫雪丹之属，继以清宫汤。

安宫牛黄丸、紫雪丹、清宫汤 方法并见前

【提要】本条论述温毒热陷心包而神昏谵语的治法。

【精解】温毒者热毒炽盛，亦可出现热闭心包而神昏谵语，其治疗与前述热闭心包证相同，用清热开窍之剂。

第二章　暑温

【原文】二十二、形似伤寒，但右脉洪大而数，左脉反小于右，口渴甚，面赤，汗大出者，名曰暑温，在手太阴，白虎汤主之；脉芤甚者，白虎加人参汤主之。

此标暑温之大纲也。按：温者热之渐，热者温之极也。温盛为热，木生火也。热极湿动，火生土也。上热下湿，人居其中而暑成矣。若纯热不兼湿者，仍归前条温热例，不得混入暑也。形似伤寒者，谓头痛、身痛、发热恶寒也。水火极不同性，各造其偏之极，反相同也。故经谓水极而似火也，火极而似水也。伤寒，伤于水气之寒，故先恶寒而后发热，寒郁人身卫阳之气而为热也，故仲景《伤寒论》中，有已发热或未发之文。若伤

暑则先发热，热极而后恶寒，盖火盛必克金，肺性本寒，而复恶寒也。然则伤暑之发热恶寒虽与伤寒相似，其所以然之故实不同也，学者诚能究心于此，思过半矣。脉洪大而数，甚则芤，对伤寒之脉浮紧而言也。独见于右手者，对伤寒之左脉大而言也。右手主上焦气分，且火克金也，暑从上而下，不比伤寒从下而上，左手主下焦血分也，故伤暑之左脉反小于右。口渴甚面赤者，对伤寒太阳证面不赤，口不渴而言也。火烁津液，故口渴。火甚未有不烦者、面赤者。烦也，烦字从火后页，谓火现于面也。汗大出者，对伤寒汗不出而言也。首白虎例者，盖白虎乃秋金之气，所以退烦暑，白虎为暑温之正例也。其源出自《金匮》，守先圣之成法也。

白虎汤、白虎加人参汤方 并见前

【提要】本条论述暑温初起证治和暑邪致病特点。

【精解】

1.暑温初起的证候：暑温初起可见发热恶寒之症，与伤寒相类似，但两者病机不同。伤寒见有恶寒是寒邪客于肌表之故，其恶寒明显，必先于发热出现，并伴有身痛、口不渴、脉浮紧等表现；而暑温初起的恶寒则见于热极之时，因"火盛克金"而致，必伴有高热、面赤、口大渴、脉洪数等暑犯阳明、气分热盛的表现，与伤寒的恶寒发于表证迥然有别。

2.暑邪的致病特点：吴氏禀承叶氏"暑必挟湿"的观点，提出暑邪既为热极之邪，又具有湿性，因而兼具湿热双重性质，即吴氏所说："上热下湿，人居其中而暑成矣。若纯热不兼湿者，仍归前条温热例。"对此，不少医家有不同看法，认为暑与湿性质有别，均可单独致病，两者虽可兼挟，但暑中未必皆挟有湿。证之临床，也以"暑多挟湿"更符合实际。

3.暑温初起的治疗：暑温初起投用白虎汤或白虎加人参汤，是依从《伤寒论》之法，且与叶天士"夏暑发自阳明"之说相合，所以吴氏说："白虎为暑温之正例。"但吴氏既然强调暑中兼湿，为何用药又无治湿之品？此处应注意两点：其一，虽有"暑必挟湿"之说，但临床暑温初起者并非均有挟湿之象，所以暑温不挟湿者，白虎汤自是可用；其二，若暑温初起见挟湿之象而"形似伤寒"，既有头身疼痛、无汗、恶寒，又有胸痞、苔腻等湿象，其治疗则不宜投用辛寒之白虎汤，应选用新加香薷饮之类。所以，暑温初起的治疗应根据暑邪是否挟湿选择不同的方法。

【医案举隅】

一、秋暑

杨，秋暑内烁，烦渴，喜得冷饮，脉右小弱者，暑伤气分，脉必芤虚也。

此非结胸证，宜辛寒以彻里邪。

石膏，知母，厚朴，杏仁，半夏，姜汁。

清·叶天士. 临证指南医案·暑［M］. 上海：上海科学技术出版社，1959：339.

按语： 此案系初秋暑邪伤人之证，叶氏治以辛寒清热，所用之方为白虎汤加味，即以石膏、知母清阳明之热，加厚朴、半夏化湿，杏仁宣肺畅气加强祛湿之效。因暑伤气分，其人脉见芤虚，故加入姜汁鼓舞阳气，以护中焦。从其用药可见，叶氏治暑确持"暑必挟湿"的观点，从临床辨证施治而言，此案除见烦渴喜冷饮外，尚应见有脘痞、身重、苔腻等。

二、暑温

丁卯六月十五日，王，三十八岁，暑温误表，汗如暴雨直流，有不可猝遏之势，脉洪芤，气短，与白虎人参汤。生石膏八两，知母二两，粳米1合，炙甘草一两，洋参八两。煮4碗，一时许服一碗，以汗止为度，不止再作服。十六日，汗势减，照前方服半剂。十七日，脉静身凉汗止，与三才汤3帖，痊愈。

清·吴鞠通. 吴鞠通医案·暑温［M］. 北京：人民卫生出版社，1960：7.

按语： 此案为温病误汗之证。患者夏暑之令感受暑邪，以吴氏原文所言，初起阳明热盛可伴有恶寒，因其形似伤寒，故前医治以辛温发汗，以致大汗伤阴耗气，出现气短、脉芤等虚象，故以白虎加人参汤治之。其用药并无化湿之品，说明吴氏虽赞同叶氏"暑必挟湿"之说，但实际临床用药仍以症状为基础，未必见暑证必用清暑化湿。

【原文】二十三、《金匮》谓太阳中暍，发热恶寒，身重而疼痛，其脉弦细芤迟，小便已，洒然[1]毛耸，手足逆冷，小有劳，身即热，口开前板齿燥，若发其汗，则恶寒甚，加温针，则发热甚，数下，则淋甚，可与东垣清暑益气汤。

张石顽[2]注，谓太阳中暍，发热恶寒身重而疼痛，此因暑而伤风露之邪，手太阳标证也。手太阳小肠属火，上应心包，二经皆能制金烁肺，肺受火刑，所以发热恶寒似足太阳证。其脉或见弦细，或见芤迟，小便已，洒然毛耸，此热伤肺胃之气，阳明本证也（愚按：小便已，洒然毛耸，似乎非阳明证，乃足太阳膀胱证也。盖膀胱主水，火邪太甚而制金，则寒水来为金母复仇也。所谓五行之极，反兼胜己之化）。发汗则恶寒甚者，气虚重夺（当作伤）其津（当作阳）也。温针则发热甚者，重伤经中之液，转助时火，肆虐于外也。数下之则淋甚者，劫其在里之阴，热势乘机内陷也。此段经文，本无方治，东垣特立清暑益气汤，足补仲景之未逮。愚按：此言太过。仲景当日，必有不可立方之故，或曾立方而后世脱简，皆未可知，岂东垣能立而仲景反不能立乎？但细按此证，恰可与清暑益气汤，曰可者，仅可而有所未尽之词，尚望遇是证者，临时斟酌尽善。至沈目南[3]《金匮要略注》谓当用辛凉甘寒，实于此证不合。盖身重疼痛，证兼寒湿也。即目南自注，谓发热恶寒身重疼痛，其脉弦细芤迟，内暑而兼阴湿之变也。岂有阴湿而用甘寒柔以济柔之理？既曰阴湿，岂辛凉所能胜任！不待辩而自明。

清暑益气汤方 辛甘化阳酸甘化阴复法

黄芪一钱　黄柏一钱　麦冬二钱　青皮一钱　白术一钱五分　升麻三分　当归七分　炙草一钱　神曲一钱　人参一钱　泽泻一钱　五味子八分　陈皮一钱　苍术一钱五分　葛根三分　生姜二片　大枣二枚

水五杯，煮取二杯，渣再煎一杯，分温三服。虚者得宜，实者禁用；汗不出而但热者禁用。

【注释】

[1] 洒（xiǎn，险）然：寒栗貌。

[2] 张石顽：清代医学家，名璐，字路玉，号石顽。著有《张氏医通》《伤寒绪论》等多种医学著作。

[3] 沈目南：清代医学家，名明宗，字目南，著有《医征》等。

【提要】本条论述中暍的证治及误治引起的变证。

【精解】历代对《金匮要略》所载中暍的证治，以及李东垣所创清暑益气汤的主治病证均有不同见解。有人认为中暍是内伤暑邪、外感风露所致，有人认为中暍即为中暑。有人认为东垣清暑益气汤主治元气素虚、复伤于暑湿者，有人认为其主要治疗暑伤气阴而阴阳两虚者。但从古代文献记载的中暍的临床表现来看，中暍类似于内受暑湿而外感寒湿的病证，与感受暑热之邪而致的中暑有所不同。东垣清暑益气汤侧重于清暑益气、化湿健脾，其作用与之相吻合，而本条所述也正与此相对应。东垣清暑益气汤以补为主、药性偏温，故暑温实证及内热盛者皆不可用。吴氏所谓"虚者得宜，实者禁用；汗不出而但热者禁用"。尤拙吾也提出"若体实脉盛，或虽虚而不甚，及津涸烦渴多火者，则不可混投也"。此外，吴氏还进一步强调，该方并非适合所有的中暍，临床尚须根据患者的证候分析而定。

【医案举隅】

一、暑湿伤气

徐，十四，长夏湿热令行，肢起疿窠，烦倦不嗜食，此体质本怯，而湿与热邪，皆伤气分，当以注夏同参，用清暑益气法。

人参，白术，广皮，五味，麦冬，川连，黄柏，升麻，葛根，神曲，麦芽，谷芽，鲜荷叶汁泛丸服。

清·叶天士. 临证指南医案·暑［M］. 上海：上海科学技术出版社，1959：340.

按语： 暑湿伤气之证，以东垣清暑益气法治之，冀其气虚得复、湿热得清。同时，着眼于患病少年"体质本怯"，以依法拟方虚实并治为原则，用药不仅轻重得宜，且变汤为丸缓缓图之。其思灵动，用药精当，实属难得。

二、疰夏

患者，女，45岁，三原县某村农民。1985年8月2日就诊。

［病史］一个月来感到乏困无力，气短，不思食，手足心热，口干不欲饮，心烦，汗多，身微热，去年夏天有类似病感。检查：精神萎靡，懒言，消瘦。舌质可，苔白腻微黄，脉细无力。血压110/70mmHg，心率72次/分，律齐，心音可。腹软，肝脾未触及。胸部X线透视未发现异常。心电图示：完全右束支传导阻滞。

［诊断］疰夏，证属暑伤津气、气阴两虚、脾虚湿阻。

［治法］祛暑清热，益气养阴，燥湿健脾。

［方药］李东垣清暑益气汤：生黄芪20克、党参15克，当归、麦冬、神曲各12克，葛根10克，苍术、白术、升麻、泽泻、五味子、黄柏各9克，陈皮、甘草各8克，青皮6克，生姜3片，大枣4枚。3剂，水煎分2次温服。

二诊（1985年8月6日）：服上方后口已不干，精神较前大为好转，身已不热，已稍有食欲，汗出也较前减少。现仅觉咽喉干而痒，气稍短，手足心稍有热感。舌质同前，苔白薄、中心稍黄，脉沉细无力。病情显著好转，继以前方去黄柏，加射干12克、青蒿15克，3剂以巩固疗效。

杨孝勤. 用东垣清暑益气汤治疗疰夏14例［J］. 陕西中医学院学报，1987，10（1）：19-20.

按语： 暑湿外袭，脾虚湿阻，气阴两伤，治以东垣清暑益气汤一举奏效。可谓药证相合，必收佳效。

三、感冒

患者，女，38岁，深圳人。2010年3月14日初诊。

　　［病史］头痛、咽痛 2 周。现症见头痛，恶风，咽痛，口淡，大便干硬。舌淡，苔白腻，中根部微黄，脉沉细。曾服"感冒灵""小柴胡冲剂"均无效。

　　［诊断］感冒。证属中气不足，卫外不固。

　　［方药］东垣清暑益气汤：黄芪 30 克，党参 15 克，炙甘草 6 克，白术 30 克，苍术 15 克，当归 10 克，神曲 10 克，陈皮 10 克，青皮 10 克，麦冬 10 克，五味子 10 克，葛根 10 克，黄柏 10 克，升麻 10 克，泽泻 10 克。

　　服药 5 剂，症状消失。半月后受凉再次感冒，服用原方 3 剂而愈。

　　陈昌荣. 东垣清暑益气汤临床应用举验［J］. 国医论坛，2010，25（5）：14.

　　按语：南方 3 月，暑湿已盛，其人中虚外感，夹有湿热，故治以东垣清暑益气汤虚实并治，投药 5 剂，疗效显著。

　　四、发热

　　患者，男。

　　［病史］已发热 2 月余，其发热特点为每天下午 2 点左右，或晚上 12 点左右开始发热，发热时体温为 38~39.5℃。体温升高时自服解热药则出汗颇多，体温有明显下降。发热时不恶寒，口干口苦，但不欲饮。平时体温在 37~37.6℃之间，饮食二便正常。在多所医院做过全方位系统检查，发热原因不明。某中医曾用过甘露消毒丹、白虎汤、达原饮，无效。之后患者在发热期间服用解热药，无效。患者仰慕伍老之名，来伍老处就诊。现症：患者面色灰暗无华，精神不佳，疲劳乏力，周身骨节酸软，动则出汗，出汗后遇风则身体不适更加明显。胃纳不佳，口苦口干，但不欲饮。大便不成形，小便短黄。舌嫩红，苔白厚腻。脉浮大，双关滑数，重按无力。

　　［诊断］伍老细细辨之，认为此患者经过中西医治疗后，出现了明显的脾气虚弱，气阴亏耗，湿热羁留的病机。

　　［方药］东垣清暑益气汤加减：生黄芪 30 克，生晒参 10 克，炙甘草 6 克，当归 10 克，麦冬 6 克，五味子 6 克，青皮 3 克，陈皮 6 克，苍术 8 克，白术 10 克，泽泻 10 克，神曲 10 克，黄柏 10 克，葛根 10 克，升麻 10 克，防风 6 克。7 剂，每日 1 剂，水煎服。

　　二诊：服药后患者发热时体温减低，不超过 37.8℃，无需服用其他药物，可自行下降。原方不变，嘱再服 7 剂。

　　三诊：患者厚腻舌苔退去，脉缓，体温恢复至 37℃左右，饮食二便正常。原方减葛根、苍术、升麻量。在原方基础上，葛根用 5 克，升麻用 3 克，苍术用 3 克。再服 7 剂。后随访患者体温恢复正常。

　　吴文灏、伍建光. 国医大师伍炳彩教授运用东垣清暑益气汤验案 3 则［J］.

中医临床研究，2020，12（17）：131-133.

按语：发热迁延数月，多方治疗未愈。曾用甘露消毒丹清化湿热、白虎汤清热宣气、达原饮开达膜原，仍未能切中病机。因见其具有明显脾虚湿热、气阴亏耗之象，尤以脉浮大而无力为特点，遂断其为东垣清暑益气汤之适应证，果断用之，缠绵多日之症终获痊愈。

【原文】二十四、手太阴暑温，如上条证，但汗不出者，新加香薷饮主之。

证如上条，指形似伤寒，右脉洪大，左手反小，面赤口渴而言。但以汗不能自出，表实为异，故用香薷饮[1]发暑邪之表也。按：香薷辛温芳香，能由肺之经而达其络。鲜扁豆花，凡花皆散，取其芳香而散，且保肺液，以花易豆者，恶其呆滞也，夏日所生之物，多能解暑，惟扁豆花为最，如无花时，用鲜扁豆皮，若再无此，用生扁豆皮。厚朴苦温，能泄实满。厚朴，皮也，虽走中焦，究竟肺主皮毛，以皮从皮，不为治上犯中。若黄连、甘草，纯然里药，暑病初起，且不必用，恐引邪深入，故易以连翘、银花，取其辛凉达肺经之表，纯从外走，不必走中也。

温病最忌辛温，暑病不忌者，以暑必兼湿，湿为阴邪，非温不解，故此方香薷、厚朴用辛温，而余则佐以辛凉云，下文湿温论中，不惟不忌辛温，且用辛热也。

新加香薷饮方辛温复辛凉法

香薷二钱　银花三钱　鲜扁豆花三钱　厚朴二钱　连翘二钱

水五杯，煮取二杯。先服一杯，得汗止后服；不汗再服；服尽不汗，再作服。

【注释】

[1] 香薷饮：又名香薷散、三物香薷饮。方出《太平惠民和剂局方》，由扁豆、厚朴、香薷组成。

【提要】本条论述手太阴暑温初起无汗者的证治。

【精解】

1. 暑温初起无汗的证治：暑温初起无汗以新加香薷饮治疗，实因该证由暑湿内郁而表气郁闭所致。此法与前述暑温初起有汗者（前文第22条，非自注中"如上条证"的23条）的治疗迥然不同，暑温有汗是热盛于阳明、邪热浮盛于表里所致，故治以白虎汤清泄阳明之热。

本条虽针对手太阴暑温而设，但其病变部位并不完全在肺。因其邪为暑中夹湿，易于内蕴脾胃，所以新加香薷饮中配伍了理中焦之湿的厚朴、扁豆花等药物。

2. 暑病为何不忌辛温？ 吴氏认为，暑病不忌温药是因为暑邪每挟湿邪为患，而治湿非辛温不逮，所以不在禁忌之列。但暑湿之邪与一般湿邪并不相同，其性质以暑热为主，致病有明显热象，所以治疗应辛凉解暑合以辛温祛湿。新加香薷饮为辛温与辛凉并用之方，虽然香薷性辛温，但与寒凉药物配合，则全方即非温热剂之属。临床应注意，暑病有兼湿与不兼湿者，对不兼湿邪而呈一派温热之象者，切不可因"不忌辛温"之说而妄投温热之剂，以免用药不当而助热劫津。

【医案举隅】

现代研究显示，新加香薷饮具有退热、镇痛等作用，临床可用于治疗夏季热、流感、感冒、扁桃体炎等疾病。

一、感冒

患者，男，32岁，农民。2000年4月25日就诊。

［病史］10天前因劳累过后洗冷水澡，夜间突然发病，前医按重感治疗周余，不见好转而来我院就诊。症见：恶寒发热，头痛身重，神疲乏力，脘腹痞满，心烦失眠，纳呆无汗，大便溏稀，小便短少。舌苔薄腻。查体：体温37.4℃，血压105/75mmHg，两肺呼吸音清，心率84次/分，未闻及杂音。

［诊断］暑湿内蕴，寒邪束表，困阻中焦。

［治法］疏表散寒，涤暑化湿。

［方药］新加香薷饮加味：香薷15克，鲜扁豆15克，金银花15克，连翘10克，藿香10克，白蔻仁10克，枳壳10克，焦山楂15克，神曲20克，生甘草5克。

服3剂后复诊，药后自觉恶寒发热、头痛心烦已除，微出汗，大便成形，但仍感四肢乏力。守原方加白术15克，茯苓10克，再服3剂，诸症悉除而愈。

袁义湖. 新加香薷饮加味治暑湿病158例［J］. 江西中医学院学报，2000，12（3）：32.

按语：外寒束表，暑湿内蕴，故病冒暑。治用新加香薷饮温散表寒、清暑化湿，合以藿香、白蔻仁、枳壳芳化理气，山楂、神曲消食导滞，生甘草清热兼以调和，3剂见效。因患者尚有脾湿运化不利而大便不实之症，故再加入白术、茯苓健脾助运以善其后。

二、流行性乙型脑炎

患者，男，7岁。住某医院。

［病史］5 天前突发高热，伴有头晕，恶心呕吐，食欲不振，病情逐渐加重，高热持续不退，嗜睡明显，但无谵语，双目发直呈欲抽风状，呕吐，不能纳食，大便干，小便少，用抗生素加解热剂病势不减，不时抽风，深度昏睡。唇焦，舌少津而不思饮，面青黄，舌质淡，苔白厚挟黄。

［诊断］风暑湿内闭。

［治法］清暑祛风，渗湿宣闭。

［方药］鲜藿香 6 克，香薷 6 克，扁豆花 6 克，金银花 6 克，厚朴 4.5 克，黄连 2.5 克，僵蚕 6 克，钩藤 6 克，竹叶 6 克，通草 3 克，六一散（布包）15 克。水煎取汁，频频温服之。并以紫雪 3 克，分次冲服。

二诊：前方服后未再抽风，神志尚清，而高热虽减不显，仍处于昏睡状态，动则烦躁，周身仍无汗，面色青黄同前。舌质淡，苔稍厚。原方再进 1 剂而身热减，神志清，手心虽潮润而身仍无汗，大便日 2 次。舌质淡，苔转白腻，脉濡数。原方去厚朴，香薷减为 3 克，再加薏苡仁 12 克、白蔻仁 4.5 克、茵陈 9 克、紫雪丹 3 克，分 5 次冲服。

三诊：体温下降，接近正常，神志已完全清醒，食纳增加，脑膜刺激征消失，继用中药调理而愈。

方药中，许家松. 温病汇讲·蒲辅周验案［J］. 北京：人民卫生出版社，1986：45.

按语： 本案为流行性乙型脑炎重症，高热神昏欲痉，患儿危殆。诊为暑湿内闭、肝风欲动。方以新加香薷饮加味，药用辛凉清暑之香薷、扁豆花、金银花、黄连、竹叶，配伍芳香淡渗化湿之藿香、厚朴、通草、六一散，息风止痉之钩藤、僵蚕，宣开窍闭之紫雪丹，竟 3 剂而获全功，危症立解。看似用药平淡清轻，用之却有立竿见影之效，可见投药准确，彰显轻灵祛实之功。

三、呕吐

患者，女，49 岁，工人。1983 年 8 月 13 日初诊。

［病史］患者昨晚胸脘满闷，呕吐 4 次，吐出食物及黄水，饮食不进，恶寒发热，心烦口渴，大便溏，小便短赤。舌苔白腻微黄，脉濡数。查体温 38.7℃，血常规：正常。

［诊断］暑邪犯胃，湿滞中焦，浊气上逆。

［治法］化浊和胃，清暑解表。

［方药］新加香薷饮加味：香薷 10 克，厚朴 5 克，鲜扁豆花 20 克，银花、连翘各 10 克，加藿香、制半夏、姜竹茹各 10 克。

连服 2 剂，呕吐已平，身热亦除，唯胸脘仍闷。按原方再进 3 剂，药尽病除。

谢兆丰. 新加香薷饮治疗暑病［J］. 四川中医, 1994,（9）: 37.

四、咳嗽

患者, 男, 20 岁, 工人。1985 年 7 月 29 日诊。

［病史］5 天前外出受暑, 晚间纳凉感寒, 当即身热咳嗽, 头痛、恶寒, 服止咳退热药未效, 终日咳嗽频作, 咽部发痒, 吐痰色白, 胸脘痞闷, 口渴, 纳呆, 大便 2 日未行。舌苔薄腻微黄, 脉濡数。查体温 38.6℃。血常规: 白细胞计数 $6.4 \times 10^9/L$, 中性粒细胞 0.56, 淋巴细胞 0.44。X 线: 两肺野清晰。

［诊断］感暑受寒, 肺气失宣。

［治法］祛暑化湿, 清宣肺气。

［方药］新加香薷饮加味: 香薷 10 克, 厚朴 5 克, 鲜扁豆花 20 克, 银花、连翘各 15 克, 加桑叶、杏仁、川贝母、炒牛蒡各 10 克。

服药 4 剂, 咳嗽显减, 寒热亦解, 口干转润。原方去厚朴, 再进 3 剂, 咳嗽已止。

谢兆丰. 新加香薷饮治疗暑病［J］. 四川中医, 1994,（9）: 37.

按语: 上述两案皆属暑湿致病, 前案为暑湿犯胃、中焦湿滞, 后案为暑湿夹寒、肺气失宣, 均以新加香薷饮为主方, 分别加入和胃降气止呕与宣肺止咳化痰等之味, 2~4 剂即获佳效。呕吐与咳嗽虽为不同疾病, 但两案辨证准确、审因论治, 从祛暑化湿入手疗效显著。

【原文】二十五、手太阴暑温, 服香薷饮, 微得汗, 不可再服香薷饮重伤其表, 暑必伤气, 最令表虚, 虽有余证, 知在何经, 以法治之。

按: 伤寒非汗不解, 最喜发汗; 伤风亦非汗不解, 最忌发汗, 只宜解肌。此麻桂之异其治, 即异其法也。温病亦喜汗解, 最忌发汗, 只许辛凉解肌, 辛温又不可用。妙在导邪外出, 俾营卫气血调和, 自然得汗, 不必强责其汗也。若暑温、湿温则又不然, 暑非汗不解, 可用香薷发之, 发汗之后, 大汗不止, 仍归白虎法, 固不比伤寒、伤风之漏汗不止, 而必欲桂附护阳实表。亦不可屡虚其表, 致令厥脱也。观古人暑门有生脉散法, 其义自见。

【提要】本条论述暑温汗后不可再汗之禁忌。

【精解】吴氏认为暑温汗后不可再汗, 恐"重伤其表", 并强调"暑必伤气, 最令表虚"。其意是指感受暑邪后易出现大汗而导致气随汗泄、津气受损的"表虚"之象, 所以当暑湿侵犯人体造成表气郁闭, 已用新加香薷饮得微汗者，是表郁已解之征，不可再服香薷饮使之发汗，以免重伤其津气。当然，若暑温初起病在阳明而有汗者，则更不可用发汗之剂。

【原文】二十六、手太阴暑温，或已经发汗，或未发汗，而汗不止，烦渴而喘，脉洪大有力者，白虎汤主之；脉洪大而芤者，白虎加人参汤主之；身重者，湿也，白虎加苍术汤主之；汗多脉散大，喘喝[1]欲脱者，生脉散主之。

此条与上文少异者，只已经发汗一句。

白虎加苍术汤方

即于白虎汤内加苍术三钱。

汗多而脉散大，其为阳气发泄太甚，内虚不司留恋可知。生脉散酸甘化阴，守阴所以留阳，阳留，汗自止也。以人参为君，所以补肺中元气也。

生脉散方 酸甘化阴法

人参三钱　麦冬（不去心）二钱　五味子一钱

水三杯，煮取八分二杯，分二次服，渣再煎服，脉不敛，再作服，以脉敛为度。

【注释】

[1] 喝：指喘的声音很大。

【提要】本条论暑温邪在手太阴汗出不止的证治。

【精解】暑温用白虎汤和白虎加人参汤已在前文述及，本条又补充了暑温出现汗出不止的治疗方法：兼有湿困者当用白虎加苍术汤，气阴欲脱者当用生脉散。本条虽冠以手太阴暑温，但其病位并不局限于肺。如白虎汤和白虎加人参汤所治者，每为肺胃热盛；白虎加苍术汤所治者，则属阳明与太阴同病；生脉散所治者，属全身气阴欲脱者。如此种种，皆因病邪性质有兼湿与否之别，病证性质亦有虚实之异，临床应注意鉴别。

【医案举隅】

现代研究显示，生脉散能够调节机体免疫功能、抗氧化、抗休克、改善血液流变及血流动力学，改善神经系统功能，对组织损伤具有保护作用。临床广泛用于多种心血管疾病的治疗，如冠心病、心律失常、心力衰竭、心肌梗死、心绞痛、心肌病、房颤等，以及心肌炎、休克、中风、糖尿病、抑郁症、内分泌失调、肺气肿、肺炎、支气管哮喘等疾病的治疗。

一、腺病毒肺炎

患者，男，1岁。于1960年4月20日住某医院。

[病史] 高热咳嗽而喘已6天。住院检查摘要：入院治疗1周后，热退，喘不止，历3周之久，肺实化不消散，细小水泡音甚多；3周后又有不规则发热，右背叩诊浊音。血常规：白细胞计数 12.6×10^9/L，中性粒细胞0.41，淋巴细胞0.59。诊断：腺病毒肺炎。从入院一直用抗生素，体温退而复起，咳嗽痰多，喘憋而烦。于5月20日请蒲老会诊：其脉右数急无力，左弦数有力，舌正红无苔。发热有汗，呛咳有痰，喘而气憋，心烦腹满。

[诊断] 热久伤阴，肺气已虚，痰热互结。

[治法] 益气生津，清热化痰。

[方药] 西洋参3克，沙参6克，麦冬4.5克，五味子30粒，川贝3克，蛤壳6克，枇杷叶6克，诃子1枚，天竺黄1钱。

服后热稍减，原方加知母1.5克，茅根6克。再服2剂。

高热已退，心烦喘憋消失，咳嗽仍有痰，脉缓无力，舌淡无苔，遂用六君子汤加味肺脾双调。服2剂后，肺叩浊音及水泡音亦消失。停药观察4天，食欲增进，一切正常，痊愈出院。

张文康. 中医临床家·蒲辅周 [M]. 北京：中国中医药出版社，2007：205-206.

按语：本案为热病迁延导致的肺气虚、津液耗之证。患儿幼小，病久虚实夹杂，气阴已虚而痰热未除，故治以益气生津、清热化痰之法，用生脉散加沙参、川贝清润止咳，诃子收敛肺气，蛤壳、枇杷叶、天竺黄清热化痰、清心定惊，虚实并治，直捣黄龙，20余日不愈之证应手而瘥。

二、肺炎后多汗

患者，女，11岁。2012年2月26日初诊。

[病史] 因肺炎初愈，汗多咳少就诊。患儿平素汗多易感，本月中旬肺炎经抗生素治疗后热退咳瘥出院，但乏力纳少，汗出淋漓，活动后及夜间尤甚，口干喜饮，咳少痰稠，便干溲少。舌红少苔。

[诊断] 肺气阴两虚。

[治法] 益气养阴。

[方药] 生脉散加味：南沙参10克，麦冬10克，五味子3克，石斛10克，百合10克，天花粉10克，生熟谷芽各10克，瓜蒌仁10克，枇杷叶（包煎）10克，川贝5克，炙甘草3克。5剂，水煎服。1剂/天，上下午各服1次。

二诊：药后出汗稍减，咳和纳动，大便已通，舌苔薄润，肺之气阴渐复，原法主之。

[方药] 太子参 6 克，麦冬 10 克，五味子 3 克，百合 10 克，石斛 10 克，瓜蒌仁 10 克，生熟谷芽各 10 克，炒怀山药 10 克，浮小麦 10 克。5 剂，水煎服。1 剂 / 天，上下午各服 1 次。

三诊：诸恙均和，予以调理。

[方药] 太子参 6 克，茯苓 10 克，焦白术 10 克，炙甘草 3 克，陈皮 3 克，麦冬 10 克，石斛 10 克，五味子 3 克。7 剂，水煎服。1 剂 / 天，上下午各服 1 次。

2012 年 11 月 25 日，因饮食不慎，吐利并作时就诊，诉 2 月份肺炎后服中药治疗，汗出正常，纳谷较香，体力增强，感冒较前明显减少，且未发肺炎。

寿叠，董幼祺. 董幼祺教授运用生脉散加味治疗小儿肺炎后汗出过多的经验 [J]. 陕西中医学院学报，2004，37（2）：24-25.

按语： 本为气阴不足之体，又逢外感肺热瘥后，遂现气阴两虚之征，故施以补益气阴之法，以生脉散加味。初服虑其肺胃阴液受耗较甚，口干纳少、痰稠、便干、舌红明显，故以南沙参易生脉散中之人参，再加石斛、百合、天花粉养阴生津，川贝润肺止咳，瓜蒌仁润肺兼润肠通便，枇杷叶止咳化痰，生熟谷芽消食和胃、培土生金，炙甘草补气润肺止咳。投之即效，又以生脉散原方逐渐增强补气止汗之力，终获痊愈。

三、高血压、心脏病

患者，男，51 岁。1992 年 9 月 21 日诊。

[病史] 患者高血压病多年，常服复方降压胶丸等可缓解，近因感冒发热后，出现心悸、胸闷、气短，动则更甚，伴见口干，肢冷，时汗出，面色苍白。舌淡紫，脉细代。胸透提示：心脏向左下扩大。心电图：频发房早，窦性心律过缓。心率 48 次 / 分，心律不齐，两肺底少许啰音，血脂正常，血压 160/85mmHg。

[诊断] 心脏病。系心气虚，心阴不足，挟气滞血瘀，中医辨证属心悸。

[治法] 益气养阴活血。

[方药] 红参 20 克，麦冬 15 克，五味子 10 克，丹参 15 克，炙甘草 10 克。日服 1 剂。

连服 4 剂后，肢转温，汗止，心悸、胸闷、气短均减。按原方略加减共服 15 剂后，胸透示：心脏扩大消失。心电图：窦性心律，大致正常。血压 137/85mmHg，心率 65 次 / 分，3 个月后随访正常。

郑天辉,叶明镇. 加味生脉饮临床应用举隅[J]. 福建中医药, 1996,（2）: 16.

四、肺心病合并心衰

患者,男,67岁。1993年7月20日就诊。

[病史]患者原有慢支、肺气肿,近因劳累后病情加重,诊见哮喘、咳嗽、气短、心悸,动则尤甚,难以平卧,下肢浮肿,口干自汗。舌质紫,苔白,脉细无力。查体:端坐呼吸,口唇紫绀,颈静脉怒张,心浊音向左扩大,两肺布满湿性啰音。胸透示:两肺大片阴影。心电图示:阵发性房速伴房室传导阻滞,心律不齐。心率128次/分。下肢凹陷性水肿。

[诊断]肺心病合并心衰。中医辨证为肺心病久,气阴亏耗。

[治法]补气养阴,平喘利水。

[方药]红参20克,麦冬15克,五味子10克,北芪15克,防己15克,葶苈子15克,桂枝9克,杏仁10克。日服1剂。

服5剂后,尿量增多,心悸、气短、哮喘明显减轻。照原方稍出入服16剂,胸透两肺阴影消失,心电图提示大致正常,心率74次/分。3个月后随访正常。

郑天辉,叶明镇. 加味生脉饮临床应用举隅[J]. 福建中医药, 1996,（2）: 16.

按语: 上述两案皆为心悸之证,均见有明显的心衰表现。医者以其久病后气阴虚衰为着眼点,投以益气养阴之法,并酌情合以活血化瘀或平喘利水,虽用药简洁、药量平和,却在数剂后缓解病情乃至痊愈,疗效甚佳。

【原文】二十七、手太阴暑温,发汗后,暑证悉减,但头微胀,目不了了[1],余邪不解者,清络饮主之。邪不解而入中下焦者,以中下法治之。

既曰余邪,不可用重剂明矣,只以芳香轻药清肺络中余邪足矣。倘病深而入中下焦,又不可以浅药治深病也。

清络饮方 辛凉芳香法

鲜荷叶边二钱　鲜银花二钱　西瓜翠衣二钱　鲜扁豆花一支　丝瓜皮二钱
鲜竹叶心二钱

水二杯,煮取一杯,日二服。凡暑伤肺经气分之轻证者皆可用之。

【注释】

[1]目不了了:出于《伤寒论》,指视物不清。

【提要】本条论述暑温后期余邪留于肺络者的证治。

【精解】暑温后期，如余邪不解而见头微胀、视物不清等症，治疗可用芳香清解的清络饮以清余邪。对该方的适应病证，吴氏自注中明确指出："凡暑伤肺经气分之轻证皆可用之。"本方作用轻缓平和，适用于暑温后期余邪未尽者，也可用于暑温轻证。但原方诸药皆取鲜品，其性味芳香清散，清热解暑之力较强，若能用之得法，重证亦可获佳效。

【医案举隅】

支气管肺炎

患者，男，1岁。1980年7月21日初诊。

［病史］患儿近1个月来发热，咳嗽，气促，痰少，精神萎靡，吃乳少，大便正常。在当地治疗不效，门诊以"暑温"（支气管肺炎）收入住院。检查：体温39.1℃，脉搏160次/分，呼吸4次/分，发育正常，母乳哺育，面色苍白，汗出，呼吸急促，鼻翼扇动，胸高撷肚，口唇干燥发绀，喉头有痰声，抽搐，角弓反张。舌红苔黄，指纹红紫。心率160次/分，心律尚齐，两肺可闻及明显湿性啰音。立即给青霉素、链霉素、红霉素、地塞米松、西地兰、碳酸氢钠和输氧等治疗，中药予羚角钩藤汤之类，病无好转。7月22日上午会诊：发热（39℃），神昏，咳嗽，气促，鼻翼扇动，抽搐握拳，角弓反张，摇唇弄舌，角膜反射存在，瞳孔较正常人明显缩小，等圆等大，对光反射存在，心率200次/分，律齐，两肺有干湿性啰音。舌红苔黄，指纹红紫。中医认为属肝热生风，治宜平肝息风，方用羚角钩藤汤加洋参、蜈蚣、全蝎、抗热牛黄散。西医诊为中毒性肺炎，继用上药加苯巴比妥镇痉。经上述中西医处理后，病情未能控制。中午12时又高热40℃，神昏，呼吸急促，鼻翼扇动，抽搐加重，角弓反张，脉舌如前，病情愈剧，已入险途。请张老诊视。

［诊断］暑风之证。

［治法］暑温温热不降，抽风当不止。先用雄黄20克研末，加1~2个鸡蛋白，调敷胸腹清热解毒、透邪外出；次用鲜荷叶铺地，令其卧之以解暑退热；再服"清络饮"。西医只给氧和支持疗法，停用抗痉退热之药。

［方药］鲜荷叶6克，扁豆花6克，鲜竹叶6克，金银花6克，丝瓜络6克，鲜西瓜翠衣20克。1剂，水煎服。

经上述处理后，体温逐渐下降，抽搐等症逐渐减轻。

二诊（1980年7月23日）：发热（体温38.2℃），神志清楚，呼吸平稳，眼球灵活，弄舌频频，抽搐小发作，同隔时间明显延长。舌红苔黄少津，指纹红紫。张老认为，此乃暑热伤津，停止给氧，仍守上方，日1剂，夜1剂。西医给支持疗法。

三诊（1980年7月24日）：患儿抽搐未作，弄舌已止，能入睡，仍有低热、烦躁，精神尚好，呼吸平稳。至此，病已转入坦途，改用王氏清暑益气汤善后。

［方药］朝白参6克，知母6克，生甘草3克，竹叶10克，麦冬6克，石斛10克，荷叶6克，西瓜翠衣20克。

邱德泽. 张寿民老中医用"清络饮"治小儿暑风的经验［J］. 江西中医药，1982，（4）：32–33.

按语：本案病势危重，肺热炽盛，已现动风之象，但凉肝息风未效。后再次辨证认为，因暑邪侵扰于上，热邪内迫、郁闭肺气，故见咳嗽、痰阻、气促、鼻煽；暑热内传心包、引动肝风，则见昏迷厥逆、四肢抽搐、角弓反张。故治疗谨遵"轻可去实"的原则，以轻清凉润之"清络饮"清暑泄热、透邪外达，1剂而病愈三分，3剂后化险为夷，再用王氏清暑益气汤以善其后。实属清透法用药之典范。

【原文】二十八、手太阴暑温，但咳无痰，咳声清高者，清络饮加甘草、桔梗、甜杏仁、麦冬、知母主之。

咳而无痰，不嗽[1]可知，咳声清高，金音清亮，久咳则哑，偏于火而不兼湿也。即用清络饮，清肺络中无形之热加甘、桔开提，甜杏仁利肺而不伤气，麦冬、知母保肺阴而制火也。

清络饮加甘桔甜杏仁麦冬知母汤方

即于清络饮内，加甘草一钱、桔梗二钱、甜杏仁二钱、麦冬三钱、知母二钱。

【注释】

［1］嗽：古人对咳嗽的认识，有声无痰为咳，有痰无声为嗽。

【提要】本条讨论暑邪侵入肺络的证治。

【精解】吴氏强调暑邪犯于肺络引起咳嗽者，性质属火热不兼湿之邪，临床可见咳而无痰、咳声清亮、咳久不愈等症，可兼有发热，但热势一般不高。若非暑温所致，肺热失于清肃者，该方亦可酌情加减使用，可再加入枇杷叶、百部之属。

【医案举隅】

暑湿犯肺

某，二五，暑风外袭，肺卫气阻，头胀咳呛，畏风微热，防作肺疟。

丝瓜叶，大杏仁，香薷，桔梗，连翘，六一散。

清·叶天士. 临证指南医案·暑［M］. 上海：上海科学技术出版社，1959：337.

按语： 此案为暑湿犯肺、肺卫失宣咳嗽证，叶氏治以轻宣清利法，以辛凉之连翘与微辛温之香薷宣散肺卫之暑湿，以丝瓜叶、杏仁、桔梗宣通肺络，再加六一散清暑利湿，共奏祛暑止咳之效。此方虽非吴氏之清络饮加味，但吴氏本条用药思路实出自叶氏。

【原文】二十九、两太阴[1]暑温，咳而且嗽，咳声重浊，痰多不甚渴，渴不多饮者，小半夏加茯苓汤再加厚朴、杏仁主之。

既咳且嗽，痰涎复多，咳声重浊，重浊者土音也，其兼足太阴湿土可知，不甚渴，渴不多饮，则其中之有水可知，此暑温而兼水饮者也。故以小半夏加茯苓汤，蠲[2]饮和中；再加厚朴、杏仁，利肺泻湿，预夺其喘满之路；水用甘澜，取其走而不守也。

此条应入湿温，却列于此处者，以与上条为对待之文，可以互证也。

小半夏加茯苓汤再加厚朴杏仁方 辛温淡法

半夏八钱　茯苓块六钱　厚朴三钱　生姜五钱　杏仁三钱

甘澜水[3]八杯，煮取三杯，温服，日三。

【注释】

[1]两太阴：指手太阴肺和足太阴脾。

[2]蠲（juān，捐）：免除。此指祛除。

[3]甘澜水：水放在盆内，用勺子反复扬起，时间一长，可见水中有较多的珍珠样小水泡泛起即成。古人认为此水性甘轻，能逆上倒行，在治痰饮剂中每用之。

【提要】本条论述暑温湿盛兼有水湿痰饮的证治。

【精解】"两太阴暑温"是指暑湿犯于肺脾之证，临床可见咳而痰多，与上述干咳无痰相对。因其脾为湿困、肺失宣降，故治以小半夏加茯苓汤再加厚朴杏仁方祛除痰湿、宣肺理气，与上条治法迥异。应注意的是，夏季咳嗽病因复杂，上述两法并不能统治诸证，临证尚须全面分析。

【医案举隅】

一、痰饮

某，三四，舌白，咳逆，不渴，非饮象而何？宜温药和之。

杏仁，苡仁，半夏，干姜，粗桂枝，茯苓，厚朴，炙草。

清·叶天士. 临证指南医案·痰饮［M］. 上海：上海科学技术出版社，

1959：382.

按语： 痰饮咳嗽，谨遵仲景"宜温药和之"之旨，仿小半夏加茯苓汤之意。以半夏、桂枝、厚朴、干姜温燥化湿，杏仁降气止咳，薏苡仁、茯苓、炙甘草健脾益气、利水渗湿。俾痰饮祛，则咳嗽可止。

二、咳喘

丙寅正月，焕氏，三十八岁。痰饮法当恶水，反喜水者，饮在肺也。喜水法当甘润，今反用温燥者，以其为饮也。既喜水，曷以知其为饮？以得水不行，心悸短气，喘满眩冒，咳嗽多痰呕恶，诸饮证毕具也。即为饮证。何以反喜水？以水停心下，格拒心火，不得下通于肾，反来上烁华盖，有格拒肾中真水，不得上潮于喉，故嗌干而喜水救之也，是之谓反燥。反燥者，用辛能润法。半夏一两，小枳实八钱，云苓块一两，杏仁泥六两，广皮五钱，生姜一两，甘澜水 8 碗，煮取 3 碗，渣再煮 1 碗，分 4 次服。

清·吴鞠通. 吴鞠通医案·痰饮 ［M］. 北京：人民卫生出版社，1960：34.

按语： 痰饮蕴伏、肺失宣降而咳嗽气喘，吴氏治以小半夏加茯苓汤再加厚朴杏仁方化裁，以小半夏加茯苓汤温化痰饮，再用陈皮、枳实代厚朴以加强宣降肺气之效，即所谓"温燥"法。

【原文】 三十、脉虚夜寐不安，烦渴舌赤，时有谵语，目常开不闭，或喜闭不开，暑入手厥阴也。手厥阴暑温，清营汤主之；舌白滑者，不可与也。

夜寐不安。心神虚而阳不得入于阴也。烦渴舌赤，心用恣而心体亏也。时有谵语，神明欲乱也。目常开不闭，目为火户，火性急，常欲开以泄其火，且阳不下交于阴也；或喜闭不开者，阴为亢阳所损，阴损则恶见阳光也。故以清营汤急清宫中之热，而保离[1]中之虚也。若舌白滑，不惟热重，湿亦重矣，湿重忌柔润药，当于湿温例中求之，故曰不可与清营汤也。

清营汤方 咸寒苦甘法

犀角三钱　生地五钱　元参三钱　竹叶心一钱　麦冬三钱　丹参二钱　黄连一钱五分　银花三钱　连翘（连心用）二钱

水八杯，煮取三杯，日三服。

【注释】

［1］离：八卦之一，象征火，这里代表心。

【提要】 本条论述暑入手厥阴的证治。

【精解】暑温营分证的诊断与一般温病相似，主要见证为夜寐不安、烦渴舌赤、时有谵语、目常开不闭或喜闭不开等，此外还应有身热夜甚、脉浮数、舌赤而绛，治疗仍用清营汤为主方；但见有湿重者则不宜用之，因清营、滋柔之品有助湿之弊，临床以舌白滑、舌质不红绛为特征。临床上，湿重之证一般不会出现典型的营分证表现，若见有神志异常者，当先考虑湿热酿痰蒙蔽心包之证，可结合其他全身表现进行判断。至于邪入营分而湿浊之邪未尽者，舌苔也可见白滑之象，但舌质多红绛，治疗时可在清营的基础上少佐化湿而不伤阴之品。

【医案举隅】

现代研究显示，清营汤具有退热、抗炎、抗菌、改善微循环、保护血管内皮细胞、清除自由基等作用，临床可广泛用于多种感染性疾病及各科疾病的治疗，如发热、肺炎、流行性脑膜炎、流行性乙型脑炎、流行性出血热、病毒性脑炎、败血症、变应型亚败血症、急性重症肝炎、病毒性脑炎、新生儿出血症、红皮病、银屑病、荨麻疹、多形红斑、血小板减少性紫癜、过敏性紫癜、急性紫癜性肾炎、皮肤黏膜淋巴结综合征、贝赫切特综合征、系统性红斑狼疮、皮肌炎、糖尿病等。

一、暑温

程，暑久入营，夜寐不安，不饥微痞。阴虚体质，议理心营。

鲜生地，元参，川连，银花，连翘，丹参。

清·叶天士. 临证指南医案·暑［M］. 上海：上海科学技术出版社，1959：340.

按语：暑入心营而夜寐不安，故以鲜生地、元参、川连、银花、连翘、丹参清营泄热、透邪外达。点出其阴虚体质，实为强调营阴素亏之人暑热易入于里。营气通于心，营热扰心则夜寐不安，还当兼见营分证其他表现，此为"议理心营"之依据。

二、高热

患者，女，12岁。

［病史］1980年9月因患肝脓肿经某医院治疗月余，肝区疼痛消失，临床检验指标全部正常，惟持续高热（39~40℃）不退。经多方治疗无效来诊。

［诊断］患者病后余热未清，邪热客留营血，耗伤营阴，阴液已伤，无力自复，故高热不退。

［方药］清营汤：犀角（冲服）1克，黄连、连翘、紫草各10克，生地黄、丹参、金银花、黄芩各15克，玄参、麦冬、鲜竹叶心、牡丹皮各20克，生石

膏 30 克，知母 12 克。

2 剂后热退身凉。

魏茂国. 清营汤辨治病后发热验案举隅 [J]. 湖北中医杂志，2003，25（5）：41.

按语： 本案患肝脓肿后月余高热不退，原发病虽已控制，但邪热消耗营阴，营分热盛而气分之邪未清，故发热持续。此时大剂清气则不逮，应凉营泄热、滋养营阴为主，故投用清营汤加麦冬、生石膏、知母、黄芩、丹皮，清营养阴、兼泄气分邪热，切中病机关键，2 剂而愈。

【原文】 三十一、手厥阴暑温，身热不恶寒，清神不了了 [1]，时时谵语者，安宫牛黄丸主之，紫雪丹亦主之。

身热不恶寒，已无手太阴证，神气欲昏，而又时时谵语，不比上条时有谵语，谨防内闭，故以芳香开窍、苦寒清热为急。

安宫牛黄丸、紫雪丹 方义并见前

【注释】

[1] 清神不了了：指神志状态不是很清楚。

【提要】 本条论述暑入心包的证治。

【精解】 暑邪犯于手厥阴心包证的主症是发热、神昏谵语，同时还应伴有肢厥舌謇、舌绛、脉细数等邪入心包的其他证候。

本条与上条均论述手厥阴暑病，但两者病位有所不同：上证侧重于营分，本证侧重于心包，从昏谵程度比较，热闭心包证的神昏谵语较严重，这是两证的主要区别。本证治疗主在清热开窍，用安宫牛黄丸、紫雪丹；上证主在清营泄热，用清营汤。临床也有心营同病者，可将两种治法配合使用。

【医案举隅】

暑温神昏

患者，男，12 岁。

[病史] 1942 年夏，突然高热，神志朦胧，时时手足搐搦，邀余往诊，诊见身热灼手（体温 40℃）。脉洪数，苔黄舌红，唇干。

[方药] 予紫雪丹 1 瓶服之，每日 3 次。

次日热稍退（体温 39℃），仍予紫雪丹，每次半瓶，加牛黄末 0.6 克，每 3 小时服 1 次。药后热退（体温 38℃），神稍清，搐搦止。继用上药 2 天病即告愈。

玉振熹. 刘惠宁老中医临床治验选录 [J]. 广西中医药，1982，（5）：6-8.

按语：夏暑之时突起高热，并伴见神昏及瘛疭，此乃暑热直入心包，热盛引动肝风之证，故投以紫雪丹清心开窍、息风止痉，药后热势稍退，病情出现转机。次日在原法基础上加入牛黄以加强清泻心包之热，病情迅速转危为安。如此神昏痉厥重证5日即愈，可见在准确辨证基础上，及时正确使用中药十分关键。

【原文】三十二、暑温寒热，舌白不渴，吐血者，名曰暑瘵，为难治，清络饮加杏仁薏仁滑石汤主之。

寒热，热伤于表也；舌白不渴，湿伤于里也；皆在气分。而又吐血，是表里气血俱病，岂非暑瘵重证乎？此证纯清则碍虚，纯补则碍邪，故以清络饮清血络中之热，而不犯手；加杏仁利气，气为血帅故也；薏仁、滑石利在里之湿；冀邪退气宁而血可止也。

清络饮加杏仁薏仁滑石汤方

即于清络饮内加杏仁二钱、滑石末三钱、薏仁三钱，服法如前。

【提要】本条论述暑瘵的证治。

【精解】

1. 暑瘵的概念及病机：暑瘵又名暑痨，一般认为是暑邪侵犯肺经损伤肺络，导致咳血、咯血，甚至口鼻涌血之证。本病多发生于暑温之中，据本条所述，暑瘵的发生除了与暑热有关外，还与湿邪有关，所以提出可见"舌白不渴"。就临床所见，气分热盛、内迫营血分是本证的主要病机，而并非原文所说与表证有关。因此，所谓"表里气血俱病"，实际只与气、血有关。此外，吴氏强调本证"湿伤于里"，对此应全面理解。临床上，本证固然有暑热与湿相合为患者，但更多者为暑热无湿所致，其见症也并非皆为寒热并见，反以高热不恶寒更多。

2. 暑瘵的治疗：吴氏认为暑瘵与暑热、湿邪有关，并提出"清肺络、利肺气"的治法。但该法仅适用于暑湿伤及肺络引起的咳血、咯血证，若为暑热亢盛内迫血分所致的咳血、咯血，此法并不可用，临床可参考上焦篇第11条所述的治法，用犀角地黄汤合银翘散加减。咳嗽较甚者，还可加入止咳药，并可再加凉血止血之品。

【医案举隅】

一、暑瘵（一）

王，暑邪寒热，舌白不渴，吐血，此名暑瘵重证。

西瓜翠衣，竹叶心，青荷叶汁，杏仁，飞滑石，苡仁。

清·叶天士. 临证指南医案·暑［M］. 上海：上海科学技术出版社，1959：346.

二、暑瘵（二）

某，十八，劳伤夹暑，肺气受戕，咳血口干，先清暑热。

鲜荷叶，白扁豆，大沙参，茯神，苡仁。

清·叶天士. 临证指南医案·暑［M］. 上海：上海科学技术出版社，1959：347.

三、暑瘵（三）

王氏，入夏呛血，乃气泄阳升，幸喜经水仍来，大体犹可无妨。近日头胀，脘中闷，上午烦倦，是秋暑上受，防发寒热。

竹叶，飞滑石，杏仁，连翘，黄芩，荷叶汁。

清·叶天士. 临证指南医案·吐血［M］. 上海：上海科学技术出版社，1959：99.

按语：上述三案均为暑瘵之证，见有咳血、呛血、吐血，邪在上焦或上中焦。叶氏治以清暑化湿利气之法，用药一派轻清甘淡，并强调是证"舌白不渴""劳伤夹湿""头胀，脘中闷"，可见此三案为暑湿致病，病位应以气分为主，故未用血分药。若为血分热盛迫血妄行，则该法并非所宜，临证又不可不知。

【原文】三十三、小儿暑温，身热，卒然痉厥，名曰暑痫，清营汤主之，亦可少与紫雪丹。

小儿之阴，更虚于大人，况暑月乎！一得暑温，不移时有过卫入营者，盖小儿之脏腑薄也。血络受火邪逼迫，火极而内风生，俗名急惊，混与发散消导，死不旋踵。惟以清营汤清营分之热而保津液，使液充阳和，自然汗出而解，断断不可发汗也。可少与紫雪者，清包络之热而开内窍也。

【提要】本条论述小儿暑痫的证治。

【精解】小儿形气未充、脏腑娇嫩，感受暑邪后极易传入心营、引动肝风而发生痉厥，这类病证称为暑痫。因其邪热已入心营，故用清营汤清营泄热，合以紫雪丹开窍息风。临床对小儿暑温的治疗，不可拘泥于清营汤一法，因小儿暑温引发痉厥者除了营分证之外，尚可因气分热盛或血分热盛导致，前者应治以清气泄热，后者应治以清热凉血，待热势减轻则痉厥即止。对痉厥较甚者，亦可加入凉肝息风之品。

【原文】三十四、大人暑痫，亦同上法。热初入营，肝风内动，手足瘈疭，可于清营汤中，加钩藤、丹皮、羚羊角。

清营汤、紫雪丹方法并见前

【提要】本条论述大人暑痫的证治。

【精解】本条的内容与上条相似，但在用药方面提出可在清营汤中加入钩藤、丹皮、羚羊角等，以增强凉肝息风的作用。这一用法亦可供小儿暑痫治疗时参考，所以本条与上条内容可前后互参。当然，正如上条评述中所说，无论大人或小儿发生暑痫，都应根据临床表现进行辨证，不能一概认为是营分病变。因此，暑痫的临床用药各有不同，不可拘于一法。临床对这类危急病证，还可配合针刺、物理降温等急救措施。

【医案举隅】

暑温

乙丑七月二十二日，广，二十四岁。六脉洪大之极，左手更甚，目斜视，怒气可畏，两臂两手卷曲而瘈疭。舌斜而不语三四日，面赤身热，舌苔中黄边白，暑入心包胆络，以清心胆为要……二十四日，暑入心胆两经，与清心络之伏热，已见小效，仍以前法进之。乌犀角五钱，连翘连心四钱，粉丹皮五钱，羚羊角三钱，银花三钱，茶菊花三钱，细生地五钱，麦冬连心五钱，冬桑叶三钱。煮4杯，分4次服。

清·吴鞠通. 吴鞠通医案·暑温［M］北京：人民卫生出版社，1960：14.

按语：此案为暑入心营、热盛动风之证，故治以清营汤加减。其中犀角清心凉营，生地、麦冬清热滋阴，连翘、银花轻清透热，羚羊角、丹皮、桑叶、菊花凉血解毒、清热息风，丹参活血通络。因其暑入心肝两经已五六日，营阴耗伤较甚，故此方未用黄连，恐苦燥之品更伤其阴。

第三章　伏暑

【原文】（按：暑温、伏暑，名虽异而病实同，治法须前后互参，故中下焦篇不另立一门。）

三十五、暑兼湿热，偏于暑之热者为暑温，多手太阴证而宜清；偏于暑之湿为湿温，多足太阴证而宜温；湿热平等者两解之，各宜分晓，不可混也。

此承上启下之文。按：暑温，湿温，古来方法最多精妙，不比前条温病毫无尺度，本论原可不必再议，特以《内经》有先夏至为病温、后夏至为病暑之明文，是暑与温，流虽异而源则同，不得言温而遗暑，言暑而遗湿。又以历代名家，悉有蒙混之弊，盖夏日三气杂感，本难条分缕晰。惟叶氏心灵手巧，精思过人，案中治法，丝丝入扣，可谓汇众善以为长者，惜时人不能知其一二；然其法散见于案中，章程未定，浅学者读之，有望洋之叹，无怪乎后人之无阶而升也。故本论摭拾[1]其大概，粗定规模，俾学者有路可寻。精妙甚多，不及备录，学者仍当参考名家，细绎叶案，而后可以深造。再按：张洁古[2]云"静而得之为中暑，动而得之为中热；中暑者阴证，中热者阳证"。呜呼！洁古笔下如是不了了，后人奉以为规矩准绳，此医道之所以难言也。试思中暑，竟无动而得之者乎？中热，竟无静而得之者乎？似难以动静二字分暑热。又云"中暑者阴证"，暑字从日，日岂阴物乎？暑中有火，火岂阴邪乎？暑中有阴耳，湿是也，非纯阴邪也。"中热者阳证"，斯语诚然，要知热中亦兼秽浊，秽浊亦阴类也，是中热非纯无阴也。盖洁古所指之中暑，即本论后文之湿温也；其所指之中热，即本论前条之温热也。张景岳又细分阴暑、阳暑：所谓阴暑者，即暑之偏于湿，而成足太阴之里证也；阳暑者，即暑之偏于热，而成手太阴之表证也。学者非目无全牛[3]，不能批隙中窾[4]，宋元以来之名医，多自以为是，而不求之自然之法象，无怪乎道之常不明，而时人之随手杀人也，可胜慨哉！

【注释】

[1] 摭（zhí，直）拾：摭，拾取。摭拾即拾取之意。

[2] 张洁古：名元素。金代著名医家，著有《珍珠囊药性赋》等。

[3] 目无全牛：指熟练的宰杀牛的人在杀牛时，所看到的好像是已经分解好了的牛。比喻技艺已到了极其纯熟、得心应手的地步。

[4] 批隙中窾（kuǎn，款）：窾，空隙。语出《庄子·养生主》，指屠宰时把骨节处劈开，无骨处就势分解。比喻处理问题能从关键入手，从而顺利解决。

【提要】本条论述暑温与湿温概念的区别与联系。

【精解】本条首先对具有湿热共性的温病加以归纳，提出异病同治的观点。指出"暑温、伏暑，名虽异而病实同，治法须前后互参"，强调这三种疾病均具有湿与热的双重性质，所以治法有较多可互参之处。其次，对暑温与湿温的区别作了比较，认为暑兼湿热，偏暑热者为暑温，多手太阴证而治以清法为主；偏于湿者为湿温，多足太阴证而治以温燥祛湿法为主，需湿热两解。再者，吴氏对中暑、中热、阴暑、阳暑等历史上尚未统一的概念提出了个人见解，分析甚为有理。但吴氏认为，张洁古所述中暑就是湿温，这一见解有待商榷。

【原文】三十六、长夏[1]受暑，过夏而发者，名曰伏暑。霜未降而发者少轻，霜既降而发者则重，冬日发者尤重，子、午、丑、未之年为多也。

长夏盛暑，气壮者不受也；稍弱者但头晕片刻，或半日而已，次则即病；其不即病而内舍于骨髓，外舍于分肉之间者，气虚者也。盖气虚不能传送暑邪外出，必待秋凉金气相搏而后出也。金气本所以退烦暑，金欲退之，而暑无所藏，故伏暑病发也。其有气虚甚者，虽金风亦不能去之使出，必待深秋大凉初冬微寒相逼而出，故尤为重也。子、午、丑、未[2]之年为独多者，子、午君火司天，暑本于火也；丑、未湿土司天，暑得湿则留也。

【注释】

[1]长夏：农历六月，一般指夏秋之交的季节。

[2]子、午、丑、未：按十二地支纪年，子午为君火司天，气候炎热，丑未为湿土司天，气候潮湿。由于伏暑属暑热、湿邪为病，所以吴氏认为在这些年份易发生伏暑。

【提要】本条论述伏暑的概念。

【精解】原文认为，所谓伏暑是指长夏时感受暑邪，至秋冬而发的一种温病。但吴氏对本病发病的一些观点尚有商榷之处，如本条中对感受暑邪当时不发病的原因及伏暑病的轻重与发病季节、发病年份关系的论述似较勉强，其气虚愈甚则发病愈迟、病情愈重的观点，也有待进一步证实。临床上，病情的轻重除了与发病季节有一定关系外，还与感邪轻重、治疗是否得当及患者状况等因素有关。现代医学证实，人体免疫功能的强弱与感受病原体后是否发病、潜伏期长短、发病轻重等有密切关系，这与吴氏所述有相似之处，但吴氏之论主要来自推断，所以不够准确。此外，原文还提出，暑邪内伏多由秋冬寒凉之气引发，提示伏暑发病之初每伴见表证，这一特点有助于本病的临床诊断。

【原文】三十七、头痛微恶寒，面赤烦渴，舌白，脉濡而数者，虽在冬月，犹为太阴伏暑也。

头痛恶寒，与伤寒无异；面赤烦渴，则非伤寒矣，然犹似伤寒阳明证；若脉濡而数，则断断非伤寒矣。盖寒脉紧，风脉缓，暑脉弱，濡则弱之象，弱即濡之体也。濡即离中虚，火之象也；紧即坎中满，水之象也。火之性热，水之性寒，象各不同，性则迥异，何世人悉以伏暑作伤寒治，而用足六经羌、葛、柴、芩每每杀人哉！象各不同，性则迥异，故曰虽在冬月，定其非伤寒而为伏暑也。冬月犹为伏暑，秋日可知。伏暑之与伤寒，犹男女之别，一则外实中虚，一则外虚中实，岂可混哉！

【提要】本条论述太阴伏暑的辨证要点。

【精解】文中提出太阴伏暑的主要症状有头痛、微恶寒、面赤烦渴、舌白、脉濡而数，这显然是指伏暑的初起表现。其中头痛、微恶寒、舌白、脉濡是暑湿在表之象，而面赤烦渴、脉数是暑热内盛之征。但原文称：脉濡则弱之象，弱即濡之体。此说易使人产生误解，认为濡即虚证之象，加之后文又有伏暑属"外实中虚"，伤寒为"外虚中实"之论，更是较难理解。其实，伏暑感受之邪为暑中夹湿，出现濡脉应是湿遏阳气之故，所以临床不必从虚而论。

【原文】三十八、太阴伏暑，舌白口渴，无汗者，银翘散去牛蒡、元参加杏仁、滑石主之。

此邪在气分而表实之证也。

【提要】本条论述伏暑邪在气分兼表实的证治。

【精解】所谓邪在气分兼表实，是指发病之初既有口渴、壮热等气分里热见症，又有无汗等表实见症。所以，治疗用银翘散加杏仁、滑石以宣肺利湿，兼顾暑中之湿，而去牛蒡、玄参，则是因其阴腻之性有碍于湿之故。

【医案举隅】

伏暑

壬戌八月十六日，周，十四岁，伏暑内发，新凉外加。脉右大左弦，身热如烙，无汗，吐胶痰，舌苔满黄，不宜再见泄泻。不渴，腹胀，少腹痛，是谓阴阳并病，两太阳互争，难治之证。议先清上焦湿热，盖气化湿热亦化也。飞滑石三钱，连翘二钱，象贝母一钱，杏仁泥一钱五分，银花二钱，白通草一钱，老厚朴二钱，芦根二钱，鲜梨皮二钱，生苡仁一钱五分，竹叶一钱。今晚1帖，明早1帖。

清·吴鞠通. 吴鞠通医案·伏暑［M］. 北京：人民卫生出版社，1960：9.

按语： 本案为伏暑表里同病之证，且患者无汗，应属邪在气分兼表实。故以银花、连翘、淡竹叶宣散表邪，贝母、杏仁、梨皮化痰止咳兼以清热，厚朴燥湿理气，滑石、白通草、芦根、生薏苡仁利湿清热，共奏解表清里之效。表热得解，暑湿得清，则病情向愈。

【原文】三十九、太阴伏暑，舌赤口渴，无汗者，银翘散加生地、丹皮、赤芍、麦冬主之。

此邪在血分而表实之证也。

【提要】本条论述伏暑邪在血分兼表实的证治。

【精解】所谓邪在血分兼表实，是指发病之初既有口渴、舌赤等血分见证，又有无汗等表实见症。所以，在治疗时用银翘散加用生地、丹皮、赤芍、麦冬之品，以辛凉疏解外邪与凉血养阴并施。

【原文】四十、太阴伏暑，舌白口渴，有汗，或大汗不止者，银翘散去牛蒡子、元参、芥穗，加杏仁、石膏、黄芩主之。脉洪大，渴甚汗多者，仍用白虎法；脉虚大而芤者，仍用人参白虎法。

此邪在气分而表虚之证也。

【提要】本条论述伏暑邪在气分兼表虚的证治。

【精解】所谓邪在气分兼表虚，就是在发病之初既有壮热、口渴等气分热盛见症，又有汗出较多等表虚见症。所以，治疗用银翘散加杏仁宣肺化湿，加石膏、黄芩加强清气泄热之力，并去牛蒡子、元参、芥穗等辛温发散及阴腻之品，既可避免发散过度加重表虚，也可免除碍湿之弊。本证气分邪热较盛，所以即使兼有表虚，亦不可用固表之品。如病程中出现口渴、汗多、脉洪大等见证，可用白虎汤治疗；兼有气阴两伤者，可用白虎加人参汤。

【医案举隅】

伏暑

池，伏暑至深秋而发，头痛、烦渴、少寐。

薄荷，淡竹叶，杏仁，连翘，黄芩，石膏，赤芍，木通。

清·叶天士. 临证指南医案·暑 [M]. 上海：上海科学技术出版社，1959：335.

按语：此为伏暑卫气同病之证，叶氏治以银翘散加减。方中以银花、连翘、淡竹叶轻清宣散表邪，杏仁、木通宣肺利湿，石膏、黄芩、赤芍清泄里热。以药测证，患者当有汗出，即所谓邪在气分兼表虚者。

【原文】四十一、太阴伏暑，舌赤口渴汗多，加减生脉散主之。

此邪在血分而表虚之证也。

银翘散去牛蒡子元参加杏仁滑石方

即于银翘散内，去牛蒡子、元参，加杏仁六钱、飞滑石一两。

服如银翘散法。

胸闷加郁金四钱、香豉四钱；呕而痰多，加半夏六钱、茯苓六钱；小便短，加薏仁八钱、白通草四钱。

银翘散加生地丹皮赤芍麦冬方

即于银翘散内，加生地六钱、丹皮四钱、赤芍四钱、麦冬六钱。

服法如前。

银翘散去牛蒡子元参芥穗加杏仁石膏黄芩方

即于银翘散内，去牛蒡子、元参、芥穗，加杏仁六钱、生石膏一两、黄芩五钱。

服法如前。

白虎法、白虎加人参法 俱见前

加减生脉散方 酸甘化阴

沙参三钱　麦冬二钱　五味子一钱　丹皮二钱　细生地三钱

水五杯，煮二杯，分温再服。

【提要】本条论述伏暑邪在血分兼表虚的证治。

【精解】所谓邪在血分兼表虚，是指伏暑发病之初即有舌赤、口渴等血分见证，又有汗多等表虚见症。加减生脉散是生脉散用沙参易人参，再加入丹皮、生地等凉血养阴之品，既能清解血分邪热，又能酸敛固表。

【原文】四十二、伏暑、暑温、湿温，证本一源，前后互参，不可偏执。

【提要】本条再次强调伏暑、暑温、湿温三者的关系。

【精解】吴氏认为这三种疾病的致病原因均与暑、热、湿有关，所以证治内容可以前后相互参照，不必拘执一端。但现代所说的暑温并不一定都兼有湿邪，另外，这三者都有化燥、化火之变，届时就不再兼湿，因而对本条所述应正确理解。

第四章　湿温　寒湿

【原文】四十三、头痛恶寒，身重疼痛，舌白不渴，脉弦细而濡，面色淡黄，胸闷不饥，午后身热，状若阴虚，病难速已，名曰湿温。汗之则神昏耳聋，甚则目瞑不欲言，下之则洞泄[1]，润之则病深不解，长夏深秋冬日同法，三仁汤主之。

头痛恶寒，身重疼痛，有似伤寒，脉弦濡，则非伤寒矣。舌白不渴，面色淡黄，则非伤暑之偏于火者矣。胸闷不饥，湿闭清阳道路也。午后身热，状若阴虚者，湿为阴邪，阴邪自旺于阴分，故与阴虚同一午后身热也。湿为阴邪，自长夏而来，其来有渐，且其性氤氲[2]黏腻，非若寒邪之一汗而解，温热之一凉则退，故难速已。世医不知其为湿温，见其头痛恶寒身重疼痛也，以为伤寒而汗之，汗伤心阳，湿随辛温发表之药蒸腾上逆，内蒙心窍则神昏，上蒙清窍则耳聋目瞑不言。见其中满不饥，以为停滞而大下之，误下伤阴，而重抑脾阳之升，脾气转陷，湿邪乘势内渍，故洞泄。见其午后身热，以为阴虚而用柔药润之，湿为胶滞阴邪，再加柔润阴药，二阴相合，同气相求，遂有锢结而不可解之势。惟以三仁汤轻开上焦肺气，盖肺主一身之气，气化则湿亦化也。湿气弥漫，本无形质，以重浊滋味之药治之，愈治愈坏。伏暑湿温，吾乡俗名秋呆子，悉以陶氏《六书》[3]法治之，不知从何处学来，医者呆，反名病呆，不亦诬乎！再按：湿温较诸温，病势虽缓而实重，上焦最少，病势不甚显张，中焦病最多，详见中焦篇，以湿为阴邪故也。当于中焦求之。

三仁汤方

杏仁五钱　飞滑石六钱　白通草二钱　白蔻仁二钱　竹叶二钱　厚朴二钱　生薏仁六钱　半夏五钱

甘澜水八碗，煮取三碗，每服一碗，日三服。

【注释】

［1］洞泄：原指食后即腹泻，泻下物完谷不化。这里指泻下无度。

［2］氤氲（yīn yūn，因晕）：形容烟气弥漫很盛的样子。

［3］陶氏《六书》：指陶节庵的《伤寒六书》。

【提要】本条论述湿温病初起的证候特点和治疗宜忌。

【精解】

1. 湿温初起证候特点：文中指出，湿温病初起可见头痛恶寒、身重疼痛、舌白不渴、脉弦细而濡、面色淡黄、胸闷不饥、午后身热等。此外，还应见有苔白腻、口不渴或口中甜腻。其发热特点虽称午后身热，但实际多表现为身热不扬，午后可较明显。

2. 湿温初起鉴别诊断：湿温初起与伤寒、食滞、阴虚等病证相似，若诊断错误，则易导致病情恶化，故应重视湿温初起的鉴别诊断。

（1）湿温初起每见头痛、身重恶寒，此症与伤寒相似，易误用辛温发汗法。其鉴别要点在于伤寒初起恶寒较重而无汗，且无湿温初起所见的胸脘痞满、苔白腻等表现。

（2）湿温初起常见胸闷不饥、腹胀，此与食滞相似，易误用攻下化滞法。其鉴别要点在于食滞一般无发热恶寒、头痛身重而疼等表现。

（3）湿温午后身热与内伤阴虚相似，易误用滋阴法。其鉴别要点在于内伤阴虚起病更慢，病程更长，无恶寒身痛等表证，更无湿象。

3. "湿温三禁"：针对上述误治的不良后果，吴氏提出"禁汗""禁下""禁润"。在理解时须注意，此"三禁"主要是指湿温初起而言，并非湿温全程均不可用。并且，"三禁"也不是绝对的，在某些情况下不可过于拘泥。如湿温初起邪在卫气时，虽不能用辛温发汗法，但常用的芳香宣透法也属"汗法"，用药后往往可获汗出而邪解的效果；如湿温化燥化火，邪结阳明而腑实，则攻下之法理当必用；如湿温后期化燥化热而耗伤阴液，则滋阴生津法为正治之法。

【医案举隅】

现代研究显示，三仁汤具有抗病毒、抗过敏、抗炎、调节免疫功能及肺肠微生态等作用。该方临床应用十分广泛，除可用于治疗湿热性温病外，还可用于内、外、妇、儿各科及皮肤科、眼科、男科等多种疾病的治疗。

一、湿温（一）

患者，男，71岁。1997年5月12日就诊。

［病史］4月某日因洗头受凉，病发热恶寒如疟状，一直按感冒治疗，注射青霉素、链霉素半月，热仍不解。又服中药解表剂，辛温、辛凉皆尝用，病无起色。现已发热25天，体温38.5℃，并伴有恶寒，身重，头目不清，口渴不欲饮，脘闷不饥，大便不实，体检及辅助检查无异常发现。舌苔白腻，脉濡。

［方药］杏仁10克，白蔻仁12克，生薏苡仁12克，半夏15克，厚朴10克，通草6克，淡竹叶6克。

服1剂即热退，3剂后热虽又起，但热度偏低，续服1剂，热退身畅而瘥。

崔应珉，陈明. 尚炽昌运用三仁汤的经验［J］. 黑龙江中医药，1998，（5）：1-2.

按语：湿温病发热、恶寒迁延月余，前医治以辛温、辛凉解表等法，因其未用祛湿之剂，故罔效。本证实为湿遏卫气、湿热内蕴而表气不通，应治以芳香辛散、宣气化湿之法，故投以三仁汤1剂即热退。因湿热致病缠绵难解，所以续服3剂后又见热起，但热势已明显降低，可见药已中的，再服1剂后湿热尽去而愈。临床对于湿温初起之证，须准确辨证，避免误治而贻误病情。

二、湿温（二）

患者，13 岁，亳州一中学生。1996 年 6 月 12 日就诊。

[病史]因过食生冷感冒，午后发热，体温 38℃左右，症见头痛恶寒，身重疼痛，胸闷不饥，前往某医院治疗半月余，一直不效；又转某分院治疗 2 周未愈。就诊时，脉细濡数，面黄，舌苔白滑而腻，腹胀，口渴而不欲饮，胸闷欲吐，饮食不佳，病情未见好转。

[诊断]湿温证。为误用寒凉之品，伤及脾阳，证属湿重于热。

[治法]温中宣化，清利湿热。

[方药]杏仁 6 克，滑石 12 克，通草 3 克，竹叶 3 克，厚朴 5 克，白蔻仁 4 克，半夏 8 克，炒薏苡仁 15 克，干姜 3 克。

服 2 剂后，病情向愈，又诊嘱其禁食冷，以小麦面之食调养。

徐世刚. 三仁汤加干姜治疗发热不退 2 例 [J]. 安徽中医临床杂志，2001，13（3）：208.

按语：本案发热月余未退，屡经治疗而不效。其证属湿热困遏，湿重于热，且有误用寒凉伤及脾阳之病因，故以芳香宣化之三仁汤为主方，加一味干姜，既能振奋脾胃阳气，又能增强温中化湿之效。但其辛热易助热邪，故少少用之以防化热伤阴。一般湿温初起不可妄用温热之品，本案先期寒凉伤阳属特例，临证不可作为常规之法。

三、大叶性肺炎

患者，女，8 岁。

[病史]因咳嗽、哮喘、胸痛、不食 5 天，加重 2 天，于 1990 年 9 月 29 日在乡村卫生院静脉滴注卡那霉素、肌内注射青霉素，配合口服中西药无效，而来我院。查体温 38.7℃，呼吸 26 次 / 分，脉搏 126 次 / 分，听诊在肺区有大量哮鸣音，右肺呈小水泡音。生化报告：血红蛋白含量 130g/L，白细胞计数 21.85×10^9/L，中性粒细胞 0.86，淋巴细胞 0.13，嗜酸性粒细胞 0.10。胸透：右肺上叶有片状密度增高阴影。西医诊断：大叶性肺炎。主管医生即给静脉滴注氨苄西林，用量从 2 克增至 4 克，并续滴庆大霉素 16 万 U~24 万 U，肌内注射链霉素 1 克，中药予麻杏石甘汤合泻白散加减。至第 3 日，诸症继续加重，体温波动在 39.5~40.2℃，白细胞计数骤升至 32.2×10^9/L，中性粒细胞 0.91，淋巴细胞 0.09，医患俱为之恐慌，疑有白血病之虞。当晚细查其证：喘息鼻煽，坐卧不宁，体温虽高而仍喜盖衣被，面唇发绀，口边干裂出血，舌质嫩红，苔润滑，但欲漱水而不欲咽，毫无食欲，咳痰黏少，大便 3 日未下，小便淡黄而少。听其双肺满布哮鸣音，左肺闻及大量湿啰音，脘腹胀满灼手，脉

细滑数。遂细思强力抗感染而反增病情之由。

[诊断] 湿阻中焦，三焦气化失司，寒凉过度反遏其湿。

[方药] 三仁汤加减：杏仁、连翘、白豆蔻、金银花、厚朴、半夏各10克，通草6克，滑石20克，薏苡仁30克，扁豆15克。先予1剂急煎，晚8时开始频频呷服。

11时呼喊胸中憋闷难忍，家长急延我往视，见遍身有晶亮之象，是为湿浊随汗出渐退而肺窍宣达之象。40分钟后，渐转安静，呼吸平稳，体温亦降至37.8℃，吃开水泡馍4匙，安眠至次日凌晨7时，再喝豆浆100ml，体温同前。

鉴于前方有扭转病机之殊功，便与主管医生合计，守方加大黄、菖蒲各6克，2剂，以求通腑安脏之效，同时停止输液。体温维持在36.5～37.2℃，精神日渐增加，面唇转为红润，饮食二便如常，舌象转常，唯有轻度干咳乏力。续加沙参、玉竹、山药等再服。

10月9日复查血常规：白细胞计数8.4×10⁹/L，中性粒细胞0.78；胸透报告：右肺上叶有少量浅淡阴影。自觉一切不适均已消除，故予三仁汤合沙参麦冬汤加减方5剂，参苓白术散10包而出院续服。1个月后追访，患儿痊愈上学。

赵斌、邓明汉. 三仁汤救治急喘验案 [J]. 浙江中医杂志, 1997, (8): 375-376.

按语： 本案初期针对其肺部感染及明显发热、咳喘等症，西医给予抗生素治疗，中医辨病从肺热治疗，给予麻杏石甘汤合泻白散加减，虽为常规方法，但实则未能正确辨证。后因患儿症状、体征均见有明显湿象，又思其早期治疗有过于寒凉之弊，遂改投三仁汤，1剂即见转机。可见湿热相合不可单一清泻邪热，肺炎也并非皆属风温肺热，临证还须仔细辨证方能效如桴鼓。

【原文】四十四、湿温邪入心包，神昏肢逆，清宫汤去莲心、麦冬，加银花、赤小豆皮，煎送至宝丹，或紫雪丹亦可。

湿温着于经络，多身痛身热之候，医者误以为伤寒而汗之，遂成是证。仲景谓湿家忌发汗，发汗则病痉。湿热相搏，循经入络，故以清宫汤清包中之热邪，加银花、赤豆以清湿中之热，而又能直入手厥阴也。至宝丹去秽浊复神明，若无至宝，即以紫雪代之。

清宫汤去莲心麦冬加银花赤小豆皮方

犀角一钱　连翘心三钱　元参心二钱　竹叶心二钱　银花二钱　赤小豆皮三钱

106

至宝丹、紫雪丹方 并见前

【提要】本条论述湿温邪入心包的证治。

【精解】湿温出现神昏的原因较多，本条所述是邪已入心包的一种神昏。本证多发生在湿温之邪已化燥化火，邪热内入心包闭阻清窍时，所以治疗以清泄心包邪热及开窍为主。但又因本证起于湿温病程中，多有余湿不解，如用一派寒凉之药，恐有恋湿之弊，所以在药物的选择上，配合了能清湿中之热的银花和赤小豆皮，去除苦寒、滋腻的莲心、麦冬，并与能辟秽开窍的至宝丹或紫雪丹同时服用。但应注意，湿温中出现神志异常更多见的原因是湿未化燥化火时湿热酿痰蒙蔽心包，此时则不宜投用本条所用之法。本书对湿温神昏的证治论述不够全面，后世提出的菖蒲郁金汤是对湿热酿痰蒙蔽心包所致神昏的重要补充。

【**医案举隅**】

湿温神昏

张妪，体壮有湿，近长夏阴雨潮湿，著于经络，身痛、自利、发热。仲景云：湿家大忌发散，汗之则变痉厥。脉来小弱而缓，湿邪凝遏阳气，病名湿温。湿中热气，横冲心包络，以致神昏，四肢不暖，亦手厥阴见症，非与伤寒同法也。

犀角，连翘心，元参，石菖蒲，金银花，野赤豆皮，煎送至宝丹。

清·叶天士. 临证指南医案·湿［M］. 上海：上海科学技术出版社，1959：352.

按语： 湿温病邪热入于心包而神昏，以清宫汤去莲心与麦冬之苦寒、滋润，以免碍湿；再加石菖蒲、金银花、野赤豆皮清利湿热、兼顾开窍，合以至宝丹同服，加强辟秽化浊、开窍醒神之功。

【原文】四十五、湿温喉阻咽痛，银翘马勃散主之。

肺主气，湿温者，肺气不化，郁极而一阴一阳（谓心与胆也）之火俱结也。盖金病不能平木，木反挟心火来刑肺金。喉即肺系，其闭在气分者即阻，闭在血分者即痛也，故以轻药开之。

银翘马勃散方 辛凉微苦法

连翘一两　牛蒡子六钱　银花五钱　射干三钱　马勃二钱

上杵为散，服如银翘散法。不痛但阻甚者，加滑石六钱、桔梗五钱、苇根五钱。

【提要】本条论述湿温喉阻咽痛的证治。

【精解】湿温喉阻咽痛是湿温病中发生的咽喉疼痛证，其病机原文阐释不详，实为湿温病热毒上冲咽喉所致，所以银翘马勃散用药主以清热解毒，配合利咽散结之品，与湿邪的关系不大，故方中并未用祛湿之品，只是在加减法中提到湿阻明显者可加滑石。若咽喉肿痛明显者，临床还可加其他清热利咽之品，如白僵蚕、山豆根等。如确有湿阻之症，可配合苍术、黄芩等燥湿之品。

【医案举隅】

现代研究显示，银翘马勃散具有良好的抗炎、镇痛、解热作用。临床多用于治疗呼吸系统疾病及咽喉疾病，如上呼吸道感染、咳嗽、手足口病、扁桃体炎、急性咽炎、疱疹性咽颊炎等。此外，也可用于治疗亚急性甲状腺炎、失眠、小儿抽动症等。

一、湿温喉痹

周，病起旬日，犹然头胀，渐至耳聋。正如《内经·病能篇》所云：因于湿，首如裹。此呃忒鼻鼽，皆邪混气之象，况舌色带白，咽喉欲闭，邪阻上窍空虚之所，谅非苦寒直入胃中可以治病。病名湿温，不能自解，即有昏痉之变，医莫泛称时气而已。

连翘，牛蒡子，银花，马勃，射干，金汁。

清·叶天士. 临证指南医案·湿［M］. 上海：上海科学技术出版社，1959：351.

按语：湿温化热，邪气上冲，肺气闭阻，咽喉不利，故为喉痹之证。治以清热解毒利咽，用银翘马勃散宣肺利咽，再加金汁增强清热之力。金汁性寒凉，热不盛或湿重者皆非所宜，本案加入金汁，可见其湿已化热无疑。

二、急性扁桃体炎

患者，女，6岁。1996年3月21日就诊。

［病史］患儿自3岁起每年春季均发急性化脓性扁桃体炎，初用青霉素肌内注射，或静脉注射，配服新明磺等抗菌消炎药，一般3~5天即愈。去年发病后用上述药物疗效不显，后配服中药渐愈。本次1天前发热，微恶风寒，咽痛，头痛，无咳嗽，不流涕，体温39.5℃，咽红，双扁桃体Ⅱ度肿大，上有黄白色脓点。舌边尖红，苔黄略腻，脉浮数。末稍血白细胞计数 10.5×10^9/L。

［诊断］西医诊断：急性化脓性扁桃体炎；中医诊断：乳蛾，风热湿毒郁结。

［治法］疏风清热，化湿解毒。

［方药］连翘9克，牛蒡子9克，银花9克，射干9克，马勃（布包）6克，芦根15克，滑石15克，竹叶9克，山豆根6克，鱼腥草15克。日1剂，水

煎 2 次，分 4 次服，日 3 次，夜 1 次。

服药 3 剂后来诊，发热退，头痛、咽痛止，扁桃体由 Ⅱ 度肿大变为 Ⅰ 度，脓点消除。守上方去竹叶、山豆根、鱼腥草，改为小剂量，继服 3 剂，诸症消失而愈。

邓吉华. 银翘马勃汤治小儿急性扁桃体炎 60 例 ［J］. 江西中医药，2000，31（6）：14.

按语：乳蛾之证，风热夹湿毒上犯，肺气郁闭，咽关失畅。治以银翘马勃散清宣肺气，再加芦根、滑石、竹叶清热利湿，山豆根、鱼腥草清热解毒、消肿利咽，3 剂即获显效，可谓切中病机。

三、手足口病

患者，女，3 岁。2009 年 4 月 20 日初诊。

［病史］因手、足、口腔散在疱疹伴发热 1 天就诊。就诊时，患儿精神烦躁，大小便正常。查体：体温 38.8℃，口腔及咽部散在大小不一疱疹，周围有红晕，手掌、足底散在疱疹，双肺呼吸音粗，未闻及干湿性啰音，心律齐，心音有力，腹软，肝脾未触及，神经系统检查生理反射存在，病理反射未引出。舌质红，苔薄黄腻，脉浮数。

［诊断］手足口病。

［方药］金银花 5 克，连翘 5 克，马勃 5 克，射干 5 克，桔梗 3 克，芦根 12 克，蝉蜕 5 克，僵蚕 4 克，滑石 10 克，神曲 5 克。

嘱患儿在家隔离治疗，令患儿勤洗手，适度消毒，吃熟食，忌食牛肉、鱼虾及生冷饮食。2 剂后热退，口腔疼痛明显减轻，流涎减少，去滑石，加贯众 5 克。再服 2 剂后疱疹结痂，部分消退，口腔不痛，不流涎，食如常，大小便正常。再服 3 剂，症状消失，在家观察 10 天未见复发。

张磊. 银翘马勃散加减治疗小儿手足口病 150 例 ［J］. 光明中医，2011，26（5）：955–956.

按语：风湿热邪侵犯上焦肺卫，湿热蕴毒从皮毛而发，故病发热、疱疹，治用银翘马勃散加减。方中金银花、连翘、马勃、射干、桔梗轻清宣散，解毒利咽；蝉蜕、僵蚕疏散风热；芦根、滑石甘寒清利；神曲消导助运，以利祛湿。投 2 剂后热退症减，病入坦途，疗效可赞。

【原文】四十六、太阴湿温，气分痹郁而哕者（俗名为呃），宣痹汤主之。

上焦清阳膹郁[1]，亦能致哕，治法故以轻宣肺痹为主。

宣痹汤 苦辛通法

枇杷叶二钱　郁金一钱五分　射干一钱　白通草一钱　香豆豉一钱五分

水五杯，煮取二杯，分二次服。

【注释】

[1] 膹（fèn，愤）郁：指气机壅滞，胸部痞塞，呼吸急促。

【提要】本条论述湿温哕证的治疗。

【精解】哕证即呃逆，其发生有许多原因，但病位主要在胃，所以多从胃论治。湿温病过程中出现哕证，多因湿热郁阻上焦肺气引起胃气上逆所致，故治疗主以宣畅肺气佐以化湿，宣痹汤则体现了宣肺、行气、清热、化湿诸法。本方对于肺气郁闭者有较好的疗效，现代临床也常用于肺气郁闭导致的咳嗽、胸闷之证，对兼有湿邪者尤为适宜。因《温病条辨》中焦篇也有宣痹汤，故本方又被称为上焦宣痹汤，以与之区别。

【医案举隅】

上焦宣痹汤具有宣降肺胃之气，兼以清热化湿等功效，临床多用于肺胃病证的治疗，如咳嗽、肺炎、呃逆、慢性胃炎、返流性食管炎等。

一、呃逆（一）

某，面冷频呃，总在咽中不爽，此属肺气膹郁，当开上焦之痹。盖心胸背部，须藉在上清阳舒展，乃能旷达耳。

枇杷叶，炒川贝，郁金，射干，白通草，香豉。

清·叶天士. 临证指南医案·呃[M]. 上海：上海科学技术出版社，1959：306.

按语：本案系肺气膹郁所致呃逆，故治以宣开上焦之痹。叶氏以枇杷叶、郁金、香豉宣畅肺气，川贝、射干化痰利咽，白通草利湿通阳，除川贝外，正是上焦宣痹汤之组成。《温病条辨》中尚有从中焦、下焦论治呃逆者。

二、呃逆（二）

癸亥六月十五日，王，三十岁，六脉俱濡，右寸独大，湿淫于中，肺气膹郁，因而作哕。与伤寒阳明、足太阴之寒哕有间，以宣肺气之痹为主。飞滑石三钱，竹茹三钱，白通草二钱，生姜汁（每杯冲入3小匙），杏仁泥三钱，柿蒂三钱，生薏苡仁三钱，广皮二钱。

清·吴鞠通. 吴鞠通医案·暑温[M] 北京：人民卫生出版社，1960：119.

按语：湿蕴中焦，肺气痹阻，呃逆始作。以滑石、竹茹、白通草、生薏苡仁清热利湿，杏仁、陈皮宣降肺气，生姜汁、柿蒂温中降逆，邪去气畅则呃逆自止。本案治在中焦，兼顾上焦，与宣痹汤治法不同，可与上案互参。

三、咳嗽

患者，男，28 岁。

[病史] 发病 3 天，恶风发热，头目昏痛，喉痒咳嗽，痰多黄黏，胸胁作痛，口干思饮。舌质红，苔薄黄，脉浮数。

[诊断] 风热之邪上受，肺卫失宣，灼液为痰，冲逆为咳。

[治法] 辛凉清解，宣肺疏邪。

[方药] 豆豉、炙杷叶（布包）、炙射干、广郁金各 12 克，薄荷（后下）9 克，象贝母 10 克，鲜苇根（煎汤代水）120 克。头煎、二煎 6 小时 1 次。

2 剂后汗出热退，咳减痰稀。易方去豆豉、薄荷，加桑叶、南沙参各 12 克，3 剂而平。

李兰舫. 宣痹汤临床应用两则 [J]. 中医杂志，1987，（8）：18.

按语： 本案系风热外感、肺失宣肃所致，治以吴氏宣痹汤辛凉清解、宣肺疏邪，再加薄荷疏风清热，贝母化痰止咳，芦根清肺利水，2 剂后病情缓解，原方再去散表之药，加入桑叶、南沙参清宣润肺收功。可见上焦宣痹汤无湿者亦可加减使用。

四、新冠肺炎

患者，女，13 岁。

[病史] 2020 年 2 月 10 日因"咳嗽 1 天"入院。体温：37.9℃，辅助检查：血气分析：pH 值 7.37，氧分压 145.0mmHg，氧浓度 29.0%；血常规无异常；核酸检测呈阳性；胸部 CT 结果显示：右肺中叶斜裂胸膜下少许炎症，请结合临床，建议复查。诊断：新型冠状病毒肺炎普通型。常规抗病毒治疗：重组人干扰素 α-2b 注射液 500 万 U 雾化吸入 1 日 2 次，洛匹那韦、利托那韦片 2 片 1 日 2 次口服，盐酸阿比多尔颗粒 0.2 克 1 日 3 次口服，期间服用洛匹那韦、利托那韦出现胃肠道反应于 2 月 11 日停用。入院诊见：发热、稍恶寒，咳嗽，少量黄黏痰，口干苦，少量汗出，稍烦躁，恶心呕吐。舌淡嫩、苔黄略腻，脉细数。

[诊断] 上焦郁热。

[治法] 清宣郁热。

[方药] 上焦宣痹汤加减：淡豆豉 15 克，郁金、射干各 12 克，枇杷叶、丹参、陈皮各 10 克，桔梗 9 克，通草、豆蔻各 6 克。3 剂。每日 1 剂，早晚分服。

服汤药后咳嗽、口干、烦躁较入院时缓解，无发热恶寒，予续服 3 剂。咳嗽咳痰、口干、汗出、烦躁等症基本消失，之后考虑平素挑食、纳差、饮食无律，精力差，舌淡胖、苔腻，考虑脾虚湿困，遂予参苓白术散续服调理。

2月21日复查胸部CT示：右肺中叶斜裂胸膜下少许炎症，较前片明显吸收。2月24日、25日2次鼻咽拭子核酸转阴，1次大便核酸转阴，顺利出院。

肖存书，喻剑华，徐晶莹，等. 中医药参与治疗新型冠状病毒肺炎医案三则［J］. 浙江中医杂志，2020，55（5）：324-323.

按语：小儿脏腑娇嫩，又属脾运失健之体，风湿之邪侵袭太阴肺卫，上焦气机郁滞，故病咳嗽。治用上焦宣痹汤加减，以清透宣肺、理气渗湿，一举获效后再以健脾助运培固其本，以期长远之效。本案虽属温疫之疾，但仍以清灵之剂取效，其法可参。

【原文】四十七、太阴湿温喘促者，千金苇茎汤加杏仁、滑石主之。

《金匮》谓喘在上焦，其息促。太阴湿蒸为痰，喘息不宁，故以苇茎汤轻宣肺气，加杏仁、滑石利窍而逐热饮。若寒饮喘咳者，治属饮家，不在此例。

千金苇茎汤加滑石杏仁汤辛淡法

苇茎五钱　薏苡仁五钱　桃仁二钱　冬瓜仁二钱　滑石三钱　杏仁三钱

水八杯，煮取三杯，分三次服。

【提要】本条论述湿温喘促证的证治。

【精解】喘促的病因很多，湿温病出现喘促常见原因是湿热之邪蕴阻于肺，导致肺气不能宣降。但从本条所用之方推测，本证病机应重在热毒壅肺，同时兼有湿邪。千金苇茎汤加杏仁滑石方不仅可用于湿温病的喘促，也广泛用于各种因热毒痰浊壅肺引起的咳喘，是治疗肺部感染呈现痰热症状的重要方剂。在具体应用时，还可配合其他清化痰热、宣肺降气之品，如浙贝母、金荞麦、鱼腥草、桑白皮等。

【医案举隅】

一、咳血

某，脉涩，咳嗽痰血，不时寒热，此邪阻肺卫所致。苇茎汤加杏仁、通草。

清·叶天士. 临证指南医案·吐血［M］. 上海：上海科学技术出版社，1959：95.

按语：咳嗽痰血、脉涩为肺失宣降、络脉受损之征，叶氏治以苇茎汤为主方清轻宣肺。因患者又时见寒热，恐为兼夹湿邪困遏肌表所致，故再加杏仁、滑石宣化利湿，以助肺气宣达。若咳血较多者，尚可再加白茅根、侧柏叶等清肺止血。

二、咳嗽

吴，三岁、五岁、八岁，三幼孩连咳数十声不止，八岁者且衄。与千金苇茎汤加苦葶苈子三钱，有二帖愈者，有三四帖愈者，第三帖、第四帖减葶苈子之半，甚衄者加白茅根五钱。

清·吴鞠通. 吴鞠通医案·咳嗽［M］北京：人民卫生出版社，1960：236.

按语： 本案吴氏治咳以苇茎汤为主方，可见该证由肺热壅盛、气失宣畅所致。三幼孩证候相似，年纪最大者尚有鼻衄，应为肺热伤络引起。故以苇茎汤清宣肺热，再加葶苈子泻肺止咳，夹衄者加白茅根，投用2~3剂即获显效。

三、喘证

患者，女，32岁。

［病史］气喘已9月余，经常发作，日轻夜重，曾服中、西药未见显效。现证喘闷不畅，咽中不利，吐出痰黏有味，胃纳不佳，饮水较多，小便黄热。苔白腻，质显暗，脉沉细滑数。

［诊断］湿热内蕴，肺失肃降，以致气机不利形成喘证。

［治法］清化湿热，宣降肺气。

［方药］鲜芦根30克，生薏苡仁30克，冬瓜子（打）12克，苦桔梗9克，炒桃仁（打）6克，清半夏6克，荷叶梗4.5克。

服药3剂，两夜未喘，咽中有痰。上方去荷叶梗，加炒苏子6克降气下痰以定喘逆。又进4剂，夜卧咳喘已平，唯大便较干，以前方化裁。

［方药］鲜芦根30克，冬瓜子（打）15克，苦桔梗9克，炒桃仁（打）9克，炒莱菔子（打）9克，杏仁泥15克，清半夏6克。

服药4剂，喘咳未作，晨起吐痰色黄干，宜前方加减，以杜后患。

［方药］鲜芦根30克，生薏苡仁30克，苦桔梗9克，冬瓜子（打）9克，生大黄6克，生甘草6克。

服药3剂，咳喘未作，大便通畅，病势已解，腑热已下，故去生大黄又进3剂，诸症均退。

患者喘憋9个月，服药18剂，治疗25日，效果颇为满意，喘疾未再发作。又随诊观察2个月，一直未有咳喘，精神体力均佳。

吉良晨. 临证治验录·增订版［M］长春：吉林科学技术出版社，1992：67.

按语： 本案病程日久，多法治疗未见显效。后辨为湿热内蕴、肺失肃降，以苇茎汤清宣肺气，加桔梗宣肺化痰，半夏燥湿理气，荷梗利湿清热，所用方药切中病机，服3剂即效，其后稍事加减续服半月诸症消失而痊愈。可谓药证相宜，疗效遂至。

四、胸膜炎

患者，男，3岁，南阳县红泥湾公社。

[病史] 患儿于 1982 年 4 月 18 日不慎受凉，恶寒发热，鼻流清涕。当地医院按"上呼吸道感染"治疗不效。于 4 月 26 日以"右侧胸膜炎"收住我院儿科治疗。入院后曾用抗生素、激素等药物治疗，症状有所好转，但体温不降。5 月 14 日请李老会诊，症见患儿发热多汗，烦躁不安，咳吐黄痰，纳呆食少。查其舌质红，苔黄，脉弦数。

[诊断] 热毒犯肺、痰阻胸脘。

[方药] 千金苇茎汤：苇茎 15 克，冬瓜仁 10 克，桃仁 6 克，薏苡仁 15 克，鱼腥草 15 克，黄芩 6 克。

二诊（1982 年 5 月 21 日）：服药 6 剂，身热已平，咳嗽消失，吐痰清稀，仍纳差口干，神疲乏力。守上方加天花粉 10 克。又服 3 剂，精神转佳，胸部透视正常，于 6 月 24 日痊愈出院。

李鸣皋，付丽丽. 苇茎汤临证治验 [J]. 黑龙江中医药，1985，(6)：6-7.

按语： 本案证见痰热壅盛、肺失宣降，故以苇茎汤加鱼腥草、黄芩清肺化痰，宣畅气机，投药后病情明显好转，发热、咳嗽渐平。因其已显热邪伤津之象，故在前方基础上加入天花粉养阴清热以善后，效佳。

五、吐泻

患者，男，5岁。

[病史] 数日前发热，咳嗽，脉浮数。今天突发呕吐，吐出食物残渣，腹痛，痛即欲泻，日下 5~6 次，状如水样，微有里急后重感。伴见面色苍白，咳嗽痰稠。舌质红，苔淡黄稍干，脉浮滑。

[治法] 通利上焦肺气，化其高源之涸，兼利中、上二焦之蕴湿。

[方药] 千金苇茎汤加减：苇茎 9 克，南杏 9 克，桃仁 3 克，冬瓜仁 12 克，滑石 9 克，薏苡仁 15 克。水煎服。

1 剂后吐泻、腹痛均止。再服 1 剂，诸症霍然而愈。

李枝任，邝日建. 通利上焦验案数则 [J]. 广西中医药，1982，(5)：34-36.

按语： 本案为肺热干扰胃肠而上、中焦同病。风热袭肺、气失宣降则咳嗽，邪热下扰胃肠，致胃气上逆、大肠传导失司，故呕吐、腹泻并见。中焦之恙乃因上焦病邪相干所致，遂以吴氏千金苇茎汤加滑石杏仁汤治上焦为主，使邪热得清，湿浊渗下，肺气宣通，其病应手而愈。

【原文】四十八、《金匮》谓太阳中暍，身热疼痛而脉微弱，此以夏月伤冷水，水行皮中所致也，一物瓜蒂汤主之。

此热少湿多，阳郁致病之方法也。瓜蒂涌吐其邪。暑湿俱解，而清阳复辟矣。

一物瓜蒂汤方

瓜蒂二十个

上捣碎，以逆流水[1]八杯，煮取三杯，先服一杯，不吐再服，吐停后服。虚者加参芦三钱。

【注释】

[1]逆流水：指逆水流方向取的水。李时珍曰："逆流水，洄澜之水，其性逆而倒上，故发吐痰饮之药用之。"

【提要】本条论述暑邪被冷水所遏而致阳郁于内的证治。

【精解】一物瓜蒂汤出自《金匮要略·痉湿·暍病脉证治第二》附录，与《伤寒论》中的瓜蒂散相比，药味少赤小豆、香豉，而用法上是单用瓜蒂煎服，所治病证也各有不同。本条所述的病证是感受暑邪而又兼寒湿外困，导致阳气郁于里，引起身疼痛、脉微弱，服药后取吐可愈。按原文所说，其作用是"涌吐其邪。暑湿俱解，而清阳复辟"，并非强调痰饮壅阻胸膈，可以理解为得吐后，上焦气机得宣，从而使体内被郁的阳气得以舒展。由于瓜蒂有毒，对于本证的治疗也可用祛湿宣气之剂，如三仁汤之类治疗较为稳妥。

【原文】四十九、寒湿伤阳，形寒脉缓，舌淡，或白滑不渴，经络拘束，桂枝姜附汤主之。

载寒湿，所以互证湿温也。按：寒湿伤表阳、中经络之证，《金匮》论之甚详，兹不备录。独采叶案一条，以见湿寒、湿温不可混也。形寒脉缓，舌白不渴，而经络拘束，全系寒证，故以姜附温中，白术燥湿，桂枝通行表阳也。

桂枝姜附汤 苦辛热法

桂枝六钱　干姜三钱　白术（生）三钱　熟附子三钱

水五杯，煮取三杯，渣再煮一杯服。

【提要】本条论述寒湿伤阳的证治。

【精解】吴氏在《温病条辨》中列入非温病的寒湿，其目的是为了与湿温相区别。本条所述的寒湿证只是其中的一种，举例而述之。原文中对此已有交待，称其取自叶氏医案，仅指寒湿内困阳气而外阻经络者，所以治以温中燥湿、通行表阳。

第五章 温疟

【原文】五十、骨节疼烦，时呕，其脉如平，但热不寒，名曰温疟，白虎加桂枝汤主之。

阴气先伤，阳气独发，故但热不寒，令人消烁肌肉，与伏暑相似，亦温病之类也。彼此实足以相混，故附于此，可以参观而并见。治以白虎加桂枝汤者，以白虎保肺清金，峻泻阳明独胜之热，使不消烁肌肉；单以桂枝一味，领邪外出，作向导之官，得热因热用之妙。经云："奇治之不治，则偶治之，偶治之不治，则求其属以衰之"是也，又谓之复方。

白虎加桂枝汤方 辛凉苦甘复辛温法

知母六钱　生石膏一两六钱　粳米一合　桂枝木三钱　炙甘草二钱

水八碗，煮取三碗。先服一碗，得汗为度，不知再服，知后仍服一剂，中病即已。

【提要】本条论述温疟的证治。

【精解】温疟之名出自《内经》，认为其主要临床特点是"先热而后寒"。《金匮要略》也有温疟的记载，但其证为但热不寒。吴氏本条内容从后者之说，治法也是按张仲景之法，用白虎加桂枝汤。文中提出本病的发生是"阴气先伤，阳气独发"，强调患者平素体质是阴虚阳亢，所以感受暑邪（可理解为疟邪）发病时，只发热不恶寒。《未刻》叶氏医案中尚有用桂枝白虎汤加麦冬之法。

【原文】五十一、但热不寒，或微寒多热，舌干口渴，此乃阴气先伤，阳气独发，名曰瘅疟，五汁饮主之。

仲景于瘅疟条下，谓以饮食消息之，并未出方，调如是重病而不用药，特出饮食二字，重胃气可知。阳明于藏象为阳土，于气运为燥金，病系阴伤阳独，法当救阴何疑。重胃气，法当救胃阴何疑。制阳土燥金之偏胜，配孤阳之独亢，非甘寒柔润而何！此喻氏甘寒之论，其超卓无比伦也。叶氏宗之，后世学者，咸当宗之矣。

五汁饮 方见前

［加减法］此甘寒救胃阴之方也。欲清表热，则加竹叶、连翘；欲泻阳明独胜之热，而保肺之化源，则加知母；欲救阴血，则加生地、元参；欲宣肺气，则加杏仁；欲行三焦开邪出路，则加滑石。

【提要】本条论述瘅疟的证治。

【精解】原文所述瘅疟的发生与温疟相似，均为"阴气先伤，阳气独发"，症见"舌干口渴"，显然是阴液亏损之象，但治疗却仅用五汁饮养阴，似不够恰当。虽然古人亦有此用法，但毕竟仅针对瘅疟阴伤而设，邪热盛者单用恐不能胜任，吴氏在加减法中提出欲清热者加竹叶、连翘、知母等，可资参考。

【医案举隅】

瘅疟

孙，阴气先伤，阳气独发，犹是伏暑内动。当与《金匮》瘅疟同例。

竹叶，麦冬，生地，玄参，知母，梨汁，蔗浆。

清·叶天士. 临证指南医案·疟［M］. 上海：上海科学技术出版社，1959：419.

按语：从本案用药可见，叶氏对瘅疟的治疗虽重视养阴，但也配合清热之品，如竹叶、知母、玄参等。因此，临床若见热势较甚而热象明显者，不可单纯养阴而忽视清热，应同时配合泄热较为合理。

【原文】五十二、舌白渴饮，咳嗽频仍，寒从背起，伏暑所致，名曰肺疟，杏仁汤主之。

肺疟，疟之至浅者。肺疟虽云易解，稍缓则深，最忌用治疟印板[1]俗例之小柴胡汤。盖肺去少阳半表半里之界尚远，不得引邪深入也，故以杏仁汤轻宣肺气，无使邪聚则愈。

杏仁汤方 苦辛寒法

杏仁三钱　黄芩一钱五分　连翘一钱五分　滑石三钱　桑叶一钱五分　茯苓块三钱　白蔻皮八分　梨皮二钱

水三杯，煮取二杯，日再服。

【注释】

［1］印板：印刷的底板称为印板，喻死板的教条。

【提要】本条论述肺疟的证治。

【精解】肺疟之病名首见于《素问·刺疟篇》，但《素问》中所述的症状与本条有所不同，《素问》中肺疟的症状为"令人心寒，寒甚热，热间善惊，如有所见"。本条所说的肺疟则见"咳嗽频仍，寒从背起"，强调了与肺的病变有关。杏仁汤的主要功效是清宣肺热、兼以利湿，除治疗肺疟外，该方也可用于暑湿犯肺所致的恶寒、咳嗽之证。

【医案举隅】

一、肺疟（一）

某，四十三，舌白，渴饮，咳嗽，寒从背起，此属肺疟。桂枝白虎汤加杏仁。

清·叶天士. 临证指南医案·疟［M］. 上海：上海科学技术出版社，1959：437.

二、肺疟（二）

金氏，肺疟，脘痞。

黄芩，白蔻仁，杏仁，橘红，青蒿梗，白芍。

清·叶天士. 临证指南医案·疟［M］. 上海：上海科学技术出版社，1959：437.

三、肺疟（三）

张妪，暑风入肺成疟。

淡黄芩，杏仁，滑石，橘红，青蒿梗，连翘。

清·叶天士. 临证指南医案·疟［M］. 上海：上海科学技术出版社，1959：437.

按语：吴氏本条所述与上述三案之肺疟一致，与《内经》中的肺疟实非一病。以清宣利湿治疗的方法，显然来源于叶天士。

【原文】五十三、热多昏狂，谵语烦渴，舌赤中黄，脉弱而数，名曰心疟，加减银翘散主之；兼秽，舌浊口气重者，安宫牛黄丸主之。

心疟者，心不受邪，受邪则死，疟邪始受在肺，逆传心包络。其受之浅者，以加减银翘散清肺与膈中之热，领邪出卫；其受之重者，邪闭心包之窍，则有闭脱之危，故以牛黄丸，清宫城而安君主也。

加减银翘散方 辛凉兼芳香法

连翘十分　银花八分　元参五分　麦冬五分（不去心）　犀角五分　竹叶三分

共为粗末，每服五钱，煎成去渣，点荷叶汁二三茶匙。日三服。

安宫牛黄丸方 见前

【提要】本条论述心疟的证治。

【精解】心疟之名首见于《素问·刺疟篇》，称其症状为"令人烦心甚，欲得清水，反寒多，不甚热"，本条又补充了神志症状和脉象，使心疟的临床表现突出了心包见证。所用的加减银翘散以银花、连翘、犀角、竹叶、荷叶清热解毒，尤能清心泄热，配合元参、麦冬等养阴生津。对心疟重证，则用安宫牛黄丸清心开窍。加减银翘散方名与银翘散相似，但作用及主治完全不同，不能混为一谈。

【医案举隅】

心疟

乐，二九。热多昏谵，舌边赤，舌心黄，烦渴，脉弱，是心经热疟。医投发散消导，津劫液涸，痉厥至矣。

犀角，竹叶，连翘，玄参，麦冬，银花。

清·叶天士. 临证指南医案·疟［M］. 上海：上海科学技术出版社，1959：436.

按语：本案为热入心包而昏谵，临床症状热象明显，又有误汗伤阴之象。叶氏称其为"心经热疟"，即吴氏所谓"心疟"证，故治以清心泄热、养阴生津之法。

第六章　秋燥

【原文】五十四、秋感燥气，右脉数大，伤手太阴气分者，桑杏汤主之。

前人有云：六气之中，惟燥不为病，似不尽然。盖以《内经》少秋感于燥一条，故有此议耳。如阳明司天之年，岂无燥金之病乎？大抵春秋二令，气候较夏冬之偏寒偏热为平和，其由于冬夏之伏气为病者多，其由于本气自病者少，其由于伏气而病者重，本气自病者轻耳。其由于本气自病之燥证，初起必在肺卫，故以桑杏汤清气分之燥也。

桑杏汤方辛凉法

桑叶一钱　杏仁一钱五分　沙参二钱　象贝一钱　香豉一钱　栀皮一钱　梨皮一钱

水二杯，煮取一杯，顿服之，重者再作服。（轻药不得重用，重用必过病所。再一次煮成三杯，其二三次之气味必变，药之气味俱轻故也）。

【提要】本条论述秋燥邪在肺卫的证治。

【精解】本条自注中明确提出，燥邪致病初起必在肺卫，其治疗与风热之邪初犯肺卫相似，但因燥邪具有干燥耗阴之性，所以用药宜辛润，故桑杏汤中既有辛凉宣散之桑叶、杏仁、淡豆豉等，还有沙参、梨皮等甘润之品。从组方用药特点来看，条文虽说本证属"伤手太阴气分"，但实际病位并不在气分而在肺卫。而且，所谓"清气分之燥"，也实为清肺卫之燥。桑杏汤临床主要用于燥伤肺卫而干咳作呛、喉痒之症，或兼有肺卫表证者，尚可酌情加入枇杷叶、瓜蒌皮、海浮石、炙百部等。

【医案举隅】

现代研究显示，桑杏汤对多种细菌及支原体具有抑制作用，能够增加气道液和肺泡表面活性物质分泌，抑制炎性细胞因子"级联反应"，改善气道病理损伤。临床可用于多种原因导致的咳嗽、变异性哮喘、肺炎、支气管炎等疾病的治疗。

一、支气管肺炎

患者，男，3岁。1986年12月10日来诊。

［病史］以咳嗽2月余来诊。患儿2个月前因高热咳嗽，曾在某医院住院治疗，经用青霉素静脉滴注7天，继又肌内注射5天，以"支气管肺炎"临床治愈出院。出院1周后，患儿又见干咳，且逐渐加重，再以青霉素、氨苄西林、红霉素治疗均无明显效果，因迁延不愈，乃来就诊。询知既往体健，无结核接触史，家中居室较小，通风不良，用火炉和火墙取暖，室内干燥，室温较高。见其面白唇干，舌红苔薄微黄欠润，指纹青紫。家长代述：尿黄便结，干咳无痰，纳呆寐差。

［诊断］外感温燥。

［治法］清宣凉润。

［方药］桑杏汤：桑叶3克，杏仁5克，沙参6克，象贝3克，香豉3克，栀皮3克，梨皮5克。

3剂知，6剂已。继进3剂，巩固疗效。

吴慧学. 桑杏汤儿科冬用治验心得［J］. 新疆中医药，1994，（4）：60.

按语：此为温燥犯于肺卫证，患儿虽病发于冬季，但所居环境既热且燥，故而形成温燥之邪，致使肺卫失宣、肺津受损则干咳乃作。因之治以桑杏汤清宣凉润，小剂投用，轻灵透散，3剂而效。

二、上呼吸道感染

患者，男，12岁。1978年9月6日初诊。

［病史］主诉：发热、干咳2天。患者头痛，发热，鼻干塞，干咳无痰，口渴，唇焦红，小便短赤。舌苔薄白粗糙，脉浮数。

［诊断］西医诊断：上呼吸道感染；中医诊断：秋燥（燥热犯卫）。

［治法］轻辛润燥。

［方药］桑杏汤加减：桑叶6克，杏仁6克，南沙参10克，浙贝母10克，栀子10克，菊花6克，薄荷3克，连翘10克，紫苑10克，芦根10克，牛蒡

子 10 克，瓜蒌皮 10 克。4 剂。

滕济元. 医案珍藏录［M］. 南昌：江西科学技术出版社，2002：19.

按语： 本案为典型初秋温燥犯于肺卫之证，治以辛凉轻透、疏表润燥，方用桑杏汤加减。原方去豆豉、梨皮，加菊花、薄荷清透上焦肺卫，牛蒡子、紫苑、瓜蒌皮辛润降气止咳，连翘、芦根清热生津，尽显清润透散之效。

【原文】五十五、感燥而咳者，桑菊饮主之。

亦救肺卫之轻剂也。

桑菊饮方 见前

【提要】本条论述秋燥邪在肺卫轻证的证治。

【精解】秋燥邪在肺卫表证较轻而以咳为主者，吴氏提出可用桑菊饮治疗。该方原是治疗风温邪在肺卫的方剂，方中滋润之力较弱，适用于阴液未大伤者，如阴伤较甚，可再加入清润之品，如梨皮、沙参等。桑菊饮也是治疗风温邪在肺卫的代表方，由此可以看出，风温与秋燥的初起证治有相似之处。

【原文】五十六、燥伤肺胃阴分，或热或咳者，沙参麦冬汤主之。

此条较上二条，则病深一层矣，故以甘寒救其津液。

沙参麦冬汤 甘寒法

沙参 三钱　　玉竹 二钱　　生甘草 一钱　　冬桑叶 一钱五分　　麦冬 三钱　　生扁豆 一钱五分　　花粉 一钱五分

水五杯，煮取二杯，日再服，久热久咳者，加地骨皮三钱。

【提要】本条论述燥伤肺胃阴液的证治。

【精解】本条所述病证主要见于秋燥病后期，此处虽将其列于上焦篇，但仅代表其病位偏上。原文述证较为简略，只提到热、咳两症，从临床所见而言，秋燥后期燥伤肺胃阴液，故其热当为低热，咳则少痰或无痰。此外，还可见口干、舌燥、舌光红少苔、脉细数等证。所以，应治以沙参麦冬汤滋养肺胃阴液，并兼清余热。该方是热性病肺胃阴伤证的代表方，不仅适用于秋燥，也可用于各种温病引起的肺胃阴伤证。

【医案举隅】

现代研究显示，沙参麦冬汤具有抗炎、提高免疫、保护胃黏膜、抑制胃运动亢进、抗氧化、抗肿瘤等作用，临床广泛应用于呼吸道疾病、消化道疾病、肿瘤、内分泌疾病及五官科疾病等的治疗。

一、秋燥

卜，夏热秋燥致伤，都因阴分不足。

冬桑叶，玉竹，生甘草，白沙参，生扁豆，地骨皮，麦冬，花粉。

清·叶天士. 临证指南医案·燥［M］. 上海：上海科学技术出版社，1959：363.

按语： 夏秋季燥热伤及肺胃之阴，以沙参、麦冬、玉竹清滋肺胃之阴，桑叶、地骨皮清泄肺络之热，生扁豆健脾养胃，天花粉、生甘草清热生津。此方为吴氏沙参麦冬汤之先导。

二、咳嗽

患者，女，56岁，退休干部。2002年10月8日初诊。

［病史］咳嗽2周，以干咳为主，痰少黏白，声音嘶哑，口干咽燥，时觉手足心热，时夜寐盗汗，舌质红，苔少，脉细数。

［诊断］肺阴亏虚。

［治法］滋阴润肺，止咳化痰，并佐以泻虚火。

［方药］沙参麦冬汤加味：沙参18克，麦冬15克，玉竹15克，桑叶12克，生甘草6克，天花粉12克，生扁豆12克，川贝母12克，杏仁12克，桑白皮12克，地骨皮12克，银柴胡12克，乌梅12克，浮小麦30克。

服用该方每日1剂，共服5剂后，患者症状明显好转，效不更方，后继服原方6剂，调理巩固疗效，患者诸症消失，病告痊愈。

张先勇. 沙参麦冬汤在内科中的临床应用［J］. 中华医学实践杂志，2005，（5）：453.

按语： 秋燥犯肺，肺阴亏虚则干咳、声嘶，虚火灼津则痰黏而少、口干咽燥，手足心热、盗汗、舌红少苔、脉细数皆为阴虚内热之象。故以沙参麦冬汤甘寒清养肺胃之阴，加川贝、杏仁润肺化痰止咳，桑白皮、地骨皮、银柴胡清泻肺热，乌梅、浮小麦收敛止汗。阴津得复，虚热得清，则诸症缓解。

三、慢性支气管炎

患者，男，38岁。

［病史］因反复咳嗽5年，加重半月就诊。半月前患者因受寒后鼻塞、流涕、咳嗽、咯黄稠痰，自服治感冒消炎药（具体药名剂量不详），2天后无效，到某医院诊断为慢性支气管炎急性发作，予头孢唑啉钠3克、甲硝唑100ml静脉滴注，1天2次，7天后仍干咳不已，胸闷，自服"阿莫西林""甘草片""咳必清"和多种止咳糖浆仍无效，严重影响工作和休息。刻诊见：咳嗽，痰少，神疲乏力，口干咽燥，胸闷，盗汗。舌红少苔，脉细数。

［诊断］此咳嗽为肺阴亏耗所致。

［治法］养阴生津，润肺止咳。

［方药］沙参麦冬汤加味：沙参 15 克，麦冬 15 克，川贝 15 克，桑叶 9 克，杏仁 9 克，白术 15 克，天花粉 9 克，百合 10 克，青蒿 9 克，桑白皮 10 克，款冬花 15 克，甘草 6 克。水煎服，每日 1 剂。

连服 3 剂而愈。随访半年，未有复发。

徐友英. 沙参麦冬汤临床应用举隅［J］. 贵阳中医学院学报，2008，30（5）：48.

按语： 久咳新发之证，肺阴亏虚，肺失清润，且外邪未尽，故治以敛肺止咳之剂无效。改投沙参麦冬汤为主方加减，其中沙参、麦冬、川贝、天花粉、百合养阴生津，润肺止咳；桑叶、杏仁、青蒿、桑白皮、款冬花清宣肃降，透邪外达；白术培土生金，以固其本；甘草调和诸药。用之药到病除，反复咳嗽之症半年未见复发，疗效显著。本案以沙参麦冬汤养肺润肺为目标，组方中又寓桑杏汤之意，此法对慢性久咳阴伤而痰少者甚为合用。

四、间质性肺炎

患者，男，25 岁，铜仁某高校学生。

［病史］因发热、咳嗽，呼吸困难，经铜仁某二甲医院诊为"间质性肺炎"，治疗月余，发热消退，X 线透视及胸片恢复正常，惟遗留干咳不止，甚觉痛苦。刻诊：干咳无痰，有胸闷不舒之感，纳差。舌红少苔，脉细数。

［诊断］肺胃阴伤，气机不顺。肺气不舒则胸闷，胃气不顺则食欲不振。

［治法］滋养肺胃，理气和胃。

［方药］沙参麦冬汤加减：沙参 15 克，麦冬 15 克，玉竹 9 克，桑叶 9 克，川贝 10 克，生甘草 6 克，陈皮 15 克，枳壳 15 克。每日 1 剂，连服 6 剂，诸症痊愈。随访半月，未见复发。

徐友英. 沙参麦冬汤临床应用举隅［J］. 贵阳中医学院学报，2008，30（5）：48.

按语： 温病瘥后，肺胃阴伤，故以滋养肺胃为治，用沙参麦冬汤去扁豆、天花粉，加川贝、陈皮、枳壳，既养阴润肺止咳，又理气健脾和胃，干咳频作之症未至一周即愈。可见药证合拍，疗效甚佳。

五、支气管扩张

患者，男，52 岁，干部。1994 年 10 月 4 日初诊。

［病史］素患咳嗽，每逢秋冬复发。证见：咳嗽，痰中带血，血色鲜红，每日约咳血 30~50ml，咽喉不利，口干面红。舌质红，脉细数。X 光透视诊为

支气管扩张。

［诊断］阴虚肺燥，灼伤络脉。

［治法］养阴清热，凉血止血。

［方药］沙参、麦冬、天花粉、玉竹、桑叶、白芍、藕节、百合、川贝各10克，玄参、鲜茅根、生地各15克，五味子5克。

服药6剂，咳平而血止。

冯莉. 沙参麦冬汤的临床运用［J］. 时珍国药研究，1996，7（2）：84-85.

按语：秋燥犯肺，肺阴亏虚则干咳、咽喉不利、虚火灼津、伤及肺络则痰中带血，口干面红、舌质红、脉细数皆为阴虚内热之象。故以沙参麦冬汤滋养肺胃阴液，加川贝、百合、玄参润肺止咳，五味子收敛肺气，生地、白芍、茅根、藕节滋阴清热、凉血止血。方中又包含增液汤之味，其养阴之力甚宏。用之6剂，咳血得止，诸症悉平而告愈。

六、慢性胃炎

患者，男，86岁。

［病史］经常服用"胃得宁""西咪替丁"等药物，近1个月来，疼痛发作频繁，症状加重。经服用西咪替丁治疗，疼痛症状有所缓解，但近十余日不思饮食，口苦干燥，食则难咽，每日饮进少许流食，大便干结。诊见形体消瘦，精神萎靡。舌红无苔，舌面光洁如镜，扪之干燥无津，脉弦细。

［诊断］胃阴枯竭。

［方药］沙参麦冬汤加味：沙参、麦冬、石斛、天花粉各20克，西洋参10克，玉竹10克，山药15克，扁豆10克，甘草6克。水煎服，每日1剂。

连服7剂，诸症缓解，舌润苔薄，症已向愈。续服7剂，饮食正常，大便通畅，病告痊愈。

裴乃嘉. 沙参麦门冬汤加味治愈镜面舌二例［J］. 天津中医，1995，（6）：11.

按语：高年体虚，久患胃病，常服多种抑制胃酸药物，以致胃阴严重受损，不仅口燥咽干、食不下咽，且见胃阴枯涸之典型镜面舌。因其胃津匮乏，肠道失濡，则大便干结难解。本案以甘寒生津养胃的沙参麦冬汤为主方，以石斛易桑叶益胃生津、滋阴清热，再加西洋参、山药健脾养胃，以助津液布化。药证合拍，效如桴鼓。

【原文】五十七、燥气化火，清窍不利者，翘荷汤主之。

清窍不利，如耳鸣目赤，龈胀咽痛之类。翘荷汤者，亦清上焦气分之燥热也。

翘荷汤 辛凉法

薄荷一钱五分　　连翘一钱五分　　生甘草一钱　　黑栀皮一钱五分　　桔梗二钱　　绿豆皮二钱

水二杯，煮取一杯，顿服之。日服二剂，甚者日三。

［加减法］耳鸣者，加羚羊角、苦丁茶；目赤者，加鲜菊叶、苦丁茶、夏枯草；咽痛者，加牛蒡子、黄芩。

【提要】本条论述燥气化火致清窍不利的证治。

【精解】所谓燥气化火，是指上焦燥热盛而化火，上炎头面诸窍，可引起耳鸣、目赤、龈胀、咽痛等症状。原文中所说的"清窍"与通常所说的心包有所不同，主要指头面诸窍。

【医案举隅】

翘荷汤具有清宣燥热的作用，临床可用于治疗外感发热、咳嗽、复发性口疮、疱疹性咽颊炎、急性咽炎、急性扁桃体炎、耳鸣耳聋、角膜炎、手足口病、痤疮等疾病。

一、秋燥

某，燥火上郁，龈胀咽痛，当辛凉清上。

薄荷梗，连翘壳，生甘草，黑栀皮，桔梗，绿豆皮。

清·叶天士. 临证指南医案·燥［M］. 上海：上海科学技术出版社，1959：363.

按语：本案治疗皆取清凉宣上之品，临床尚可酌情加入泻降之味，以利燥邪祛除，如苦丁茶、夏枯草等。

二、病毒性角膜炎

患者，女，36岁。

［病史］尺脉大寸数，阴虚有热，苔白舌红。流涕泪连，右胞浮肿，睛红，翳似磨砂玻璃，外溃内混，裂隙灯查前房混浊、角膜沉积物（KP）多，视物不清，视力0.08，角膜知觉减退，痛在头脑。

［方药］薄荷6克，连翘15克，生甘草6克，桔梗6克，黑栀皮6克，绿豆衣6克，鲜生地黄30克，鲜芦根30克。

复诊加减味：明党参、柞木、皂角刺、土贝、绵芪、蜜根、当归、陈皮。

治疗110天基本痊愈，视力1.2。随访15年。

柏超然. 中医药治疗单疱病毒角膜炎1158例的临床观察［J］. 上海中医药杂志，1983，（7）：21-22.

按语：病发于深秋燥邪当令之时，燥热灼伤清窍，阴虚血瘀，肝窍不利，目翳之症乃作。治疗选用翘荷汤清宣燥热，加鲜生地、鲜芦根养阴清热生津，后又加入益气养血之品，并配合清热化瘀、消肿利窍等药物，终获翳退复明之效。

三、肺气肿、支气管扩张

患者，女，57 岁。1992 年 4 月 9 日初诊。

[病史]患者素有咳嗽、气喘、咯血病史达 7 年余，每逢节气交换时病情加重。尤以冬春最为显著，咯血多在 2~4 个月一次，夜间汗出如洗、颧红、体瘦，到市医院检查，诊为"肺气肿""气管炎""支气管扩张"。经过抗菌消炎、止血及中药治疗，疗效均满意，只是时常复发，今晨咯吐鲜血一口，即痰中夹血，故来我院求中医诊治。除上症外，舌质红、苔薄黄，脉左关弦、两寸浮、关部稍沉。

[诊断]肝火犯肺，相火灼伤血络。

[方药]薄荷 10 克，连翘 10 克，栀子 15 克，绿豆衣 12.5 克，桔梗 15 克，甘草 15 克，白茅根 30 克，瓜蒌 15 克，前胡 15 克，牡丹皮 12.5 克，白及 20 克，葶苈子 20 克。5 剂，水煎服。

二诊（1992 年 4 月 14 日）：自述药进 2 剂后再未见咯血，咳嗽有好转，已不觉气短，夜间已不出汗，面转常色。舌质红，苔白分布均，脉浮有力，左稍弦。上方去白茅根、白及、葶苈子，续服 4 剂。

回访：自服中药以后，（气管炎）发病次数减少，未再出现咯血现象。

曹蔓年，陈青山. 翘荷汤应用举隅 [J] 内蒙古中医药，1998，（增刊）：43.

按语：患者咳喘、咯血反复发作多年，阴虚肺燥，血络受损则咳喘、咯血频发，且伴见盗汗、颧红、体瘦等虚热内扰之象，故以翘荷汤清宣上焦气分之燥热，再加入白茅根、瓜蒌、前胡、牡丹皮、白及、葶苈子凉血止血、清热化痰止咳，投剂中的，病情速减。

【原文】五十八、诸气膹郁，诸痿[1]喘呕之因于燥者，喻氏清燥救肺汤主之。

喻氏云：诸气膹郁之属于肺者，属于肺之燥也，而古今治气郁之方，用辛香行气，绝无一方治肺之燥者。诸痿喘呕之属于上者，亦属于肺之燥也，而古今治法以痿呕属阳明，以喘属肺，是则呕与痿属之中下，而惟喘属之上矣，所以千百方中亦无一方及于肺之燥也。即喘之属于肺者，非表即下，非行气即泻气，间有一二用润剂者，又不得其肯綮[2]。总之《内经》六气，脱误秋伤于燥一气，指长夏之湿为秋之燥。后人不敢更端其说，置此一气于不理，即或明知理燥，而用药夹杂，如弋获飞虫[3]，茫无定法示人也。今拟此方，命名清燥救肺汤，大约以胃气为主，胃土为肺金之母也。其天门冬虽能保肺，然味苦而气滞，恐反伤胃阻痰，故不用也，其知母能滋肾水清肺金，亦以苦而不用；至如苦寒降火正治之药，尤在所忌，盖肺金自至于燥，所存阴气不过一钱耳，倘更以苦寒下其气，伤其胃，其人尚有生理乎？诚仿此增损以救肺燥变生诸证，如沃焦救焚，不厌其频，庶克有济耳。

清燥救肺汤方 辛凉甘润法

石膏二钱五分　甘草一钱　霜桑叶三钱　人参七分　杏仁（泥）七分　胡麻仁（炒研）一钱　阿胶八分　麦冬（不去心）二钱　枇杷叶（去净毛，炙）六分

水一碗，煮六分，频频二三次温服。痰多加贝母、瓜蒌；血枯加生地黄；热甚加犀角、羚羊角，或加牛黄。

【注释】

[1] 痿：身体的某一部分失去功能，如肢体弛缓无力，甚至肌肉萎缩。

[2] 肯綮（qìng，庆）：原指筋骨结合之处，比喻最重要的关键所在。

[3] 弋（yì，亦）获飞虫：弋，带绳子的箭。原意指飞虫被箭射中，此处喻能获取目标的可能性极小。

【提要】本条论述燥热在肺致诸气膹郁的证治。

【精解】吴氏提出，热性病中燥热之邪可致肺气膹郁而引起痿、喘、呕诸证，治疗大法主在清润肺经燥热。所用之清燥救肺汤取自于喻嘉言，该方清而不燥、润而不腻、兼能宣肺，不仅可用于热性病肺胃有燥热者，对内伤杂病中各种肺胃燥热引起的痿、喘、呕等病证均可使用。吴氏还提出了一些加减之法，颇合临床应用。

【医案举隅】

现代研究显示，清燥救肺汤具有良好的抗生（病毒、细菌、支原体等）、抗炎作用，能够调节机体的免疫功能，调节血管神经功能。临床常用于治疗多种呼吸道疾病、免疫系统疾病、代谢性疾病及皮肤病，如咳嗽、各种肺炎、支气管扩张、胸膜炎、肺癌、鼻炎、干燥综合征、神经炎等。

一、咳嗽

陈，秋燥，痰嗽气促。

桑叶，玉竹，沙参，嘉定花粉，苡仁，甘草，蔗浆。

清·叶天士. 临证指南医案·咳嗽［M］. 上海：上海科学技术出版社，1959：76.

按语：本案咳嗽为燥热伤肺所致，以清润之法治之，甚合病机。后世医家均强调对燥咳病证不能滥用苦寒，叶霖在《评注温病条辨》中提出"当以辛凉甘润为方，则燥气自平"，此为燥热在肺的治疗原则。

二、大叶性肺炎

患者，男，45岁。

[病史]1954年春，咳嗽胸痛，作渴引饮，气促不能卧，卧则咳剧而喘，便结，经某医院诊断为"大叶性肺炎"，西药（抗生素等）治疗5天未效，转我科诊治。诊见发热（体温39℃），舌燥苔黄，脉滑数。

[诊断]风温犯肺。

[方药]投清燥救肺汤（方中以沙参代人参）。

咳减，原方去石膏加石斛。连服8剂，诸症悉除。再调养数天，病告痊愈。

玉振熹. 刘惠宁老中医临床治验选录[M]. 广西中医药，1982，（5）：6-8.

按语：本属风温犯肺，但病后5天风热化燥，燥热郁阻、肺失宣肃而咳喘不止。故以清燥救肺汤治之，但虑其急性起病，人参补气恐易恋邪助热，遂以沙参清养润肺代之，数剂而瘥。新病燥咳者，用该方以沙参易人参的方法，符合临床实际。原案未列药味剂量，应取自原方剂量。

三、干燥综合征

患者，女，69岁。2013年4月8日初诊。

[病史]主诉：咳嗽胸憋1年。现病史：近1年来出现咳嗽胸憋，多于晨起咳嗽重，有少量痰，质黏难咳，色黄，口干口渴，舌痛，眼干，鼻干，头晕，心烦，二便可。2013年1月21日CT示双肺间质性肺炎伴纤维化、胸膜牵拉、右肺上叶右肺下叶小结节；肺功能检查示小气道功能障碍，弥散量减少；肿瘤标志物化验未见异常。舌干红暗少苔，脉细滑，尺脉弱。既往史：10年前诊为肺纤维化；4年前诊为干燥综合征。

[治法]益气阴，清虚热，化痰瘀，通肺络。

[方药]清燥救肺汤加减：桑叶12克，生石膏20克，太子参15克，枇杷叶15克，阿胶10克，杏仁10克，桃仁10克，生地10克，南沙参12克，菊花10克，枸杞子10克，百合12克，川贝母10克，葛根10克。免煎颗粒，14剂。开水冲服，每日1剂。

二诊（2013年5月15日）：服药后咳嗽减轻，胸中较前畅快，晨起仍有少量干黄痰，头晕轻，舌干痛减轻，舌暗红少苔。上方南沙参加为15克，百合加为15克，加钩藤12克，继服14剂。

三诊（2013 年 5 月 29 日）：病情平稳，诸症减轻，上方继服 14 剂。

四诊（2013 年 7 月 1 日）：患者诉精神较前佳，咳嗽胸憋闷明显减轻，口舌干也较前轻，咳痰减少，头晕已去，舌苔已生，纳便正常。上方去钩藤继服，2 日 1 剂维持治疗，巩固疗效。

秦丽玲. 武维屏应用清燥救肺汤治疗肺系疾病经验［J］. 中医药通报，2014，13（6）：23-24.

按语：本案为肺肾两虚、肺燥阴伤之证，且久病入络，痰瘀互结。以清燥救肺汤加减治疗 1 月余病情平稳、诸症减轻，可谓切中肯綮。其组方用药清润相配，养通结合，对临床久病迁延之复杂证候的治疗甚有启发。

四、痿躄

患者，女。

［病史］两足跗肿窜痛，小腿如裂，艰于步履月余。

［方药］清燥救肺汤加味：桑白皮、北沙参、火麻仁、麦冬、北杏仁、地骨皮、枇杷叶、阿胶（烊化）各 9 克，生石膏（先煎）15 克，炙甘草 3 克。

治疗 1 月后足跗疼痛、气冲咳逆、泛恶等症状俱见明显好转，且能撑棒行走。续治月余，诸羔基本稳定，两足趾变黑、足心发黄均消退，并能完全自由行走。

龚文德. 清燥救肺汤的临床应用举例［J］. 中医杂志，1985，（10）：48-49.

按语：肺燥津伤，五脏失润，经脉失养，痿证乃成。是方以清燥救肺汤加减，去人参之壅补，代之以沙参清润肺燥；以桑白皮易桑叶，再加地骨皮增强清热泻肺、降气止咳之功，治疗 2 月余患者恢复自由行走，甚效。

五、妊娠恶阻

患者，女，28 岁，已婚。1991 年 5 月 16 日初诊。

［病史］患者已孕 3 个月，曾于停经 50 天前后，阴道出血 2 次，经滋阴清热治疗后血止。但恶心、呕吐加重，服温胆汤和麦门冬汤加减 10 余剂，及补液、纠酸等治疗，未见减轻。诊时，口干喜冷饮，食入即吐，咳嗽少痰，齿龈时有少量出血，神倦乏力，大便干结，小便短黄。舌红，苔薄黄干，脉细滑数。查尿酮体（++）。

［诊断］冲气上逆，肺胃燥热，气津两伤之重度妊娠恶阻。

［治法］清燥益气，润肺养胃。

［方药］清燥救肺汤加味：沙参、玄参、石斛各 15 克，太子参、生石膏各 30 克，甘草、麦冬、阿胶、杏仁、枇杷叶、桑叶、黑芝麻、黄芩各 9 克。4 剂，每日 1 剂，频服。

二诊（1991年5月20日）：呕恶已止，咳嗽减轻，齿衄未作，纳增，便调，精神明显好转。仍口干，舌红、苔薄黄，脉细滑。守方5剂，服后查尿酮体转阴，未再呕恶。检查胎儿发育良好。

冯宗文. 刘云鹏用温病方法治疗妇科疾病的经验［J］. 新中医, 1994,（4）: 1.

按语：本案系妊娠早期见有阴虚内热之胎漏，后又因胃失和降呕吐日久，致使胃阴重伤而成恶阻重证，临床伴见显著阴虚燥热之象。故医者治以清燥养阴、和降胃气之法。药后肺胃气机得以清润肃降，呕恶之证则随之缓解。

补：秋燥胜气论

【原文】按：前所序之秋燥方论，乃燥之复气也，标气也。盖燥属金而克木，木之子，少阳相火也，火气来复，故现燥热干燥之证。又《灵枢》谓：丙丁为手之两阳合明，辰巳为足之两阳合明，阳明本燥，标阳也。前人谓燥气化火，经谓燥金之下，火气承之，皆谓是也。案古方书，无秋燥之病。近代以来，惟喻氏始补燥气论，其方用甘润微寒；叶氏亦有燥气化火之论，其方用辛凉甘润；乃《素问》所谓燥化于天，热反胜之，治以辛凉，佐以苦甘法也。瑭袭前人之旧，故但叙燥证复气如前。书已告成，窃思与《素问》燥淫所胜不合，故杂说篇中，特著燥论一条，详言正化、对化、胜气、复气以补之。其于燥病胜气之现于三焦者，究未出方论，乃不全之书，心终不安。嗣得沈目南先生《医征》温热病论，内有秋燥一篇，议论通达正大，兹采而录之于后，间有偏胜不圆之处，又详辨之，并特补燥证胜气治法如左。

再按：胜复之理，与正化对化，从本从标之道，近代以来，多不深求，词解之家，亦不甚考。如仲景《伤寒论》中之麻桂、姜附，治寒之胜气也，治寒之正化也，治寒之本病也。白虎、承气，治寒之复气也，治寒之对化也，治寒之标病也。余气俱可从此类推。（太阳本寒标热，对化为火，盖水胜必克火。故经载太阳司天，心病为多。末总结之曰：病本于心，心火受病必克金。白虎，所以救金也。金受病，则坚刚牢固，滞塞不通。复气为土，土性壅塞，反来克本身之真水。承气，所以泄金与土而救水也。再经谓：寒淫所胜，以咸写[1]之。从来词解家，不过随文释义，其所以用方之故，究未达出。本论不能遍注伤寒，偶举一端，以例其余。明者得此门径，熟玩《内经》，自可迎刃而解；能解伤寒，其于本论，自无难解者矣。由是推之，六气皆然耳）。

沈目南《燥病论》曰：《天元纪大论》云：天以六为节，地以五为制。盖六乃风寒暑湿燥火为节，五即木火土金水为制。然天气主外，而一气司六十日有奇；地运主内，而一运主七十二日有奇，故五运六气合行而终一岁，乃天然不易之道也。《内经》失去长夏伤于湿、秋伤于燥，所以燥证湮没，至今不明。先哲虽有言之，皆是内伤津血干枯之证，非谓外感清凉时气之燥。然燥气起于秋分以后，小雪以前，阳明燥金凉气司令。经云：阳明之胜，清发于中，左胠[2]胁痛，溏泄，内为嗌塞，外发癫疝[3]。大凉肃杀，华英改容，毛虫乃殃。胸中不便，嗌塞而咳。据此经文，燥令必有凉气感人，肝木受邪而为燥也。惟近代喻嘉言昂然表出，可为后世苍生之幸；奈以诸气膹郁，诸痿喘呕，咳不止而出白血[4]死，谓之燥病，此乃伤于内者而言，诚与外感燥证不相及也。更自制清燥救肺汤，皆以滋阴清凉之品，施于火热刑金，肺气受热者宜之。若治燥病，则以凉投凉，必反增病剧。殊不知燥病属凉，谓之次寒，病与感寒同类。经以寒淫所胜，治以甘热，此但燥淫所胜，平以苦温，乃外用苦温辛温解表，与冬月寒令而用麻桂姜附，其法不同，其和中攻里则一，故不立方。盖《内经》六气，但分阴阳主治，以风热火三气属阳同治，但药有辛凉苦寒咸寒之异，湿燥寒三气属阴同治，但药有苦热苦温甘热之不同。仲景所以立伤寒温病二论为大纲也。盖《性理大全》谓燥属次寒，奈后贤悉谓属热，大相径庭。如盛夏暑热熏蒸，则人身汗出溅溅，肌肉潮润而不燥也；冬月寒凝肃杀，而人身干槁燥冽。故深秋燥令气行，人体肺金应之，肌肤亦燥，乃火令无权，故燥属凉，前人谓热非矣。

按：先生此论，可谓独具只眼，不为流俗所汩没[5]者。其责喻氏补燥论用甘寒滋阴之品，殊失燥淫所胜，平以苦温之法，亦甚有理。但谓诸气膹郁，诸痿喘呕，咳不止出白血，尽属内伤，则于理欠圆。盖因内伤而致此证者固多，由外感余邪在络，转化转热而致此证者，亦复不少。瑭前于风温咳嗽条下，驳杏苏散，补桑菊饮，方论内极言咳久留邪致损之故，与此证同一理也。谓清燥救肺汤治燥之复气，断非治燥之胜气，喻氏自无从致辨；若谓竟与燥不相及，未免各就一边谈理。盖喻氏之清燥救肺汤，即《伤寒论》中后半截之复脉汤也。伤寒必兼母气之燥，故初用辛温甘热，继用辛凉苦寒，终用甘润，因其气化之所至而然也。至谓仲景立伤寒温病二大纲，如《素问》所云，寒暑六入，暑统风火，寒统燥湿，一切外感，皆包于内，其说尤不尽然，盖尊信仲景太过而失之矣。若然，则仲景之书，当名六气论，或外感论矣，何以独名伤寒论哉！盖仲景当日著书，原为伤寒而设，并未遍着外感，其论温、论暑、论湿，偶一及之也，即先生亦补《医征》温热病论，若系全书，何容又补哉！瑭非好辨，恐后学眉目不清，尊信前辈太过，反将一切外感总混入《伤寒论》中，此近代以来之大弊，祸未消灭，尚敢如此立论哉！

【注释】

［1］写：同"泻"。

［2］胠（qū，区）：指腋下到腰上这一部位。

［3］癩（tuí，颓）疝：疝气的一种，指寒湿引起的阴囊肿大，可伴有阴囊重坠胀痛。也有指妇女少腹肿或阴户突出的病证。

［4］白血：肺病较甚时所咯吐的白色黏稠痰沫，其发生与咳血机制相似，但无血，故称为白血。

［5］汩（gǔ，股）没：汩，水流的样子。汩没即埋没、淹没。

【提要】本条为秋燥总论，从胜气、复气论述燥气为病。

【精解】原文对燥邪的寒热属性进行了讨论，并引用了沈目南及《性理大全》认为燥属次寒，燥性属凉的观点。但吴氏强调指出，燥之复气表现为燥热，所以在三焦篇中所论述的秋燥都属于温燥，对温燥的治疗应按喻嘉言、叶天士所论，以凉润为大法。并又指出燥邪也有性属凉者，即凉燥，此为燥之胜气。所以，按吴氏之见，燥的属性有寒有热，此说较为合理全面。

【原文】一、秋燥之气，轻则为燥，重则为寒，化气为湿，复气为火。

揭燥气之大纲，兼叙其子母之气，胜复之气，而燥气自明。重则为寒者，寒水为燥金之子也；化气为湿者，土生金，湿土其母气也。《至真要大论》曰：阳明厥阴，不从标本，不从乎中也。又曰：从本者，化生于本，从标本者，有标本之化；从中者，以中气为化也。按：阳明之上，燥气治之，中见太阴。故本论初未著燥金本气方论，而于疟疝等证，附见于寒湿条下。叶氏医案谓伏暑内发，新凉外加，多见于伏暑类中。仲景《金匮》，多见于腹痛疟疝门中。

【提要】本条为燥病大纲。

【精解】吴氏提出，由于燥邪有轻、重、化气、复气的不同，所以燥之为病有燥、寒、湿、火之别。强调临床辨治燥病，应区别温燥和凉燥分而治之。

【原文】二、燥伤本脏，头微痛，恶寒，咳嗽稀痰，鼻塞，嗌塞，脉弦，无汗，杏苏散主之。

本脏者，肺胃也。经有嗌塞而咳之明文，故上焦之病自此始。燥伤皮毛，故头微痛恶寒也，微痛者，不似伤寒之痛甚也。阳明之脉，上行头角，故头亦痛也。咳嗽稀痰者，肺恶寒，古人谓燥为小寒也；肺为燥气所搏，不能通调水道，故寒饮停而咳也。鼻塞者，鼻为肺窍，嗌塞者，嗌为肺系也。脉弦者，寒兼饮也。无汗者，凉搏皮毛也。按：杏苏散，减小青龙一等。此条当与下焦篇所补之痰饮数条参看。再杏苏散乃时人统治四时伤风咳嗽通用之方，本论前于风温门中已驳之矣；若伤燥凉之咳，治以苦温，佐以甘辛，正为合拍。若受重寒夹饮之咳，则有青龙；若伤春风，与燥已化火无痰之证，则仍从桑菊饮、桑杏汤例。

杏苏散方

苏叶　半夏　茯苓　前胡　苦桔梗　枳壳　生姜　大枣（去核）　橘皮
杏仁　甘草

［加减法］无汗，脉弦甚或紧，加羌活，微透汗。汗后咳不止，去苏叶、羌活，加苏梗。兼泄泻腹满者，加苍术、厚朴。头痛兼眉棱骨痛者，加白芷。热甚加黄芩，泄泻腹满者不用。

［方论］此苦温甘辛法也。外感燥凉，故以苏叶、前胡辛温之轻者达表；无汗脉紧，故加羌活辛温之重者，微发其汗。甘、桔从上开，枳、杏、前、苓从下降，则嗌塞鼻塞宣通而咳可止。橘、半、茯苓，逐饮而补肺胃之阳。以白芷易原方之白术者，白术中焦脾药也。白芷肺胃本经之药也，且能温肌肉而达皮毛。姜、枣为调和营卫之用。若表凉退而里邪未除，咳不止者，则去走表之苏叶，加降里之苏梗。泄泻腹满，金气太实之里证也，故去黄芩之苦寒，加术、朴之苦辛温也。

【提要】本条论述凉燥初犯于表的证治。

【精解】原文所说的燥邪伤于本脏，指肺胃之病，但其临床证候表明，仍以上焦肺的病变为主，其燥邪亦当属凉燥。也有认为此属燥邪为病而兼有痰饮者，因感燥而多饮，多饮则水停不化，故易生痰饮。其说虽有一定道理，但也未必尽然，古人也有认为燥邪具有湿性之论者。但一般认为，其发生机制应重在燥邪阻滞于肺，导致肺气失宣不能布化津液，使津液聚而为痰饮，所以临床可见咯吐稀痰，这正是肺经痰饮不化的表现。

本证治以苦温甘辛法，可用杏苏散辛温疏散肌表凉燥之邪，方中又寓有二陈汤之意，用以祛除肺经之痰。但细究本方组成，虽是治燥之剂，却并未用润燥之品，况且该方对寒邪犯表引起的寒热、咳嗽、咯稀痰之证也可使用，可见古人对此类病证的治疗并不拘泥于必须针对其燥性。再从方后加减法来看，有泄泻、腹满者，可加用苍术、厚朴，此两药更属温燥之品，若确为燥甚伤津者，又岂能贸然而用？

【原文】三、伤燥，如伤寒太阳证，有汗，不咳，不呕，不痛者，桂枝汤小和之。

如伤寒太阳证者，指头痛、身痛、恶风寒而言也。有汗不得再发其汗，亦如伤寒例，但燥较寒为轻，故少与桂枝小和之也。

桂枝汤方 见前

【提要】本条论述凉燥病如寒在太阳而汗出者的证治。

【精解】文中指出，凉燥引起的寒热、有汗而形似伤寒中风证者，可用桂枝汤治疗。这也再次证明，对凉燥的治疗可以参考伤寒之法。因其有汗，所以不可用辛温发汗之剂，而以桂枝汤调和营卫，此即所谓"小和之"。有观点认为燥邪致病必轻于寒邪，故用药不宜过猛，此说不足为据，临床应根据临床表现确定病情轻重。燥属秋季主令，凉燥者从寒冷程度来说也许较冬寒为轻，但发病后的病情轻重却未必较轻，所以治疗用药不可限定于解表轻法。

【原文】四、燥金司令，头痛，身寒热，胸胁痛，甚则疝瘕痛者，桂枝柴胡各半汤加吴萸楝子茴香木香汤主之。

此金胜克木也。木病与金病并见，表里齐病，故以柴胡达少阳之气，即所以达肝木之气，合桂枝而外出太阳，加芳香定痛、苦温通降也。湿燥寒同为阴邪，故仍从足经例。

桂枝柴胡各半汤加吴萸楝子茴香木香汤方 治以苦温，佐以甘辛法

桂枝　吴茱萸　黄芩　柴胡　人参　广木香　生姜　白芍　大枣（去核）川楝子　小茴香　半夏　炙甘草

【提要】本条论述寒燥犯于肝胆的证治。

【精解】本条所论者为"金胜克木"，其病变包括肝胆在内。寒燥伤于少阳胆者，可见头痛、寒热往来、胸胁痛；犯于厥阴肝者，可见疝瘕痛。所以用桂枝柴胡各半汤加入吴萸、川楝子、茴香、木香等苦温祛寒燥、暖肝经之品。临床内科杂病有寒热并见，或寒热往来而兼有胸胁、少腹疼痛者，亦可按本法治疗，不必限于感受寒燥所致者。

【原文】五、燥淫传入中焦，脉短而涩，无表证，无下证，胸痛，腹胁胀痛，或呕，或泄，苦温甘辛以和之。

燥虽传入中焦，既无表里证，不得误汗、误下，但以苦温甘辛和之足矣。脉短而涩者，长为木，短为金，滑为润，涩为燥也。胸痛者，肝脉络胸也。腹痛者，金气克木，木病克土也。胁痛者，肝木之本位也。呕者，亦金克木病也。泄者，阳明之上，燥气治之，中见太阴也。或者，不定之辞。有痛而兼呕与泄者，有不呕而但泄者，有不泄而但呕者，有不兼呕与泄而但痛者。病情有定，病势无定，故但出法而不立方，学者随证化裁可也。药用苦温甘辛者，经谓燥淫所胜，治以苦温，佐以甘辛，以苦下之。盖苦温从火化以克金，甘辛从阳化以胜阴也。以苦下之者，金性坚刚，介然成块，病深坚结，非下不可。下文即言下之证。

霹雳散方

主治中燥吐泻腹痛，甚则四肢厥逆，转筋，腿痛，肢麻，起卧不安，烦躁不宁，甚则六脉全无，阴毒发斑，疝瘕等症，并一切凝寒固冷积聚。寒轻者，不可多服；寒重者，不可少服，以愈为度。非实在纯受湿燥寒三气阴邪者，不可服。

桂枝六两　公丁香四两　草果二两　川椒（炒）五两　小茴香（炒）四两　韭白四两　良姜三两　吴茱萸四两　五灵脂二两　降香五两　乌药三两　干姜三两　石菖蒲二两　防己三两　槟榔二两　荜澄茄五两　附子三两　细辛二两　青木香四两　薏仁五两　雄黄五钱

上药共为细末，开水和服。大人每服三钱，病重者五钱；小人减半。再病重者，连服数次，以痛止厥回，或泻止筋不转为度。

［方论］按：《内经》有五疫之称，五行偏胜之极，皆可致疫。虽疫气之至，多见火证，而燥金寒湿之疫，亦复时有。盖风火暑三者为阳邪，与秽浊异气相参，则为温疫；湿燥寒三者为阴邪，与秽浊异气相参，则为寒疫。现在见证，多有肢麻转筋，手足厥逆，吐泻腹痛，胁肋疼痛，甚至反恶热则大渴思凉者。《经》谓雾伤于上，湿伤于下。此证乃燥金寒湿之气（经谓阳明之上，中见太阴。又谓阳明从中治也），直犯筋经，由大络别络，内伤三阴脏真，所以转筋，入腹即死也。既吐且泻者，阴阳逆乱也。诸痛者，燥金湿土之气所搏也。其渴思凉饮者，少阴篇谓自利而渴者，属少阴虚，故饮水求救也。其头面赤者，阴邪上逼，阳不能降，所谓戴阳也。其周身恶热喜凉者，阴邪盘踞于内，阳气无附欲散也。阴病反见阳证，所谓水极似火，其受阴邪尤重也。诸阳证毕现，然必当脐痛甚拒按者，方为阳中见纯阴，乃为真阴之证，此处断不可误。故立方会萃温三阴经刚燥苦热之品，急温脏真，保住阳气。又重用芳香，急驱秽浊。一面由

脏真而别络大络，外出筋经经络以达皮毛；一面由脏络腑络以通六腑，外达九窍。俾秽浊阴邪，一齐立解。大抵皆扶阳抑阴，所谓离照当空，群阴退避也。再此证自唐宋以后，医者皆不识系燥气所干，凡见前证，俗名曰痧。近时竟有著痧证书者，捉风捕影，杂乱无章，害人不浅。即以痧论，未有不干天地之气，而漫然成痧者。究竟所感何气，不能确切指出，故立方毫无准的。其误皆在前人谓燥不为病，又有燥气化火之说。瑭亦为其说所误，故初刻书时，再三疑虑，辨难见于杂说篇中，而正文只有化气之火证，无胜气之寒证。其燥不为病之误，误在《阴阳应象大论》篇中，脱秋伤于燥一条；长夏伤于湿，又错秋伤于湿，以为竟无燥证矣。不知《天元纪》《气交变》《五运行》《五常政》《六微旨》诸篇，平列六气，燥气之为病，与诸气同，何尝燥不为病哉！《经》云：风为百病之长。按：风属木，主仁。《大易》曰：元者善之长也，得生生之机，开生化之源，尚且为病多端，况金为杀疠之气。欧阳氏曰：商者伤也，主义主收，主刑主杀。其伤人也，最速而暴，竟有不终日而死者。瑭目击神伤，故再三致意云。（注：此方原在本论第八条，今移在此）

【提要】本条论述燥入中焦的证治。

【精解】吴氏所说的燥入中焦主要指临床表现为脉短而涩，无表证，无下证，胸痛，腹胁胀痛，或呕或泄者。其病邪性质，虽原文称为"燥"，实际仍属寒邪之列，本条方论中称其为"燥金寒湿之气"引起的病证，明确指出了病邪的性质属寒，故治疗所用的霹雳散亦主以苦温，即《内经》所谓"燥淫所胜，治以苦温"。该法临床多用于寒湿犯于中焦引起的胸腹疼痛、呕吐、泄泻等病证。吴氏提出本证俗称为痧，而痧证也大多因寒湿秽浊之邪所致，所以本条所述燥邪的性质，应从寒湿秽浊理解。

【原文】六、阳明燥证，里实而坚，未从热化，下之以苦温；已从热化，下之以苦寒。

燥证阳明里实而坚满，经统言以苦下之，以苦泄之。今人用下法，多以苦寒。不知此证当别已化未化，用温下寒下两法，随证施治，方为的确。未从热化之脉，必仍短涩，涩即兼紧也；面必青黄。苦温下法，如《金匮》大黄附子细辛汤、新方天台乌药散[1]（见下焦篇寒湿门）加巴豆霜之类。已从热化之脉，必数而坚，面必赤，舌必黄，再以他证参之。苦寒下法，如三承气之类，而小承气无芒硝，轻用大黄或酒炒，重用枳、朴，则微兼温矣。

［附治验］丙辰年，瑭治一山阴幕友车姓，年五十五岁，须发已白大半。脐左坚大如盘，隐隐微痛，不大便数十日。先延外科治之，外科以大承气下之三四次，终不通。延余诊视，按之坚冷如石，面色青黄，脉短涩而迟。先尚能食，屡下之后，糜粥不进，不大便已四十九日。余曰：此瘕也，金气之所结也。以肝本抑郁，又感秋金燥气，小邪中里，久而结成，愈久愈坚，非下不可，然寒下非其治也。以天台乌药散二钱，加巴豆霜一分，姜汤和服。设三伏以待之，如不通，第二次加巴豆霜分半；再不通，第三次加巴豆霜二分。服至三次后，始下黑亮球四十九枚，坚莫能破。继以苦温甘辛之法调理，渐次能食。又十五日不大便，余如前法下，至第二次而通，下黑亮球十五枚，虽亦坚结，然破之能碎，但燥极耳。外以香油熬川椒，熨其坚处，内服苦温芳香透络，月余化尽。于此证，方知燥金之气伤人如此，而温下寒下之法，断不容紊也。

乙丑年，治通延尉，久疝不愈。时年六十八岁。先是通延尉外任时，每发疝，医者必用人参，故留邪在络，久不得愈。至乙丑季夏，受凉复发，坚结肛门，坐卧不得，胀痛不可忍，汗如雨下，七日不大便。余曰：疝本寒邪，凡坚结牢固，皆属金象，况现在势甚危急，非温下不可。亦用天台乌药散一钱，巴豆霜分许，下至三次始通，通后痛渐定。调以倭硫黄丸，兼用《金匮》蜘蛛散[2]，渐次化净。以上治验二条，俱系下焦证，以出阳明坚结下法，连类而及。

【注释】

［1］天台乌药散：方出《医学发明》。由乌药、木香、茴香、青皮、良姜、槟榔、川楝子、巴豆等组成，治疗寒凝气滞所引起的疝气。

［2］蜘蛛散：方出《金匮要略》。由蜘蛛、桂枝组成。治疗狐疝，阴囊时偏大偏小，时上时下者。

【提要】本条论述燥入中焦导致腑实的证治。

【精解】腑实之证有属热结阳明者，有属里寒结实者，前者治以寒下，后者治以温下。温下一法可选用大黄附子细辛汤或天台乌药散加入巴豆霜，此证多见于内科杂病。

【原文】七、燥气延入下焦，搏于血分，而成瘕者，无论男妇，化瘕回生丹主之。

大邪中表之燥证，感而即发者，诚如目南先生所云，与伤寒同法，学者衡其轻重可耳。前所补数条，除减伤寒法等差二条，胸胁腹痛一条，与伤寒微有不同，余俱兼疝瘕者，以经有燥淫所胜，男子癫疝，女子少腹痛之明文。疝瘕已多见寒湿门中，疟证、泄泻、呕吐已多见于寒湿、湿温门中，此特补小邪中里，深入下焦血分，坚结不散之痼疾。若不知络病宜缓通治法，或妄用急攻，必犯瘕散为蛊之戒。此蛊乃血蛊也，在妇人更多，为极重难治之证，学者不可不豫防之也。化癥回生丹法，系燥淫于内，治以苦温，佐以甘辛，以苦下之也。方从《金匮》鳖甲煎丸与回生丹脱化而出。此方以参、桂、椒、姜通补阳气，白芍、熟地，守补阴液，益母膏通补阴气，而消水气，鳖甲胶通补肝气，而消癥瘕，余俱芳香入络而化浊。且以食血之虫，飞者走络中气分，走者走络中血分，可谓无微不入，无坚不破。又以醋熬大黄三次，约入病所，不伤他脏，久病坚结不散者，非此不可。或者病其药味太多，不知用药之道，少用独用，则力大而急；多用众用，则功分而缓。古人缓化之方皆然，所谓有制之师不畏多，无制之师少亦乱也。此方合醋与蜜共三十六味，得四九之数，金气生成之数也。

化癥回生丹方

人参六两　安南桂二两　两头尖二两　麝香二两　片子姜黄二两　公丁香三两　川椒炭二两　䗪虫二两　京三棱二两　蒲黄炭一两　藏红花二两　苏木三两　桃仁三两　苏子霜二两　五灵脂二两　降真香二两　干漆二两　当归尾四两　没药二两　白芍四两　杏仁三两　香附米二两　吴茱萸二两　元胡索二两　水蛭二两　阿魏二两　小茴香炭三两　川芎二两　乳香二两　良姜二两　艾炭二两　益母膏八两　熟地黄四两　鳖甲胶一斤　大黄八两（共为细末，以高米醋一斤半，熬浓，晒干为末，再加醋熬，如是三次，晒干，末之）

共为细末，以鳖甲、益母、大黄三胶和匀，再加炼蜜为丸，重一钱五分，蜡皮封护。同时温开水和，空心服，瘀甚之证，黄酒下。

——治癥结不散不痛。

——治癥发痛甚。

——治血痹。

——治妇女干血痨证之属实者。

——治疟母左胁痛而寒热者。

——治妇女经前作痛，古谓之痛经者。

——治妇女将欲行经而寒热者。

——治妇女将欲行经，误食生冷腹痛者。

——治妇女经闭。

——治妇女经来紫黑，甚至成块者。

——治腰痛之因于跌仆死血者。

——治产后瘀血，少腹痛，拒按者。

——治跌仆昏晕欲死者。

——治金疮棒疮之有瘀滞者。

【提要】本条论述燥人下焦与血分相结而形成癥瘕的证治。

【精解】癥瘕的形成，大多责之痰湿、气滞、瘀血相结，本条虽揭出因燥邪结于下焦所致，但从化癥回生丹用药可见，实际仍属瘀痰互结下焦之证，故治以祛瘀、化痰、散结、通络之法。该方主治范围甚广，内科杂病、妇科、外科、伤科等病证皆可使用，不必拘于燥邪入于下焦之说。

【原文】八、燥气久伏下焦，不与血搏，老年八脉空虚，不可与化癥回生丹，复亨丹主之。

金性沉着，久而不散，自非温通络脉不可。既不与血搏成坚硬之块，发时痛胀有形，痛止无形，自不得伤无过之营血，而用化癥矣。复亨大义，谓剥极而复，复则能亨[1]也。其方以温养、温燥兼用，盖温燥之方，可暂不可久，况久病虽曰阳虚，阴亦不能独足，至老年八脉空虚，更当豫护其阴。故以石硫黄补下焦真阳，而不伤阴之品为君，佐以鹿茸、枸杞、人参、茯苓、苁蓉补正，而但以归、茴、椒、桂、丁香、草薢，通冲任与肝肾之邪也。按："解产难"中，已有通补奇经丸方；此方可以不录。但彼方专以通补八脉[2]为主，此则温养、温燥合法，且与上条为对待之方，故并载之。按：《难经》：任之为病，男子为七疝，女子为瘕聚。七疝者，朱丹溪谓：寒疝、水疝、筋疝、血疝、气疝、狐疝、癫疝，为七疝。《袖珍》[3]谓：一厥、二盘、三寒、四癥、五附、六脉、七气，为七疝。瘕者，血病，即妇人之疝也。后世谓：蛇瘕、脂瘕、青瘕、黄瘕、燥瘕、狐瘕、血瘕、鳖瘕，为八瘕。盖任为天癸生气，故多有形之积。大抵有形之实证宜前方，无形之虚证宜此方也。

按：燥金遗病，如疟、痢之类，多见下焦篇寒湿、湿温门中。再载在方书，应收入燥门者尚多，以限于边幅，不及备录，已示门径，学者隅反可也。

复亨丹方苦温甘辛法

倭硫黄十分（按：倭硫黄者，石硫黄也，水土硫黄断不可用）　鹿茸（酒炙）八分　枸杞子六分　人参四分　云茯苓八分　淡苁蓉八分　安南桂四分　全当归（酒浸）六分　小茴香六分（酒浸，与当归同炒黑）　川椒炭三分　草薢六分　炙龟板四分益母膏和为丸，小梧桐子大。每服二钱。日再服。冬日渐加至三钱，开水下。

按：前人燥不为病之说，非将寒燥混入一门，即混入湿门矣。盖以燥为寒之始，与寒相似，故混入寒门。又以阳明之上，燥气治之，中见太阴；而阳明从中，以中气为化，故又易混入湿门也。但学医之士，必须眉目清楚，复《内经》之旧，而后中有定见，方不越乎规矩也。

霹雳散方（见本论第五条下）

【注释】

［1］剥极而复，复则能亨：源于《周易》中的卦义，剥是剥落，复为来复，亨为顺利。剥极而复，喻盛衰消长之意，复则能亨，为来复之后即可顺利之意。

［2］八脉：指人体的奇经八脉，即任脉、督脉、冲脉、带脉、阴跷脉、阳跷脉、阴维脉、阳维脉。

［3］《袖珍》：即《袖珍方》，为明代的一部方书，共四卷。

【提要】本条论述燥入下焦未与血搏而体虚者的证治。

【精解】燥邪久留下焦而属虚者，如本条吴氏所言，老年而八脉空虚。从复亨丹用药分析，其证当以真阳虚衰而下焦虚寒表现为主。

中焦所属脏腑主要包括脾、胃、肠，本篇主要讨论各种温病病位在中焦的病证和治疗。中焦病变一般见于温病邪正交争剧烈的极期阶段，可由上焦病证发展而来，也可因邪伏中焦而初发即见。中焦病证以气分证为主，可分为温热和湿热两大类，各有不同的病理变化和传变。温热性质的病证以邪在阳明为代表，其中有邪热亢盛于阳明胃者，也有热结肠腑者。湿热性质的病证以湿困太阴脾为代表，其中又有湿热偏重之分。对中焦病证的治疗，吴氏提出"治中焦如衡，非平不安"的原则，强调以祛邪为主。对清热、攻下、化湿等治法的运用有诸多灵活变化，充分体现了祛邪安正、固护阴液的治疗思想，对临床颇有参考价值。此外，本篇还兼论寒湿和疟痢痹疸等病证，既可使外感病的证治内容更加完整，又可与湿温等病的证治作对照，以便能更好地掌握温病中焦病证的辨证和治疗。

第一章　风温　温热　温疫　温毒　冬温

【原文】一、面目俱赤，语声重浊，呼吸俱粗，大便闭，小便涩，舌苔老黄，甚则黑有芒刺，但恶热，不恶寒，日晡[1]益甚者，传至中焦，阳明温病也。脉浮洪躁甚者，白虎汤主之；脉沉数有力，甚则脉体反小而实者，大承气汤主之。暑温、湿温、温疟，不在此例。

阳明之脉荣于面，《伤寒论》谓阳明病面缘缘正赤[2]，火盛必克金，故目白睛亦赤也。语声重浊，金受火刑而音不清也。呼吸俱粗，谓鼻息来去俱粗，其粗也平等，方是实证；若来粗去不粗，去粗来不粗，或竟不粗，则非阳明实证，当细辨之，粗则喘之渐也。大便闭，阳明实也。小便涩，火腑不通，而阴气不化也。口燥渴，火烁津也。舌苔老黄，肺受胃浊，气不化津也。（按：《灵枢》论诸脏温病，独肺温病有舌苔之明文，余则无有。可见舌苔乃胃中浊气，熏蒸肺脏，肺气不化而然。）甚则黑者，黑，水色也，火极而似水也，又水胜火，大凡五行之极盛，必兼胜己之形。芒刺，苔久不化，热极而起坚硬之刺也；倘刺软者，非实证也。不恶寒，但恶热者，传至中焦，已无肺证，阳明者，两阳合明也，温邪之热，与阳明之热相搏，故但恶热也。或用白虎，或用承气者，证同而脉异也。浮洪躁甚，邪气近表，脉浮者不可下，凡逐邪者，随其所在，就近而逐之，脉浮则出表为顺，故以白虎之金飚以退烦热。若沉小有力，病纯在里，则非下夺不可矣，故主以大承气。按：吴又可《温疫论》中云：舌苔边白但见中微黄者，即加大黄，甚不可从。虽云伤寒重在误下，温病重在误汗，即误下不似伤寒之逆之甚，究竟承气非可轻尝之品，故云舌苔老黄，甚则黑有芒刺，脉体沉实，的系燥结痞满，方可用之。

或问：子言温病以手经主治，力辟用足经药之非，今亦云阳明证者何？阳明特非足经乎？曰：阳明如市，胃为十二经之海，土者万物之所归也，诸病未有不过此者。前人云伤寒传足不传手，误也，一人不能分为两截。总之伤寒由毛窍而谿[3]，谿，肉之分理之小者；由谿而谷[4]，谷，肉之分理之大者；由谷而孙络[5]，孙络，络之至细者；由孙络而大络，由大络而经，此经即太阳经也。始太阳，终厥阴，伤寒以足经为主，未始不关手经也。温病由口鼻而入，鼻气通于肺，口气通于胃。肺病逆传则为心包，上焦病不治，则传中焦，胃与脾也，中焦病不治，即传下焦，肝与肾也。始上焦，终下焦，温病以手经为主，未始不关足经也。但初受之时，断不可以辛温发其阳耳。盖伤寒伤人身之阳，故喜辛温甘温苦热，以救其阳，温病伤人身之阴，故喜辛凉甘寒甘咸，以救其阴。彼此对勘，自可了然于心目中矣。

白虎汤方见上焦篇

大承气汤方

大黄六钱　芒硝三钱　厚朴三钱　枳实三钱

水八杯，先煮枳、朴，后纳大黄、芒硝，煮取三杯。先服一杯，约二时许，得利止后服，不知，再服一杯，再不知，再服。

［方论］此苦辛通降咸以入阴法。承气者，承胃气也。盖胃之为腑，体阳而用阴，若在无病时，本系自然下降，今为邪气蟠踞于中，阻其下降之气，胃虽自欲下降而不能，非药力助之不可，故承气汤通胃结，救胃阴，仍系承胃腑本来下降之气，非有一毫私智穿凿于其间也，故汤名承气。学者若真能透彻此义，则施用承气，自无弊窦[6]。大黄荡涤热结，芒硝入阴软坚，枳实开幽门之不通，厚朴泻中宫之实满（厚朴分量不似《伤寒论》中重用者，治温与治寒不同，畏其燥也）。曰大承气者，合四药而观之，可谓无坚不破，无微不入，故曰大也。非真正实热蔽痼[7]，气血俱结者，不可用也。若去入阴之芒硝，则云小矣；去枳、朴之攻气结，加甘草以和中，则云调胃矣。

【注释】

［1］日晡：指申时，即下午 3~5 点。

［2］缘缘正赤：整个部位俱为红色。

［3］豀：指机体肌肉之间的细小缝隙。

［4］谷：指机体肌肉之间的较大缝隙。

［5］孙络：人体络脉中最细的部分。

［6］弊窦：指不良后果。

［7］蔽痼：指内伏郁结。

【提要】本条论述阳明经、腑证的证治，也可作为阳明温病的证治大纲。

【精解】

1. 阳明温病的形成：温邪自口鼻而入，首先侵犯上焦手太阴肺，如肺经病邪能够及时清除外解，则病变可终止发展而获得早期治愈。若肺经病邪未能外解，则邪必入里传变导致病变发展。一般有两种发展趋向：一为肺经之邪直接内陷手厥阴心包，即所谓"肺病逆传，则为心包"；一为肺经之邪由上焦传至中焦阳明，即所谓"上焦病不治，则传中焦"。所以，温病中焦阳明病证的形成，多由上焦肺经之邪传变而来，其病位主要在胃和肠。

2. 阳明温病的表现：由于邪传阳明邪正交争剧烈，所以临床呈现一派里热亢盛的征象。主要表现是：面部和眼白发红，说话声音重浊，呼吸气息粗大，大便闭结不通，小便短赤不畅，舌苔呈老黄色，甚至色黑而粗糙起刺，恶热而不恶寒，热势亢盛，午后至傍晚更盛。其中，又有经证与腑证之分。吴氏主要从脉象加以区别，提出脉浮洪而躁急者，是阳明胃热炽盛，病位接近于表的现象，为阳明经证；脉象沉小而有力，是病邪完全在里的表现，属于阳明腑实证。临床上，对此观点应辨证理解。实践表明，阳明经腑两证虽均属里、热、实证，但具体病机、证候则有所不同，脉象亦有差异。本条所述证候实际是指阳明腑证，该证为有形实邪结聚肠腑，临床除见有上述表现外，还当有腹部硬满疼痛等症。阳明经证乃无形邪热蒸腾内外，表里俱热，故临床以大热、大汗、大渴、脉象洪大为主要见证。其舌苔虽见黄燥，但未必"老黄，甚或黑有芒刺"；发热虽呈"但发热不恶寒"的壮热表现，但"日晡益甚"则不明显。至于"面目俱赤，语声重浊，呼吸俱粗"等症虽可见到，但并非主症。

3. 阳明经证与腑证治法的区别：吴氏强调"凡逐邪者，随其所在，就近而逐之"。按此原则，阳明经证属无形邪热内盛而病势向外，所以脉见浮洪躁，治疗当以"出表为顺"，故以辛寒之剂白虎汤清热透达于外；阳明腑证属有形热结于内，所以脉见沉数有力，甚则脉体反小而实，治疗"非下夺不可"，故以苦寒攻下之剂大承气汤祛除有形热结。此外将白虎汤的作用理解为向上、向外，因而称为辛凉重剂，但其与解表剂使在表之邪外解并非相同的概念。当然，仅把白虎汤的作用看成是"出表"也是不全面的，该方毕竟是清解在里热邪的方剂。其次，文中所强调的"承气非可轻尝之品，故云舌苔老黄，甚则黑有芒刺，脉体沉实，的系燥结痞满，方可用之。"亦须活看，临床上以承气攻下，不一定要燥结痞满俱备者才可用。医者在实际应用中不可拘泥于吴氏之说，以免贻误攻下的时机。

尚须指出，邪入阳明无论是经证、腑证，其病机总属燥热为患。若属暑湿、湿温、湿疟等病，湿热之邪传入中焦者，则又另当别论，不宜按上述原则投以清下之法。

【医案举隅】

一、温疫

癸丑年七月初九日，刘，六十岁，温病误表，津液消亡。本系酒客，热由小肠下注，尿血每至半盆，已三四日矣。又亡津液，面大赤，舌苔老黄而中黑，唇黑裂，大便七日不下，势如燎原，与急下以存津法。大承气，减枳朴分量，加丹皮、犀角。原方失。初十日，昨下后，舌上津液已回，溺血顿止。

清·吴鞠通. 吴鞠通医案·温疫［M］北京：人民卫生出版社，1960：18.

按语：温病误治辛温，致使热炽津伤、腑实内结，邪无去路，由气及血，络损而尿血。病情凶险，热势如燎原，非急下无以为治。以大承气苦寒攻下，合以丹皮、犀角凉血解毒，冀其泻下、清热以存阴津。虑其病久津液消亡，下之过猛恐加重正气损伤，故将枳、朴减量。投药1剂见效，次日舌上津回，溺血顿止，挽狂澜于既倒！

144

二、温病

患者，女。

[病史] 病起已六七日，壮热，头汗出，脉大，便闭七日未行，满头剧痛，不言语，眼胀，瞳神不能瞬，人过其前，亦不能辨，证颇危急。余曰：目中不了了，睛不和，燥热上冲，此《阳明篇》三急下之第一证也。不适治，则病不可为矣。

[方药] 大承气汤方：大黄12克，枳实9克，川朴3克，芒硝9克。嘱其家人速煎服之，竟1剂而愈。

盖阳明燥气上冲巅顶，故头汗出，满头剧痛，神识不清，目不辨人，其势危在顷刻。今1剂而下，亦如釜底抽薪，泄去胃热，胃热一平，则上冲燥气因下无所继，随之俱下，故头目清明，病遂霍然。若非有宿食积滞，腹胀而痛，壮热谵语，必经数剂方能奏效，此缓急之所由分。是故无形之气与有形之积，宜加辨别，方不至临诊茫然也。

曹颖甫. 经方实验录 [M]. 上海：上海科学技术出版社，1978：34

按语：阳明温病腑实证悉俱，热盛病重，证情危急。医者果断投用大承气汤攻下祛邪，一举中的，效如桴鼓。原案条分缕析，丝丝入扣，堪为临床思辨之佳案。

【原文】二、阳明温病，脉浮而促者，减味竹叶石膏汤主之。

脉促，谓数而时止，如趋者过急，忽一蹶然[1]，其势甚急，故以辛凉透表重剂，逐邪外出则愈。

减味竹叶石膏汤方 辛凉合甘寒法

竹叶五钱　石膏八钱　麦冬六钱　甘草三钱

水八杯，煮取三杯，一时服一杯，约三时令尽。

【注释】

[1] 蹶然：摔倒的样子。

【提要】本条论述阳明气分热盛脉浮而促者的证治。

【精解】

1. 证候特点：本证亦属阳明气分热盛，但脉浮促而不洪，且无大汗。脉促即数而时止，属邪热亢盛而耗伤心阴之象。所以，本证病机既有阳明热盛，又见心阴受损，临床表现除脉象特点外，应该还可见壮热、烦渴、苔黄少津等症。

2. 治疗方法：减味竹叶石膏汤与白虎汤治法基本相同，均属辛凉重剂，作用主在透邪泄热、兼以生津。因其阳明热盛、心阴受损，所以在用辛凉清透的同时，加用麦冬、竹叶以清心热、养心阴。在服药方法上，此处采用每2小时服1次、共服3次的方法，并要求在6小时内服完。此法可迅速发挥药物的作用，并能使药效持续，凡温病病情较急者皆可参照使用。

【医案举隅】

发热

患者，男，26岁。

［病史］患者患热病月余，住院治疗后好转出院。回家后，仍有低热自汗，渴，纳少，肢体倦怠，迁延半月不解。舌质红，苔薄黄，脉虚数。

［诊断］热病后期，中焦留有余热，有伤阴之势。

［治法］清解余热，兼顾阴液。

［方药］竹叶9克，石膏30克，麦冬9克，沙参9克，玉竹12克，扁豆9克，山药12克，甘草9克，太子参12克。3剂。

二诊：服药后，发热自汗即解，余症未减。舌红少津，脉细数。原方去竹叶、石膏，加石斛9克。3剂。

三诊：口渴渐止，食纳增进，续与3剂。

方方. 李泽清治疗热病后遗诸症经验［J］. 湖北中医杂志，2012，34（11）：29–30.

按语： 本案为热病后遗低热日久不愈之证。患病虽久但邪热未尽，故见舌质红、苔薄黄；热势迁延，气阴两虚，则自汗、口渴、肢体倦怠，因而施以减味竹叶石膏汤清泄邪热，加沙参、玉竹滋养阴液，加太子参、扁豆、山药补气生津，调治数剂而愈。可见温病后期低热者未必皆为虚热而仅可用甘寒滋阴退热法，若为余热不清而发热者，竹叶、石膏等清透邪热之品亦可用之。

【原文】 三、阳明温病，诸证悉有而微，脉不浮者，小承气汤微和之。

以阳明温病发端者，指首条所列阳明证而言也，后凡言阳明温病者仿此。诸证悉有，以非下不可，微则未至十分亢害，但以小承气通和胃气则愈，无庸芒硝之软坚也。

【提要】 本条论述阳明腑实证轻者的证治。

【精解】 本条具备阳明温病的基本症状，必须用攻下法治疗，但由于症状轻微，邪势尚未达到亢盛的程度，所以只须用小承气汤通利肠腑、和调胃气即可，不必用芒硝软坚润燥，故其攻下之力较缓。

【原文】四、阳明温病，汗多谵语，舌苔老黄而干者，宜小承气汤。

汗多，津液散而大便结，苔见干黄，谵语因结粪而然，故宜承气。

【提要】本条论述阳明腑实见谵语苔黄者的证治。

【精解】吴氏认为，阳明腑实证出现谵语、苔黄者，治疗仍可用小承气汤。本条证候较上条为重，但尚未出现腹部痞满燥实坚的症状，所以仍用小承气汤小下之。但从临床实际来看，患者如果已经出现谵语，病情大多较重，即便仍属腑气不通、邪热扰心，虽未至热闭心包，但仅用小承气汤也恐难胜任，应酌情以攻下与其他治法结合方为妥当。

【原文】五、阳明温病，无汗，小便不利，谵语者，先与牛黄丸；不大便，再与调胃承气汤。

无汗而小便不利，则大便未定成硬，谵语之不因燥屎可知。不因燥屎而谵语者，犹系心包络证也，故先与牛黄丸，以开内窍，服牛黄丸，内窍开，大便当下，盖牛黄丸亦有下大便之功能。其仍然不下者，无汗则外不通；大小便俱闭则内不通，邪之深结于阴可知，故取芒硝之咸寒，大黄、甘草之甘苦寒，不取枳、朴之辛燥也。伤寒之谵语，舍燥屎无他证，一则寒邪不兼秽浊，二则由太阳而阳明；温病谵语，有因燥屎，有因邪陷心包，一则温多兼秽，二则自上焦心肺而来，学者常须察识，不可歧路亡羊[1]也。

【注释】

[1] 歧路亡羊：喻在情况复杂时失去方向而误入歧路。

【提要】本条论述阳明温病谵语的证治。

【精解】温病临床出现谵语有多种原因，本条分析了阳明温病谵语者如何选择攻下与开窍两大治法，提出鉴别依据是大便是否不通。因阳明腑实而谵语者，系肠腑燥热上乘心神所致，故谵语同时必有便结不通、腹满硬痛、苔黄焦燥等腑实见证；邪闭心包谵语者，则因热邪内陷包络、清窍堵闭而成，故谵语必伴神昏，且多灼热肢厥，舌质红绛而少苔，大便虽可秘结但无腹满硬痛等证。前者用调胃承气汤通下，后者以安宫牛黄丸清心开窍。当然，临床尚有窍闭与腑实并见之证，应施以牛黄承气汤。此外，临证时不可拘泥于文中所述治疗的先后顺序。

【医案举隅】

高热神昏痉厥

患者，女，2岁。1977年4月30日初诊。

［病史］患儿因高热伴抽搐入院。入院后经西药对症、支持、抗感染、抗惊厥和激素治疗 9 天未见明显好转，2 天前更出现昏迷。虽经多方治疗，至今未醒，乃请中医会诊。诊得患儿壮热神昏（体温 39.5℃），面色青紫，抽搐频繁而有力，肢端发凉，腹胀满而硬，大便已 7 日未行。舌质红，苔黄而干，脉沉数，纹紫赤。

［诊断］阳明腑实，热动肝风。

［治法］通里泄热，凉肝息风。

［方药］调胃承气汤加羚角、钩藤等。酒军 6 克，芒硝 6 克，甘草 3 克，羚羊角 3 克，钩藤 3 克，生石膏 30 克，知母 6 克，银花 6 克，菊花 6 克，川贝 6 克，僵蚕 6 克，全蝎 6 克。以上诸药按炮制规范煎水。2 日内分 10 次服完，每日服 5 次。

服此方 1 剂后，患儿便通症减。二诊时予原方去芒硝 1 剂。服后搐止、神清，热势大衰。继以养阴清热之法收功，共服中药 7 天而痊愈出院。

黄定香. 急症医案——痉厥案四则［J］. 成都中医学院学报，1983，（2）：19-21.

按语： 症危势急，据证诊为阳明腑实、热盛动风，果断投以调胃承气为主方攻下腑实，合以钩藤、羚羊角、僵蚕、全蝎清热息风，石膏、知母、银花、菊花等加强清宣透热。1 剂后腑实得下，邪热速减，再服则搐止、神清，危象立解。本案实属阳明温病经腑同治之验。

【原文】六、阳明温病，面目俱赤，肢厥，甚则通体皆厥，不瘛疭，但神昏，不大便，七八日以外，小便赤，脉沉伏，或并脉亦厥，胸腹满坚，甚则拒按，喜凉饮者，大承气汤主之。

此一条须细辨其的是火极似水，热极而厥之证，方可用之，全在目赤、小便赤、腹满坚、喜凉饮定之。

大承气汤 方法并见前

【提要】本条论述阳明腑实导致厥证的证治。

【精解】阳明腑实证，如阳气郁闭于里不能外达，则可引起四肢厥冷或全身厥冷，即所谓热厥。临床表现除了阳明邪热蒸腾及腑实见症外，还应有胃热乘心之象，如面目红赤，腹部满坚、甚则拒按，便秘，脉沉伏及神昏、肢厥等症状。因其病机为"热深厥深"，故应注意与阳气衰微引起的寒厥证作出鉴别。吴氏提出主以大承气汤攻下泄热，俾使热邪外泄，阳气得通，则肢厥可复。若神昏较甚者，也可与清热开窍剂并用。

【原文】七、阳明温病，纯利稀水无粪者，谓之热结旁流[1]，调胃承气汤主之。

热结旁流，非气之不通，不用枳、朴，独取芒硝入阴以解热结，反以甘草缓芒硝急趋之性，使之留中解结，不然，结不下而水独行，徒使药性伤人也。吴又可用大承气汤者非是。

【注释】

[1]热结旁流：为阳明腑实证的一种。其特点是肠内有燥屎内结，又见下利纯臭稀水。

【提要】本条论述阳明温病热结旁流的证治。

【精解】阳明腑实证临床亦有纯利稀水者，即所谓"热结旁流"。纯利稀水乃因燥热内结逼迫津液下流所致，故与肠热下利不同，肠中燥屎不得下行，则虽下利但无粪质。治疗应苦寒攻下，本条提出用调胃承气汤。前人对此证亦有用大承气汤者，吴氏认为其方过峻，用之不妥。此说似有片面之处，临床阳明温病腑实证者，无论大便秘结不通或纯利稀水，用大承气汤还是调胃承气汤，选择的关键在于患者腑实的程度和正气强弱的状况，不可盲目设立限制或禁忌。

【医案举隅】

急性肠道感染

患者，男，84岁。

[病史]因行"经后路腰4、5左侧椎板开窗，椎间盘髓核摘除术后，大便秘结6天"入院。症见：大便不通，口干，口苦，口臭，身热汗出，小便调，烦躁。舌绛红，苔黄腻略厚，脉滑数。中医诊断为便秘（胃肠湿热型），选方六味地黄丸合二陈平胃散加减以健脾益肾，清热利湿通便。患者服上方2次后自觉有便意，肛门稀水淋漓不尽，不能自制，色青无粪渣，小腹坠胀，小便不通8小时有余，伴低热（波动在37.4~37.7℃之间），偶有呃逆，情绪烦躁，苦不堪言。查体：皮肤弹性差，口唇干燥，腹胀，无压痛，无腹肌紧张，肠鸣音活跃。辅助检查：血常规示中性粒细胞0.885，白细胞计数17.92×10⁹/L；C反应蛋白：81mg/L；电解质示钠131.3mmol/L，钾3.24mmol/L，氯96.5mmol/L。虑其小腹膨胀难忍，属急症，急则治其标，遂行导尿，导出尿液约800ml，尿后觉舒，但粪水未止。请消化科西医专家会诊，诊断为急性肠道感染、电解质紊乱，予补液、补充电解质、抗感染等对症治疗，白细胞略有下降，其余诸症未减。数小时后患者诉腹胀难忍，心情烦躁，辗转不宁。查体：体温37℃，腹部胀满伴压痛，轻微肌紧张，未扪及包块，肠鸣音活跃。复查血常规示：白

细胞计数 13.03 × 10⁹/L，中性粒细胞 0.81。全血 C 反应蛋白 118mg/L。考虑到前期治疗均无效，且结合当前症状分析，此时方悟，疑此乃祖国医学之"热结旁流"证，为进一步确诊，行直肠指检，掏出数块硬结粪块，其气臭，患者立言腹胀痛稍减。

［诊断］热结旁流证。

［治法］《伤寒论》记载之承气之法。

［方药］虑患者老年男性，术后，而大、小承气汤其行气开破之力太过，遂投调胃承气汤以减轻其峻下之力。大黄 20 克，芒硝 20 克，甘草 10 克。急煎予患者少量频服。

数小时内排出大量粪便，质干硬，味臭，粪水得止，患者自觉腹胀大减，安眠至晨。后继以养阴和胃之剂调理善后，舌苔退净，余症皆除，复查血常规及电解质未见异常，随访至今未复发。

李秘，吴节. 吴节治疗非典型性热结旁流验案举隅［J］. 四川中医，2017，35（2）：123–124.

按语：本案初始大便不通，并有明显里热之征，治以补益利湿通便后下利稀水，淋漓不净，且腹胀痛难忍，病情急重。医者从"热结旁流"治之，用调胃承气汤攻下腑实，药后便通气行，诸症立减，神清安卧，急症遂解。虽非典型阳明温病热结旁流，但病机相似，故施以攻下后效果立见。

【原文】八、阳明温病，实热壅塞为哕者下之。连声哕者，中焦；声断续，时微时甚者，属下焦。

《金匮》谓：哕而腹满，视其前后，知何部不利，利之即愈。阳明实热之哕，下之里气得通则止，但其兼证之轻重，难以预料，故但云下之而不定方，以俟临证者自为采取耳。再按：中焦实证之哕，哕必连声紧促者，胃气大实，逼迫肺气不得下降，两相攻击而然。若或断或续，乃下焦冲虚之哕，其哕之来路也远，故其声断续也，治属下焦。

【提要】本条论述阳明温病哕证的证治。

【精解】哕证是胃气上逆的表现，邪在上焦、中焦、下焦均可见哕证，其病机有虚实之分。上焦篇已对上焦气机郁闭引起的哕证作了讨论，本条则属阳明实热壅塞引起的哕证，可用承气法攻下。

文中论及的中焦病哕证与下焦病哕证的鉴别要点，临床有一定参考价值。中焦阳明温病之哕，多属实热为患，因实邪内结腑气不通，胃气失于和降，以致上逆为哕，常见哕声连续不断，紧促频繁，故治以攻下之法通腑泄热，腑气得通，胃气和降，则呃逆自可消失；下焦肾气不足之哕，因冲脉空虚，虚气上逆所致，常见呃逆时断时续，时微时甚，故应治以补益下焦，因其证属虚，自不可妄投攻下。两者之辨，除呃逆的表现外，还应结合患者全身情况综合分析。

【医案举隅】

败血症呃逆

患者，男，62 岁。

［病史］败血症休克收住院。经用西药抢救，病虽脱险，但仍有微热，体温 37℃，精疲力倦，呃逆频繁，心烦不安。用丁香柿蒂散加味：丁香 3 克，柿蒂 6 克，西洋参（另煎和服）10 克，陈皮 6 克，半夏 6 克，生姜 3 片。服药 2 剂，呃逆未止，发热增高，体温 39℃，口渴不饮，烦躁多汗，神志模糊不清，有时谵语，腹满拒按，大便 3 日未行，小便黄而赤。脉滑数，舌质红绛，苔焦黄而燥。

［诊断］热结阳明，胃热上冲所致。

［治法］清热通腑，如得大便通畅，则发热呃逆自解。

［方药］调胃承气汤加味：大黄（后下）10 克，芒硝（冲）12 克，甘草 4 克，竹茹 12 克，石膏 30 克，黄连 2 克，知母 10 克，芦根 40 克。

服药 1 剂，大便通畅，呃逆止，体温 38℃。

［诊断］阳明热结已解，余热未尽。

［治法］清热泻火，冀其热邪衰退。

［方药］原方去大黄、芒硝，加麦冬 20 克，银花 15 克，黄芩 15 克。

再进 2 剂，发热迭降，呃逆止。仍舌红绛苔少，口干舌燥。

［诊断］热邪虽解，但阴液未复。

［治法］清余热，复阴液。

［方药］加味增液汤：生地 20 克，元参 20 克，麦冬 20 克，石斛 14 克，玉竹 15 克，竹叶 10 克。

用药调治，病愈出院。

张谷才. 从临床来谈误治与治误 [J]. 辽宁中医杂志，1981，（8）：19-21.

按语：本案系热病后期之证，呃逆频繁，且伴疲乏、心烦等症，治以温补降气之丁香柿蒂散加味病势反增，其人高热不退，神昏谵语，腹满拒按，大便不通，后从热结阳明、胃热上冲思之，用调胃承气汤加味以阳明经腑同治，既用大黄、芒硝攻下热结，又用石膏、知母、黄连清热降火，竹茹、芦根清胃止呕，药后便通、热退、呃逆止。温病呃逆多因邪热郁于上焦，本案前期因误服辛温壅补之品而使病情突然加重，所以临床相似证候切不可盲目滥用丁香、柿蒂之类，以免助热生变。

【原文】九、阳明温病，下利谵语，阳明脉实，或滑疾者，小承气汤主之；脉不实者，牛黄丸主之，紫雪丹亦主之。

下利谵语，柯氏[1]谓肠虚胃实，故取大黄之濡胃，无庸芒硝之润肠。本论有脉实、脉滑疾、脉不实之辨，恐心包络之谵语而误以承气下之也，仍主芳香开窍法。

小承气汤方苦辛通法重剂

大黄五钱　厚朴二钱　枳实一钱

水八杯，煮取三杯，先服一杯，得宿粪，止后服，不知再服。

谓胃承气汤热淫于内，治以咸寒，佐以甘苦法

大黄三钱　芒硝五钱　生甘草二钱

牛黄丸方论并见上焦篇

紫雪丹方论并见上焦篇

【注释】

[1] 柯氏：即柯韵伯，著有《伤寒来苏集》。

【提要】本条论述阳明腑实见有下利谵语者的证治。

【精解】本条所见阳明温病下利者，是指阳明腑实证的热结旁流。因其出现谵语，故此时须与热闭心包相鉴别。临床应结合全身情况综合分析，以判断病机所在。若病情以阳明腑实为主，则治以承气汤攻下；以热闭心包为主，则治以清心开窍。吴氏仅提出从脉象实与不实作为鉴别点，未必符合临床实际。

【原文】十、温病三焦俱急，大热大渴，舌燥，脉不浮而躁甚，舌色金黄[1]，痰涎壅甚，不可单行承气者，承气合小陷胸汤主之。

三焦俱急，谓上焦未清，已入中焦阳明，大热大渴，脉躁苔焦，阳土[2]燥烈，煎熬肾水，不下则阴液立见消亡，下则引上焦余邪陷入，恐成结胸之证，故以小陷胸合承气汤，涤三焦之邪，一齐俱出，此因病急，故方亦急也，然非审定是证，不可用是方也。

承气合小陷胸汤方苦辛寒法

生大黄五钱　厚朴二钱　枳实二钱　半夏三钱　瓜蒌三钱　黄连二钱

水八杯，煮取三杯，先服一杯，不下，再服一杯，得快利，止后服，不便再服。

【注释】

［1］舌色金黄：指舌苔黄色鲜明。

［2］阳土：指足阳明胃。

【提要】本条论述温病三焦俱急的证治。

【精解】

1. "三焦俱急"的证候：痰热结于上焦胸脘、燥实结于中焦肠腑、热邪劫灼下焦肾水，即所谓"三焦俱急"。临床除见大热、大渴、舌燥等阳热内盛、劫灼津液的表现外，必有脘腹痞满硬痛、大便秘结等实邪内结的症状。邪已离表，里热已甚，则脉象不浮而躁甚；痰热结聚，故舌苔黄腻或黄滑，并兼有痰涩壅甚之象。

2. "三焦俱急"的治疗：本病病机涉及三焦，但病位主要在中焦肠胃，所以治疗以攻逐中焦之邪为重点，所用之承气合小陷胸汤即针对阳明腑实和胸中痰涩而设，攻下腑实、荡涤邪热，则诸症可解。

【原文】十一、阳明温病，无上焦证，数日不大便，当下之，若其人阴素虚，不可行承气者，增液汤主之。服增液汤已，周十二时观之，若大便不下者，合调胃承气汤微和之。

此方所以代吴又可承气养荣汤法也。妙在寓泻于补，以补药之体，作泻药之用，既可攻实，又可防虚。余治体虚之温病，与前医误伤津液、不大便、半虚半实之证，专以此法救之，无不应手而效。

增液汤方咸寒苦甘法

元参一两　麦冬（连心）八钱　细生地八钱

水八杯，煮取三杯，口干则与饮，令尽，不便，再作服。

［方论］温病之不大便，不出热结液干二者之外。其偏于阳邪炽甚，热结之实证，则从承气法矣；其偏于阴亏液涸之半虚半实证，则不可混施承气，故以此法代之。独取元参为君者，元参味苦咸微寒，壮水制火，通二便，启肾水上潮于天，其能治液干，固不待言，本经[1]称其主治腹中寒热积聚，其并能解热结可知。麦冬主治心腹结气，伤中伤饱，胃络脉绝，羸瘦短气，亦系能补能润能通之品，故以为之佐。生地亦主寒热积聚，逐血痹，用细者，取其补而不腻，兼能走络也。三者合用，作增水行舟[2]之计，故汤名增液，但非重用不为功。

本论于阳明下证，峙立三法：热结液干之大实证，则用大承气；偏于热结而液不干者，旁流是也，则用调胃承气；偏于液干多而热结少者，则用增液，所以迴护其虚，务存津液之心法也。

按：吴又可纯恃承气以为攻病之具，用之得当则效，用之不当，其弊有三：一则邪在心包、阳明两处，不先开心包，徒攻阳明，下后仍然昏惑谵语，亦将如之何哉？吾知其必不救矣。二则体亏液涸之人，下后作战汗，或随战汗而脱，或不蒸汗徒战而脱。三者下后虽能战汗，以阴气大伤，转成上嗽下泄，夜热早凉之怯证，补阳不可，救阴不可，有延至数月而死者，有延至岁余而死者，其死均也。在又可当日，温疫盛行之际，非寻常温病可比，又初创温病治法，自有矫枉过正不暇详审之处，断不可概施于今日也。本论分别可与不可与、可补不可补之处，以俟明眼裁定，而又为此按语于后，奉商天下之欲救是证者。至若张氏[3]、喻氏[4]，有以甘温辛热立法者，湿温有可用之处，然须兼以苦泄淡渗，盖治外邪，宜通不宜守也，若风温、温热、温疫、温毒，断不可从。

【注释】

[1] 本经：指《神农本草经》。

[2] 增水行舟：用水涨则船行通畅的现象，来比喻通过滋阴润肠以达到通下目的的治法。

[3] 张氏：指张景岳。

[4] 喻氏：指喻嘉言。

【提要】本条论述液干便秘的治法。

【精解】

1. 阳明温病大便不通的病机及治法：吴氏指出，温病出现不大便的症状，其原因主要有实热内结和阴液干涸两类。凡侧重于阳热炽盛、实热内结之实证，应使用承气汤为主治疗；凡侧重于阴液耗损之虚实夹杂证，则不可随便使用承气汤，应通过增加肠道津液，达到通润大便的目的。因此，阳明温病下证有三大治法，即热结肠腑、阴液耗损之大实证，用大承气汤治疗；偏重于热结肠腑而阴液损伤不明显，表现为热结旁流者，用调胃承气汤治疗；偏重于阴液亏耗而热结不甚者，用增液汤治疗。

2. 液干便秘的治法：所谓"液干便秘"，是指邪热消耗阴液致肠道干涩而大便不通，吴氏提出用增液汤治疗。增液汤是养阴之方，以元参、麦冬、生地组成，其特点是寓泻法于补法之中，以滋补之品达到祛邪的目的，既能攻逐实邪，又能预防阴液耗损，所谓寓泻于补，"增水以行舟"。

3. 润下不通的治疗：用增液汤后"周十二时"仍然未大便者，当用调胃承气汤。润之而不通者，应考虑证属液亏与热结并存，故应润、下并用。此处可与本书中焦篇第 17 条："津液不足，无水舟停者间服增液，再不下者，增液承气汤主之"互参。当然，临床是否应当先用增液汤后用增液承气汤，要根据患者的病情而定。如邪热已解，因肠液不足而便秘者，当用增液汤润肠通便；若阳明腑实见证仍在，兼有津液干涸而大便不通者，则以增液承气汤为宜。

【医案举隅】

增液汤是临床常用的养阴生津方，现代研究显示，该方具有解热、抗炎、增加唾液分泌、促进肠蠕动、改善微循环障碍、降低耗氧量、调节免疫平衡等作用，可用于治疗各种热性病阴伤证，以及杂病或肿瘤放化疗后的阴虚证。

一、便秘

患者，女，82 岁。于 1992 年 4 月 3 日诊。

［病史］便秘 4 年余，大便 5~6 天一行，排便困难，便时长达 1 小时，大便干结如羊粪，量少，并伴肛门疼痛，有时带少量鲜血。有时伴腹胀纳差，头痛头昏，入睡困难，或手足心发热，口干，夜间起床饮水。舌质淡红，苔薄黄，脉细数。

［方药］麦冬、生地各 20 克，玄参 16 克，生首乌 15 克，射干 9 克。每日 1 剂，加水 500ml，煎至 240ml，分早、中、晚 3 次服完，饭后服用。

7 天后，其女儿来诉，患者便秘、手足心发热好转。仍以上方加天冬 25 克，白芍 15 克。

连服 7 天后，大便 1~2 日一行，饮食睡眠改善，足心发热等症消失。随访 14 个月，一直尚好。

吕金仙. 增液汤加味治疗便秘 88 例［J］. 湖北中医杂志，1994，（3）：25.

按语： 高年之人，津枯肠燥便秘，虽非患于温病之后，但亦属"无水舟停"之列，故治以滋阴通便之法，主以增液汤加味。投剂半月，津复肠润而便通，经年宿疾应手得解。

二、温病伤阴

患者，男，12 岁。

［病史］患温热病，日久失治，温热之邪下伤肝肾之阴。症见：午后潮热如焚，睡则呓语呢喃，面色枯白，身体羸瘦，饮食不进，哭而无泪。病已至此，其父母认为无望，束手待毙。其亲戚有周君者，与先生为友，为请诊治。切其脉来细数而任按，舌红形如石榴花。视其两目之神不败，口虽干而齿不枯。童子元阴未离，病虽危而犹可活。

［方药］生地 30 克，玄参 18 克，麦冬 18 克，生甘草 6 克，丹皮 6 克，广犀角 6 克，竹叶 6 克。嘱药煎 2 次，分 4 次服之，每 4 小时服 1 次。

服 1 剂后，竟酣然熟睡而呓语停止，午后潮热有所减轻。又服 2 剂，则鼻有涕，眼有泪，此乃津液复生，阳热之邪渐退之兆。于上方中再加玉竹 14 克，龟甲 24 克，阿胶（烊化）10 克。又服 3 剂，大见好转，身热已退，欲食米粥，大便由秘变易。

治疗仍主甘寒滋阴增液之法而坚持不懈，计用生地至 6 斤，玄参、麦冬至 4 斤以上，治疗约有 1 个月，其病方愈。周身皮屑脱落盈掬，顶发已秃，家人扶之下床，两腿振振欲擗地，站地不稳。温病伤阴之证，临床虽不鲜见，如此例之重者，则确属罕见。

陈明，刘燕华，李方. 刘渡舟临证验案精选［M］. 北京：学苑出版社，1996：15-16.

按语：本案为温病伤阴之重证。患儿久病温热而失治，阴液耗竭殆尽，邪热入营扰心，已至命悬不线之地。医者临危不惧，果断投以增液汤加味方，以大剂甘寒咸润之品救其欲竭之阴，再合以清营凉血之品祛除营血之热。少量频服，徐徐滋润，以促津液渐生。服药 1 剂扭转病势，5 剂身热消退，欲食米粥，便秘已除，是津液渐复之佳象。后续坚持甘寒滋阴增液之法月余终获痊愈，可见该法并非仅用于液干便秘，若施之合宜，伤阴重证亦可胜任。

【原文】十二、阳明温病，下后汗出，当复其阴，益胃汤主之。

温热本伤阴之病，下后邪解汗出，汗亦津液之化，阴液受伤，不待言矣，故云当复其阴。此阴指胃阴而言，盖十二经皆禀气于胃，胃阴复而气降得食，则十二经之阴皆可复矣。欲复其阴，非甘凉不可，汤名益胃者，胃体阳而用阴，取益胃用之义也。下后急议复阴者，恐将来液亏燥起，而成干咳身热之怯证[1]也。

益胃汤方甘凉法

沙参三钱　麦冬五钱　冰糖一钱　细生地五钱　玉竹（炒香）一钱五分

水五杯，煮取二杯，分二次服，渣再煮一杯服。

【注释】

［1］怯（qiè，窃）证：一般指虚劳证，此处指以虚损为主的病证。

【提要】本条论述攻下后汗出伤阴的证治。

【精解】温病本易伤阴，攻下之后邪解汗出则阴液消耗更甚，吴氏提出可用甘寒生津养液的益胃汤治疗。益胃汤用沙参、麦冬滋养肺胃之阴，冰糖、生地、玉竹滋阴润燥，诸药相伍，共奏益胃生津之效。可见，本方虽名为"益胃"，实乃滋养胃阴，而非补益胃气。所以，凡温病后期邪热渐解而胃阴耗伤者均可使用，即使邪热仍盛而肺胃阴伤者，也可酌情加减应用，并不限于下后汗出阴伤之证。同时，本方清而不伤胃、滋而不恋邪，临床治疗内伤杂病胃阴不足所致胃脘痛、食欲不振等，也常以该方为基本方。

【医案举隅】

一、发热

患者，男，3岁。

[病史] 1980年12月主因高热，住入某院，通过化验、胸透、摄片，结合临床表现，初步诊断为肺炎，先后用红霉素、青霉素、四环素、强的松、中药清热解毒剂和输液等疗法，罔效；尔又疑为肺结核，用链霉素、雷米封等抗痨药治疗40余日不奏效。无奈，患者家属要求出院，出院时体温波动在38.5~40℃。1981年2月，邀余前诊，当时患儿精神萎靡不振，言语低微，两颧发红，体温39.4℃，发热以夜间为甚，手足心热于手足背，纳食差，口渴饮水不多。舌质红苔少，脉数，二便尚可。

[方药] 益胃汤原方（沙参9克，麦冬15克，冰糖3克，细生地15克，玉竹4.5克）加白术一味。嘱取3剂，每日1剂2服，早晚各1次。

当晚患儿即服1次，次日热退。3剂尽服，诸症痊愈。随访再无复发。

张跃英. 益胃汤加味治愈小儿高热一例 [J]. 山西中医，1988，（6）：40.

按语：患儿久病发热，虽经中西医多法治疗，但邪气仍未清解，且病者患病日久，热邪久羁致津液消耗；频投清热解毒寒凉太过，脾胃阳气亦受损伤，故见发热以夜间为甚、手足心热甚于手足背，以及精神不振、言语低微、舌红少苔、脉数等见证。此时病情虚实夹杂，大剂祛邪已非良策，反易更伤其正。因而投用甘寒生津之益胃汤复其肺胃阴液，再加一味白术健脾益气。待津气恢复，中焦疏运，则邪热即退。

二、食后倦怠

患者，男，48岁，农民。1980年5月12日初诊。

[病史] 自叙五年来如遇消化不好，就四肢酸困，口干舌燥，晚饭后尤甚。但食欲及食量均佳，别无它症。舌质红干而少苔，脉细缓。

[诊断] 脾阴不足，运化乏力。

[治法] 滋养脾阴，以助运化。

[方药] 益胃汤加减：沙参20克，麦冬30克，玉竹参、石斛、生山楂、白芍各15克，甘草2克。2剂，水煎服。

二诊（10个月后）：患者述前方每吃2剂，可愈1个月的时间，过后旧病仍作。诊其舌、脉如前。

［方药］前方稍更：沙参 20 克，麦冬 30 克，生地、生山楂、木瓜、扁豆各 15 克，甘草 3 克。3 剂。上方另取 10 剂，为末蜜丸，早晚各服 1 丸（每丸重 10 克）。

访 3 年未作。

刘善志. 益胃汤临床应用举隅. 陕西中医，1985，6（5）：213-214.

按语：倦怠之症每于饱食之后而作，参见其四肢酸困、口干舌燥、舌质红干而少苔，脉细缓，证属脾胃气阴不足、运化无力可知。故治以益胃汤加减，并以汤剂为前导，再合以丸剂缓治巩固，终获全效。

三、口疮

患者，男，40 岁，干部。1981 年 10 月 5 日初诊。

［病史］因劳累受热，口腔、牙龈、舌尖溃烂，溃疡周围不焮肿，咽干鼻燥，曾服苦寒泻火之中药 4 剂，上清丸 10 包，牛黄解毒丸 1 盒及土霉素、核黄素 4 日，病反加重。舌质红无苔，脉沉细而数。

［诊断］虚火上炎。

［治法］滋阴降火。

［方药］益胃汤加减：沙参、生地、玄参、麦冬各 15 克，甘草 3 克，淡竹叶 10 克。锡类散 4 管，掺患处。

上方共服 5 剂即愈。

刘善志. 益胃汤临床应用举隅. 陕西中医，1985，6（5）：213-214.

按语：阴虚内热，虚火上炎，故见口疮。前以苦寒之品清热泻火解毒，实不对症，因而病反加重。后治以滋阴清热之法，以益胃汤加减，一举中的而愈。

【原文】十三、下后无汗脉浮者，银翘汤主之；脉浮洪者，白虎汤主之；脉洪而芤者，白虎加人参汤主之。

此下后邪气还表之证也。温病之邪，上行极而下，下行极而上，下后里气得通，欲作汗而未能，以脉浮验之，知不在里而在表，逐邪者随其性而宣泄之，就其近而引导之，故主以银翘汤，增液为作汗之具，仍以银花、连翘解毒而轻宣表气，盖亦辛凉合甘寒轻剂法也。若浮而且洪，热气炽甚，津液立见销亡，则非白虎不可。若洪而且芤，金受火克，元气不支，则非加人参不可矣。

银翘汤方辛凉合甘寒法

银花五钱　连翘三钱　竹叶二钱　生甘草一钱　麦冬四钱　细生地四钱

<h1 style="text-align:center">白虎汤、白虎加人参汤 方论并见前</h1>

【提要】本条论述下后邪气还表的证治。

【精解】

1. "邪气还表"的病机：本条所谓"邪气还表"，是指温病邪入气分，经攻下治疗后腑实见症已消，但邪热未能完全尽解而浮盛于表，导致肌表灼热之证。本证病机重点仍在气分，病邪虽有向表、向外之势，但与表证之邪在肌表并不相同。其无汗、脉浮者，多因邪热浮盛，阴液已伤而汗源不足、表气郁闭之故。

2. "邪气还表"的治疗：主以辛凉合甘寒法之银翘汤，清宣浮盛之邪热，滋养作汗之本源。承如吴氏所说："逐邪者随其性而宣泄之，就其近而引导之"，因其邪热浮盛于表，故仍以辛凉宣泄为法因热利导祛除病邪，不用苦寒沉降之品。在具体选方时，应视其具体病情而定。如见无汗脉浮者，为邪热郁表表气不通之象，治疗宜予辛凉合甘寒之剂的银翘汤，一以轻清宣透以泄表热，一以生津养液以助作汗之源；如脉浮且洪者，则为邪热炽盛之象，故需以辛凉重剂白虎汤清泄邪热；如脉洪而芤者，则又为邪热炽盛而津气受损之证，治应以白虎加人参汤清热益气生津。

【医案举隅】

一、肺炎

患者，男，42岁，农民。

［病史］患者于1周前因感冒出现咳嗽，胸痛，时恶寒发热，自服复方阿斯匹林、甘草片2天，未见好转，诸症加重，体温升高，某某医诊断为"右下肺炎"，经服药打针4日，未见明显好转，故邀我会诊。现在症状：发热（39.5℃），咳嗽，咯痰黄稠，痰中时带少许血丝，血色鲜红，右胸胁痛，咳则更甚。检查：急性病容，面色红，咳声高亢，右下肺可闻及湿啰音。舌质红绛，苔黄，脉数大。

［诊断］病由感冒而起，时值春季，春多风热，风热袭表，表卫失和，故见恶寒发热；风热犯肺，肺气失宣，故咳嗽；肺气不利则胸痛；肺热壅盛，故咳痰黄稠，热伤肺络则痰中带血；舌质红绛，苔黄，脉数大，均为热盛津伤之征。

［治法］清热解毒，养阴凉血。

［方药］银翘汤加味：银花18克，连翘15克，淡竹叶15克，麦冬18克，甘草3克，杏仁12克，瓜蒌壳12克，鱼腥草30克。

上方服2剂后，诸症大减，体温降至38℃。药已见效，自当守方，继以上方嘱再进 2 剂。诸症基本消失，体温降到 37.2℃，继用沙参麦冬汤加连翘以善其后。

周济安，周天寒. 银翘汤临床治例［J］. 四川中医，1983，（5）：28.

按语：观其治案，患者虽非《温病条辨》原文所述之阳明温病下后邪气还表之证，但具有邪在气分、热盛阴伤之相似病机，故以银翘汤去生地加杏仁、瓜蒌皮、鱼腥草以清宣肺热、止咳化痰，4 剂后诸症消失。可见，临床应用古方，要准确把握病机，不必拘泥于原文印定眼目。

二、麻疹

患者，男，3 岁。

［病史］患儿于麻疹后 5 天出现高热（体温 39℃），咳嗽，声音嘶哑，烦躁口渴。检查见患儿烦躁不安，口唇干燥，皮肤斑点鲜红，咽喉红肿。舌质红绛，苔黄干，指纹紫。

［诊断］麻疹后 5 天疹子当退而不退，体温该降而不降，更见声音嘶哑，咽喉红肿，此为麻疹并发喉炎之证。

［治法］清热解毒，透营转气。

［方药］银翘汤加杏仁。

2 剂症减，4 剂而愈。

周济安，周天寒. 银翘汤临床治例［J］. 四川中医，1983，（5）：28.

按语：临床有用银翘汤治疗麻疹后期阴液亏损、阴亏残毒复炽等证的报道，但本案则用于治疗麻疹疹出而热不退之证。该患儿高热、咳嗽、烦躁，皮肤斑点鲜红，口唇干燥，且舌质红绛、苔黄而干，指纹紫，提示气分邪热炽盛波及营血，虽疹出但热未退，此因营阴消耗之故，诚如叶天士所谓"若斑出热不解者，胃津亡也，主以甘寒"之意。因此，以银翘汤原方辛凉合以甘寒，既可清透邪热以利麻疹透发，又能养阴生津凉营泄热，再加一味杏仁宣肺止咳，4 剂而愈。其治疗方法对临证灵活用方甚有启发。

【原文】十四、下后无汗，脉不浮而数，清燥汤主之。

无汗而脉数，邪之未解可知，但不浮，无领邪外出之路，既下之后，又无连下之理，故以清燥法增水敌火，使不致为灾。一半日后相机易法，即吴又可下后间服缓剂之法也。但又可清燥汤中用陈皮之燥，柴胡之升，当归之辛窜，津液何堪？以燥清燥，有是理乎？此条乃用其法而不用其方。

清燥汤方 甘凉法

麦冬五钱　知母二钱　人中黄一钱五分　细生地五钱　元参三钱

水八杯，煮取三杯。分三次服。

[加减法]咳嗽胶痰，加沙参三钱，桑叶一钱五分，梨汁半酒杯，牡蛎三钱，牛蒡子三钱。

按：吴又可咳嗽胶痰之证，而用苏子、橘红、当归，病因于燥而用燥药，非也，在湿温门中不禁。

【提要】本条论述下后阴伤而邪热未尽的证治。

【精解】本条接上条再论阳明温病攻下后邪热未尽的治疗，两者均以阴伤为主要病机，但上条是邪热尚盛，且浮盛于表，而本条则属邪热已经大衰，仅有余热未尽，所以在治疗上以甘凉养阴为主，佐以清解余热。所用清燥汤为甘寒生津养液之剂，虽源于吴又可柴胡清燥汤，但经过加减后较原方更为合理。吴氏以身无汗出、脉象不浮而数与上证鉴别，临床还应结合全身情况综合分析为妥。

【医案举隅】

无汗

患者，女，28岁。1993年5月11日诊。

[病史]患者自幼周身不汗，虽炎暑季节或剧烈运动亦不汗出，多方求治不得寸效。刻诊：患者肌肤干燥，每逢冬季大腿皮肤破裂，浴后更甚，非涂油脂不可，食肥肉则皮肤稍润，炎热天气或运动后则皮肤潮红灼热，心烦殊甚。近年来患紫癜，月经量多，安环2年来常持续半月淋漓不尽，心烦，入睡难，常1~2小时方能入睡，且易惊醒，大便长期七日一行，多食油脂、蜂蜜、香蕉稍好，食纳甚佳，近来特喜食肥甘之品。舌红少苔，脉细。

[诊断]气阴两亏。

[治法]益气滋阴润肺，少佐解肌疏表。

[方药]清燥救肺汤加减：南北沙参各15克，麦冬、玉竹、玄参、黑芝麻、薄荷（后下）各10克，生地、粉葛各12克，甘草3克。服3剂。另用猪肤（不去脂）1斤，炖熟烂调白蜜分服。

患者服药后适值天气晴暖，稍事活动即觉颈部及手背开始微汗；大便通利，微溏。原方加怀山12克，续服3剂，猪肤白蜜汤照前服用。

服毕患者鼻头开始出汗，出汗之处皮肤不再潮红发热。心烦基本消失，入睡不再困难，且每晚睡眠由原来5~6小时增至8小时以上。矢已中的，原方再服5剂。

未及尽剂，患者额头、胸背及双侧腋下相继得汗，唯紫癜时现。原方再加阿胶（烊冲）6克、旱莲草15克、丹皮10克，续服20剂，遂愈。

2月后患者喜形于色，声称有生以来，今年夏季过得最轻松愉快，不再为无汗烦热所苦。

李复培. 无汗证治验［J］. 四川中医，1994，（8）：30-31.

按语：本案患者自幼汗出异常，当汗不汗，多法治疗皆罔效。医者思其或因肺气不足不能宣散皮毛，加之心肺阴亏汗源匮乏而汗不可出；且肺与大肠相表里，肺气不足则大肠传导无力，以致患者食欲旺盛，大便不燥而七日始得一行；阴不潜阳，心阳亢盛则心烦不寐；阴虚内热扰动血络故肌衄。遂投用补气养阴、增液润燥之法，并稍佐解肌疏表，虽名曰"清燥救肺汤"加减，实际用药与吴鞠通"清燥汤"相似，以南北沙参、麦冬、玉竹、玄参、黑芝麻、生地合猪肤白蜜甘寒合咸寒滋阴润燥，加薄荷、粉葛、甘草辛凉清热疏表。3剂后病有转机，又加入山药健脾益气，以助肺气之输布津液。再服3剂，多年沉疴应手而起。

【原文】十五、下后数日，热不退，或退不尽，口燥咽干，舌苔干黑，或金黄色，脉沉而有力者，护胃承气汤微和之；脉沉而弱者，增液汤主之。

温病下后，邪气已净，必然脉静身凉，邪气不净，有延至数日邪气复聚于胃，须再通其里者，甚至屡下而后净者，诚有如吴又可所云。但正气日虚一日，阴津日耗一日，须加意防护其阴，不可稍有卤莽，是在任其责者临时斟酌尽善耳。吴又可于邪气复聚之证，但主以小承气，本论于此处分别立法。

护胃承气汤方苦甘法

生大黄三钱　元参三钱　细生地三钱　丹皮二钱　知母二钱　麦冬（连心）三钱

水五杯，煮取二杯，先服一杯，得结粪，止后服，不便，再服。

增液汤方见前

【提要】本条论述下后邪实未尽或邪气复聚的证治。

【精解】本条所论内容与上条相似，但上条为下后阴伤无形邪热未尽，本条则除阴伤、邪热未尽之外，还兼有腑实内结，所以上条清燥汤中用增液汤加人中黄、知母以清滋相配，而本条用护胃承气汤，即以增液汤加生大黄、知母、丹皮，顾护胃阴、通下泄热。倘若脉象沉弱无力，则其证以阴津亏损为

162

主，里实不甚，只需用增液汤滋阴增液以治之。

护胃承气汤与增液承气汤功效相类似，但攻下之力略弱、清热之力稍强，临床可根据阴伤与腑实的程度酌情使用两方。

【原文】十六、阳明温病，下后二三日，下证复现，脉不甚沉，或沉而无力，止可与增液，不可与承气。

此恐犯数下之禁也。

【提要】本条论述下后下证复现而正虚的证治。

【精解】阳明温病腑实证，用攻下治疗后仍有可能再度形成腑实证，此即"下证复现"。治疗仍当用下法，但又应具体分析以区别用方。攻下后大多正气已伤，尤其多见阴液消耗，如脉象不甚沉或沉而无力者，则不可盲目再用攻下，确属阴液大伤者，应主以增液汤。若为阴伤腑实者，又应扶正与攻下并施，可选增液承气汤。

【原文】十七、阳明温病，下之不通，其证有五：应下失下，正虚不能运药[1]，不运药者死，新加黄龙汤主之。喘促不宁，痰涎壅滞，右寸实大，肺气不降者，宣白承气汤主之。左尺牢坚[2]，小便赤痛，时烦渴甚，导赤承气汤主之。邪闭心包，神昏舌短，内窍不通，饮不解渴者，牛黄承气汤主之。津液不足，无水舟停者，间服增液，再不下者，增液承气汤主之。

经谓下不通者死，盖下而至于不通，其为危险可知，不忍因其危险难治而遂弃之。兹按温病中下之不通者共有五因：其因正虚不运药者，正气既虚，邪气复实，勉拟黄龙法，以人参补正，以大黄逐邪，以冬、地增液，邪退正存一线，即可以大队补阴而生，此邪正合治法也。其因肺气不降，而里证又实者，必喘促寸实，则以杏仁、石膏宣肺气之痹，以大黄逐肠胃之结，此脏腑合治法也。其因火腑不通，左尺必现牢坚之脉（左尺，小肠脉也，俗候于左寸者非，细考《内经》自知），小肠热盛，下注膀胱，小便必涓滴赤且痛也，则以导赤去淡通之阳药，加连、柏之苦通火腑，大黄、芒硝承胃气而通大肠，此二肠同治法也。其因邪闭心包，内窍不通者，前第五条已有先与牛黄丸，再与承气之法，此条系已下而不通，舌短神昏，闭已甚矣，饮不解渴，消亦甚矣，较前条仅仅谵语，则更急而又急，立刻有闭脱之虞，阳明大实不通，有消亡肾液之虞，其势不可少缓须臾，则以牛黄丸开手少阴之闭，以承气急泻阳明，救足少阴之消，此两少阴合治法也。再此条亦系三焦俱急，当与前第九条用承气、陷胸合法者参看。其因阳明太热，津液枯燥，水不足以行舟，而结粪不下者，非增液不可。服增液两剂，法当自下，其或脏燥太甚之人，竟有不下者，则以增液合调胃承气汤，缓缓与服，约二时服半杯沃之，此一腑中气血合治法也。

新加黄龙汤苦甘咸法

细生地五钱　生甘草二钱　人参一钱五分（另煎）　生大黄三钱　芒硝一钱　元参五钱　麦冬（连心）五钱　当归一钱五分　海参（洗）二条　姜汁六匙

水八杯，煮取三杯。先用一杯，冲参汁五分、姜汁二匙，顿服之，如腹中有响声，或转矢气者，为欲便也；候一二时不便，再如前法服一杯；候二十四刻[3]，不便，再服第三杯；如服一杯，即得便，止后服，酌服益胃汤一剂（益胃汤方见前），余参或可加入。

［方论］此处方于无可处之地，勉尽人力，不肯稍有遗憾之法也。旧方用大承气加参、地、当归，须知正气久耗，而大便不下者，阴阳俱备，尤重阴液消亡，不得再用枳、朴伤气而耗液，故改用调胃承气，取甘草之缓急，合人参补正，微点姜汁，宣通胃气，代枳、朴之用，合人参最宣胃气，加麦、地、元参，保津液之难保，而又去血结之积聚，姜汁为宣气分之用，当归为宣血中气分之用，再加海参者，海参咸能化坚，甘能补正，按海参之液，数倍于其身，其能补液可知，且蠕动之物，能走络中血分，病久者必入络，故以之为使也。

宣白承气汤方苦辛淡法

生石膏五钱　生大黄三钱　杏仁粉二钱　瓜蒌皮一钱五分

水五杯，煮取二杯，先服一杯，不知再服。

导赤承气汤

赤芍三钱　细生地五钱　生大黄三钱　黄连二钱　黄柏二钱　芒硝一钱

水五杯，煮取二杯，先服一杯，不下再服。

牛黄承气汤

即用前安宫牛黄丸二丸，化开，调生大黄末三钱，先服一半，不知再服。

增液承气汤

即于增液汤内，加大黄三钱，芒硝一钱五分。

水八杯，煮取三杯，先服一杯，不知再服。

【注释】

［1］正虚不能运药：人体正气严重虚损，影响了药物的吸收和运化，使其

治疗作用不能正常发挥。

［2］左尺牢坚：左手尺部的脉象实大弦长而硬。

［3］二十四刻：1个小时为四刻，二十四刻为6个小时。

【提要】本条论述阳明温病下后不通五证的证治。

【精解】

1. 对"下之不通"的理解：阳明腑实证经过攻下后大多便通、热解，若攻下后未能奏效，则多非单纯阳明腑实，而是兼挟了其他因素。从原文所述理解，所谓"下之不通"，主要是强调单纯苦寒攻下无论大便通与不通病情均未见好转，因而强调此时必须结合其他方法综合治疗。文中对阳明温病下之不通的5类原因进行了详细分析，继承和发展了张仲景《伤寒论》攻下法的内容。

2. "下之不通"的辨治

（1）正虚不运。阳明腑实应下失下，机体正气严重损伤不能运化吸收药力，所用之攻下方药不能发挥作用，此常可导致死亡。临床可见口干咽燥、倦怠少气、舌苔焦燥、脉沉弱或沉细等证，应治以"邪正合治法"，方用新加黄龙汤。

（2）腑实肺壅。肠腑热结、肺失肃降，可见气急喘促、坐卧不安、喉中痰涎壅阻、脉右寸实大，应治以"脏腑合治法"，方用宣白承气汤。

（3）腑实兼小肠热盛。证见脉象左尺坚牢、小便色红赤、尿时涩痛、心烦口渴，应治以"二肠同治法"，方用导赤承气汤。

（4）腑实窍闭。热邪内阻心包、机窍堵闭不通，可见神志昏迷、舌短缩、口渴而饮水不能解渴，应治以"两少阴合治法"，方用牛黄承气汤。

（5）阴虚便结、腑实阴虚。邪热消烁肠中津液，大便传送受阻，证见大便不通、口干舌燥、舌红而干等，应治以"气血合治法"，方用增液汤或增液承气汤。可先服增液汤，如服后大便仍然不通，再服增液承气汤。

上述诸方被称为"吴氏五承气汤"。

【医案举隅】

宣白承气汤、导赤承气汤、牛黄承气汤、增液承气汤、新加黄龙汤是治疗阳明腑实、大便不通伴有兼夹证候的常用方，临床广泛运用于各科疾病的治疗。

现代研究显示，宣白承气汤具有抗菌、抗病毒、抑制炎症因子释放、调节免疫、抗氧化应激损伤、肺组织保护及修复、促进胃肠道电活动、抑制肠内毒素吸收等作用，可治疗各种肺炎、肺脓肿、急性肺损伤、上呼吸道感染、气管炎、急性扁桃体炎、重症流感、急性加重期慢性阻塞性肺病等；导赤承气汤临床可用于治疗急性肾功能衰竭、急性肾盂肾炎、尿路结石等；牛黄承气汤具有解热、调节免疫炎症及组织保护作用，临床可用于治疗重症肺炎、流行性乙型脑炎、脓毒症脑病等；增液承气汤临床可用于各种便秘，如治疗功能性便秘、糖尿病便秘、脑梗塞便秘、外伤后便秘等，也可治疗中风、咳喘、肠梗阻、腹膜炎、尿潴留等；新加黄龙汤具有保护消化系统脏器的作用，临床可用于多种便秘，如老年功能性便秘、中风便秘、阿片镇痛药后便秘、帕金森便秘等，也可用于各种肠梗阻、脓毒症胃肠功能障碍、急性重症胰腺炎等多种疾病重症的辅助治疗。

一、肺炎

患者，男，87 岁。1978 年 10 月 21 日入院。

［病史］发热 7 天，咳嗽喘憋 5 天，体温波动在 38.0~39.5℃，经西医诊断为肺炎，曾注射庆大霉素，口服四环素，效不见著，邀请中医会诊。患者壮热不退，汗出口干，咳嗽喘息，不得平卧，痰黄黏量多，大便五日未行，小便量少，腹微满不痛。舌红苔黄腻，脉滑数。

［诊断］温热入肺，灼液成痰，痰阻气机，肺失宣降，故咳喘并作。肺与大肠为表里，肺气不降，腑气不通，故大便数日未行。

［治法］宣肺涤痰，通腑泻热。

［方药］幸喜患者年迈而体健，正气尚足，可攻之于一时，拟宣白承气汤加味：杏仁 6 克，全瓜蒌 20 克，炙枇杷叶 15 克，生石膏 15 克，黛蛤散（包）10 克，生大黄（后下）6 克。1 剂。

二诊（1978 年 10 月 23 日）：药后大便 3 次，所下恶臭，腹不满，咳喘轻。再以原方去大黄治之，2 剂。

三诊（1978 年 10 月 25 日）：药后诸症大减，体温 37.8℃，咳喘已微，能平卧安眠。舌红苔黄白，脉弦细小滑。

［治法］清肃肺气，佐以和胃。

［方药］杏仁 6 克，桔梗 6 克，瓜蒌皮 10 克，清半夏 10 克，焦谷芽 10 克，生甘草 10 克，桑白皮 6 克，芦根 20 克。2 剂。

药后诸症已平，体温正常，X 线检查两肺未见病理性变化，痊愈出院。

赵绍琴. 温病纵横［M］. 北京：人民卫生出版社，1982：94.

按语： 温病肺热腑实之证，患者见有发热、咳嗽喘憋、痰黄而黏、大便不通，皆为痰热阻肺、腑有热结之明证，故治以宣白承气汤加味脏腑合治。因其年迈而体尚健，故投药 1 剂攻之，大黄用量略减，但加入瓜蒌仁以助其润下，避免过于峻猛而伤及正气；同时加用枇杷叶、黛蛤散清肺化痰止咳平喘。药后大便已通，咳喘减轻，即去大黄不用，再服 1 剂诸症皆有缓解，病情向愈，后以清肃佐以和胃收功。本案辨治充分体现了有是证用是药的辨证思路，虽见高年之人，但仍从实际情况考虑果断攻下，只在用药上略作调整，使之更为稳妥，实为可效之法。

二、喘证

患者，女，42 岁，农民。

［病史］宿有喘证，每于受凉后加剧。2007 年 7 月下旬，贪凉露宿，不慎感寒，喘恙发作。初起发热恶寒，头重少汗，身酸不适，喉痒咳嗽，咯痰不易，气急气促，即求治于西医。2 日后，发热恶寒已去，余症反觉加剧。由于家境贫困，不愿住院治疗，便求治于我。症见：气急喘促，张口抬肩，不能平卧，汗出湿衣，痰多黄稠，渴喜冷饮，脘腹胀满，4 日未解大便，时呼气窒，深感痛苦。视其舌红苔黄腻，诊其脉滑而数。

［诊断］综观全证，显示肺热壅盛而肃降失职，腑实积滞而浊气上攻。

［治法］清热肃肺，通腑平喘。

［方药］仿宣白承气汤：杏仁 15 克，石膏 30 克，瓜蒌 15 克，地龙 15 克，大黄（后下）12 克，葶苈子 20 克，甘草 6 克。

服 1 剂后，便通喘减，痰仍黄稠。前方减大黄为 8 克。

继进 1 剂后，喘更减，以宣肺降逆法善后。

杨建华. 温病承气法在内科急症中的运用［J］. 四川中医，2009，27（9）：27.

按语： 宿恙新作，2 日后表证已解，但肺热壅盛失于宣降，故见气喘不能平卧、痰多黄稠、渴喜凉饮，复加腑实不通而便秘、腹胀，其舌红苔黄腻、脉滑数皆为实热之象，正是宣白承气汤之适应证。以杏仁、石膏、瓜蒌清热宣肺，止咳化痰平喘；大黄攻下腑实；再加地龙、葶苈子清热泄肺平喘。方药切中病机，1 剂便通喘减，得获佳效。

三、中暑

患者，女，40 岁。

［病史］盛夏劳作田间，发为中暑。症见发热，汗出，烦渴。舌红苔少，脉浮虚而数。经服白虎汤发热得减，遂小便短赤涩痛，口舌生疮，腹部胀满，大便秘结。

［诊断］邪热扰于二肠之间。

［方药］导赤承气汤：生地黄 15 克，大黄 6 克，芒硝 6 克，黄连 5 克，黄柏 6 克，赤芍 6 克。连进 2 剂，病告痊愈。

龚振岭. 五加减承气汤的临床运用［J］. 河北中医, 1986,（2）: 27-28.

按语: 暑入阳明之证, 热盛多汗而烦渴, 治以白虎汤辛寒清热涤暑, 热势得以缓解, 但邪热由经入腑, 下注小肠, 致使二肠合病, 遂见小便短赤涩痛、大便秘结不通, 故投以导赤承气汤二肠合治, 两腑通利, 邪有出路, 则诸症皆除矣。

四、流行性出血热

患者, 男, 35 岁。

［病史］患流行性出血热 5 天, 病由低血压期进入少尿期, 因无尿而请会诊。症见面目红赤, 体温 38℃, 口渴不饮, 烦躁不寐, 不时呃逆, 大便 3 日未行, 小便 40 小时未解。脉象沉迟, 舌苔黄燥。前医因患者小便少, 昨日服清热利尿药 2 剂。药用银花、连翘、大青叶、茯苓、泽泻、通草、滑石、木通等, 病由少尿转而无尿。

［诊断］从证论病, 为热入血分, 瘀热结于下焦, 病极危笃, 欲通其小便实难。

［治法］清热解毒, 破瘀通腑, 如得大小便通利, 方能有效。

［方药］吴鞠通导赤承气汤加减: 金银花 50 克, 黄连 3 克, 大黄（后下）10 克, 芒硝（冲服）12 克, 竹叶 15 克, 白茅根 20 克, 生地黄 20 克, 大青叶 20 克, 牡丹皮 10 克, 赤芍 12 克。

服药 1 剂, 大便 2 次, 小便通利, 发热已尽, 烦躁呃逆诸症渐次减轻。原方去芒硝、大青叶、赤芍, 加麦冬 20 克, 玄参 15 克。再服 1 剂, 小便渐多, 瘀热衰退, 病由危转安。后用增液益胃调治, 转入多尿期, 病渐恢复出院。

张谷才. 从临床来谈误治与治误［J］. 辽宁中医杂志, 1981,（8）: 19-21.

按语: 病家发热而无尿, 病情危笃, 性命堪忧, 单纯清热分利已难奏效, 故医者果断投以导赤承气汤, 冀望通利大小肠以缓解病势, 并在原方基础上加大清热解毒之力, 其中金银花用至 50 克、大青叶 20 克, 并用白茅根 20 克, 再加赤芍、丹皮以凉血清热化瘀。此方构思巧妙, 既能通利二肠, 又能清热护阴、凉血行血, 投药 1 剂即获佳效, 患者大便 2 次、小便通利, 瘀热随之外解而热退。此案可谓中医治疗急重症之典范, 临床可堪效法。

五、暑温热厥

患者, 男, 5 岁。1979 年 7 月 8 日初诊。

［病史］壮热（体温 40℃）无汗, 项强, 扬手掷足, 烦躁不安, 神昏谵语, 四肢厥冷, 抽搐, 病发 4 日, 犹未大便。按之腹不硬。脉滑数有力, 舌红、边尖绛, 苔黄、中心厚。

［诊断］证属暑温，已成气营两燔之势。

［治法］清心开窍，通腑泄热，参以息风。

［方药］仿清宫汤合并牛黄承气汤出入：水牛角30克，带心连翘12克，连心麦冬9克，黑玄参9克，生石膏30克，锦纹大黄（后下）6克，陈胆星3克，桑叶、菊花各9克，嫩钩藤12克，竹叶卷心30片。1剂。6小时服1次。另安宫牛黄丸1粒，研细末顿服。

二诊（1979年7月9日）：夜半后大便一行，质先硬后软，神情较安，未见手足躁扰，痉挛亦止。然身热不退（体温39.8℃），四肢依然不温，昏迷嗜睡，温毒内伏宫城，虽有转机，尚未稳当。前方去胆星，加竹沥水1瓶（10ml装），早晚各服半瓶。1剂。

三诊（1979年7月10日）：大便又一行，质渐溏；身热已减（体温38.7℃），肢体转温，邪热外达之兆。询得今晨已能张目，惟呼之不应，仍嗜睡，中心黄厚苔渐化，再参轻透之品。

［方药］水牛角30克，带心连翘12克，连心麦冬9克，生石膏30克，金银花9克，京川贝6克，嫩钩藤9克，鲜荷叶1角，竹叶卷心30片。1剂。另安宫牛黄丸1粒，顿服。

四诊时体温降至37.8℃，神已清，能言，并进糜粥数匙，改用竹叶石膏汤增损而愈。

王少华，王叔善，王卫中. 急病医案三则［J］黑龙江中医药，1984,（3）：19.

按语： 本案患者以高热伴四肢厥冷为特征，并见神昏谵语、大便不通，辨为热入心包之热厥证，意从清心开窍、通腑泄热、参以息风治之，投用仿清宫汤合牛黄承气汤。1剂药后便通、神安、痉止，唯身热未退，四肢未温，昏迷未醒，仍从清透气营、清心开窍入手，2剂后体温渐降、肢体转温，可见邪热外达，热深厥深之危已解。用至3剂后身热明显降低，神清能言，病情步入坦途。因而提示，温病热厥之证，若见有神昏便秘者，以牛黄承气汤为主方治疗，可获清开、泄下之佳效。

六、温病神昏

患者，男，28岁。1993年3月15日初诊。

［病史］发热5日，据云：发病之初有恶寒、身痛无汗，当时以为感冒，自服阿司匹林2片，服后出汗，热稍退，但不久热势再起，遂就诊于某医院，处以发汗透表之剂，热未见衰而反渐增剧，故改来本院就诊。查血常规：白细胞计数12.0×10^9/L，中性粒细胞0.85。现恶寒已罢，身热尤以下午为甚，测体温39.8℃，伴心烦、呕恶。舌苔薄黄，脉数微滑。

［诊断］邪已进入气分，值此春日阳升木旺之时，病邪有迅速化燥之势。

［治法］清泄气热，透邪外达。

［方药］栀子豉汤加味：淡豆豉 10 克，黑山栀 8 克，瓜蒌皮 10 克，川通草 4 克，蝉蜕 9 克，杏仁 9 克，芦根 30 克。2 剂。

二诊：服前方后，始觉症状有所减轻，但从昨夜起，有里热转盛之象，口干欲饮，腹部胀满，已有 5 日不解大便，时见神志不清，间有谵语。舌苔黄燥、中有芒刺，脉转沉实有力。前人谓"从来神昏之病，皆属胃家"。

［诊断］腑实之证。

［治法］拟承气法。

［方药］川厚朴 3 克，枳实 6 克，生大黄 4 克，芒硝 6 克，全瓜蒌 12 克，连翘 15 克，黄芩 8 克，大竹叶 20 克。2 剂。

三诊：前因邪从燥化，已成腑实之证，故投用承气以清泄里热。服药后，虽得大便通利，但邪热仍未得清，仍时神昏，舌謇肢厥。苔仍黄燥有刺，舌红而绛，躁动不安。

［诊断］综观证情，当非单纯腑实之证，系心包同时受邪，故徒事攻下而收获甚微。

［治法］攻下与开窍合用，仿吴氏牛黄承气法。

［方药］玄参 12 克，麦冬 10 克，生大黄 4 克，陈胆星 3 克，莲心 4 克，连翘 15 克，竹叶 20 克。另用安宫牛黄丸 2 粒，每日服 1 粒，化服，2 剂。

四诊：邪入心包与阳明腑实同前，前予牛黄承气合清宫汤法，邪热减而神志清，苔化而舌亦转润。惟邪未尽解，守前法再小其制，以清涤余邪。处方如上，去安宫牛黄丸，3 剂后诸症均解，病乃告愈。

张文康. 中国百年百名中医临床家丛书·孟澍江［M］. 北京：中国中医药出版社，2001：70-71.

按语：本案属温病神昏下后病证不减者，乃为阳明腑实兼热闭心包之故，所以单纯攻下后虽大便通利但神昏未解。后仿吴鞠通牛黄承气法，苦寒攻下合以清心开窍，因前述承气治后大便已通，无须再峻下肠腑热结，故汤剂以清宫汤为主，加用少量大黄，既能清透邪热，又能泄下祛邪，上下两清，给邪以出路，并在此基础上用安宫牛黄丸清心开窍以奏全功。药后热退神清，转危为安。可见阳明温病下之不通之说，未必皆为攻下后大便仍然不通，也有大便虽通而病情不减者，临床应根据实际情况综合分析、正确理解。

七、春温

患者，女，80 岁。

［病史］素嗜鸦片烟已30余载，经常便秘，大便7~8日一行。自4月28日感受风温邪气，身热咳嗽，咽红肿痛，经中西医治疗10天未见好转。目前身热未退，体温38.3℃，两脉细弦小滑，按之细数，头晕心烦，身热腹满，口干唇焦，咽干微痛，舌苔黄厚干燥，焦黑有裂痕，精神萎靡，全身乏力。老年阴分素亏，久吸鸦片，虚火更甚，津液早亏，病温将及半月，阴液更伤。

［诊断］老年正气不足，热结阴伤，燥屎内结。

［治法］急攻其邪以祛其热，扶其气分防其虚脱。

［方药］仿新加黄龙汤以攻补兼施。鲜生地60克，生甘草10克，玄参25克，麦冬15克，赤、白芍各25克，当归10克，生大黄1.2克和玄明粉1.5克共研细末冲服，人参（另煎兑入）25克。1剂。服药约2小时，候腹中有动静，或转矢气者，为欲便也。在便前另服：已煎好之人参汤25克、西洋参粉4.5克，调匀分服，再去厕所，以防虚脱。

服汤药后约2小时，腹中痛，意欲大便，即先服人参汤送西洋参4.5克，再去排便。数分钟后，大便畅解甚多，患者微觉气短，又服人参汤少许，即复入睡。

二诊：昨日服新加黄龙汤，大便已通，未出现虚脱症状，这是在气阴两虚之人身上用攻补兼施方法的成功例证。药后患者静睡通宵，今诊两脉细弱无力，身热已退净，体温36.7℃，腹满、头晕、心烦皆减，舌苔焦黑干裂已除，仍属黄厚近焦，自觉一身疲惫异常。

［诊断］老年病温已久，重伤津液，一时难以恢复。

［治法］甘寒育阴以折虚热，甘微温益气兼扶中焦，饮食寒暖，皆宜小心。

［方药］海参片（先煎）15克，沙参30克，玄参30克，麦冬25克，黄精25克，鲜石斛30克，生白芍30克，生、熟地黄各25克，西洋参粉（分3次药汁送下）10克。2剂。

三诊：连服甘寒育阴兼以益气之后，气阴皆复，患者热势未作，已能进食少许，舌苔渐化而根部略厚，夜寐较安，且小溲渐多，再以养血育阴兼扶脾胃。

［方药］西洋参粉（分3次服）10克，南北沙参30克，生白芍30克，玄参30克，麦冬25克，莲子肉25克，生地黄30克，南百合25克，怀山药30克，炒薏苡仁30克，甜杏仁10克。3剂。

四诊：服甘寒育阴兼扶脾胃之后，近几天来，精神渐复，饮食渐增，昨日大便又解1次，初硬而后调，舌苔已化，根部略厚，两脉细弱小。年已八旬，气阴早亏，又嗜鸦片，阴液消耗过甚，病温半月，正气虚损过度，再以育阴养荣，调理脾胃。前方继进3剂。

五诊： 一周来，精神恢复接近正常，已能下地活动，胃纳渐开，夜寐亦安，面色已润泽，舌苔基本正常。嘱其每日进薏苡百合粥，午服山药粥，晚吃桂圆肉汤，调养半月而愈。

赵绍琴. 赵绍琴医学全集［M］. 北京：北京科学技术出版社，2012：13-14.

按语： 本案患者高年体虚，且久嗜鸦片，素为气阴两虚之体。今春月患温，身热迁延不退，阴津复受重创，热结阴亏致肠中燥屎内结。虚实夹杂，重虚不堪攻伐，然腑实不去邪无以消，故治以扶正祛邪并施，仿新加黄龙汤用之。投药1剂即便通热退，诸症缓解，后以甘寒滋阴、健脾补气以善其后。该案辨证准确，治疗用药颇俱巧思，以补为主兼以攻下，其治疗方案为重用增液，微用硝黄，再以人参汤合西洋参粉，稳妥而有效，实为腑实而气液大虚证治疗之楷模。

八、低血容量性休克、肾功能衰竭

患者，男，67岁。2010年11月22日初诊。

［病史］入院主诉：头晕恶心1月余，发现肌酐升高2天。患者1个月前开始出现头晕头痛、恶心呕吐，伴双下肢轻度浮肿，外院检查提示：肌酐（Cr）1187 μmol/L，尿素氮（Urea）42.6mmol/L。2020年11月2日收住入院。入院后查尿常规，白细胞（+++），潜血（+++）；双肾CT提示双肾多发结石，并双侧肾盂、肾盏扩张积液。考虑为梗阻性因素引起的肾功能衰竭，11月8日转外科行右侧输尿管支架置入＋左肾经皮肾造瘘引流术，术程顺利。11月21日出现病情进展，左肾包膜下巨大血肿形成，血色素进行性下降，肾造瘘管无液体引出。紧急送介入室行左肾动脉造影＋栓塞＋左髂内动脉造影、栓塞。当晚，患者出现烦躁、呼吸困难，考虑心衰，行血透超滤过程中患者血压进行性下降，呼吸喘促，血氧饱和度降至80%，遂转至ICU监护治疗。西医诊断为低血容量性休克，肾功能衰竭，予维持氧疗，床边连续性肾脏替代（CRRT）治疗，泰能抗感染，西地兰强心，去甲肾上腺素泵入升压，酚磺乙胺止血，护胃化痰及加强补液支持。11月22日初诊时患者精神疲倦，乏力，腹胀明显，术后一直未见肠鸣音，追问已3天未解大便，低热，体温37.4℃，仍有喘促，肤温偏凉，皮肤干燥，腋窝触摸未见湿润感，肾造瘘管无液体引出。舌淡，苔白，脉沉细数。

［诊断］气阴两虚，腑气不通。

［治法］益气养阴，通腑泻下。

［方药］新加黄龙汤：大黄（后下）9克，芒硝（冲服）3克，生地15克，玄参15克，当归4.5克，红参（另炖）15克，海参（另炖）1条，生姜10克，甘草10克。2剂，每日1剂，三餐后鼻饲。

二诊（2010年11月25日）：患者已解烂便3次，量多，色黄，腑气复通，听诊肠鸣音增至3次/分，发热退，喘促解，皮肤渐润泽，血压逐渐恢复，但仍精神疲倦，乏力。舌淡红，苔白，脉弱。

［诊断］脾胃气虚。

［治法］益气健脾和胃。

［方药］参苓白术散加减：红参（另炖）15克，茯苓10克，白术12克，白扁豆15克，陈皮9克，山药12克，莲子心10克，桔梗10克，麦冬10克，甘草9克。3剂，每日1剂，三餐后鼻饲。

患者服药后可规律解大便，每日1次，未见腹胀。药后第4天精神好转，乏力改善，未见喘促，续服二诊方。后患者生命体征平稳，血压恢复，肾造瘘管可引流出液体，经后续治疗后好转出院。

李芷瑛，赖芳，张燕，等. 新加黄龙汤在危重症治疗中的应用思路探析［J］. 江苏中医药，2020，52（6）：77-80.

按语：本案病势危重，正气大虚，夹有邪实，勉予新加黄龙汤治之，投药2剂竟获明显疗效，后以补气健脾为主，结合西医疗法，病患终获痊愈出院。本案为临床重症中西医结合治疗提供了有益的思路。

【原文】十八、下后虚烦不眠，心中懊忱，甚至反复颠倒[1]，栀子豉汤主之；若少气者，加甘草；若呕者，加姜汁。

邪气半至阳明，半犹在膈，下法能除阳明之邪，不能除膈间之邪，故证现懊忱虚烦，栀子豉汤，涌越其在上之邪也。少气加甘草者，误下固能伤阴，此则以误下而伤胸中阳气，甘能益气，故加之。呕加姜汁者，胃中未至甚热燥结，误下伤胃中阳气，木来乘之，故呕，加姜汁，和肝而降胃气也，胃气降，则不呕矣。

栀子豉汤方 见上焦篇

栀子豉加甘草汤

即于栀子豉汤内，加甘草二钱，煎法如前。

栀子豉加姜汁方

即于栀子豉汤内，加姜汁五匙。

【注释】

［1］反复颠倒：指郁闷烦乱、坐卧不宁的表现。

【提要】本条论述温病下后热郁胸膈的证治。

【精解】患者出现虚烦不眠、心中懊恼甚至躁扰不安诸症，多由无形邪热郁于胸膈干扰心神所致。原文提出本证见于攻下之后，乃因原病属胸膈郁热兼阳明腑实，治以攻下后腑实得去而胸膈邪热未解。实际上，本条所言仅为原因之一，也有阳明病攻下后余热郁于胸膈而致者。并且，本证亦非均见于攻下之后，临床不可印定眼目。本书上焦篇也有热郁胸膈的内容，可相互参看。临床凡见有上述表现者，皆当治以轻清宣透胸膈郁热之法，用栀子豉汤为主方。若因误下后伤及中气伴见气短者，可再加甘草补益中气；因胃失和降而呕吐者，可加入生姜汁降逆止呕。

【原文】十九、阳明温病，干呕口苦而渴，尚未可下者，黄连黄芩汤主之。不渴而舌滑者属湿温。

温热，燥病也，其呕由于邪热夹秽，扰乱中宫而然，故以黄连、黄芩彻其热，以芳香蒸变化其浊也。

黄连黄芩汤方 苦寒微辛法

黄连二钱　黄芩二钱　郁金一钱五分　香豆豉二钱

水五杯，煮取二杯，分二次服。

【提要】本条论述阳明温病干呕的证治。

【精解】阳明温病出现干呕一症，是多种原因导致中焦胃气失和的表现。有属腑实壅滞者，有属邪热干扰者，亦有本条提到的邪热夹秽浊所致者。从临床证候来看，本条见有干呕而口苦且渴，并无可下之症，提示其病机非阳明腑实，而系无形邪热挟秽浊之气扰乱中焦脾胃，引起胃气上逆为患。其证属热盛湿轻，舌苔应见黄而微腻，治疗宜黄连黄芩汤苦寒清热、降逆化浊。若患者干呕而无口渴表现，且舌苔滑腻，则系湿温之邪阻于中焦的征象，治疗不宜采用苦寒泻火的黄连黄芩汤，而应根据湿温病的辨证施治原则进行治疗。

吴氏所谓"燥病"并非指秋燥病证，而是比喻温热为纯热无湿之邪，易于化燥伤阴，是与湿热为病相对而言的。至于"邪热夹秽"之意，也并非指致病因素既感热邪又夹秽浊湿邪，而是指热在中焦蒸腾胃中浊气上泛。

【原文】二十、阳明温病，舌黄燥，肉色绛，不渴者，邪在血分，清营汤主之。若滑者，不可与也，当于湿温中求之。

温病传里，理当渴甚，今反不渴者，以邪气深入血分，格阴于外，上潮于口，故反不渴也。曾过气分，故苔黄而燥。邪居血分，故舌之肉色绛也。若舌苔白滑、灰滑、淡黄而滑，不渴者，乃湿气蒸腾之象，不得用清营柔以济柔也。

清营汤方见上焦篇。

【提要】本条论述阳明温病传入营分的证治。

【精解】阳明温病邪热入营者，以清营汤治之乃正治之法，但应以仔细诊察、正确辨证为前提。本条从舌苔表现及口渴情况比较了温病邪热传里病位在气、在营（血）的区别。一般热邪传里病在阳明气分者，舌苔多黄而干燥，口必大渴引饮，这是胃热灼津的表现。若热邪入里后舌呈红绛之色，口渴反而不甚或竟不渴，则为在里邪热由气分深入营分、血分的征象，当以清营泄热之法治之。临床还须注意，邪热传里而口反不渴，除见于热入营血外，亦可因湿邪蕴阻气分引起。前者舌质红绛而无苔为热入营血之象，或绛舌之上见有黄苔，为营血分邪热夹有气分未尽之邪；后者属湿郁热蒸，故舌质多不红绛，但必现滑腻苔，苔色则随湿热偏重的不同或白滑或灰滑，亦或淡黄而滑。湿蕴气分，清营汤等清凉柔润之品自不宜用，当按湿温病辨证施治。

此外，从吴氏原文内容来看，此处所说的"邪在血分""邪居血分"，实际是指营分证。而"舌黄燥，肉色绛"是邪入营分而气分之邪仍盛的舌象。所以，本证实为气营两燔证，而非单纯的营分证。

【原文】二十一、阳明斑者，化斑汤主之。

方义并见上焦篇。

【提要】本条论述阳明温病发斑的证治。

【精解】阳明气分热邪不得外解，每可深入血分迫血溢于肌肤而发斑。古人云"斑属阳明"，即是此意。治疗应予清胃泄热、凉血解毒，吴氏上焦篇所列化斑汤即为此而设，临床可随证灵活应用。

【原文】二十二、阳明温病，下后疹续出者，银翘散去豆豉，加细生地大青叶元参丹皮汤主之。

方义并见上焦篇。

【提要】本条论述阳明温病出疹的证治。

【精解】阳明温病攻下之后，有形之邪可从下而解，但仍有可能出现无形余热外窜肌肤血络而发疹的情况。临床治疗与上焦温病所述相同，仍应采用银翘散加减以解毒泄热、凉营透疹。

【原文】二十三、斑疹，用升提则衄，或厥，或呛咳，或昏痉，用壅补则瞀乱[1]。

此治斑疹之禁也。斑疹之邪在血络，只喜轻宣凉解。若用柴胡、升麻辛温之品，直升少阳，使热血上循清道则衄；过升则下竭，下竭者必上厥；肺为华盖，受热毒之熏蒸则呛咳；心位正阳，受升提之摧迫则昏痉。至若壅补，使邪无出路，络道比经道最细，诸疮痛痒，皆属于心，既不得外出，其势必返而归之于心，不瞀乱得乎？

【注释】

[1]瞀乱：指心中闷乱，头目昏眩。

【提要】本条论述温病斑疹治疗的禁忌。

【精解】

1.斑疹的成因与治则：温病发斑的原因是"邪在血络"，即邪热深入营血外发肌肤。治疗原则以凉血解毒化斑为主，若夹疹者可酌情配合轻宣透发之品。本条所论之斑疹应指斑疹并发者，故吴氏说"只喜轻宣凉解"。

2.斑疹的治疗禁忌：斑疹的治疗禁忌主要为升提、壅补二法。其一，不可用升提。指忌用辛温发散之品透疹。温病发斑出疹，总因热毒入营动血，络伤血溢所致，故治疗只宜凉解泄热、轻宣透化，切忌妄投柴胡、升麻等升散提透之品。升提之品有时虽可用于小儿痧麻痘疹表气郁闭较甚者，但温病斑疹非其所宜，妄用反易引发多种严重后果，如血热蒸腾，迫血上溢可致鼻衄；阴气下竭，阳气上脱可致厥逆；热邪蒸迫于肺可致呛咳，内闭心包可致昏痉等。其二，不可壅补。温病斑疹本为邪热所致，只宜清解，切忌使用壅补之法。若误用壅补则助热内壅，甚至邪闭心包而致神志瞀乱。但有些特殊情况不在此列，如温病见有斑疹时，正气大虚而出现斑疹内陷之逆证，临床可见体温骤降、斑疹突然隐没等表现，此时当用补气以托斑疹之法。

【原文】二十四、斑疹阳明证悉具，外出不快，内壅特甚者，调胃承气汤微和之，得通则已，不可令大泄，大泄则内陷。

此斑疹下法，微有不同也。斑疹虽宜宣泄，但不可太过，令其内陷。斑疹虽忌升提，亦畏内陷，方用调胃承气者，避枳、朴之温燥，取芒硝之入阴，甘草败毒缓中也。

调胃承气汤方见前

【提要】本条论述斑疹下法宜忌。

【精解】斑疹透发不畅，即所谓"外出不快"者，或因正虚不能达邪，或因邪毒深重郁伏不透，或因阳明实邪壅塞特甚，使邪热不易外透。原文中明确指出其"阳明证悉具"，故斑疹"外出不快"实因邪热内壅太盛所致，临床必见阳明腑实诸症。所以，治疗应通腑泻热以去其实，冀其内壅得通、邪机松动而斑疹易于透发。

苦寒攻下法并非斑疹治疗常法，故应中病即止，不可久用，一旦大便得通、里实得泄即应停用。并且，只宜调胃承气汤轻泄内壅之实，所谓"微和之"，不可盲目峻猛攻下，以防下之太过致邪热内陷而泄泻不止。此与典型阳明腑实证下法略有不同，即吴氏所说"此斑疹下法，微有不同也"。

【原文】二十五、阳明温毒发痘^[1]者，如斑疹法，随其所在而攻之。

温毒发痘，如小儿痘疮，或多或少，紫黑色，皆秽浊太甚，疗治失宜而然也。虽不多见，间亦有之。随其所在而攻，谓脉浮则用银翘散加生地、元参，渴加花粉，毒重加金汁、人中黄，小便短加芩、连之类；脉沉内壅者，酌轻重下之。

【注释】

［1］痘：即天花，又名痘疮。

【提要】本条论述温毒发痘的证治。

【精解】痘病现已绝迹，古人有多种治法。吴氏将其归入温毒类疾病，笼统提出以银翘散加减，体现了清热解毒、宣泄透邪的治疗思想，临床有类似病证者可参之。

【原文】二十六、阳明温毒，杨梅疮者，以上法随其所偏而调之，重加败毒，兼与利湿。

此条当入湿温，因上条温痘连类而及，故编于此，可以互证也。杨梅疮者，形似杨梅，轻则红紫，重则紫黑，多现于背部、面部，亦因感受秽浊而然。如上法者，如上条治温痘之法。毒甚故重加败毒，此证毒附湿而为灾，故兼与利湿，如萆薢、土茯苓之类。

【提要】本条论述杨梅疮的证治。

【精解】一般认为，原文所说的杨梅疮是指温病过程中发生的一种皮疹，其形状如同杨梅，色泽轻者红紫，重者紫黑，虽有"杨梅疮"之名，却与性病

"杨梅疮""梅毒"并不相同。本病由温热毒邪而致，又毒盛而夹湿，故治疗与痘疮相同并加重解毒利湿之品，如萆薢、土茯苓之类。

【原文】二十七、阳明温病，不甚渴，腹不满，无汗，小便不利，心中懊憹者，必发黄，黄者栀子柏皮汤主之。

受邪太重，邪热与胃阳相搏，不得发越，无汗不能自通，热必发黄矣。

栀子柏皮汤方

栀子五钱　生甘草二钱　黄柏五钱　水五杯，煮取二杯，分二次服。

[方论] 此湿淫于内，以苦燥之，热淫于内，佐以甘苦法也。栀子清肌表，解五黄[1]，又治内烦。黄柏泻膀胱，疗肌肤间热。甘草协和内外。三者其色皆黄，以黄退黄，同气相求也。按：又可但有茵陈大黄汤，而无栀子柏皮汤，温热发黄，岂皆可下者哉！

【注释】

[1] 五黄：指黄疸、谷疸、酒疸、女劳疸、黑疸5种黄疸。

【提要】本条论述阳明温病发黄证治。

【精解】温病邪入阳明，无胃热、腑实之象，见有无汗、小便不利、甚或心中懊憹者，乃湿热内郁不得发越的表现。无汗则热不得泄，小便不利则湿无去路，湿热内郁则心中懊憹，故易引发黄疸。临床所见之黄疸，一般有阴黄、阳黄之分。温病因湿热郁蒸所致的黄疸，大多属阳黄之类。原文说其由"邪热与胃阳相搏"而成并不准确，若纯热无湿则必不能形成黄疸。从吴氏提出用栀子柏皮汤治疗来看，所用药物均可清热燥湿，故其病机为湿热所致可明，但应属热重于湿者。

吴氏对吴又可治黄疸所用的茵陈大黄汤（《温疫论》中原名茵陈汤）中用大黄提出了不同意见，对此应全面理解。临床因湿热郁蒸所致的黄疸，又兼有热结肠腑者，可配合大黄攻下泄热，以利退黄。倘若患者脾胃虚弱见有便溏、口淡、黄色晦暗者，大黄则应谨慎使用或忌用。

【医案举隅】

黄疸

患者，男，35岁。1998年8月诊。

[病史] 患传染性黄疸性肝炎，在某医院传染科住院治疗1个月余，已服中药20余剂，均为甘露消毒丹、茵陈蒿汤加减以及利湿药等，但黄疸仍未消退，查谷丙转氨酶480U/L，谷草转氨酶260U/L，总胆红素76μmol/L，直接

胆红素 45μmol/L。症见面、目、皮肤发黄，黄色鲜明如桔子色，身热，心烦，胸胁隐痛，小便短赤。舌红苔黄燥，脉滑数。

［诊断］热盛湿轻。

［治法］苦寒燥湿，泻火解毒。

［方药］栀子柏皮汤加味：黄柏 20 克，栀子 15 克，黄芩 12 克，板蓝根 30 克，蒲公英 30 克，虎杖 30 克，半枝莲 15 克，甘草 3 克。水煎，日 1 剂，分 3 次服。

服 6 剂后黄疸消退，症状消失。上方加白芍、生地续服，查肝功正常而愈。

袁文福. 栀子柏皮汤加味临床治验举隅［J］. 实用中医内科杂志，1985，9（1）：34.

按语： 湿热黄疸之证，前已服用甘露消毒丹、茵陈蒿汤加减以及利湿药等治疗，以清利湿热为主并增强其祛湿，但退黄疗效不明显。今症见身热、心烦、小便短赤，且舌红苔黄燥，脉滑数，是热重湿轻之征，故以栀子柏皮汤加黄芩、板蓝根、蒲公英、虎杖、半枝莲以加强清热解毒燥湿之功，6 剂后缠绵月余之黄疸竟全部消退，症状悉除而喜获痊愈。可见同为湿热黄疸，临床也应根据证候特点区分其湿热偏重，施以不同治法方能有效。

【原文】二十八、阳明温病，无汗，或但头汗出，身无汗，渴欲饮水，腹满舌燥黄，小便不利者，必发黄，茵陈蒿汤主之。

此与上条异者，在口渴腹满耳。上条口不甚渴，腹不满，胃不甚实，故不可下；此则胃家已实而黄不得退，热不得越，无出表之理，故从事于下趋大小便也。

茵陈蒿汤

茵陈蒿六钱　栀子三钱　生大黄三钱

水八杯，先煮茵陈减水之半，再入二味，煮成三杯，分三次服，以小便利为度。

［方论］此纯苦急趋之方也。发黄外闭也，腹满内闭也，内外皆闭，其势不可缓，苦性最急，故以纯苦急趋下焦也。黄因热结，泻热者必泻小肠，小肠丙火[1]，非苦不通。胜火者莫如水，茵陈得水之精；开郁莫如发陈，茵陈生发最速，高出众草，主治热结黄疸，故以之为君。栀子通水源而利三焦，大黄除实热而减腹满，故以之为佐也。

【注释】

[1]丙火：按五行归属，小肠与心都属火，其中心为丁火，小肠为丙火。

【提要】本条论述黄疸兼热结肠腑的证治。

【精解】本条与上条皆论湿热郁蒸发黄的治疗，区别在于上条黄疸无阳明燥结之腑实征象，故口不渴、腹不满；本条则兼有热结肠腑的燥实之象，故见有渴而欲饮、腹部胀满、舌苔黄燥。前者治以清热利湿，用栀子柏皮汤；后者清利合以攻下，用茵陈蒿汤。所以，两方虽皆可治疗湿热黄疸，但临床使用时亦应注意适应证的差异，准确辨证方可获效。其口渴与否，腹部有无胀满，是两者辨证的关键。此外，两方功效相较，栀子柏皮汤清热作用略强，适用于热重湿轻之证；茵陈蒿汤则适用于湿热并重之证。

【医案举隅】

茵陈蒿汤是临床常用方，现代研究显示本方具有保肝、利胆、退黄、降血脂及排石等功效，用于治疗急性肝炎、肝损伤、新生儿病理性黄疸、高脂血症、肝内胆汁淤积、脂溢性皮炎等疾病。

一、急性黄疸型肝炎

患者，男，21岁。

[病史]于2008年5月30日以身目俱黄，小便黄，逐渐加重2天，伴乏力、恶心、呕吐、胁痛、腹胀、便秘、尿少收治入院。入院后查：乙肝病毒e抗原（＋），乙肝病毒e抗体（＋），乙肝病毒核心抗体（＋），谷丙转氨酶667U/L，谷草转氨酶243U/L，总胆红素159μmol/L，直接胆红素112μmol/L。

[诊断]急性黄疸性乙型肝炎。

[方药]茵陈蒿汤加味：茵陈50克，大黄10克，栀子、茯苓、车前草、丹参、郁金、赤芍各15克。1剂/天，水煎，分2次温服。

2周后，身黄基本消失，仅目尚黄，小便色淡，大便黄软，胁痛减轻，食欲明显改善，谷丙转氨酶76U/L，总胆红素23μmol/L。继续治疗15天治愈出院。

颜志利，林辉. 茵陈蒿汤加味治疗急性黄疸型肝炎的临床研究[J]. 中国民族民间医药，2010，（5）：156.

按语：此为湿热蕴蒸胶结不解，肝胆疏泄失职，胆汁外溢而发为黄疸。证属湿热并重，茵陈蒿汤乃为正治之法，用时重用茵陈蒿，再加茯苓、车前草渗湿清利，丹参、郁金、赤芍清热化瘀止痛，诸药合用，共奏退黄之效。其方以清热利湿为基础，兼通二便使湿热从下而去；又因湿热羁留易致血瘀，故加入清热化瘀之品通畅血行以利黄疸消除，且茵陈蒿汤中的大黄本有化瘀之功，此意颇合仲景治黄疸注重瘀热之旨。临床实践表明，治疗黄疸加用活血化瘀之品确能提高疗效。

二、黄疸

患者，男，41 岁。2010 年 12 月 7 日初诊。

［病史］该患者半月前出现全身黄疸，巩膜黄染，伴有恶心、呕吐。肝功：谷丙转氨酶 236 U/L，谷草转氨酶 278 U/L。彩色超声显示：脂肪肝，胆囊炎。在当地医院住院治疗，静脉滴注药物（具体药名不详）半个月无效，经别人介绍来求治。查：皮肤、巩膜黄染。舌质红，苔黄，脉滑数。患者发病前有大量饮酒史。

［诊断］慢性黄疸。

［方药］茵陈蒿汤加减：茵陈 25 克，大黄（另包后下）10 克，栀子 15 克，砂仁 15 克，郁金 15 克，川楝子 15 克，虎杖 15 克，败酱草 25 克，葛根花 15 克，甘草 10 克。

服药 7 剂后，皮肤黄染消失，巩膜黄染减轻。再进 7 剂后诸症消失，肝功能恢复正常。

张晓忠，潘洋. 茵陈蒿汤治疗顽固性黄疸验案［J］. 中国民间疗法，2011，19（7）：39.

按语： 酒客之体，里热素盛，今黄疸急性发作，伴见肝胆湿热郁蒸之象，遂投用茵陈蒿汤湿热利湿为主，加砂仁化湿行气开胃，郁金、川楝子疏肝利胆，虎杖、败酱草清热解毒化瘀，葛根花清热解酒毒，甘草清热调和，用之旬余诸症皆除，疗效令人满意。

三、多发性口腔溃疡

患者，女，51 岁，职工。1989 年 6 月初诊。

［病史］患者口腔广泛性溃烂 3 个月，灼热疼痛，尤以舌体为甚。屡经治疗效果欠佳来诊。察其舌体紫黯、肿胀，患者尚有头胀痛，心烦易怒，咽干口燥，大便秘结。舌质黯，苔黄厚根部腻，脉滑。

［诊断］湿热毒邪蕴结于里。

［治法］泄热利湿为主。

［方药］茵陈蒿汤加味：茵陈蒿 15 克，大黄 6 克，栀子 12 克，丹皮 10 克，生地 10 克，薏苡仁 15 克。水煎，每日 3 次漱服。

3 剂后患者舌体肿胀明显好转，溃疡面缩小。原方继服 12 剂痊愈。

于慧卿，尚广恒. 茵陈蒿汤临床新用举隅［J］. 河北中医，1992，14（5）：16.

按语： 口腔溃疡原因复杂，虚实并见，常迁延难治。本案既见湿热蕴毒之象，又有热瘀之征，故从清利湿热为治，以传统治疗黄疸之剂茵陈蒿汤加丹皮、生地清热活血，薏苡仁利水渗湿、兼以解毒。方小药简，漱服法给药，竟一举获效，其巧思及效验令人赞叹。

【原文】二十九、阳明温病，无汗，实证未剧，不可下，小便不利者，甘苦合化，冬地三黄汤主之。

大凡小便不通，有责之膀胱不开者，有责之上游结热者，有责之肺气不化者。温热之小便不通，无膀胱不开证，皆上游（指小肠而言）热结，与肺气不化而然也。小肠火腑，故以三黄苦药通之；热结则液干，故以甘寒润之；金受火刑，化气维艰，故倍用麦冬以化之。

冬地三黄汤方 甘苦合化阴气法

麦冬八钱　黄连一钱　苇根汁半酒杯（冲）　元参四钱　黄柏一钱　银花露半酒杯（冲）　细生地四钱　黄芩一钱　生甘草三钱

水八杯，煮取三杯，分三次服，以小便得利为度。

【提要】本条论述温病小便不利的证治。

【精解】本条所述小便不利由热盛阴伤引起，故治疗主以甘苦合化之法，即甘寒与苦寒相配合，养阴与清热并施。主方冬地三黄汤以大剂甘寒生化阴气，以少量苦寒清泄邪热，是养阴清热法的巧妙运用。俾使热结得解，阴液得复，则小便自可通利。该法临床运用范围很广，并不限于温病小便不利者，凡热盛阴伤者皆可用之。在具体运用时，还应根据热盛、阴伤的侧重不同，区分清热与养阴的孰重孰轻，不可拘定一方。

温病出现小便不利的原因甚为复杂，吴氏在此处提出三大原因：一曰膀胱不开，二曰上游（小肠）结热，三曰肺气不化，实质总不外津液不足与津液不布。其中，邪热内盛耗伤津液是温病临床小便不利最为常见的原因。由于温病有温暑湿燥之分，病证亦有虚实之异，所以本条所论应全面理解，小便不利者亦有用利湿、益肾等法治之者亦不可不知。

【医案举隅】

冬地三黄汤是临床温病热盛阴伤的常用方，可用于治疗发热、肺部感染、急性肾功能衰竭、多种皮肤病等。

一、癃闭

患者，女，71岁。1991年4月20日初诊。

［病史］患者住院于某医院（医院病案略）。因患慢性支气管炎、肺气肿、肺源性心脏病、慢性肾炎、尿毒症昏迷。经该院抢救，神志清楚，唯尿闭未

除，16天来一直采用导尿管排尿，但每天尿量甚少且伴有血液。证见精神不振，面色暗黑，纳差，尿量少而色红，大便量少。舌质红光剥，脉沉细略数。

［诊断］肺胃蕴热、津液亏损。

［治法］甘苦合化阴气利小便法。嘱在服中药时去除导尿管。

［方药］生地黄20克，麦冬10克，玄参10克，芦根10克，黄连3克，黄芩3克，黄柏3克，琥珀（冲）3克，石斛10克。1剂。

二诊：服药后于当夜12时自行排尿，要求再剂。后经中药调理小便功能正常而出院。

唐开华，王丽娜. 甘苦合化法临床运用举隅［J］. 浙江中医学院学报，1992，16（4）：18.

按语：久患数疾迁延不愈，因新感而致疾病急性发作，虽经西医治疗渐趋稳定，但尿闭始终未能缓解。其人久病素虚，阴津消耗，今又复外感，邪热炽盛、津液受损过甚，且肺胃蕴热未除，小肠火腑不通，故尿少尿闭，因而治以甘苦合化阴气法，甘润益水之源，苦寒清泻邪热，病证随手而愈。

二、风温误治

三月初二日，姚，年三十岁，风温误认伤寒发表，致令神呆谵语，阳有汗，阴无汗，大便稀水不爽，现在脉浮，下行极而上也。先渴今不渴者，邪归血分也。

连翘二钱，金银花三钱，元参三钱，竹叶心一钱，丹皮二钱，犀角二钱，桑叶一钱，甘草一钱，麦冬三钱。牛黄清心丸，3次服6丸。

初三日，昨日清膻中法，今日神志稍清，但小便短数，脉无阴，大便稀水，议甘苦合化阴气法，其牛黄丸仍服。

大生地五钱，真川连一钱，生牡蛎一两，黄芩二钱，丹皮五钱，犀角三钱，麦冬五钱，人中黄六钱。水8碗，煮取3碗，分3次服。明早再1帖。

初四日，即于前方内去犀角，加生鳖甲一两，白芍一两。

初五日，大热已减，余焰尚存，小便仍不快，用甘苦合化阴气法。

细生地八钱，炒黄柏二钱，丹皮四钱，炒知母二钱，连心麦冬六钱，生甘草二钱，生白芍四钱，生牡蛎五钱，生鳖甲八钱，黄芩二钱。今晚1帖，明日2帖。

初七日，温病已解，邪少虚多，用复脉法。

真大生地六钱，炒白芍六钱，知母三钱，黄柏二钱，连心麦冬六钱，炙甘草二钱，麻仁三钱，生牡蛎六钱，生阿胶（冲）三钱。3帖，3日。

十一日，热淫所遏，其阴必伤，议于前方内去黄柏、知母，防其苦以化燥。加鳖甲、沙参，以杜病后起燥之路。即于前方内去知母、黄柏，加生鳖甲六钱，沙参三钱。

清·吴鞠通. 吴鞠通医案·风温［M］北京：人民卫生出版社，1960：78.

按语： 本案起自温病误用辛温后热入心包，经清心泄热、开窍醒神治之神志转清，危殆缓解，但津液消耗极重，且余焰尚炽，故从二诊始用甘苦合化阴气法治之，以甘寒为主合以少量苦寒，既能养阴生津，又能兼清余热，疗效显著。待病势大减，再以滋水复脉法以善其后。围绕热盛阴伤的病机重点，从早期祛邪护阴为主，到中期甘苦合化阴气，再至后期滋填育阴收功，体现了吴氏治疗温病重视顾护阴液的治疗思想。本案全程思路清晰，层层递进，药随证变，可堪效法。

【原文】 三十、温病小便不利者，淡渗不可与也，忌五苓、八正辈。

此用淡渗之禁也。热病有余于火，不足于水，惟以滋水泻火为急务，岂可再以淡渗动阳而燥津乎？奈何吴又可于小便条下，特立猪苓汤，乃去仲景原方之阿胶，反加木通、车前，渗而又渗乎？其治小便血分之桃仁汤中，仍用滑石，不识何解！

【提要】 本条论述温病淡渗之禁。

【精解】 承接上条之后，本条再论温病小便不利者不可用淡渗分利，强调温病小便不利以热盛阴伤为主，应以养阴清热为大法。因此，临床不可见小便不利即投以五苓散、八正散之类，若误用淡渗之法，则会进一步耗伤阴液，导致病情恶化。当然，如前所述温病小便不利有诸多原因，如属湿热蕴阻下焦、膀胱气化不利等，淡渗又当用之。所以是否应使用淡渗之法，必当以正确辨证为前提。

吴鞠通对吴又可猪苓汤法提出了异议，认为热盛阴伤之际再治以淡渗，触犯了温病"动阳而燥津"之禁。实际上，吴鞠通的看法略有偏差，从《温疫论》原文所见，吴又可所说的小便不利并非热盛阴伤所致，而是由湿热秽浊之邪引起，用猪苓汤去阿胶加木通、车前子，主在清利湿热，并无不当。因此，对吴鞠通所言应辨证理解。

【医案举隅】

热病后小便不利

患者，男，35岁。

［病史］不久前患高热（病名不详）10余日，在当地打针服药，现发热已退。近1周来小便不利，时有涩胀感，小腹作胀，经服中西利尿药无效。自述

除小便不利外，并觉头晕心悸，全身乏力，口干咽燥。舌红少苔，脉细数。

［诊断］热病伤阴，心肾阴虚，心移热于小肠，肾移热于膀胱所致。

［治法］养心滋肾清热。

［方药］生地12克，白芍12克，天冬9克，麦冬12克，元参15克，玉竹12克，石斛9克，山茱萸9克，女贞子9克，黄柏9克，麻仁9克，阿胶（烊化）12克。3剂。

服药后小便逐渐通利，余症亦有所减轻，但口干纳少，此胃阴不足之象，改拟养阴益胃之剂。

［方药］太子参12克，沙参9克，麦冬9克，石斛9克，甘草9克，山楂9克，鲜梨汁（服药前喝）1杯。3剂。

此后告知，其病已愈。

方方. 李泽清治疗热病后遗诸症经验［J］. 湖北中医杂志，2012，34（11）：29-30.

按语：本案属热病伤阴、津液不足之证。阴伤则小便不利，虚热内扰则头晕心悸、口干咽燥，故治以养阴清热，方用甘寒生津合以酸甘化阴、滋肾清热，不用通利而小便不利随之而解，正合吴氏之旨。临床对此类病证当仔细分辨其因，切不可随意投予淡渗。

【原文】三十一、温病燥热，欲解燥者，先滋其干，不可纯用苦寒也，服之反燥甚。

此用苦寒之禁也。温病有余于火，不用淡渗犹易明，并苦寒亦设禁条，则未易明也。举世皆以苦能降火，寒能泻热，坦然用之而无疑，不知苦先入心，其化以燥，服之不应，愈化愈燥。宋人以目为火户，设立三黄汤[1]，久服竟至于瞎，非化燥之明征乎？吾见温病而恣用苦寒，津液干涸不救者甚多，盖化气[2]比本气[3]更烈。故前条冬地三黄汤，甘寒十之八九，苦寒仅十之一二耳。至茵陈蒿汤之纯苦，止有一用，或者再用，亦无屡用之理。吴又可屡诋用黄连之非，而又恣用大黄，惜乎其未通甘寒一法也。

【注释】

［1］三黄汤：宋以前方书中三黄汤有多首，此处似指《银海精微》三黄汤，由黄连、黄芩、大黄组成，治疗目疾。

［2］化气：这里指滥用药物引起的病变。

［3］本气：这里指由病邪导致的病变。

【提要】本条论述温病苦寒之禁。

【精解】原文所谓"温病燥热",是指热邪化燥伤阴之意。由于热邪未解、阴津已伤,因而呈现燥热之象。对此等病证,其治疗必不同于实火之治。实火宜泻,常以苦寒之品泻火泄热;燥热宜滋,当以甘寒柔润之品为主滋养阴液、润燥泄热,不可纯用苦寒泻火之品。因苦能化燥,易于伤津劫液,所以只可用于实火内郁而阴津未伤之证,对于阴液耗伤而邪热犹未尽解的燥热证候切不可轻投。

吴氏强调了燥热用苦寒治之的严重后果,明确了甘寒为主的治疗原则。但须注意的是,甘寒之品虽能润燥泄热,但其清热之力较弱,对邪热较甚者可适当配合苦寒之品以泄邪热,即所谓"甘苦合化"。所以,治疗本证也并非绝对不可用苦寒之品,临床应根据阴伤与邪热的偏重合理配伍,切记温病出现燥热时不可单纯治以苦寒,以免化燥伤阴之弊。此即温病苦寒之禁的要旨。

【原文】三十二、阳明温病,下后热退,不可即食,食者必复;周十二时后,缓缓与食,先取清者,勿令饱,饱则必复,复必重也。

此下后暴食之禁也。下后虽然热退,余焰尚存,盖无形质之邪,每借有形质者以为依附,必须坚壁清野,勿令即食。一日后,稍可食清而又清之物,若稍重浊,犹必复也。勿者,禁止之词;必者,断然之词也。

【提要】本条论述温病攻下后禁暴食。

【精解】热病后期及恢复期应慎食以防"食复",这在《内经》中已有论述,后世对此一直较为重视。吴氏强调阳明温病下后身热得退,为邪热外解之象,但此时切不可即刻进食,因下后身热方退,余邪每未尽解,过早进食易留邪为患造成病情反复。同时,下后即使邪热已解,但脾胃功能大多尚未恢复,尤其攻下之后更易伤及脾胃,此时若进食不慎,会导致食不能化而积滞为患,造成病情的反复。所以,须待一日之后方可稍稍进食,且所进食物宜选清淡而易于运化之品,切忌早投肥腻浓浊之味,以免腻滞不化。进食之量也不宜过多,应以不使饱胀为度。

热病"食复"固然与饮食不当密切相关,但临床也不可过于机械。若攻下之后热势消退,患者知饥索食,也未必一定要机械地等到一日后方进食,当进则进,但应以量少、清淡、易消化为原则。此外,有些温病易发生"食复",在疾病后期尤当重视。如湿热性温病后期,因湿热腻滞不化,中焦脾胃受困而运化失健,若冒然大量进食或恣意进食腻滞难化之物,则容易导致病情复发。

【原文】三十三、阳明温病，下后脉静，身不热，舌上津回，十数日不大便，可与益胃、增液辈，断不可再与承气也。下后舌苔未尽退，口微渴，面微赤，脉微数，身微热，日浅者，亦与增液辈，日深舌微干者，属下焦复脉法也（方见下焦）。勿轻与承气，轻与者肺燥而咳，脾滑而泄，热反不除，渴反甚也，百日死。

此数下亡阴之大戒也。下后不大便十数日，甚至二十日，乃肠胃津液受伤之故，不可强责其便，但与复阴，自能便也。此条脉静身凉，人犹易解，至脉虽不躁而未静，身虽不壮热而未凉，俗医必谓邪气不尽，必当再下，在又可法中亦必再下。不知大毒治病，十衰其六，但与存阴退热，断不误事（下后邪气复聚，大热大渴，面正赤，脉躁甚，不在此例）。若轻与苦燥，频伤胃阴，肺之母气受伤，阳明化燥，肺无秉气，反为燥逼，焉得不咳。燥咳久者，必身热而渴也。若脾气为快利所伤，必致滑泄，滑泄则阴伤而热渴愈加矣，迁延三月，天道小变之期，其势不能再延，故曰百日死也。

【提要】本条论述温病多次攻下伤阴之戒。

【精解】阳明温病腑实之证，治以攻下后十数日不大便，且邪热征象已不明显，此时承气法不可再用。本证多因阴液损伤、肠失濡润所致，故治疗宜用益胃汤、增液汤之类生津养液，"增水行舟"；病期较长，病势深重者，则宜用加减复脉汤滋补真阴，壮水制火。倘若盲目再下，必重伤气阴，导致病情加重。如：苦燥耗伤肺阴，可导致肺燥作咳；误下伤脾，脾气下陷，可引起大便滑泄不禁，并因滑泄而津液更损，进而加重热、渴等征象。所以，临床对下后有形实热得以外解，但仍有便秘、微热者，应仔细分析其病机，采用恰当的治疗方法。

温病本易伤阴，多次攻下后则阴伤更甚。对此时出现的"不大便"，吴氏又具体分为三种情况，临床可酌情参考。其一，身热已退，脉转安静，舌上已有津液，说明病邪已去，但已十数日不大便，这是肠道津液不足所致，不可再用攻下，当用益胃汤、增液汤之类增液润肠，大便自能通下。其二，舌苔尚未退净，口微渴，面微赤，脉微数，身微热，但病势日见减轻，说明病邪渐退，不大便也是肠道津液不足之故，治疗仍应使用增液汤之类润肠通便。本证应与下后邪气复聚相鉴别，后者证见大热、大渴、面赤、脉躁者，与其显有不同。其三，证如其二，但病势日渐加重，说明病邪深入，阴液持续消耗，或已伤及下焦肾阴，可用加减复脉汤之类滋肾阴、增肠液，促使大便通畅。

此外，本条对吴又可治用下法提出批评，认为反复攻下是不妥当的。对吴鞠通此说要全面分析，正确理解。《温疫论》中的确强调"凡下不以数计"，但同时指出"有是证用是药"，可见并非不拘何种情况皆施以攻下。再者，吴又可所论之温疫属湿热疫，多有湿热积滞胶结胃肠的病变，甚至有大便"或如藕泥，临死不结者"，故应治以连续攻下，即"轻法频下"，以邪去为度。此与本条阳明温病性质不同，所以治法自有区别，似不应对其无端指责。

【原文】三十四、阳明温病，渴甚者，雪梨浆沃之。

雪梨浆方法见前

【提要】本节论述温病阴伤口渴的证治。

【精解】温邪传入阳明，胃中津液急剧耗损，故口渴特甚。其治疗可于清热生津的同时，辅以雪梨汁频频饮之，以助生津止渴之效。若阳明邪热已解，而仅因胃津未复作渴的，亦可单用本法施治。从本条所论可以看出，对阳明温病投用雪梨浆，仅是针对阴伤口渴一症而设，若临床见邪热尤盛者，尚须针对邪热用药。

【原文】三十五、阳明温病，下后微热，舌苔不退者，薄荷末拭之。

以新布蘸新汲凉水，再蘸薄荷细末，频擦舌上。

【提要】本条论述阳明温病下后有舌苔者的擦拭法。

【精解】阳明温病攻下后仅有微热，说明实邪已解而阴伤未复。实邪既解，苔垢应退。若邪去而苔不退者，多因阴伤太甚，液不上承，以致苔垢燥结不化。局部处理的方法，可用干净布条浸湿后蘸薄荷粉末频擦舌上。此法源于叶天士《外感温热篇》"舌上生芒刺，用青布拭冷薄荷水揩之"的治法。就临床所见，若攻下或清热后邪热已退，如无其他症状，仅舌苔不退者，不必强求去舌苔，待以时日其苔可自然消退。

【原文】三十六、阳明温病，斑疹，温痘，温疮，温毒，发黄，神昏谵语者，安宫牛黄丸主之。

心居膈上，胃居膈下，虽有膜隔，其浊气太甚，则亦可上干包络，且病自上焦而来，故必以芳香逐秽开窍为要也。

安宫牛黄丸方见上焦篇

【提要】本条论述阳明温病出现神昏谵语的证治。

【精解】温病邪在阳明，无论斑疹、痘疮、温毒、发黄之证，凡因邪热内闭心包而出现神昏谵语者，皆当治以安宫牛黄丸清心开窍，此为常规治法。但临床也应注意，神昏谵语有轻重不同，病机重点也有差异，所以其治法并非仅限于开窍。如神昏谵语较甚，确属热闭心包者，清心开窍必当用之；如神昏谵语较轻，未至热闭心包、窍机堵闭之境，则清心开窍不可迳投，而应重在清除邪热，若由阳明邪热内扰所致者，应以清泄阳明或攻下腑实为治。此外，阳明温病尚有因湿热酿痰蒙蔽心包而致神昏谵语者，又当用豁痰开窍法治之，此与清心开窍亦不相同。

【原文】三十七、风温、温热、温疫、温毒、冬温之在中焦，阳明病居多；湿温之在中焦，太阴病居多；暑温则各半也。

此诸温不同之大关键也。温热等皆因于火，以火从火，阳明阳土，以阳从阳，故阳明病居多。湿温则以湿从湿，太阴阴土，以阴从阴，则太阴病居多。暑兼湿热，故各半也。

【提要】本条论述不同温病中焦病的病位。

【精解】从文中所论可见，凡属温热性质的温病，其中焦病位侧重于阳明胃；凡属湿热性质的温病，其中焦病位侧重于太阴脾；湿热并重的温病，病位兼在阳明、太阴。

中焦为脾胃所居之地，两者相为表里，但其生理属性不同。脾属太阴，为湿土之脏；胃属阳明，其性主燥。故凡风温、温热、温疫、温毒、冬温等纯热无湿的温病，邪热传入中焦多归于阳明胃肠而成经、腑之证；湿温之邪传入中焦，则多在足太阴脾。暑温每多兼夹湿邪而成暑热夹湿之证，传入中焦常见脾胃同病，即暑在阳明而兼湿困太阴，所以说"暑温则各半也"。

薛生白《湿热病篇》指出："湿热证属阳明太阴者居多，中气实则病在阳明，中气虚则病在太阴。"吴氏在自注中说："阳明阳土，以阳从阳，故阳明病居多；湿温则以湿从湿，太阴阴土，以阴从阴，则太阴病居多。"此与薛氏精神基本相同。阳明阳土，其性燥；太阴阴土，其性湿，故温病邪传中焦，热邪多入阳明，湿邪多归太阴。此即同气相求，同类相召之义。

第二章　暑温　伏暑

【原文】三十八、脉洪滑，面赤身热头晕，不恶寒，但恶热，舌上黄滑苔，渴欲凉饮，饮不解渴，得水则呕，按之胸下痛，小便短，大便闭者，阳明暑温，水结在胸也，小陷胸汤加枳实主之。

脉洪面赤，不恶寒，病已不在上焦矣。暑兼湿热，热甚则渴，引水求救。湿郁中焦，水不下行，反来上逆则呕。胃气不降，则大便闭。故以黄连、瓜蒌清在里之热痰，半夏除水痰而强胃，加枳实者，取其苦辛通降，开幽门而引水下行也。

小陷胸加枳实汤方苦辛寒法

黄连二钱　瓜蒌三钱　枳实二钱　半夏五钱

急流水五杯，煮取二杯，分二次服。

【提要】本条论述阳明暑温水结在胸的证治。

【精解】本条所论阳明暑温，是指湿热性温病发展到阳明阶段，临床既有身热面赤、恶热、渴欲凉饮、脉洪滑等阳明热盛的症状，又有苔滑、得水则呕等湿阻中焦的表现，实际是指湿热在中焦的一类病证。所用的小陷胸加枳实汤为苦寒与辛温相合之方，辛开苦降以清热祛湿。

从原文内容来看，本条所述阳明暑温证的临床表现并不典型，而小陷胸加枳实汤的作用也并不主在清阳明之热。本证病机应属阳明暑热与痰湿之邪搏结胸脘而使胃气不降，其辨证关键在于见有身热、得水则呕、胸脘痞满、按之胸下痛、苔黄滑等证，即可用小陷胸加枳实汤辛开苦降，泄热化痰，和胃降逆。所以，原文谓本证为"水结在胸"的说法并不确切，治疗取苦辛通降的作用机制，亦非自注所说的"引水下行"。

【医案举隅】

现代研究显示，小陷胸加枳实汤能退热、止咳、祛痰，对大肠埃希菌、金黄色葡萄球菌、霉菌等有一定抑制和杀灭作用，临床可用于治疗肺炎、结核性胸膜炎、胆道感染、胃炎、急性胰腺炎等疾病。

一、幽门梗阻

患者，男，38岁，工人。1995年4月5日就诊。

［病史］上腹部疼痛，进食后缓解已3年，春秋时节反复发作。经省人民医院X光钡透确诊为十二脂肠球部溃疡，曾服用"复方铝酸铋""枸橼酸铋钾"等胃药，症状逐渐改善。3天前因工作劳累，饮酒较多后，上腹部痞满疼痛，呕吐，进水则吐，经某医院诊断为十二指肠球部溃疡合并幽门梗阻，建议手术治疗。患者不同意手术，遂来门诊治疗。检查：体温36.8℃，呼吸16次/分，脉搏72次/分，血压90/70mmHg，神清，检查合作，急性面容，略见消瘦。舌红苔黄腻，脉象弦滑。心肺听诊正常，腹部触诊平坦，心窝部硬满，按之疼痛，叩之有振水音，肝脾未触及。

［诊断］小结胸证。

［方药］黄连15克，瓜蒌50克，清半夏20克，枳实20克。3剂，水煎服。

服药 3 剂后,呕吐停止,有饥饿感,可进半流饮食,上腹部胀闷减轻。脉象仍弦滑,舌红苔黄腻,心窝部较硬满,按之疼痛减轻。

[诊断] 湿热痰浊渐除,胃失和降好转。

[方药] 黄连 10 克,瓜蒌 25 克,清半夏、枳实、陈皮、厚朴各 15 克。

服药 3 剂后诸症消失,经随访 1 年未见复发。

骆宏石. 小陷胸加枳实汤治疗幽门梗阻案例 [J]. 中医药学报,1997,(1):30.

按语: 本案西医诊为幽门梗阻,观其临床症状,患者具有较为典型的湿热痰浊内结中焦之象,因气机阻滞、胃失和降,故见上腹部痞满疼痛、呕吐,进水则吐,舌红苔黄腻,脉象弦滑。以吴鞠通小陷胸加枳实汤辛开苦降、疏利气机,梗阻之证迅速得以缓解,疗效显著。此即叶天士治痞证之"苦泄"法,临床辨证可参舌象"或黄或浊",是为湿热痰浊内结的明证,投用该法多可获效。

二、急性胃炎

患者,男,31 岁。

[病史] 胃脘疼痛胀满,呕吐频频,口苦而干,欲饮水而得水即吐。脉弦滑,苔薄黄腻。

[诊断] 痰热阻于中焦,胆火上逆,胃失和降。

[治法] 清化痰热,清胆和胃,降逆止呕。

[方药] 全瓜蒌 12 克,姜半夏 9 克,川连 3 克,苏叶 5 克,陈皮 5 克,淡吴萸 2 克,枳实 8 克,姜竹茹 10 克,姜汁少许。

经用 1 剂后即痛除吐止。

杨进. 孟澍江治疗内科杂病经验 [J]. 中医杂志,1987,(5):21-22.

按语: 胃脘胀痛、得水则吐、苔薄黄腻,故诊为痰热中阻之证,投用小陷胸加枳实汤为主方辛开苦降、清化痰热。因其呕吐之势频剧,并伴见口苦、脉弦等胆火上逆之象,故再加苏叶、陈皮、吴萸、枳实、竹茹,以加强其降泄理气及清化止呕之效。是方配伍严谨,用药精当,细析之又包涵数方之意。除主方外,黄连、半夏、瓜蒌、枳实与竹茹、陈皮、姜汁相合,恰为黄连温胆汤;黄连与吴萸并用,又为左金丸;黄连与苏叶相佐为连苏饮,正是薛生白治"湿热证,呕恶不止,昼夜不差"之法。因此,本案治疗药少力宏,奏效甚捷,临床可堪效法。

【原文】三十九、阳明暑温,脉滑数,不食不饥不便,浊痰凝聚,心下痞者,半夏泻心汤去人参、干姜、大枣、甘草加枳实、杏仁主之。

不饥不便,而有浊痰,心下痞满,湿热互结而阻中焦气分。故以半夏、枳实开气分之湿结；黄连、黄芩开气分之热结；杏仁开肺与大肠之气痹；暑中热甚，故去干姜；非伤寒误下之虚痞，故去人参、甘草、大枣，且畏其助湿作满也。

半夏泻心汤去干姜甘草加枳实杏仁方 苦辛寒法

半夏一两　黄连二钱　黄芩三钱　枳实二钱　杏仁三钱

水八杯，煮取三杯，分三次服。虚者复纳人参二钱，大枣三枚。

【提要】本条论述阳明暑温心下痞的证治。

【精解】本条与上条皆讨论湿热阻于中焦的治疗，皆主用辛开苦降法，但本条所述之证侧重于湿热中阻、气机不畅，心下痞较明显。治疗取仲景半夏泻心汤去人参、干姜、大枣之温补，以免助热碍湿之弊；加杏仁、枳实开肺理气，以助消痞化湿之功。

临床上，小陷胸加枳实汤和半夏泻心汤去干姜甘草加枳实杏仁方均有清热化湿之功，都可用于治疗温病或内科杂病中因湿热中阻引起的胃痛、呕吐、胃胀等病证。但须注意，本方半夏重用至一两（30克），是针对浊痰凝聚较甚而设，如浊痰不甚者，则半夏之量应酌情减少为妥。至于文中提到虚者可加入人参、大枣，临床不可鲁莽从之，因其属阳明暑温，治疗中一般不用甘温补剂；若为内科杂病，亦应酌情考虑，谨慎使用。

【医案举隅】

胃病

胡，不饥、不食、不便，此属胃病，乃暑热伤气所致，味变酸浊，热痰聚脘，苦辛自能泄降，非无据也。半夏泻心汤去甘草、干姜加杏仁、枳实。

清·叶天士. 临证指南医案·暑［M］. 上海：上海科学技术出版社，1959：338.

按语：治湿所以"必开肺气"，是因肺主一身之气，宣开肺气有利于湿邪泄化，故化湿中每多配合宣气开肺之品，如此处之杏仁；枳实破气消积散痞，加之甚妥。甘草壅滞、干姜辛热，对于痞证只是在胃气虚寒的情况下方可酌情使用；湿热阻结气分的痞证，用之反有助邪壅气之弊，叶氏去之甚为合理。至于人参，案中虽未明确去之，但其温补之性显然不利于痞证，此处不宜使用。

【原文】四十、阳明暑温，湿气已化，热结独存，口燥咽干，渴欲饮水，面目俱赤，舌燥黄，脉沉实者，小承气汤各等分下之。

暑兼湿热，其有体瘦质燥之人，感受热重湿轻之证，湿先从热化尽，只余热结中焦，具诸下证，方可下之。

小承气汤方义并见前。此处不必以大黄为君，三物各等分可也

【提要】本条论述阳明暑温化燥形成腑实的证治。

【精解】吴氏文中提出"阳明暑温，湿气已化"，是基于"暑温必挟湿"的观点，因而强调其热结较之一般温热病的阳明腑实为轻，小承气汤使用时应减少大黄的用量，即不以大黄量为重，取大黄、枳实、厚朴三味各等量，使其攻下力较缓。实际上，暑温也有不夹湿者，暑温病的阳明腑实证并非皆从夹湿化燥而来，所以攻下是否应缓，也未必有定论，临床应以具体情况为依据，调整攻下的力度。

应指出的是，暑热易于兼湿致病，其性质为热重湿轻，若湿已化尽，热结阳明，可用攻下者，除有阳明实热蒸腾之象外，还应见有腹满、便秘等可下之症。原文虽未提及，但临床不可不知。

【原文】四十一、暑温蔓延三焦，舌滑微黄，邪在气分者，三石汤主之；邪气久留，舌绛苔少，热搏血分者，加味清宫汤主之；神识不清，热闭内窍者，先与紫雪丹，再与清宫汤。

蔓延三焦，则邪不在一经一脏矣，故以急清三焦为主。然虽云三焦，以手太阴一经为要领。盖肺主一身之气，气化则暑湿俱化，且肺脏受生于阳明，肺之脏象属金色白，阳明之气运亦属金色白，故肺经之药多兼走阳明，阳明之药多兼走肺也。再肺经通调水道，下达膀胱，肺痹开则膀胱亦开，是虽以肺为要领，而胃与膀胱皆在治中，则三焦俱备矣，是邪在气分而主以三石汤之奥义也。若邪气久羁，必归血络，心主血脉，故以加味清宫汤主之。内窍欲闭，则热邪盛矣，紫雪丹开内窍而清热最速者也。

三石汤方

飞滑石三钱　生石膏五钱　寒水石三钱　杏仁三钱　竹茹（炒）二钱　银花三钱（花露更妙）　金汁[1]一酒杯（冲）　白通草二钱

水五杯，煮成二杯，分二次温服。

［方论］此微苦辛寒兼芳香法也。盖肺病治法，微苦则降，过苦反过病所，辛凉所以清热，芳香所以败毒而化浊也。按：三石，紫雪丹中之君药，取其得庚金之气，清热退暑利窍，兼走肺胃者也；杏仁、通草为宣气分之用，且通草直达膀胱，杏仁直达大肠；竹茹以竹之脉络，而通人之脉络；金汁、银花，败暑中之热毒。

加味清宫汤方

即于前清宫汤内加知母三钱、银花二钱、竹沥五茶匙冲入。

［方论］此苦辛寒法也。清宫汤前已论之矣，加此三味者：知母泻阳明独胜之热，而保肺清金；银花败毒而清络；竹沥除胸中大热，止烦闷消渴，合清宫汤为暑延三焦血分之治也。

【注释】

［1］金汁：即粪清，又名黄龙汤。取健康人的粪便封于缸内，埋入地下，隔1~3年取出其内的清汁即是。但目前临床已不用。

【提要】本条论述暑温邪热蔓延三焦、热入血分、热闭心包的证治。

【精解】原文所谓"暑温蔓延三焦"，是指暑湿之邪盛于里而上中下三焦俱病。邪在气分，其病变主要为上焦肺气不化、中焦热盛阳明、下焦膀胱不利。因三焦脏腑密切相关，上下互相影响，故上焦肺气不化，则下焦水道不利；水道不利，则暑湿难以外泄，三焦俱病之势乃成。临床可见身热、面赤足冷、脘部痞满、小便短涩、大便黄色稀水而肛门灼热等症状，治疗可用三石汤清泄气分邪热，兼以化湿宣气。该方除以三石、银花、金汁等清暑泄热解毒外，并用杏仁以宣开肺气，因"肺气开则膀胱亦开""气化则暑湿俱化"。所谓"热搏血分者"，仅举出舌绛一证，这显然是邪入营分之象，并非真正的血分证。从所用的加味清宫汤组成分析，其功效亦应对热扰心营更为适用。

所以，本证病机为暑热湿邪蔓延三焦气分，进而暑湿化燥内搏营分包络。若舌苔滑而微黄者，为邪在气分之象，治以三石汤清暑解毒，宣气利湿。若气分之邪久留不解而见舌绛苔少者，则为湿已化热、热扰心营包络的表现，应予加味清宫汤清心凉营，泄热解毒。若见神识昏迷为主者，则为热邪内闭清窍之症，应以清宫汤配合紫雪丹之类清心营而开窍闭。

【医案举隅】

一、暑湿（一）

杨，二八，暑热必挟湿，吸气而受，先伤于上。故仲景伤寒，先分六经，河间温热，须究三焦。大凡暑热伤气，湿著阻气。肺主一身周行气，位高，为手太阴经。据述病样，面赤足冷，上脘痞塞，其为上焦受病显著，缘平素善饮，胃中湿热久伏，辛温燥烈，不但肺病不合，而胃中湿热，得燥热锢闭，下利稀水，即协热下利，故黄连苦寒，每进必利甚者，苦寒以胜其辛热，药味尚留于胃底也。然与初受之肺邪无当，此石膏辛寒，辛先入肺。知母为味清凉，为肺之母气，然不明肺邪，徒曰生津，焉是至理。昔孙真人未诊先问，最不误事。再据主家说及病起两旬，从无汗泄。经云：暑当汗出，勿止。气分窒塞日久，热侵入血中，咯痰带血，舌红赤，不甚渴饮。上焦不解，漫延中下，此皆急清三焦，是第一章旨。故热病之瘀热，留络而为遗毒，注腑肠而为洞利，便为束手无策。再论湿乃重浊之邪，热为薰蒸之气，热处湿中，蒸淫之气，上迫清窍，耳为失聪，不与少阳耳聋同例。青蒿减柴胡一等，亦是少阳本药。且大病如大敌，选药若选将，苟非慎重，鲜克有济。议三焦分清治，从河间法。

飞滑石，生石膏，寒水石，大杏仁，炒黄竹茹，川通草，莹白金汁，金银花露。

清·叶天士. 临证指南医案·暑［M］. 上海：上海科学技术出版社，1959：344.

按语：暑湿弥漫三焦，从宣利三焦治之，其用药显见三石汤之意，可见该方源自叶氏。清宣化湿利湿，分消暑湿之邪，切中病机。

二、暑湿（二）

患者，女，46岁。1989年8月12日诊。

［病史］患者炎暑之际，树下乘凉。翌日即身热面赤，口渴汗出，眩晕耳聋，恶心呕吐，胸闷不适，大便溏臭，小溲黄短。查：舌红苔黄滑，脉转滑数。

［诊断］暑湿邪毒内郁，充斥三焦所致。

［治法］清利三焦湿热。

［方药］石膏30克，寒水石、滑石、淡黄芩各15克，苍术、佩兰、杏仁、厚朴、半夏、郁金、通草各12克，甘草梢6克。

服药3剂后，热退神清，余症均减。苔微腻，脉小滑。

［诊断］热势虽平，湿未尽去。

［方药］改甘露饮合四君意化裁：细生地15克，天麦冬各12克，玄参、枇杷叶、石斛、茵陈、黄芩、焦术、云茯苓、陈皮各12克，滑石15克，甘草梢5克。水煎服。

依方叠进6剂，病愈。

杨志明. 暑湿治验［J］. 四川中医，1993，（2）：34.

按语：夏月受暑，病位涉及上中下三焦。阳明热盛则身热面赤、口渴、汗出，并有见眩晕耳聋、胸闷等邪在上焦之征，及恶心呕吐、大便溏臭、小溲黄短等暑湿困阻中下焦之象，舌红苔黄滑、脉滑数均为暑湿见证。故治以三石汤清宣通利，再加苍术、佩兰、厚朴、半夏、郁金、黄芩等加强清热祛湿之效。药证合拍，3剂中的。

三、发热

患者，男，北京人，50岁。2013年8月22日初诊。

［病史］虽北京时近处暑，而炎热未止，暑湿未尽，湿热弥漫三焦，以至

患者恶寒发热5天，体温多在39℃以上，伴头痛，汗出，热甚时手足凉，舌下起疱，无咽痛，无咳嗽，有少许黄痰，纳食不振，尿黄而热，无尿急、尿痛，大便偏稀。舌质红，苔前薄黄，中根黄腻，脉弦滑。血常规：白细胞计数 $14.3 \times 10^9/L$，中性粒细胞 0.81。尿常规：蛋白（++），白细胞（±）。

［诊断］中医辨病属暑温，西医考虑感染性发热。

［治法］清利三焦，佐以养阴益气。

［方药］三石汤加减：生石膏（先煎）40克，寒水石（先煎）30克，飞滑石30克，淡竹茹12克，金银花15克，北杏仁20克，白通草15克，炙甘草15克，肥知母10克，炙鳖甲（先煎）30克，生晒参10克，炙麻黄10克。3剂，水煎服。每日1剂，每剂2煎，分2次于饭后温服。

二诊（2013年8月25日）：药后仍反复恶寒发热，但体温未超过39℃，发热间隔有所延长，发热持续时间亦有缩短，余症尚未减轻，尤其舌下起疱、不思饮食。苔黄厚欠津，脉弦细。上方去炙麻黄之辛热，加黄连15克，牡丹皮30克，佩兰12克，以清热化湿和胃。7剂，每日1剂。

三诊（2013年9月2日）：服上方1剂则发热止，且未再复发，精神显著好转，纳食增加，有口干欲饮，双眼干涩，大便偏干。苔前薄黄，根黄厚，脉弦细数。复查血常规与尿常规均正常。张老认为热病后伤阴，宜转清热养阴生津善后。

［方药］生地黄20克，麦冬20克，枸杞子40克，北沙参30克，炒川楝子30克，滑石30克，夏枯草20克，金银花20克，龙胆草10克，蒲公英15克，甘草30克，大枣20克。7剂，每日1剂。

药后诸症消失，病告痊愈。

陈进春，许正锦. 张炳厚医案三则［J］. 光明中医，2015，30（10）：2199.

按语： 本案属暑湿弥漫三焦，兼有气阴两伤之证。暑热夹湿为患，邪犯于上焦，则见头痛、咯吐黄痰；邪犯于中焦，则见纳食不振；邪犯于下焦，则尿黄而热，大便偏稀，故主以清利三焦，佐益气养阴，以三石汤为主方，虑其暑邪伤及气阴，再加入生晒参、炙鳖甲兼顾益气养阴。病家初病高热羁留不退，医者在辨清暑湿为患之后，果断确定祛邪扶正之法，大胆用药，量大力宏，病情得以迅速缓解。

【原文】四十二、暑温伏暑，三焦均受，舌灰白，胸痞闷，潮热呕恶，烦渴自利，汗出溺短者，杏仁滑石汤主之。

舌白胸痞，自利呕恶，湿为之也。潮热烦渴，汗出溺短，热为之也。

热处湿中，湿蕴生热，湿热交混，非偏寒偏热可治，故以杏仁、滑石、通草，先宣肺气，由肺而达膀胱以利湿，厚朴苦温而泻湿满，芩、连清里而止湿热之利，郁金芳香走窍而开闭结，橘、半强胃而宣湿化痰以止呕恶，俾三焦混处之邪，各得分解矣。

杏仁滑石汤方 苦辛寒法

杏仁三钱　滑石三钱　黄芩二钱　橘红一钱五分　黄连一钱　郁金二钱　通草一钱　厚朴二钱　半夏三钱

水八杯，煮取三杯，分三次服。

【提要】本条再论暑湿弥漫三焦的证治。

【精解】本条与上条均属暑湿蔓延三焦之证，但本证与上条所述证候有所不同。上证暑热偏甚而湿邪轻微，故治以清暑热为主，兼以化气利湿；本证为湿热交混而暑湿俱盛，证见舌苔灰白、胸闷脘痞、呕恶下利，乃湿阻气机，中焦升降悖逆之象；潮热烦渴、汗出溺短，系里热郁蒸的表现。由于证属"湿处热中，湿蕴生热"，湿与热相互交混，故治疗须清热化湿并重。既不可专事清热，亦不可纯予化湿。方用杏仁滑石汤，正是取其宣开气机，清化湿热之效。

暑温和伏暑均可出现暑湿交混的证候类型，在治疗上可以互通。但伏暑一病变化甚多，证候复杂，临床还应根据其证候演变随证施治，不可拘泥于本条所述。此外，原文虽言其证舌苔为灰白苔，但临床亦常见黄腻苔，也是湿热郁结的典型表现。

【医案举隅】

一、暑湿

张，舌白罩灰黑，胸脘痞闷，潮热，呕恶，烦渴，汗出，自利。伏暑内发，三焦均受，然清理上中为要。

杏仁，滑石，黄芩，半夏，厚朴，橘红，黄连，郁金，通草。

清·叶天士. 临证指南医案·暑［M］. 上海：上海科学技术出版社，1959：343.

按语：暑病患者，叶氏首先论及舌苔为"舌白罩灰黑"，复加三焦湿热等表现，可见其证为暑湿并重、湿热交混所致。以杏仁、滑石诸药（吴氏归纳为杏仁滑石汤）清化湿热，从三焦分消暑湿病邪。所谓"清理上中为要"，是强调宣化为主。从临床来看，暑湿为患以中焦为重点，病邪可蒙上流下涉及三焦，故临床治疗应以治中焦为重，兼顾上下焦，即清化湿热、宣上利下，以获全功。

二、腹泻

患者，男，1岁半。1982年3月12日就诊。

［病史］腹泻 3 天伴发热、咳嗽，经青霉素、四环素治疗，病不减。证见：发热（肛温 38.5℃），大便质稀色黄，形似蛋花汤，日行十余次，肛门燃红、尿黄短赤，偶有咳嗽。舌红，苔黄腻，纹紫。

［诊断］湿热伤及胃肠。

［方药］杏仁 5 克，滑石 10 克，黄芩 5 克，黄连 3 克，陈皮 5 克，法半夏 3 克，郁金 2 克，木通 5 克，厚朴 4 克，石膏 10 克，前胡 5 克。

1 剂后症状好转。续进 1 剂，诸恙悉除。

苏林. 杏仁滑石汤治疗小儿湿热泄泻［J］. 四川中医，1984，2（3）：204.

按语： 恙起外感湿热，病邪下注大肠致传导失司，故腹泻频作；邪郁热蒸，营卫失和，则发热；湿热侵扰于上，肺气失宣，则咳嗽；肛门燃红、尿黄短赤、舌红、苔黄腻、纹紫均为湿热之征。投以杏仁滑石汤加厚朴宣开气机、清化湿热为治，再加石膏、前胡清热化痰、宣降肺气，药后邪去正安，诸症随之而愈。

三、新冠肺炎

患者，男，69 岁，农民。

［病史］因"咳嗽、纳差 4 天"于 2020 年 2 月 9 日入院。新冠病毒核酸阳性，初步诊断为新冠肺炎（普通型）、高血压病、慢性支气管炎。给予抗病毒治疗，阿比多尔片、达芦那韦考比司他片、重组人干扰素喷剂，同时服用清热解毒中药，但咳嗽等病情未能改善。至 2 月 14 日，患者在 3L/min 吸氧下，氧合指数为 203.33mmHg，肺炎征象明显，修订诊断为新冠肺炎（重型）。诊见咳嗽、咳痰、痰色白、胸闷气急、活动后加重，发热时作，心烦、恶心、口渴、纳差、溲少，血糖偏高。舌质红、苔薄黄腻，脉弦滑。

［诊断］此为疫毒入里，湿热交夹，蕴结三焦，痰热壅肺，正邪交争，肺气失宣，阴液受损。

［治法］分消走泄法，上开肺气，中化痰热，下渗湿浊。

［方药］苦杏仁、黄芩、郁金、柴胡、甘草各 10 克，块滑石（包煎）30 克，姜半夏 12 克，白豆蔻（后下）6 克，麻黄 6 克，茵陈 20 克，蜜炙款冬花 9 克，广藿香、葶苈子、连翘、生地黄、玄参各 15 克。3 剂。每日 1 剂，水煎温服。

二诊（2020 年 2 月 17 日）：患者在 2L/min 吸氧下，氧合指数为 271.03mmHg，胸闷气急好转，舌苔薄腻，前方再进 3 剂。

三诊（2020 年 2 月 21 日）：无发热，无胸闷气急，偶有咳嗽、咳痰，患者在未吸氧下，氧合指数为 413.33mmHg。仍取分消走泄法，前方略作增损，续服 7 剂。

之后咽拭子核酸检测阴性，胸部 CT 复查显示肺部炎症吸收，症状消失，于 2 月 29 日出院。

陈峰，沈凤飞，陈永灿，等. 运用逐邪透外治则辨治新型冠状病毒肺炎体会［J］. 浙江中医杂志，2021，56（5）：369-371.

按语：本案为新冠肺炎重症，初期以西医抗病毒结合中药清热解毒治疗，效果不佳。后据患者病情症状，中医辨证为疫毒与湿热痰浊蕴结于三焦，其中又以肺气壅塞、痰热蕴结、气机不畅为病机重点。因此，清热解毒法显然不合所用，用之必寒凉碍湿反生他患，故及时改用分消走泄法上开肺气、中化痰热、下渗湿浊，以吴鞠通杏仁滑石汤加减。方中杏仁、麻黄、葶苈子、款冬花宣肺止咳，黄芩、柴胡、连翘、半夏、郁金清热化痰，滑石、甘草、茵陈、藿香、豆蔻清利湿热，另佐生地、玄参清热增液、生津护阴，以防病势进展。病情立见转机，6 剂后病入坦途。可见温疫治疗不可盲目施以清热解毒法，将之视为特效疗法是片面的。此外，对湿热较甚者养阴之品应谨慎使用，应防其碍湿之弊。

第三章　寒湿

【原文】四十三、湿之入中焦，有寒湿，有热湿，有自表传来，有水谷内蕴，有内外相合。其中伤也，有伤脾阳，有伤脾阴，有伤胃阳，有伤胃阴，有两伤脾胃，伤脾胃之阳者十常八九，伤脾胃之阴者十居一二。彼此混淆，治不中窾[1]，遗患无穷，临证细推，不可泛论。

此统言中焦湿证之总纲也。寒湿者，湿与寒水之气相搏也，盖湿水同类，其在天之阳时为雨露，阴时为霜雪，在江河为水，在土中为湿，体本一源，易于相合，最损人之阳气。热湿者，在天时长夏之际，盛热蒸动湿气流行也，在人身湿郁，本身阳气久而生热也，兼损人之阴液。自表传来，一由经络而脏腑，一由肺而脾胃。水谷内蕴，肺虚不能化气，脾虚不能散津，或形寒饮冷，或酒客中虚。内外相合，客邪既从表入，而伏邪又从内发也。伤脾阳，在中则不运痞满，传下则洞泄腹痛。伤胃阳，则呕逆不食，膈胀胸痛。两伤脾胃，既有脾证，又有胃证也。其伤脾胃之阴若何？湿久生热，热必伤阴，古称湿火者是也。伤胃阴，则口渴不饥。伤脾阴，则舌先灰滑，后反黄燥，大便坚结。湿为阴邪，其伤人之阳也，得理之正，故多而常见。其伤人之阴也，乃势之变，故罕而少见。治湿者必须审在何经何脏，兼寒兼热，气分血分，而出辛凉、辛温、甘温、苦温、淡渗、苦渗之治，庶所投必效。若脾病治胃，胃病治脾，兼下焦者，单治中焦，或笼统混治，脾胃不分，阴阳寒热不辨，将见肿胀、黄疸、洞泄、衄血、便血，诸证峰起矣。惟在临证者细心推求，下手有准的耳。盖土为杂气，兼证甚多，最难分析，岂可泛论湿气而已哉！

【注释】

[1] 中窾（kuǎn，款）：窾，为空隙之意。中窾，指中靶心，达到目的。

【提要】本条论述中焦湿证的辨证。

【精解】自本条以下吴氏从多方面论述了中焦寒湿证治。寒湿本不属温病范畴，在此讨论的主要目的是与湿热病证相比较，从而使湿邪为患的论述更加全面系统。由于湿热与寒湿性质完全不同，治疗更是一以清化，一以温通，相差甚远，一旦误治则后果严重。所以此处通过详细分析寒湿证治达到临床正确辨证治疗的目的。

吴氏将湿邪在中焦的病证分为寒湿、湿热、伤脾阳、伤脾阴、伤胃阳、伤胃阴等类型，并举出各种病证的主要见证，对外感热病中焦湿证的辨证颇有参考价值，甚至内科杂病中湿在脾胃的病证亦可参照使用。湿邪内应脾胃，多以中焦为病变中心，其性质有寒湿、湿热之分。病程中易伤脾胃之气，既可伤脾胃阳气，亦可伤脾胃之阴。一般以伤阳为多，即所谓"十常八九"；而伤阴较少，即所谓"十居一二"。这是因为湿乃水湿之气，其性属阴，阴凝之邪必伤阳气；若与寒邪相合，则伤阳尤易。至于伤阴，只是在湿蕴化热的情况下方可产生，一般较少见到。当然，临床上无论伤阳伤阴，每多脾胃同时受伤，即吴氏在自注中所说的"两伤脾胃，既有脾证又有胃证也"。由于湿邪为病变化较多，所以临床施治必须根据具体病情分清证候性质，明确病位重心，从而采取相应治法，方可收到良好效果。

【原文】四十四、足太阴寒湿，痞结胸满，不饥不食，半苓汤主之。

此书以温病名，并列寒湿者，以湿温紧与寒湿相对，言寒湿而湿温更易明析。

痞结胸满，仲景列于太阴篇中，乃湿郁脾阳，足太阴之气不为鼓动运行。脏病而累及腑，痞结于中，故亦不能食也。故以半夏、茯苓培阳土以吸阴土之湿，厚朴苦温以泻湿满，黄连苦以渗湿，重用通草以利水道，使邪有出路也。

此苦辛淡渗法也

半夏五钱　茯苓块五钱　川连一钱　厚朴三钱　通草八钱（煎汤煮前药）

水十二杯，煮通草成八杯，再入余药煮成三杯，分三次服。

【提要】本条论述寒湿郁阻脾阳的证治。

【精解】本证为湿邪致痞，以半苓汤为主方治疗。原文虽称其为寒湿在脾，但从半苓汤的药物组成来看，该方以苦温淡渗为主，合以苦寒燥湿清热，故实属辛开苦降之法。所以，本条所述之病证是否属寒湿尚待商榷。就临床所见，因湿热互阻中焦而湿重热轻、湿热中阻而脾阳不足之痞证，均可酌情使用该法。反之，确属寒湿蕴脾者，半苓汤则未必合适。

【医案举隅】

一、太阴湿阻

张，六一，此湿蕴气中，足太阴之气不为鼓动运行，试以痞结胸满。仲景列太阴篇中，概可推求其理矣。

半夏（醋炒），茯苓，川连，厚朴，通草汤煎。

清·叶天士. 临证指南医案·湿［M］. 上海：上海科学技术出版社，1959：352.

按语：其证系湿蕴气分，脾气受困。湿邪虽然偏重，但有蕴而生热之势，故治疗重在化湿的同时，佐以苦寒之黄连以燥湿清热。

二、中焦湿阻

患者，男，43岁。2004年6月25日诊。

［病史］患者因胃溃疡反复出血，药物治疗效果不好，于2004年6月14日在某医院行胃大部切除术，术后伤口愈合良好，但舌苔厚腻，伴见腹胀，恶心欲呕，不思饮食，大便秘结。舌质淡红，苔白厚腻，脉弦缓。

［诊断］胃肠食滞，湿浊中阻。

［方药］法半夏12克，茯苓18克，白蔻（另包后下）9克，通草9克，藿香15克，莱菔子12克，厚朴10克，瓜蒌仁15克，炒山楂15克，建曲15克。

上方连服3剂，舌苔正常，呕恶腹胀消失，饮食大增，大便畅通，改用六君子汤化裁调理。

陈纪铣. 半苓汤加味治疗术后苔腻症临床疗效观察［J］. 四川中医，2007，25（8）：70.

按语：患者术后出现中焦湿阻之征，湿浊困遏，气机升降失职，故腹胀、恶心欲吐、不思饮食；湿中蕴热，大肠传导不利，故大便秘结、舌质淡红、苔白厚腻、脉弦缓，治用半苓汤加减，以半夏、厚朴辛温燥湿，白蔻、藿香芳香化湿，茯苓、通草淡渗清利，莱菔子、山楂、建曲理气消导，瓜蒌仁润肠通便，共奏祛湿理气和中之效。虽未用黄连，清热之力稍减，但全方化湿消导之力增强，颇合本证病机，故获佳效。

【原文】四十五、足太阴寒湿，腹胀，小便不利，大便溏而不爽，若欲滞下[1]者，四苓加厚朴秦皮汤主之，五苓散亦主之。

经谓太阴所至，发为𦠿胀[2]，又谓厥阴气至为𦠿胀，盖木克土也。太阴之气不运，以致膀胱之气不化，故小便不利。四苓辛淡渗湿，使膀胱开而出邪，以厚朴泻胀，以秦皮洗肝[3]也。其或肝气不热，则不用秦皮，仍用五苓中之桂枝以和肝，通利三焦而行太阳之阳气，故五苓散亦主之。

四苓加厚朴秦皮汤方苦温淡法

茅术三钱　厚朴三钱　茯苓块五钱　猪苓四钱　秦皮二钱　泽泻四钱

水八杯，煮成八分三杯，分三次服。

五苓散甘温淡法

猪苓一两　赤术一两　茯苓一两　泽泻一两六钱　桂枝五钱

共为细末，百沸汤[4]和服三钱，日三服。

【注释】

[1]滞下：痢疾的古称。

[2]𦠿（chēn，抻）胀：此处指腹部胀满。

[3]洗肝：指清除肝经之邪。

[4]百沸汤：指沸腾多时的开水，又名"麻沸汤"。古人认为其气薄而善泄热。

【提要】本条论述痢疾寒湿损伤脾阳的证治。

【精解】原文提出，因寒湿损伤脾阳而患痢疾者，可用四苓加味方或五苓散治之，目的在于通调水道，分利湿邪。其中，四苓加厚朴秦皮汤兼有燥湿除满之功，故于腹部胀满、便溏不爽较著者为宜；五苓散则有通阳化气之效，故于小便不利、大便溏泄稀水者较为合适。

应指出的是，痢疾寒湿伤阳者，传统认为应以燥湿温中理气为主法，初起不宜多用淡渗，似与本条所述不符。就内容看，本条内容出于叶天士《临证指南医案》，但原案并未提到有痢疾之象，所以该方用于一般的寒湿损伤脾阳而致腹胀、大便溏泄、小便不利者甚为合适，对患痢疾者却未必适合。因此，对吴氏原文所说不可过于拘泥。

【医案举隅】

一、腹胀

周，湿伤脾阳，腹膨，小溲不利。

茅术，厚朴，茯苓，泽泻，猪苓，秦皮。又五苓散，又二术膏。

清·叶天士. 临证指南医案·湿 [M]. 上海：上海科学技术出版社，1959：352.

按语： 其证系湿困太阴，脾气不运，水道不利，临床以腹部胀满、小便不利为主要表现，故治以淡渗利湿、燥湿除满。

二、泄泻（一）

患者，男，11个月。1990年11月13日入院。

[病史] 患儿1天前因感冒风寒症见发热恶寒，鼻塞流涕，恶心呕吐，继之大便泄泻如水样，每日15~18次，在当地诊所服西药不效而来诊。入院时，大便清稀如水样，色黄无臭味，烦渴欲饮，水、乳食入即吐，腹胀肠鸣，小便不利，伴发热恶寒（体温38.6℃），鼻塞流涕，微咳，前囟、眼窝中度凹陷，口唇及皮肤干燥。舌淡红、苔白腻，脉浮紧。血常规、大便常规检查无异常。血清酶联免疫吸附试验阳性。

[诊断] 中医诊断为泄泻，证属风寒袭表，内客肠胃，中阳被困，脾失健运，水注肠间；太阳表邪不解，循经入腑，膀胱气化失常，水道失调。西医诊断为轮状病毒肠炎合并中度脱水。

[治法] 解表祛邪，化气行水，渗湿止泻。

[方药] 五苓散（以《伤寒论》原剂量猪苓9克、泽泻15克、白术9克、茯苓9克、桂枝6克为标准，按比例共为细面）6克，煎汤口服，每日4次。同时予静脉补液，暂禁乳食，改喂豆制代乳品。

次日发热即退（体温37.1℃），呕吐止，小便利，大便次数减少，每日8~10次。

继服五苓散2天，腹泻停止，大便成形，日行1~2次，痊愈出院。

孙建军，李富汉，岁保琴. 五苓散治疗婴幼儿轮状病毒肠炎112例疗效观察 [J]. 中国医药学报，1992，7（4）：28-29.

按语： 患儿病起秋末，风寒外感，泄泻不止。外见太阳表证未瘥，内见湿困中阳、运化失健、水湿下注，故治以化气利水、双解表里，方选五苓散，冀其水湿去而便泻止。该方能温阳化气、健脾利湿，其中桂枝又有发散风寒之功，故投药1剂即见应手之效。五苓散解表之力较弱，若表证较重者应再加入解表之品更为合拍。

三、泄泻（二）

患者，男，8个月。2003年10月8日初诊。

[病史]腹泻3天。4天前因受凉出现鼻塞流涕，夜间发热，外院急诊，予"阿莫西林、布洛芬"口服，热退。次日腹泻起，近3日大便次频，日达10余次，色黄，呈水样并挟不消化物。患儿烦躁哭吵，渴欲引饮，思食，食下即泻，时伴呕吐，小便不利。体检：神志清楚，面白无华，哭尚有泪，前囟1cm×1.5cm，稍凹，心肺正常，肠鸣音亢进。实验室检查：血常规：白细胞计数$5.3×10^9$/L，中性粒细胞0.426，淋巴细胞0.498。大便常规：黄色，水样，脂肪球（＋）。指纹紫红，达风关，舌淡红，苔薄白腻，脉浮滑。

[诊断]外邪传里，膀胱气化失司。

[治法]温阳化气，健脾利湿。

[方药]五苓散加味：桂枝3克，猪、茯苓各12克，焦白术、泽泻各10克，炒怀山药、炒白扁豆各15克，砂仁（后下）3克，白豆蔻仁（后下）3克，车前子（包）15克，炒神曲9克，六一散（包）9克。

二诊（2003年10月10日）：服药1剂，即小便通利，大便次数明显减少，日仅2次，呈稠糊状，精神愉快。今晨大便1次，成形尚软。舌淡红，苔薄白润根腻，指纹淡红，未达风关。腹泻已和，脾运尚弱，再拟调理脾胃，益气扶元。投参苓白术散出入善后。

林外丽. 五苓散加味治疗婴儿泄泻疗效观察［J］. 辽宁中医杂志，2004，31（7）：582-583.

按语：本案为婴幼儿泄泻，小儿形气未充，脾常不足，易外感兼夹内伤。经西医治疗后表证不显，但随之出现外邪传里之象，腹泻频作，大便呈水样并夹有未消化物，伴见呕吐，小便不利。故以温阳化气、健脾利湿为治，在五苓散基础上加重健脾助运和化湿、利湿，既着眼于湿困，又强调运脾，实为此类泄泻治疗的效验之法。

【原文】四十六、足太阴寒湿，四肢乍冷，自利，目黄，舌白滑，甚则灰，神倦不语，邪阻脾窍，舌蹇语重，四苓加木瓜草果厚朴汤主之。

脾主四肢，脾阳郁故四肢乍冷。湿渍脾而脾气下溜，故自利。目白精属肺，足太阴寒则手太阴不能独治，两太阴同气也，且脾主地气，肺主天气，地气上蒸，天气不化，故目睛黄也。白滑与灰，寒湿苔也。湿困中焦，则中气虚寒，中气虚寒，则阳光不治。主正阳者心也，心藏神，故神昏。心主言，心阳虚故不语。脾窍在舌，湿邪阻窍，则舌蹇而语声迟重。

湿以下行为顺，故以四苓散驱湿下行，加木瓜以平木，治其所不胜也。厚朴以温中行滞，草果温太阴独胜之寒，芳香而达窍，补火以生土，驱浊以生清也。

四苓加木瓜厚朴草果汤方_{苦热兼酸淡法}

生于白术_{三钱}　猪苓_{一钱五分}　泽泻_{一钱五分}　赤苓块_{五钱}　木瓜_{一钱}　厚朴_{一钱}　草果_{八分}　半夏_{三钱}

水八杯，煮取八分三杯，分三次服。阳素虚者，加附子二钱。

【提要】本条论述足太阴寒湿黄疸的证治。

【精解】本条为寒湿所致黄疸，其诊断依据是四肢不温、大便自利、苔白滑或灰滑、神倦等，均为寒湿困脾、阳气被遏之征。治疗重在利湿化浊、温中宣气，可用四苓加木瓜厚朴草果汤方。该方主药适用面广泛，凡寒湿在脾之证皆可用之。但本证临床应注意与阳虚阴寒黄疸及热盛神昏之证相鉴别。

【原文】四十七、足太阴寒湿，舌灰滑，中焦滞痞，草果茵陈汤主之；面目俱黄，四肢常厥者，茵陈四逆汤主之。

湿滞痞结，非温通而兼开窍不可，故以草果为君。茵陈因陈生新，生发阳气之机最速，故以之为佐。广皮、大腹、厚朴，共成泻痞之功。猪苓、泽泻，以导湿外出也。若再加面黄肢逆，则非前汤所能济，故以四逆回厥，茵陈宣湿退黄也。

草果茵陈汤方_{苦辛温法}

草果_{一钱}　茵陈_{三钱}　茯苓皮_{三钱}　厚朴_{二钱}　广皮_{一钱五分}　猪苓_{二钱}　大腹皮_{二钱}　泽泻_{一钱五分}

水五杯，煮取二杯，分二次服。

茵陈四逆汤方_{苦辛甘热复微寒法}

附子_{三钱（炮）}　干姜_{五钱}　炙甘草_{二钱}　茵陈_{六钱}

水五杯，煮取二杯。温服一杯，厥回止后服；仍厥，再服；尽剂，厥不回，再作服。

【提要】本条论述寒湿伤阳与寒湿黄疸的证治。

【精解】寒湿致痞，非温通不可治。临床见有苔灰滑、中焦痞滞者，应治以温中燥湿祛寒、利气开痞，可用草果茵陈汤。若因寒湿而发黄者，该方亦可用之。倘若黄疸由阳虚湿郁所致，兼见四肢厥冷者，则应以茵陈四逆汤温阳利胆、救逆退黄。

【医案举隅】

一、痞证

陆，湿滞如痞。

山茵陈，草果仁，茯苓皮，大腹皮绒，厚朴，广皮，猪苓，泽泻。

清·叶天士. 临证指南医案·湿［M］. 上海：上海科学技术出版社，1959：355.

按语： 湿滞中阻而致痞结，治疗重在疏利，以燥湿理气为主，此为寒湿痞证治疗的基本法则。本案药如草果茵陈汤方，临证可参。

二、黄疸

患者，男，45岁。1997年5月13日初诊。

［病史］患者于1997年1月初始觉食欲不振，厌食油腻，肢软乏力，尿深黄。1月13日某市医院肝功能检查：谷丙转氨酶260U/L，谷草转氨酶241U/L，总胆红素220.7μmol/L，直接胆红素140.2μmol/L，白蛋白/球蛋白0.71：1，即以"急性黄疸型病毒性肝炎"收住院治疗。经护肝、退黄、降酶治疗20余天，病情无明显好转，后经用地塞米松、苯巴比妥、熊去氧胆酸等药治疗至5月初，仍效果不显，故而求诊于中医。现症：面色黧黑，目黄晦暗，形寒怕风，疲乏少力，纳少腹胀，尿深黄，大便溏。舌淡苔白滑，脉沉弦。

［诊断］阴黄。

［治法］温寒化湿、利胆退黄。

［方药］人参四逆汤加味：党参、附片、干姜、白术、甘草、车前子各10克，茵陈、蒲公英、茯苓各20克，赤芍、麦芽各15克。1剂/天。

服5剂后，精神转佳，形寒怕风减轻，宗前方稍事加减继服35剂，黄疸全退，诸症消失。

1997年7月21日肝功能检查：总蛋白69.1g/L，白蛋白39.1g/L，球蛋白30.0g/L，总胆红素17.2μmol/L，直接胆红素2.3μmol/L，白蛋白/球蛋白1.30：1，谷草转氨酶20U/L，谷丙转氨酶18U/L。继以香砂六君子汤加味作丸调治1个月。1998年5月随访，一切正常。

邵金阶，邵迎新. 人参四逆汤加味治疗阴黄二则［J］. 湖北中医杂志，1999，21（4）：168.

按语： 本案为阴黄之证，寒湿困阻，阳气虚衰，故以"人参四逆汤"治之，从实际用药来看，亦为茵陈四逆汤加味。该方以茵陈、附片、干姜、甘草温阳化湿、利胆退黄；人参、茯苓、白术、麦芽健脾和中；蒲公英合茵陈性味苦寒，佐干姜、附子去其性而取其用，为退黄要药；赤芍活血化瘀，以利通络消疸。药证合拍，故疗效迅速，后坚持治疗数十剂，病情渐入佳境，以健脾助运调治收功。

【原文】四十八、足太阴寒湿，舌白滑，甚则灰，脉迟，不食，不寐，大便窒塞，浊阴凝聚，阳伤腹痛，痛甚则肢逆，椒附白通汤主之。

此足太阴寒湿，兼足少阴、厥阴证也。白滑灰滑，皆寒湿苔也。脉迟者，阳为寒湿所困，来去俱迟也。不食，胃阳痹也。不寐，中焦湿聚，阻遏阳气不得下交于阴也。大便窒塞，脾与大肠之阳不能下达也。阳为湿困，返逆位于浊阴，故浊阴得以蟠踞中焦而为痛也；凡痛皆邪正相争之象，虽曰阳困，究竟阳未绝灭，两不相下，故相争而痛也（后凡言痛者仿此）。椒附白通汤，齐通三焦之阳，而急驱浊阴也。

椒附白通汤方

生附子（炒黑）三钱　川椒（炒黑）二钱　淡干姜二钱　葱白三茎　猪胆汁半烧酒杯（去渣后调入）

水五杯，煮成二杯，分二次凉服。

［方论］此苦辛热法复方也。苦与辛合，能降能通，非热不足以胜重寒而回阳。附子益太阳之标阳，补命门之真火，助少阳之火热。盖人之命火与太阳之阳、少阳之阳旺，行水自速。三焦通利，湿不得停，焉能聚而为痛。故用附子以为君，火旺则土强。干姜温中逐湿痹，太阴经之本药，川椒燥湿除胀消食，治心腹冷痛，故以二物为臣。葱白由内而达外，中空通阳最速，亦主腹痛，故以为之使。浊阴凝聚不散，有格阳[1]之势，故反佐以猪胆汁。猪水畜，属肾，以阴求阴也。胆乃甲木，从少阳，少阳主开泄，生发之机最速。此用仲景白通汤[2]，与许学士[3]椒附汤，合而裁制者也。

【注释】

［1］格阳：指体内阴寒过盛，阳气被阻格于外，出现内真寒而外假热的证候。

［2］白通汤：《伤寒论》方，由葱白、干姜、生附子组成，能驱寒温通阳气，主治少阴病下利。

［3］许学士：即许叔微，著有《伤寒发微论》《伤寒九十论》等。

【提要】本条论述寒湿阻遏三焦的证治。

【精解】本证主要病机是寒湿困遏脾阳、阻遏三焦，浊阴凝聚，气滞不畅，故治以椒附白通汤辛热温通，散寒温阳。阳气得运，则寒湿自化。

【医案举隅】

湿伤脾阳

方，四四，形质颓然，脉迟小涩，不食不寐，腹痛，大便窒痹。平昔嗜酒，少谷中虚，湿结阳伤，寒湿浊阴鸠聚为痛。

炒黑生附子，炒黑川椒，生淡干姜，葱白，调入猪胆汁一枚。

清·叶天士. 临证指南医案·湿［M］. 上海：上海科学技术出版社，1959：356.

按语：其人平素嗜酒少谷，多属中阳虚弱，易致湿结为患，发为太阴寒湿证。故虽在炎夏盛暑之际，治疗用药中辛热之姜、附亦不可少，确为有得之见。

【原文】四十九、阳明寒湿，舌白腐，肛坠痛，便不爽，不喜食，附子理中汤去甘草加广皮厚朴汤主之。

九窍不和，皆属胃病。胃受寒湿所伤，故肛门坠痛而便不爽；阳明失阖，故不喜食。理中之人参补阳明之正，苍术补太阴而渗湿，姜、附运坤阳[1]以劫寒，盖脾阳转而后湿行，湿行而后胃阳复。去甘草，畏其满中也。加厚朴、广皮，取其行气。合而言之，辛甘为阳，辛苦能通之义也。

附子理中汤去甘草加厚朴广皮汤方 辛甘兼苦法

生茅术三钱　人参一钱五分　炮干姜一钱五分　厚朴二钱　广皮一钱五分　生附子一钱五分（炮黑）

水五杯，煮取八分二杯，分二次服。

【注释】

［1］坤阳：指脾胃之阳。

【提要】本条论述寒湿损伤胃阳的证治。

【精解】原文所谓阳明寒湿，是指寒湿损伤胃阳，病位在阳明。但就本条所述症状见有肛坠痛、便不爽，似与寒湿损伤脾阳也有一定关系。从其临床表现来看，本证仍属寒湿伤中范畴，病变偏于胃肠，病机既有寒湿内阻，又兼中气虚弱，故治以附子理中汤散寒温中。因原方中的甘草味甘满中有碍湿之弊，故去而不用；加入广皮、厚朴，并以苍术易白术，以增强理气化湿之效。该方温阳祛寒化湿功效显著，可用于多种疾病寒湿困阻中焦者。

【医案举隅】

湿伤胃阳

王，六二，病人述病中厚味无忌，肠胃滞虽下，而留湿未解，湿重浊，令气下坠于肛，肛坠痛不已。胃不喜食，阳明失阖，舌上有白腐形色。议劫肠胃之湿。

生茅术，人参，厚朴，广皮，炮姜炭，生炒黑附子。

清·叶天士. 临证指南医案·湿［M］. 上海：上海科学技术出版社，1959：352.

按语：本案患者病中啖食肥甘厚味，又复用下法，遂致湿阻而脾胃阳气受伤，症见肛坠痛、不喜食，舌上有白腐形色，故以温阳散寒、理气化湿治疗，确为的对之法。

【原文】五十、寒湿伤脾胃两阳，寒热，不饥，吞酸，形寒，或脘中痞闷，或酒客湿聚，苓姜术桂汤主之。

此兼运脾胃，宣通阳气之轻剂也。

苓姜术桂汤方 苦辛温法

茯苓块五钱　　生姜三钱　　炒白术三钱　　桂枝三钱

水五杯，煮取八分二杯，分温再服。

【提要】本条论述寒湿损伤脾胃阳气的证治。

【精解】本证为寒湿内阻中焦，脾胃阳气均受困遏之证。临床常见于平素嗜酒之人，因经常饮酒易致内湿停聚而脾胃阳气困遏受损。其病情较轻，以脘痞、溏泻等为主症，故治以苓姜术桂汤温阳散寒、运脾化湿。本方虽属温通之剂，但其性平和，温而不热，所以吴氏称其为宣通阳气之轻剂。

【医案举隅】

湿困中阳

胡，二十，受湿患疮，久疮阳乏气泄，半年淹淹无力，食少，嗳噫难化，此脾胃病，法以运中阳为要。

茯苓，桂枝，生于术，炙草，苡仁，生姜。

清·叶天士. 临证指南医案·湿［M］. 上海：上海科学技术出版社，1959：358.

按语：本案系湿邪浸淫而患疮疾，湿易困阻中焦，迁延日久致脾胃阳气受损，遂见倦怠乏力、食少、嗳噫、脘腹饱胀不舒，故以苓、姜、术、桂加炙甘草、薏苡仁温通中阳，运脾化湿治之。

【原文】五十一、湿伤脾胃两阳，既吐且利，寒热身痛，或不寒热，但腹中痛，名曰霍乱。寒多，不欲饮水者，理中汤主之。热多，欲饮水

209

者，五苓散主之。吐利汗出，发热恶寒，四肢拘急，手足厥逆，四逆汤主之。吐利止而身痛不休者，宜桂枝汤小和之。

按：霍乱一证，长夏最多，本于阳虚寒湿凝聚，关系非轻，伤人于倾刻之间。奈时医不读《金匮》，不识病源，不问轻重，一概主以霍香正气散，轻者原有可愈之理，重者死不旋踵。更可笑者，正气散中加黄连、麦冬，大用西瓜治渴欲饮水之霍乱，病者岂堪命乎！塘见之屡矣，故将采《金匮》原文，备录于此。胃阳不伤不吐，脾阳不伤不泻，邪正不争不痛，营卫不乖不寒热。以不饮水之故，知其为寒多，主以理中汤（原文系理中丸，方后自注云：然丸不及汤，盖丸缓而汤速也；且恐丸药不精，故直改从汤）温中散寒。人参、甘草，胃之守药；白术、甘草，脾之守药；干姜能通能守，上下两泄者，故脾胃两守之；且守中有通，通中有守，以守药作通用，以通药作守用。若热欲饮水之证，饮不解渴，而吐泄不止，则主以五苓。邪热须从小便去，膀胱为小肠之下游，小肠，火腑也，五苓通前阴，所以守后阴也。太阳不开，则阳明不阖，开太阳正所以守阳明也。此二汤皆有一举两得之妙。吐利则脾胃之阳虚，汗出则太阳之阳亦虚；发热者，浮阳在外也；恶寒者，实寒在中也；四肢拘急，脾阳不荣四末；手足厥冷，中土湿而厥阴肝木来乘病者，四逆汤善救逆，故名四逆汤。人参、甘草守中阳，干姜、附子通中阳，人参、附子护外阳，干姜、甘草护中阳，中外之阳复回，则群阴退避，而厥回矣。吐利止而身痛不休者，中阳复而表阳不和也，故以桂枝汤温经络而微和之。

理中汤方甘热微苦法，此方分量以及后加减法，

悉照《金匮》原文，用者临时斟酌

人参　甘草　白术　干姜各三两

水八杯，煮取三杯，温服一杯，日三服。

[加减法] 若脐上筑[1]者，肾气动也，去术，加桂四两。吐多者，去术，加生姜三两。下多者还用术。悸者加茯苓二两。渴欲饮水者，加术足前成四两半。腹中痛者，加人参足前成四两半。寒者，加干姜足前成四两半。腹满者，去术，加附子一枚。服汤后，如食顷，饮热粥一升许，微自汗，勿发揭衣服。

五苓散方见前

[加减法] 腹满者，加厚朴、广皮各一两。渴甚面赤，脉大紧而急，扇扇不知凉，饮冰不知冷，腹痛甚，时时躁烦者，格阳也，加干姜一两五钱（此条非仲景原文，余治验也）。

百沸汤和，每服五钱，日三服。

四逆汤方辛甘热法，分量临时斟酌

炙甘草二两　干姜一两半　生附子一枚（去皮）　加人参一两

水五茶碗，煮取二碗，分二次服。

按：原方无人参，此独加人参者，前条寒多不饮水，较厥逆尚轻，仲景已用人参；此条诸阳欲脱，中虚更急，不用人参，何以固内。柯韵伯《伤寒注》云：仲景凡治虚证，以里为重，协热下利，脉微弱者，便用人参；汗后身痛，脉沉迟者，便加人参。此脉迟而利清谷，且不烦不渴，中气大虚，元气已脱，但温不补，何以救逆乎！观茯苓四逆之烦躁，且以人参，况通脉四逆岂得无参。是必有脱落耳，备录于此存参。

【注释】

［1］脐上筑：指腹部悸动。

【提要】本条论述中焦霍乱的证治。

【精解】本条内容取材于张仲景《伤寒论》"辨霍乱病脉证并治"部分。本病的主症是既吐且利，乃寒湿凝聚中焦，脾胃阳气均受损伤，中焦升降悖逆所致。寒热身痛是可能有的见症，是脾胃阳气受损而致营卫失和的表现。若肌表营卫尚和而只是肠腑气血郁滞不畅者，则可外无寒热，但见腹中作痛。本病吐利来势急骤，故有"霍乱"之称，临床施治总则虽不外温通，但具体用方又当随证而异。若中寒之象显著，虽吐利而并不欲饮水者，宜予理中汤温中散寒，健脾和胃；若肌表热象较显，且因气化不行致津液不能上布而欲饮水者，则宜用五苓散通阳化气，健脾利湿。如阳气虚衰不能温养肢体，而致汗出恶寒、四肢拘急、手足厥冷，并因虚阳浮越而伴假热者，又当以四逆汤回阳救逆。若吐利止后周身疼痛不休者，则为中阳得复而肌表营卫未和之象，可用桂枝汤调和营卫以善其后。上述诸方，临床运用时还应根据具体病情加减化裁，灵活变通。

霍乱有寒热之别，其鉴别要点文中提出以"不欲饮水"和"欲饮水"区别之，而在临床上，还必须参考其他症状进行综合分析。一般来说，寒霍乱还可见肢冷、腹痛、恶寒、泻下物清稀或如水、口唇指甲青紫、脉沉；热霍乱还可见身热、泻下物热臭、心烦、小便黄赤、苔黄、脉洪数或沉数。对于热霍乱的治疗，文中所用五苓散并不熨帖，该方虽能分利湿邪，但清热之力甚微，所以临床多用葛根芩连汤、蚕矢汤、燃照汤之类。

【原文】五十二、霍乱兼转筋[1]者，五苓散加防己桂枝薏仁主之；寒甚脉紧者，再加附子。

肝藏血，主筋，筋为寒湿搏急而转，故于五苓和霍乱之中，加桂枝温筋，防己急驱下焦血分之寒湿，薏仁主湿痹脚气，扶土抑木，治筋急拘挛。寒甚[2]脉紧，则非纯阳之附子不可。

五苓散加防己桂枝薏仁方

即于前五苓散内，加防己一两，桂枝一两半，足前成二两，薏仁二两。寒甚者，加附子大者一枚。杵为细末，每服五钱，百沸汤和，日三，剧者日三夜一，得卧则勿令服。

【注释】

［1］转筋：又名抽筋。指肌肉的痉挛，多发于小腿腓肠肌，甚则涉及腹部。

［2］寒甚：原书作甚寒，据前后文改。

【提要】本条论述霍乱转筋的证治。

【精解】霍乱患者常因大量耗伤津液、肌肉失养而发生痉挛，治疗大多酌情加入滋阴养液之品。原文主要从寒湿角度论治，提出用五苓散加防己桂枝薏仁，以温通散寒、利湿通络。霍乱转筋一般有属热、属寒之分，临床应辨证治疗。属热性者主用蚕矢汤，属寒性者主用附子。此外，木瓜、吴萸对转筋也有较好的治疗作用，常在所用方中配合使用。

【原文】五十三、卒中寒湿，内挟秽浊，眩冒欲绝，腹中绞痛，脉沉紧而迟，甚则伏，欲吐不得吐，欲利不得利，甚则转筋，四肢欲厥，俗名发痧，又名干霍乱。转筋者，俗名转筋火，古方书不载（不载者，不载上三条之俗名耳；若是证，当于《金匮》腹满、腹痛、心痛、寒疝诸条参看自得），蜀椒救中汤主之，九痛丸亦可服；语乱者，先服至宝丹，再与汤药。

按：此证夏日湿蒸之时最多，故因霍乱而类记于此。中阳本虚，内停寒湿，又为蒸腾秽浊之气所干，由口鼻而直行中道，以致腹中阳气受逼，所以相争而为绞痛；胃阳不转，虽欲吐而不得；脾阳困闭，虽欲利而不能；其或经络亦受寒湿，则筋如转索，而后者向前矣；中阳虚而肝木来乘则厥。俗名发痧者何？盖以此证病来迅速，或不及延医，或医亦不识，相传以钱或用磁碗口，蘸姜汤或麻油，刮其关节，刮则其血皆分，住则复合，数数分合，动则生阳，关节通而气得转，往往有随手而愈者，刮处必现血点，红紫如沙，故名痧也。但刮后须十二时不饮水，方不再发。不然则留邪在络，稍受寒发怒，则举发矣。以其欲吐不吐，欲利不利而腹痛，故又名干霍乱。其转筋名转筋火者，以常发于夏月，夏月火令，又病迅速如火也，其实乃伏阴与湿相搏之故。以大建中之蜀椒，急驱阴浊下行，干姜温中，去人参、胶饴者，畏其满而守也，加厚朴以泻湿中浊气，槟榔以散结气，直达下焦，广皮通行十二经之气。改名救中汤，急驱浊阴，所以救中焦之真阳也。九痛丸一面扶正，一面驱邪，其驱邪之功最迅，故亦可服。再按：前吐泻之霍乱，有阴阳二证，干霍乱则纯有阴而无阳，所谓天地不通，闭塞而成冬，有若否卦之义。若语言乱者，邪干心包，故先以至宝丹，驱包络之邪也。

救中汤方_{苦辛通法}

蜀椒（炒出汗）三钱　淡干姜四钱　厚朴三钱　槟榔二钱　广皮二钱

水五杯，煮取二杯，分二次服。兼转筋者，加桂枝三钱，防己五钱，薏仁三钱。厥者加附子二钱。

九痛丸方_{治九种心痛，苦辛甘热法}

附子三两　生狼牙一两　人参一两　干姜一两　吴茱萸一两　巴豆（去皮心熬碾如膏）一两

蜜丸梧子大，酒下，强人初服三丸，日三服，弱者二丸。

兼治卒中恶，腹胀痛，口不能言。又治连年积冷，流注心胸痛，并冷冲上气、落马、坠车、血病等证皆主之。忌口如常法。

［方论］《内经》有五脏胃腑心痛，并痰虫食积，即为九痛也。心痛之因，非风即寒，故以干姜、附子驱寒壮阳，吴茱萸能降肝脏浊阴下行，生狼牙善驱浮风，以巴豆驱逐痰虫陈滞之积，人参养正驱邪。因其药品气血皆入，补泻攻伐皆备，故治中恶腹胀痛等证。

附录：《外台》走马汤_{治中恶、心痛、腹胀、大便不通，苦辛热法}

沈目南注云：中恶之证，俗谓绞肠乌痧，即秽臭恶毒之气，直从口鼻，入于心胸肠胃脏腑，壅塞正气不行，故心痛腹胀，大便不通，是为实证。非似六淫侵入而有表里清浊之分。故用巴豆极热大毒峻猛之剂，急攻其邪，佐杏仁以利肺与大肠之气，使邪从后阴，一扫尽除，则病得愈。若缓须臾，正气不通，营卫阴阳机息则死，是取通则不痛之义也。

巴豆（去心皮热）二枚　杏仁二枚

上二味，以绵缠槌令碎，热汤二合，捻取白汁饮之，当下。老小强弱量之。通治飞尸鬼击病。

按：《医方集解》中，治霍乱用阴阳水一法，有协和阴阳，使不相争之义。又治干霍乱用盐汤探吐一法，盖闭塞至极之证，除针灸之外，莫如吐法通阳最速。夫呕，厥阴气也，寒痛，太阳寒水气也。否，冬象也，冬令太阳寒水，得厥阴气至，风能上升，则一阳开泄，万象皆有生机矣。至针法，治病最速，取祸亦不缓，当于《甲乙经》中求之，非善针者，不可令针也。

【提要】 本条论述干霍乱的证治。

【精解】 干霍乱又名痧证、发痧，温病学中称为暑秽，好发于夏日，因感受寒湿或湿热秽浊之气而病。临床多骤然发病，证候性质有寒热之分。本条证治属寒湿类型，其发病机制是：寒湿秽浊之邪卒中人体，导致中焦气机紊乱，清浊交混，升降悖逆。浊邪内阻，清气不升，则头目眩欲绝；清浊交混，气机逆乱，则腹中绞痛，欲吐利不得。若阳气因寒湿困遏而郁闭不升，则可见转筋和四肢欲厥之象。脉象沉紧而迟或沉伏，均系阴寒内盛阳气被郁之象。原文提出治以通阳散寒、化浊辟秽，用救中汤、九痛丸为主方。如浊邪上蒙清窍而见语言错乱者，可先服至宝丹芳香开窍，然后再进汤药。临床尚可配合针灸、刮痧等外治法治疗，红灵丹、玉枢丹、十滴水、仁丹、诸葛行军散等成药亦可酌情使用。

【医案举隅】

一、胃溃疡

患者，男，47岁，教师。1989年9月7日诊。

[病史] 因胃脘部疼痛反复发作，嗳气胀满，口淡无味就诊，经某医院钡餐透视检查，确诊为"胃及十二指肠球部溃疡"。服西咪替丁等西药3月多，效果不明显，改用中药30余剂，仍不见效。刻诊：自诉空腹胃痛，时轻时重，胀痛拒按，喜食热饮，口淡不渴，食欲欠佳，嗳气，冒清水。察舌质淡，苔白腻，脉沉迟。审是脾胃虚寒，用理中汤加味治疗半月多，罔效。

[诊断] 寒湿阻中。

[方药] 救中汤加味：蜀椒9克，干姜、厚朴、槟榔各12克，广皮、九香虫各10克，半夏5克，甘草6克。

守方共进5剂，疼痛胀满消失，后以香砂六君子汤加味调理。

肖善平. 救中汤的临床新用[J]. 四川中医，1998，16（5）：56.

按语： 本案患者胃脘痛反复发作，先治以理中汤温中健脾30余剂未见效果。后从寒湿困遏、阳气闭阻治疗，以吴氏蜀椒救中汤为主方，再加入九香虫、半夏加强理气止痛、温中燥湿之功，服药5剂即疼痛胀满消失，可见药已中的。理中汤长于温中健脾，补益之力较强，适用于脾胃虚寒证；救中汤则长于温通祛湿，补益之力较弱，适合用于寒湿困阻脾胃证，临证应注意辨其虚实主次区别选用。

二、急性心肌梗死

患者，男性，74岁。2015年1月26日初诊。

［病史］主诉：间断胸痛16年，加重4天。患者于1999年因受寒劳累后出现胸痛，就诊于北京急救中心住院治疗，诊断为急性心肌梗死，予输液治疗后（具体药物不详）症状缓解出院。2002年患者因胸痛反复发作，就诊于北京朝阳医院，诊断为"冠心病，不稳定型心绞痛，陈旧性心肌梗死"，冠脉造影提示冠脉3支病变，予冠脉旁路移植术治疗，术后胸痛程度及发作频率较前明显缓解。同年后，又因心慌就诊于某医院，诊断为"心律失常、房颤"，曾予口服盐酸胺碘酮片治疗，症状稍有缓解，后未系统治疗。其后，患者定期就诊于我院门诊，接受口服灯盏生脉胶囊、丹蒌片等中成药治疗，但胸痛、心慌仍间断发作，症状未见明显缓解。2015年1月22日下午，患者因劳累、受凉后突发心前区疼痛，疼痛放射至左上臂，自行吸氧，舌下含服速效救心丸，1小时后症状缓解。近4天来，上述症状于饥饿、饱食、受凉后反复加重，今日就诊于本院急诊，考虑急性心肌梗死，予硝酸甘油、丹红注射液等药物静脉滴注治疗，症状未见明显缓解。遂前往我处以求诊治。刻下症：频繁发作心前区疼痛，疼痛剧烈，严重时不能忍受。每次疼痛持续10~15分钟，一受寒则诱发，以刺痛为主，偶可放射至左上臂，几乎每天均发作心前区疼痛，今晨2：00小便后受寒，即发作疼痛，疼痛持续20分钟，动则气喘，胸前区不适，平素全身怕凉，少量白痰，不稠易咳，时有心慌，双下肢轻度水肿，口干，纳眠差，尿频尿急，尿淋漓不尽，夜尿3次，大便每日2次，成形。舌淡暗，苔白腻，中间部分无苔，脉弦滑。辅助检查：心肌肌钙蛋白Ⅰ（CTNⅠ）16.445μg/L。心电图提示心房颤动，频发室早，室内传导阻滞，陈旧性下壁心肌梗死，V1~V6 T波低平。

［诊断］西医诊断：急性冠脉综合征，急性非ST段抬高性心肌梗死（广泛前壁），冠脉旁路移植术后，永久性心房颤动；中医诊断：真心痛，证属心阳痹阻、沉寒痼冷、血瘀湿停证。

［治法］温通心阳，活血利湿。

［方药］九痛丸合桂枝茯苓丸合当归贝母苦参丸：黑顺片（先煎）15克，党参13克，干姜13克，制吴茱萸13克，桂枝15克，茯苓15克，桃仁15克，白芍15克，牡丹皮15克，当归20克，苦参20克，滑石块10克，浙贝母20克。急煎1剂，水煎服，日1剂，分2次服用。

服用 5 剂药后胸痛已愈，全身怕冷明显缓解。遂将黑顺片降至 10 克，制吴茱萸降至 9 克，余药不变。

服用 7 剂药后尿频尿急尿痛亦明显减轻，CTN Ⅰ 降至 0.254μg/L。随访患者 2 个月，病情稳定，未见明显不适。

吴海芳. 何庆勇运用九痛丸治疗急性心肌梗死的经验［J］. 中国中医急症，2015，24（9）：1556–1558.

按语： 本案患者年逾七旬，为痰瘀互结之体，诊为真心痛发作。因其胸阳痹阻，阳衰阴盛，脉络瘀滞，州都不利，故治以温通心阳，活血利湿，方用九痛丸合桂枝茯苓丸、当归贝母苦参丸加减。患者病情较重，证候复杂，医者辨证准确，紧扣心阳痹阻、阳损阴胜、瘀血痹阻经脉，阳气受损、化气失司三个病机关键点果断用药，迅速缓解病势，是临床可效法之验案。

第四章　湿温（附：疟、痢、疸、痹）

【原文】五十四、湿热上焦未清，里虚内陷，神识如蒙，舌滑脉缓，人参泻心汤加白芍主之。

湿在上焦，若中阳不虚者，必始终在上焦，断不内陷；或因中阳本虚，或因误伤于药，其势必致内陷。湿之中人也，首如裹，目如蒙，热能令人昏，故神识如蒙，此与热邪直入包络谵语神昏有间，里虚故用人参以护里阳，白芍以护真阴；湿陷于里，故用干姜、枳实之辛通；湿中兼热，故用黄芩、黄连之苦降。此邪已内陷，其势不能还表，法用通降，从里治也。

人参泻心汤方 苦辛寒兼甘法

人参二钱　干姜二钱　黄连一钱五分　黄芩一钱五分　枳实一钱　生白芍二钱

水五杯，煮取二杯，分二次服，渣再煮一杯服。

【提要】本条论述湿温邪陷导致神识如蒙的证治。

【精解】本条所述为上焦湿热乘虚内陷之证，属于湿温病的一种变证。吴氏指出，湿温初起湿郁上焦气分，如治疗得当，湿热之邪每可随之而解。如患者中阳素虚或因误治损伤中焦阳气，则上焦之邪常可乘虚内陷，导致神识如蒙之证。因其为湿热上蒙清窍，故与热闭心包之神昏有明显差异，临床需注意鉴别，原文提出的"舌滑、脉缓"是湿热之明证。同时，本证神志症状较轻，未至窍闭，故治以人参泻心汤，意在扶正祛邪，辛开苦降。从其用药分析，本证应尚有中焦湿热之见症，如脘痞呕恶等。

【原文】五十五、湿热受自口鼻，由募原[1]直走中道，不饥不食，机窍不灵，三香汤主之。

此邪从上焦来，还使上焦去法也。

三香汤方微苦微辛微寒兼芳香法

瓜蒌皮三钱　桔梗三钱　黑山栀二钱　枳壳二钱　郁金二钱　香豉二钱　降香末三钱

水五杯，煮取二杯，分二次温服。

［方论］按：此证由上焦而来，其机尚浅，故用蒌皮、桔梗、枳壳微苦微辛开上，山栀轻浮微苦清热，香豉、郁金、降香化中上之秽浊而开郁。上条以下焦为邪之出路，故用重；此条以上焦为邪之出路，故用轻，以下三焦均受者，则用分消。彼此互参，可以知叶氏之因证制方，心灵手巧处矣！惜散见于案中而人多不察，兹特为拈出，以概其余。

【注释】

［1］募原：又称"膜原"。参上焦篇"膜原"词解。

【提要】本条论述湿温机窍不灵的证治。

【精解】本条病在上焦，虽言机窍不灵，但病势较轻浅，仍因湿热痹阻气机所致。患者不饥不食之症，亦是上焦气机痹阻影响脾胃运化功能之故。所以，治疗主用轻清芳化，以辛开微苦之品宣畅气机，清泄余邪。

湿热之邪从口鼻而入，先伏膜原，直走中道，这在吴又可《温疫论》、薛生白《湿热病篇》中均有明论。由于湿为阴邪，易蒙蔽清阳，导致机窍不利，患者常见神识不清等症。本条与上条均见有神志症状，但上条是湿温病阳虚而致湿热内陷的一种变证；本条则属湿邪阻遏清阳所致。前者治以人参泻心汤加白芍，取其扶正祛邪，辛开苦降；后者治以三香汤，取其开泄上焦气机，兼以宣郁泄热。因其与热入心包不同，故两者均不用开窍之法。

对吴氏提出"此邪从上焦来，还使上焦去法也"的观点，理解时切不可过于拘泥。前用三香汤治疗，实因其病位重在上焦，故"就近逐邪""以上焦为邪之出路"，而并非其邪由上焦而来使然。临床立法制方，总以证候为据，无论治上焦、中焦或下焦，并不以邪之来路为准。即使病证之邪从上焦而来，但若病机病位已属中、下焦，则治疗就不可再纠结于上焦立法制方。

【医案举隅】

一、湿温

李，三二，时令湿热之气，触自口鼻，由募原以走中道，遂致清肃不行，不饥不食。但温乃化热之渐，致机窍不为灵动，与形质滞浊有别，此清热开郁，必佐芳香以逐秽为法。

瓜蒌皮，桔梗，黑山栀，香豉，枳壳，郁金，降香末。

清·叶天士. 临证指南医案·湿［M］. 上海：上海科学技术出版社，1959：351.

按语：湿热痹阻，机窍不通，治以微辛微苦开上、微苦微寒清热、芳香化浊开郁，甚妙。

二、耳聋

1955 年夏，范老治一患者，秽湿著里，不饥不食，耳鸣耳聋，机窍不灵。思之，《临证指南医案》治湿李案用"……瓜蒌皮、桔梗、黑山栀、香豉、枳壳、郁金、降香末"正合病机，师其方，加桑叶，菊花，丹皮清肝热，驱肝风。服 2 剂而愈。因其效验，范老拟此方为三香汤，临证加减，治秽著里，用之多效。

崔宋汉. 范宜斋医话选［J］. 黑龙江中医药，1984，（3）：23.

按语：患者不饥不食、耳鸣耳聋，医者思其为湿热上蒙所致，师叶氏之法清热开郁、芳香逐秽，以三香汤加桑叶、菊花、丹皮清宣化湿，2 剂而瘥，药到病除。

三、高血压脑病

患者，女，52 岁。1983 年 9 月 12 日就诊。

［病史］因口角纠纷，忧愤成疾。头部剧痛（巅顶特甚），神思恍惚，左耳失听，手足麻木时有抽动，心烦懊恼，胸闷不饥，口苦，便秘溲赤。舌苔白腻微黄，脉弦细而数。血压 190/110mmHg。西医诊断为高血压脑病，急诊入院。

［诊断］揆其病机，应为郁怒伤肝，肝郁化火，肝气横逆，侮脾犯胃，升降失司。水湿停滞中焦，湿蕴化热所致。

［治法］因思三香汤适应证有"机窍不灵，不饥不食"八字之诀。似觉与本案有相似之处。神思恍惚，左耳失听"机窍不灵"也，心烦懊恼，胸闷不饥类乎"不饥不食"也。

［方药］拟不用西药，而用三香汤加大黄试投之。瓜蒌 15 克，栀子 15 克，豆豉 15 克，降香 15 克，郁金 15 克，桔梗 10 克，枳壳 15 克，大黄 15 克。

服上药 2 剂，患者顿觉心胸开朗，头痛减轻，神志清爽，二便通畅。血压降至 180/98mmHg。唯有左耳失听尚未恢复。上方去大黄加柴胡、黄芩各 15 克，菖蒲 10 克。意在和解少阳，通调三焦之气以开耳窍。

再服 2 剂后听力恢复，饮食增加。血压降到 154/90mmHg。因有口腔炎，续用三香汤加玄参、麦冬、生地等。先后共服 18 剂，血压稳定在

120~130/80~90mmHg。诸症消失出院。

周京述. 三香汤加减治疗心血管疾病的体会［J］. 成都中医学院学报，1984，（2）：28–29.

按语：本案起于忧愤，气郁不行，湿滞化热，中焦湿热蕴阻，机窍因而不利。故以三香汤清热逐秽、畅气开郁为治，并加入大黄通下窍而行气机。投药即效，切中病机。

四、慢性胃炎

患者，男，45岁，农民。1989年6月18日诊。

［病史］患"慢性萎缩性胃炎"2年余，屡服中西药物及三九胃泰等，未见明显效果。症见胃脘部灼热疼痛，无饥饿感，食量明显减少，心烦口渴，偶有呃逆或干呕。察其舌质红干，苔黄微腻，脉弦数。

［诊断］湿热中阻，胃气郁闭。

［治法］芳香化湿，清热和胃。

［方药］三香汤加味：瓜蒌壳、栀子、郁金各12克，桔梗、枳壳、降香、淡豆豉各10克，麦门冬、半夏各25克，甘草3克。

服上方3剂后，症状明显减轻，食量有所增加。后守方去半夏，加沙参15克。共进10余剂，诸症悉除。

周天寒. 三香汤临床应用举隅［J］. 实用医学杂志，1993，9（2）：34–35.

按语：病在中焦，湿热蕴结，气机郁阻，运化失职，故见胃脘疼痛、食欲不振、呃逆干呕，治以三香汤加味轻开芳化，一举奏效。

【原文】五十六、吸受秽湿，三焦分布，热蒸头胀，身痛呕逆，小便不通，神识昏迷，舌白，渴不多饮，先宜芳香通神利窍，安宫牛黄丸；继用淡渗分消浊湿，茯苓皮汤。

按：此证表里经络脏腑三焦，俱为湿热所困，最畏内闭外脱。故急以牛黄丸宣窍清热而护神明；但牛黄丸不能利湿分消，故继以茯苓皮汤。

安宫牛黄丸方法见前

茯苓皮汤淡渗兼微辛微凉法

茯苓皮五钱　生薏仁五钱　猪苓三钱　大腹皮三钱　白通草三钱　淡竹叶二钱
水八杯，煮取三杯，分三次服。

【提要】本条论述湿热困遏三焦致神昏的证治。

【精解】本条虽属湿热浊邪分布三焦气分，但病机重点在于湿浊阻于下焦而上蒙清窍，其主症是小便不通、神识昏迷。由于小便不通，浊邪无以外泄，势必上蒙清窍，以致神识昏迷。舌苔白、渴不多饮，为湿邪为患之象。所以，本证虽以清窍蒙闭为急，实际病位仍在气分，并非热陷心包营分，可先用开窍剂开通心窍，以安宫牛黄丸开窍醒神以救其急，临床若见秽浊较甚者，也可用至宝丹，热邪较轻者苏合香丸亦可用之。待其人窍闭得开，再用茯苓皮汤利湿祛浊，导邪下行。

【原文】五十七、阳明湿温，气壅为哕者，新制橘皮竹茹汤主之。

按：《金匮》橘皮竹茹汤[1]，乃胃虚受邪之治，今治湿热壅遏胃气致哕，不宜用参甘峻补，故改用柿蒂。按柿成于秋，得阳明燥金之主气，且其形多方，他果未之有也，故治肺胃之病有独胜（肺之脏象属金，胃之气运属金）。柿蒂乃柿之归束处，凡花皆散，凡子皆降，凡降先收，从生而散而收而降，皆一蒂为之也，治逆呃之能事毕矣（再按：草木一身，芦与蒂为升降之门户，载生气上升者芦也，受阴精归藏者蒂也，格物者不可不于此会心焉）。

新制橘皮竹茹汤 苦辛通降法

橘皮三钱　竹茹三钱　柿蒂七枚　姜汁三茶匙（冲）

水五杯，煮取二杯，分二次温服；不知，再作服。有痰火者，加竹沥、瓜蒌霜。有瘀血者，加桃仁。

【注释】

［1］橘皮竹茹汤：《金匮要略》方，主治哕逆，由橘皮、竹茹、大枣、生姜、甘草、人参组成。

【提要】本条论述阳明湿温哕证的证治。

【精解】哕证一般有两种含义，一指呃逆，俗名打嗝；一指干呕。其证原因复杂，本书上焦篇第46条、中焦篇第8条及本条、下焦篇第15条中均有论及。本条内容主要讨论湿热壅遏中焦，胃气不得下降所致的呃逆。呃逆一证本有虚实寒热之分，本证属实证范畴，性质属湿热，故临床每多伴有脘痞苔腻、渴不欲饮等湿热中阻见证，治以新制橘皮竹茹汤利气和胃，降逆止呃。本方由《金匮要略》橘皮竹茹汤化裁而来，去其补益之人参、甘草以防其碍湿，临证尚可加入藿香、佩兰、紫苏梗、半夏等化湿和胃降逆之品。

【原文】五十八、三焦湿郁，升降失司，脘连腹胀，大便不爽，一加减正气散主之。

再按：此条与上第五十六条同为三焦受邪，彼以分消开窍为急务，此以升降中焦为定法，各因见证之不同也。

一加减正气散方

藿香梗二钱　厚朴二钱　杏仁二钱　茯苓皮二钱　广皮一钱　神曲一钱五分　麦芽一钱五分　绵茵陈二钱　大腹皮一钱

水五杯，煮二杯，再服。

[方论] 正气散本苦辛温兼甘法，今加减之，乃苦辛微寒法也。去原方之紫苏、白芷，无须发表也。去甘、桔，此证以中焦为扼要，不必提上焦也。只以藿香化浊，厚朴、广皮、茯苓、大腹泻湿满，加杏仁利肺与大肠之气，神曲、麦芽升降脾胃之气，茵陈宣湿郁而动生发之气，藿香但用梗，取其走中不走外也。茯苓但用皮，以诸皮皆凉，泻湿热独胜也。

【提要】本条论述湿郁三焦、升降失司的证治。

【精解】从本条以下讨论吴氏五种加减正气散的证治，其内容由叶天士《临证指南医案》中的病案整理而成。所谓正气散，是指《太平惠民和剂局方·治伤寒方》中的藿香正气散，由藿香、大腹皮、苏叶、白芷、茯苓、半夏曲、白术、陈皮、厚朴、桔梗、甘草组成。该方原是治疗感受寒湿，既有寒热表证，又有吐泻里证者。吴氏五种加减正气散皆保留原方中的藿香、厚朴、陈皮、茯苓，芳香化浊，健脾运湿；去发表药苏叶、白芷及上焦药桔梗、甘草，然后每方再各自加入他药，扩大了原藿香正气散的临床应用范围。

本条所述"三焦湿郁，升降失司"，是指湿邪郁阻中焦，脾胃气机升降失司，且湿浊波及上、下焦，原文虽云三焦湿郁，实以中焦脾胃为中心。脘腹胀满，大便不爽，是湿困脾胃的典型表现。治以一加减正气散疏化中焦湿浊、升降脾胃之气，方中藿香、厚朴、陈皮、大腹皮化湿理气除满；杏仁宣开肺气，合以厚朴、茯苓分消上下；茵陈、麦芽、神曲升发中气，和脾开胃。吴氏称其为"苦辛微寒法"，但该方清热之力甚微，适用于湿邪尚未明显化热之证。

【医案举隅】

一、便秘

患者，女，46岁。2021年2月21日初诊。

[病史] 反复便秘已5年余，平时大多数情况5~7天大便1次，且需服用黄连上清丸等药大便方能解出，所排大便先硬后细软。有时呈渣滓样，多不成形，且有解不尽感，经常腹胀。上月做直肠镜检查。未发现明显器质性病理变化。现症：大便已1周未解，有便意，欲大便不得解，腹胀，脘腹不痛，口黏稍干，无烦热，食欲尚可，因腹胀控制饮食，小便正常，经带无异。舌质淡，苔白腻、微黄，脉沉细。

［诊断］湿秘。

［治法］祛湿、下气、通滞。

［方药］一加减正气散化裁：藿香、厚朴、陈皮、苦杏仁、神曲、麦芽、枳实、薤白各 10 克，茯苓、茵陈、莱菔子各 15 克，大腹皮 6 克，生大黄（后下）3 克。水煎服，每日 1 剂。

1 周后复诊，患者诉腹胀明显减轻，服药至第 2 天即排出少量大便，先头部分偏硬，但后部分细软。其后几天已每天排便 1 次，唯量较少，便质软，基本成形。继用上方加减治疗，经治 1 月后，大便已恢复正常，无明显不适，随访半年，便秘未再复发。

郭建生，陈士伟. 一加减正气散治疗湿郁便秘浅谈［J］. 新中医，2011，43（3）：150-151.

按语：本案反复便秘 5 年余，每用清热泻剂方能排便，嗣后前症复作。医者诊见明显中焦湿困之象，故思其由湿浊阻遏脾胃、气机升降郁滞所致，诊为"湿秘"。用一加减正气散化湿理气，加枳实、薤白温开湿郁、下气除满，再加少量大黄缓通肠腑，辨证准确，组方精当，故药到沉疴即起。临床湿秘者常虚实夹杂，本证虽病久湿邪壅滞较为显著，但实则尚有脾胃虚弱、运化失健之病机，大黄只可少量、短暂使用，后期应加强健脾助运以固其本。

二、头痛

患者，女，36 岁，农民。1990 年 9 月初诊。

［病史］头痛如裹，尤以右侧为重、已半月有余，痛甚恶心呕吐，彻夜难眠，并伴有脘腹胀闷，二便不爽。就诊前曾按偏头痛对症治疗，症不缓解。舌白、脉缓。

［方药］正气散加减：藿香 20 克，厚朴 20 克，陈皮 10 克，茯苓 15 克，茵陈 15 克，荷叶 10 克，杏仁 10 克，神曲 10 克，麦芽 10 克，白芷 10 克。

服药 3 剂，症情大减，再进 3 剂而愈。

李世增. 试论加减正气散及运用［J］. 北京中医，1993，（1）：45-46.

按语：本案头痛因湿困中焦气机、清阳被困所致，治以一加减正气散为主方，再加荷叶清宣化湿、升发清阳，白芷辛温燥湿、祛风止痛，药后疗效显著。

【原文】五十九、湿郁三焦，脘闷，便溏，身痛，舌白，脉象模糊，二加减正气散主之。

上条中焦病重，故以升降中焦为要。此条脘闷便溏，中焦证也，身痛舌白，脉象模糊，则经络证矣，故加防己急走经络中湿郁；以便溏不比大便不爽，故加通草、薏仁，利小便所以实大便也；大豆黄卷从湿热蒸变而成，能化蕴酿之湿热，而蒸变脾胃之气也。

二加减正气散苦辛淡法

藿香梗三钱　广皮二钱　厚朴二钱　茯苓皮三钱　木防己三钱　大豆黄卷二钱
川通草一钱五分　薏苡仁三钱

水八杯，煮三杯，三次服。

【提要】本条论述湿郁三焦、阻滞经络的证治。

【精解】本条所述为湿热郁于三焦并阻滞经络之证，特点是湿邪内蕴脾胃而外着经络。临床除见有脘闷、便溏等脾胃症状外，尚有身痛等湿滞经络的表现，所谓"脉象模糊"当理解为濡脉至数不分明、脉跳缓和，是湿热证以湿邪为主、热尚未显露之象。治用二加减正气散，在化湿的基础上合以宣通经络湿邪，方中藿香梗、陈皮、厚朴化湿理气，茯苓皮、薏苡仁利水渗湿，大豆黄卷、通草清利湿热，木防己祛风除湿、通经活络，共奏宣气利湿、疏通经络之效。临床须注意，本方利小便而实大便，又祛经络之湿，但治疗重心仍在中焦。

【医案举隅】

身痛

患者，男，69岁，工人。1989年10月初诊。

［病史］一周前因冒雨，发热虽退，全身肌肉疼痛难忍，尤以午后为重。脘腹胀闷，二便不爽。苔白腻，脉濡缓。

［方药］正气散加减：藿香10克，厚朴10克，陈皮10克，茯苓12克，木防己10克，羌活10克，苍术10克，通草10克，薏苡仁30克。

药进3剂而病愈。

李世增. 试论加减正气散及运用［J］. 北京中医，1993，（1）：45-46.

按语： 恙起外感湿邪，湿郁经络则肌肉疼痛；中焦湿困，气机阻滞，则脘腹胀闷，二便不爽；苔白腻、脉濡缓，均是湿浊蕴结之象，因而投以二加减正气散化裁。本证热象不显，故以羌活、苍术易大豆黄卷，以增强祛风燥湿止痛之效。药证合拍，3剂而愈。

【原文】六十、秽湿着里，舌黄脘闷，气机不宣，久则酿热，三加减正气散主之。

前两法，一以升降为主，一以急宣经隧为主。此则以舌黄之故，预知其内已伏热。久必化热，而身亦热矣，故加杏仁利肺气，气化则湿热俱化，滑石辛淡而凉，清湿中之热，合藿香所以宣气机之不宣也。

三加减正气散方 苦辛寒法

藿香（连梗、叶）三钱　茯苓皮三钱　厚朴二钱　广皮一钱五分　杏仁三钱　滑石五钱

水五杯，煮二杯，再服。

【提要】本条论述湿郁化热阻滞气机的证治。

【精解】本条属秽湿入里日久化热之证，从原文及病机分析，临床除可见苔黄（当为黄而腻）之外，还可见胸闷、身热、小便短赤等症状，故治以三加减正气散宣气化湿，兼以泄热。本方组成以藿香、茯苓皮、厚朴、陈皮之芳化、苦燥药为主，加杏仁宣利肺气，滑石清热渗湿，可知本法偏重于祛湿化浊之治。所以，本证性质虽属湿热，但仍为湿重于热。故治疗用药侧重于祛湿，清热之力较轻。

前两条所述证候均以湿邪郁阻为主，故舌苔必呈白色；本证则为湿邪已渐化热，故舌苔色黄，这是临床辨证的关键。

【医案举隅】

慢性胃炎

患者，男，30岁。2002年9月27日初诊。

［病史］患者脘腹疼痛胀满1年，曾于市某医院就诊，胃镜提示：慢性浅表性胃炎（糜烂型）。给予口服阿莫西林胶囊、多潘立酮片、香砂养胃丸、三九胃泰，症状时轻时重。1周前因饮白酒后出现脘腹胀满加重，纳呆不饥，呃逆，口苦口黏，口干不欲饮水，大便不爽，小便色黄。舌红苔白、根部黄，脉滑。

［诊断］胃脘痛。辨证：湿热中阻，胃失和降。

［治法］祛湿除热，调畅气机。

［方药］三加减正气散加味：藿香9克，杏仁6克，茯苓皮9克，陈皮5克，焦神曲10克，炒麦芽10克，茵陈12克，生薏米15克，姜半夏10克，白术10克，滑石15克。5剂，水煎服，每日1剂。

药后患者脘腹胀满减轻，食欲好转，时有呃逆、恶心。上方加竹茹10克，继续服7剂后症状全无，大便恢复正常。又嘱患者每周服药3剂以巩固疗效。3个月后患者告之胃镜复查结果：胃窦部糜烂已消失，黏膜基本正常。

赵宇昊，马林. 三加减正气散治疗慢性浅表性胃炎20例［J］. 北京中医，2004，23（2）：110-111.

按语: 本案胃脘痛病久不愈,中西医多法治疗未效,1周前饮白酒后病情加重。酒乃辛热之物,易助中焦湿热,参其证纳呆不饥、口苦口黏、口干不欲饮水、大便不爽、小便色黄、舌红苔白根部黄、脉滑,是湿热中阻之征,故治以三加减正气散祛湿除热、调畅气机,加茵陈、半夏辛开苦降、清热燥湿,生薏米、白术健脾化湿,神曲、麦芽行气消食、健脾和胃。依法调治半月余,病情渐解,又减量服药数月后病愈。湿热为病常缠绵难愈,治疗须注意守方继进,如此方可获全功。

【原文】六十一、秽湿着里,邪阻气分,舌白滑,脉右缓,四加减正气散[1]主之。

以右脉见缓之故,知气分之湿阻,故加草果、查肉、神曲,急运坤阳[2],使足太阴之地气不上蒸手太阴之天气也。

四加减正气散方苦辛温法

藿香梗三钱　厚朴二钱　茯苓三钱　广皮一钱五分　草果一钱　楂肉(炒)五钱
神曲二钱

水五杯,煮二杯,渣再煮一杯,三次服。

【注释】

[1]原书无"散"字,据前后文例补入。

[2]坤阳:脾胃的阳气。

【提要】本条论述湿困脾阳的证治。

【精解】本条为湿浊偏重阻于中焦、脾阳受损之证。湿邪在里,日久必然损伤阳气,本证的临床症状除了原文所述之舌白滑、右脉缓外,还应见有脘痞腹胀等湿阻气滞及阳气受损的表现。同时,从四加减正气散药物分析,该方虽重在疏化中焦浊滞,但尚有楂肉、神曲等消食导滞之品,可见本证性质应是湿盛脾阳受伤而夹有食滞,并非单纯的湿浊阻气之证。

【医案举隅】

腹泻

患者,女,42岁。1999年6月就诊。

[病史]诉腹泻3天,伴头身困重,脘腹胀闷。患者于3天前因过食生冷而致腹泻,日数10次,大便水样,经当地医院输液、止泻及服香砂养胃丸等,腹泻次数虽减,但仍大便溏泻,脘腹胀闷,头身重着。苔白滑,脉濡缓。

[治法]芳化秽浊,理气渗湿。

[方药]四加减正气散:藿香15克,厚朴10克,茯苓12克,陈皮10克,

神曲 10 克，山楂 12 克，草果 10 克。

仅服 2 剂而病愈。

赵龙. 五个加减正气散证治浅析与验案举隅 [J]. 中医药导报，2005，11（2）：44-45.

按语： 本案腹泻由寒湿伤中所致，湿困脾胃，中阳受损，大肠传导失司，故下利水样、频泻不止，脘腹胀闷、头身重着，均为湿浊困阻之象。前服香砂养胃丸药不对证，未能缓解病情。今以四加减正气散原方治疗，切中病机，腹泻应手而瘥。

【原文】六十二、秽湿着里，脘闷便泄，五加减正气散主之。

秽湿而致脘闷，故用正气散之香开[1]；便泄而知脾胃俱伤，故加大腹运脾气，谷芽升胃气也。以上二条，应入前寒湿类中，以同为加减正气散法，欲观者知化裁古方之妙，故列于此。

五加减正气散 苦辛温法

藿香梗二钱　广皮一钱五分　茯苓块三钱　厚朴二钱　大腹皮一钱五分　谷芽一钱　苍术二钱

水五杯，煮二杯，日再服。

按：今人以藿香正气散统治四时感冒，试问四时止一气行令乎？抑各司一气，且有兼气乎？况受病之身躯脏腑，又各有不等乎？历观前五法，均用正气散，而加法各有不同，亦可知用药非丝丝入扣，不能中病。彼泛论四时不正之气，与统治一切诸病之方，皆未望见轩岐之堂室者也，乌可云医乎？

【注释】

[1]香开：指用芳香之品以醒脾，从而开发脾之升降功能。

【提要】本条论述湿伤脾阳而泄泻的证治。

【精解】泄泻原因复杂，有寒热虚实之分。本条所述是湿邪郁阻于脾，导致脾的运化功能失常所致，临床以脘闷、泄泻为特征，治以五加减正气散燥湿健脾，行气温中，除满止泻。湿为阴邪，凡秽湿着于里而不兼热邪之证，其性质与寒湿相近，所以吴氏在自注中指出"以上二条应入前寒湿类中"。

【医案举隅】

胃脘痛

患者，男，29 岁。2004 年 5 月 17 日诊。

[病史]诉胃脘隐痛，胀闷不适，胸腹痞满，腹中有振水声，食欲不振，

已周余，伴头晕身困，大便稀溏。舌苔白腻。B超检查：有胃液潴留。

[诊断] 寒湿阻滞，湿浊伤脾。

[治法] 健脾化湿。

[方药] 五加减正气散：藿香12克，厚朴10克，陈皮10克，茯苓15克，苍术12克，法半夏10克，谷芽12克，大腹皮12克。水煎服。4剂而愈。

赵龙. 五个加减正气散证治浅析与验案举隅 [J]. 中医药导报，2005，11（2）：44-45.

按语：本案胃脘痛见有明显湿郁于脾、运化失司之征，故以五加减正气散加半夏温中化湿、健脾助运，疗效令人满意。

【原文】六十三、脉缓身痛，舌淡黄而滑，渴不多饮，或竟不渴，汗出热解，继而复热，内不能运水谷之湿，外复感时令之湿，发表攻里，两不可施，误认伤寒，必转坏证，徒清热则湿不退，徒祛湿则热愈炽，黄芩滑石汤主之。

脉缓身痛，有似中风[1]，但不浮，舌滑不渴饮，则非中风矣。若系中风，汗出则身痛解而热不作矣；今继而复热者，乃湿热相蒸之汗，湿属阴邪，其气留连，不能因汗而退，故继而复热。内不能运水谷之湿，脾胃困于湿也；外复受时令之湿，经络亦困于湿矣。倘以伤寒发表攻里之法施之，发表则诛伐[2]无过之表，阳伤而成痉；攻里则脾胃之阳伤，而成洞泄寒中，故必转坏证也。湿热两伤，不可偏治，故以黄芩、滑石、茯苓皮清湿中之热，蔻仁、猪苓宣湿邪之正，再加腹皮、通草，共成宣气利小便之功，气化则湿化，小便利则火腑[3]通而热自清矣。

黄芩滑石汤方 苦辛寒法

黄芩三钱　滑石三钱　茯苓皮三钱　大腹皮二钱　白蔻仁一钱　通草一钱　猪苓三钱

水六杯，煮取二杯，渣再煮一杯，分温三服。

【注释】

[1] 中风：即《伤寒论》中的太阳病中风。

[2] 诛伐：责罚、伤害之意。

[3] 火腑：指小肠。

【提要】本条论述湿热蕴阻中焦气分的证治。

【精解】本条所述是湿郁热蒸，外着肌肉经络、内困脾胃气机之证，其辨证关键是：舌苔黄滑，渴不多饮，汗出热可暂退，但热退之后又复发热，这是湿热蕴蒸的重要特征。本证虽属湿热胶结，内外合邪，但与一般表里同病不同，所以治疗"发表攻里两不可施"，不可用一般解表攻里之法。原文指出："徒清热则湿不退，徒祛湿则热愈炽"，强调湿热蕴阻中焦之证的治疗原则是清热化湿并施。吴氏在自注中又进一步阐述了本证与伤寒中风的区别，以及误用解表、攻里的严重后果，临床可参考用之。

黄芩滑石汤是治疗湿热病的代表方之一，该方主要由辛淡苦寒之品组成，既能清热，又能化湿、利湿，并且清热而不寒滞，化湿而不温燥，对湿热蕴阻中焦者甚为合用。但本方清热之力较弱，更适用于湿重于热者，若湿已化火、邪热较盛者，则应另选他方或加入清热之品。

【医案举隅】

黄芩滑石汤是治疗脾胃湿热证常用方，具有抗菌、抗病毒和调节免疫功能的作用。临床可用于发热、肺炎、肠伤寒、病毒性肠炎、糖尿病、肾病、湿疹、阴道炎、盆腔炎等疾病的治疗。

一、湿温

某，脉缓身痛、汗出热解，继而复热，此水谷之气不运，湿复阻气，郁而成病，仍议宣通气分。热自湿中而来，徒进清热不应。

黄芩，滑石，茯苓皮，大腹皮，白蔻仁，通草，猪苓。

清·叶天士. 临证指南医案·湿［M］. 上海：上海科学技术出版社，1959：356.

按语： 本案因湿热郁蒸而发热，邪着肌肉经络则身痛，其脉缓、汗后复热等证，自是湿热困阻中焦之证。叶氏强调"热自湿中来，徒进清热不应"，故采用清热化湿之法，所用药物正是吴氏黄芩滑石汤的组成。

二、发热

患者，女，28岁。2018年1月20日初诊。

［病史］午后低热十余日，体温36.9~37.4℃，口腔溃疡，身重，乏力，食少，纳呆，口中黏腻，常自觉颜面浮肿，眠佳，二便调。舌苔薄黄，边齿痕，脉沉滑无力。西医检查：颈部淋巴结略大，血沉：24.00mm/h。

［方药］黄芩10克，滑石25克，茯苓20克，竹叶15克，生薏苡仁30克，大腹皮15克，车前子15克，生甘草15克，通草15克。6剂，水煎服。

二诊（2018年3月10日）：患者服上方6剂后，自觉诸症皆好转，遂自行按方继服6剂。共服12剂后，已不发热，仍口腔溃疡，自觉颜面浮肿，纳可，二便调。舌淡苔白，脉略数。

［方药］竹叶15克，生薏苡仁25克，车前子15克，浮萍10克，茯苓20

克，通草 10 克，茵陈 15 克，生甘草 15 克。7 剂，水煎服。

1 个月后回访，诸症皆消。

赵雪莹，刘儒佳. 段富津辨治湿热发热验案举隅 [J]. 辽宁中医杂志，2020，47（4）68-70.

按语： 发热持续不退十余日，以午后低热缠绵为特征，并见身重、食少纳呆、口中黏腻，再参见其舌苔薄黄等表现，可知乃湿热郁蒸所致；又兼有口腔溃疡等湿热蕴毒之征，故以黄芩滑石汤加减治之。方以黄芩清热泻火解毒、除上焦火热，滑石、竹叶、通草、车前子清热利湿，茯苓、生薏苡仁健脾渗湿，大腹皮行气宽中利水，生甘草清热解毒、调和诸药。用之则效，不日热退症消。

三、肠伤寒

患者，女，22 岁，汉族，未婚，农民，住平坝县十家乡青山村组。

[病史] 患者因发热 1 周，伴咳嗽、痰多 3 天，大便稀溏 2 天，于 1989 年 1 月 18 日下午 3 时入院。入院时体温 39.8℃，脉搏 108 次／分，呼吸 24 次／分，血压 110/69mmHg，咽充血，右扁桃体肿大，顶部可见脓点，悬雍垂红肿，直抵舌根，双肺呼吸音粗糙。入院诊断：上呼吸道感染，支气管炎，伤寒？ 1 月 19 日肥达氏试验确诊为伤寒。入院后予青霉素、氨苄青霉素、氯霉素、氢化可的松等静脉滴注，肌内注射氨基比林，服中药柴葛解肌汤合银翘散、达原饮等治疗 5 天，除上呼吸道感染症状减轻外，余症未见缓解。1 月 23 日诊见：药后汗出热退，旋即高热，体温达 41.5℃，恶寒身痛、头痛、全身困重，表情淡漠，口渴而不多饮，便溏。舌红，舌苔黄厚腻。

[诊断] 湿温，湿热并重。

[方药] 停用抗菌素、激素及氨基比林，拟中药黄芩滑石汤加味：黄芩 15 克，滑石 30 克，茯苓皮 12 克，通草 6 克，大腹皮 6 克，白蔻仁 6 克，生石膏 60 克，知母 20 克，山药 15 克。1 日 1 剂，水煎服。

药进 1 剂，体温逐渐下降，热型由持续高热转为寒热往来，最高时体温 39.6℃。舌转淡嫩，苔黄，脉由弦数转为弦缓。再于上方加柴胡 24 克，法半夏 10 克，再进 2 剂，体温恢复正常，诸症消失。继进 2 剂，症无反复，拟竹叶石膏汤 3 剂，嘱出院调理。

徐永德. 黄芩滑石汤治疗肠伤寒 60 例 [J]. 实用中医药杂志，1998，14（2）：17.

按语： 本案为肠伤寒患者，前期见有上焦之证，经西药抗感染、激素及中药解表透邪、开达膜原等法治疗后，上焦症状已不明显，但仍见湿热中阻及郁滞经络之征，故诊为湿温，证属湿热并重，治以黄芩滑石汤为主方，加入生石膏、知母增强清热之力，诸药合用，化湿清热，宣通气机。药后直中病机，病情迅速控制。可见临床对此类疾病的治疗，应切记"徒清热则湿不退，徒祛湿则热愈炽"的要点。

【原文】六十四、阳明湿温，呕而不渴者，小半夏加茯苓汤主之；呕甚而痞者，半夏泻心汤去人参、干姜、大枣、甘草加枳实、生姜主之。

呕而不渴者，饮多热少，故主以小半夏加茯苓逐其饮而呕自止；呕而兼痞，热邪内陷，与饮相搏，有固结不通之患，故以半夏泻心，去参、姜、甘、枣之补中，加枳实、生姜之宣胃也。

小半夏加茯苓汤

半夏六钱　茯苓六钱　生姜四钱

水五杯，煮取二杯，分二次服。

半夏泻心汤去人参干姜甘草大枣加枳实生姜方

半夏六钱　黄连二钱　黄芩三钱　枳实三钱　生姜三钱

水八杯，煮取三杯，分三次服。虚者复纳人参、大枣。

【提要】本条论述湿温饮停于中而致呕的证治。

【精解】所谓饮停于中，是指湿饮留滞于中焦，易导致胃气失于和降而呕吐。呕吐一证原因甚多，就湿热致病而言，或因邪热犯胃、胃气上逆，或因湿饮停聚、胃失和降，其中是否见有口渴是辨证要点，临床还应结合舌苔腻等证。本证呕而不渴，说明其呕吐非胃热上冲所致，而系湿饮停聚的"饮多热少"之候，故用小半夏加茯苓汤逐饮止呕。若见呕甚而胸脘痞满，口渴而不欲多饮，苔黄或黄滑、脉滑数等证者，则多为湿热与停饮相结，当用辛开苦降法，可选半夏泻心汤去人参干姜大枣甘草加枳实生姜方，其方加枳实、生姜以助理气消痞止呕之效，因其证脾胃不虚，故将原方健脾温中之品去之。

【医案举隅】

小半夏加茯苓汤临床多用于呕吐、呃逆、慢性胃炎、眩晕、心悸等疾病。

一、呕吐

患者，男，44岁。1981年12月10日初诊。

［病史］因感冒，发冷发热，呕吐。在家自服中药无效，反头晕耳鸣，呕吐不止。于12月8日入院。拟诊：1.上感，2.梅尼埃病。经输液及中西药治疗，症情不见好转，甚则呕吐胆汁。家属要求服中药治疗。刻诊：寒热已罢，头昏目眩，耳鸣心悸，不敢睁眼，稍动则吐，唯安静仰卧则舒。口不渴，舌

淡、苔薄白略腻，脉弱。

［诊断］水饮阻胃。

［方药］因思其证与《金匮》小半夏加茯苓汤主证相似，即予原方。半夏10克，生姜10克，茯苓12克。水煎服，1剂。

次晨，呕吐止，眩悸亦轻，能进半碗大米汤。再予原方2剂巩固疗效，继予香砂六君子汤调理而愈。

武秀金. 小半夏加茯苓汤治疗呕吐三则［J］. 中医杂志，1982，（12）：16.

按语：本案因外感引发呕吐。饮停于中，胃气上逆则呕吐不止；气机升降失调，清阳被扰则头昏目眩、耳鸣；水气凌心则心悸；口不渴、舌淡、苔薄白略腻是湿饮停聚"饮多热少"之候；脉弱乃脾胃气虚之象，故治以小半夏加茯苓汤温化水饮、降气和胃，投药即效，翌日呕止，继以调理脾胃善后。医者辨证准确，善用古方，药少效宏，实属难得。

二、呃逆

患者，女，26岁，城关面社职工。

［病史］患顽固性呃逆2年零1月，经中、西医多方医治及住院治疗均无明显疗效。故于1978年10月6日来我处求治。察病者表情淡漠，精神倦怠、面黄肌瘦、双手捧腹，呃逆连声、咀唇颤抖、持续十分钟，随吐痰涎后缓解。询其胸中懊憹，心下满胀、眩晕，昼夜频发20余次，饮食不思，夜不能寐。脉弦细，苔腻，舌质淡而胖嫩。

［诊断］痰浊中阻，胃失和降、气逆上冲。

［治法］燥湿化痰，和胃降逆。

［方药］小半夏加茯苓汤加味：半夏（先煎2小时）30克，生姜20克，茯苓20克，代赭石（先煎2小时）20克。连服2剂。

二诊（1978年10月9日）：自述服前方1剂而呃逆大减，欲食；2剂病减十之七八。宗前法再进半夏18克，生姜15克，茯苓20克，竹茹18克，2剂。

三诊（1978年10月11日）：诸症悉除，精神舒振。为善其后用：半夏（冲）12克，生姜6克，茯苓15克，白芍12克，枳壳12克。2剂。

随访半年未复发。

湛闲. 小半夏加获等汤治疗顽固性呃逆一例［J］. 重庆医药，1981，（5）：56.

按语：呃逆经年不愈，中西医治疗不效。病家已现明显虚象，但其痰浊中阻、胃气上逆之势较急，若不立即缓解，单纯补益必致无功。故用小半夏加茯苓汤大剂使用，以期燥湿化痰、和胃降逆之效，再加代赭石重镇降逆，加强止呕之力，用之则顽症立减，后经数剂调治未见复发。本案属难治之症，但医者用药精准，一举获效，可叹经方之效验。

三、支气管肺炎

患者，女，8个月，北京市人。1992年1月7日初诊。

[病史]患儿高热8天不退，体温持续在38℃以上，咳嗽喘促，喉中痰鸣。近2日患儿开始腹泻，大便黏腻不爽，日行4次，小便黄短。查体：面色红赤，咽红，扁桃体Ⅱ度，未见分泌物。舌质红，舌苔黄腻。心（-），双肺可闻及中小水泡音，以两下肺明显，腹胀满无明显压痛，肝脾未及。脉滑数有力。X线检查示：双肺纹理增强，可见小斑片状阴影。

[诊断]西医诊断：支气管肺炎。中医诊断：肺炎喘嗽。证属湿热内蕴，上泛于肺，炼液成痰，痰热互结，壅阻气道则发热不退，咳嗽喘促。肺与大肠相表里，湿热下注于大肠，则大便黏腻不爽而泻下。

[治法]辛开苦降，清热利湿止泻，化痰定喘止咳。

[方药]大、小苦辛汤加减：黄芩10克，黄连1.5克，干姜1克，半夏3克，桑叶10克，牛蒡子10克，桔梗3克，炙杷叶10克，生石膏（先下）25克，莱菔子10克，焦三仙各10克，厚朴3克。5剂，水煎，分多次频服，每日1剂。

二诊（1992年1月12日）：患儿服上方后体温逐渐降至正常，痰去咳喘平，大便正常，纳食转佳。舌质偏红，脉略滑数。效不更方，再以上方化裁。服用5剂，诸症消失，痊愈出院。

朱玲玲，陈沛熙. 古今名医临证实录丛书·儿科病（近现代医家）·刘弼臣治验[M]. 北京：中国医药科技出版社，2013：121.

按语： 本案为外邪侵袭、痰热闭肺之证，后病邪传里，肺热未除，又增大便泻泄、腹部胀满，此肺与大肠相表里，脏腑相传之故也。上中焦同病，病性为痰热湿浊相合，方用大、小苦辛汤（半夏泻心汤去人参干姜甘草大枣加枳实生姜方加减）辛开苦降，清热利湿止泻，化痰止咳定喘。其方取半夏泻心汤去人参、甘草、大枣之壅补，以半夏、厚朴开气分之湿郁，黄连、黄芩开气分之热结，合以干姜辛开苦降、清化湿热，桑叶、牛蒡子、桔梗、炙杷叶、生石膏清宣肺热、化痰止咳，莱菔子、焦三仙消食化痰，5剂药后诸症消失，疗效甚佳。

【原文】六十五、湿聚热蒸，蕴于经络，寒战热炽，骨骱[1]烦疼，舌色灰滞，面目痿黄，病名湿痹，宣痹汤主之。

经谓：风寒湿三者合而为痹，《金匮》谓：经热则痹，盖《金匮》诚补《内经》之不足。痹之因于寒者固多，痹之兼乎热者，亦复不少，合参二经原文，细验于临证之时，自有权衡。本论因载湿温而类及热痹，见湿温门中，原有痹证，不及备载痹证之全，学者欲求全豹[2]，当于《内经》《金匮》、喻氏、叶氏以及宋元诸名家，合而参之自得。大抵不越寒热两条，虚实异治。寒痹势重而治反易，热痹势缓而治反难，实者单病躯壳易治，虚者兼病脏腑夹痰饮腹满等证，则难治矣，犹之伤寒两感也。此条以舌灰目黄，知其为湿中生热；寒战热炽，知其在经络，骨骱疼痛，知其为痹证。若泛用治湿之药，而不知循经入络，则罔效矣。故以防己急走经络之湿，杏仁开肺气之先，连翘清气分之湿热，赤豆清血分之湿热，滑石利窍而清热中之湿，山栀肃肺而泻湿中之热，薏苡淡渗而主挛痹，半夏辛平而主寒热，蚕沙化浊道中清气，痛甚加片子姜黄、海桐皮者，所以宣络而止痛也。

宣痹汤方苦辛通法

防己_{五钱}　杏仁_{五钱}　滑石_{五钱}　连翘_{三钱}　山栀_{三钱}　薏苡_{五钱}　半夏_{（醋炒）三钱}　晚蚕沙_{三钱}　赤小豆皮_{三钱（赤小豆乃五谷中之赤小豆，味酸肉赤，凉水浸取皮用。非药肆中之赤小豆，药肆中之赤豆乃广中野豆，赤皮蒂黑肉黄，不入药者也）}

水八杯，煮取三杯，分温三服。痛甚加片子姜黄二钱，海桐皮三钱。

【注释】

［1］骨骱：骨骼关节。

［2］欲求全豹：比喻想对事物全面了解。

【提要】本条论述湿热痹的证治。

【精解】本证为湿热郁滞经络、经气痹阻不通所致的痹证，临床以寒战热炽、骨骱烦疼等湿热蕴于经络的表现为主症，并可见舌苔灰滞、面目痿黄等湿蕴生热之象。治以宣痹汤清利湿热、宣痹通络。本书上焦篇第46条也有一宣痹汤，由枇杷叶、郁金、射干、白通草、香豆豉组成，重在宣畅肺气佐以化湿，主治湿热郁闭肺气所致的呃逆；本条宣痹汤由防己、杏仁、滑石、连翘、山栀、薏苡仁、半夏、晚蚕砂、赤小豆皮组成，重在清利湿热、宣痹通络，主治湿热痹证。临床应注意区别使用。

【医案举隅】

中焦宣痹汤临床应用广泛，常用于治疗风湿性关节炎、类风湿性关节炎、痛风性关节炎、多发性神经炎等。

一、湿热痹证（一）

徐，温疟初愈，骤进浊腻食物，湿聚热蒸，蕴于经络。寒战热炽，骨骱烦疼，舌起灰滞之形，面目痿黄色，显然湿热为痹。仲景谓湿家忌投发汗者，恐阳伤变病。盖湿邪重著，汗之不却，是苦味辛通为要耳。

防己，杏仁，滑石，醋炒半夏，连翘，山栀，苡仁，野赤豆皮。

清·叶天士. 临证指南医案·湿［M］. 上海：上海科学技术出版社，1959：360-361.

按语：病由湿热为痹，叶氏强调不可辛温发汗，恐耗伤阳气、蒸腾湿热引发变证，故以苦味辛通为治，其用药实为吴氏宣痹汤的雏形。湿热得去，经气畅通，痹证自然可解。

二、湿热痹证（二）

患者，女，50岁，工人。

［病史］患者1个月来，因左膝关节等处疼痛，兼发低热，经用青霉素240万U、阿斯匹林4.5克、维生素B₁₂60mg等治疗未效。于6月22日转中医科治疗。自述发热，左膝关节疼痛，午后及晚间尤甚，虽服西药汗出但热未退，自测体温为37.5℃左右，小便量少，色如浓茶。精神苦楚，面色黄滞，膝关节肿胀，触痛明显，有散在红疙瘩数个，分布于膝以下肌肤，口上唇有一葫豆大之溃疡。苔黄厚腻，脉濡数。血沉（魏氏法）：32mm/h。

［诊断］患者素体阳盛，内蕴湿热，湿热之邪阻闭经络于膝关节，气血不得流通，故关节肿胀而疼痛。阳盛则热，湿性留连，故发热虽得汗而热不解，脉症合参，断为湿热痹阻，壅遏经络。

［治法］清热利湿，宣痹止痛。

［方药］宣痹汤去法夏（木防己、杏仁、薏苡仁、滑石各15克，山栀、连翘、晚蚕砂、赤小豆皮各10克），加冬瓜皮、大腹皮、草决明各15克。

服药4剂，热退而诸症减轻。复诊守原方去冬瓜皮、大腹皮、草决明，加葛根、桃仁、红花、川芎等活血化瘀生津之品。再进4剂，痛止，肿胀全消。

兰庆容. 宣痹汤治疗热痹［J］. 四川中医，1986，（1）：41.

按语：痹证乃经络气血痹阻不通所致，本案因湿热郁滞经络，气血为之阻遏而关节疼痛肿胀；发热午后及晚间尤甚，汗后复热，面色黄滞，苔黄厚腻，脉濡数，均为湿热蕴阻之征。治当清利湿热、宣通经络，故以宣痹汤去半夏之辛燥，再加冬瓜皮、大腹皮、草决明清热利湿行气。用之得法，遂获佳效。

三、急性痛风性关节炎

患者，男，45岁。1997年10月19日初诊。

［病史］患者自诉患痛风12年，反复发作数次，每次因饮酒与食豆制品、海鲜而发作。3天前突然疾病复发，已在某医院服保泰松、吲哚美辛等效果

不显，因胃肠道出现不适而停药。刻诊：患者足趾关节与足踝关节红肿热痛，着地困难（由他人扶持来诊），伴有身热，心烦，口苦，胃脘痞闷，纳呆，大便微溏，小便黄少。舌质红，苔黄腻，脉濡数。体温 38.7℃，血白细胞计数 8.5×10^9/L、中性粒细胞 0.80，血沉 45mm/h，血尿酸 756μmol/L；X 线片示关节面附近骨骺部出现圆形缺损。

[诊断] 此为湿热深入骨骺，经络阻滞，瘀热内盛。

[治法] 清热除湿、化瘀通络。

[方药] 中焦宣痹汤加味：连翘、焦栀子、杏仁、木防己、滑石、京半夏、制乳香、炒甲珠、赤芍、青蒿、木香各 10 克，赤小豆、金银花藤、生石膏各 30 克，薏苡仁、蚕砂（布包）、丹参各 15 克。每日 1 剂，水煎，日服 3 次。

2 剂后诸症明显减轻，体温恢复正常，已能行走。前方去生石膏、青蒿，再进 3 剂，诸症消失，血象、血沉恢复正常，血尿酸 452μmol/L。

张勇. 中焦宣痹汤在急症中的运用 [J] 中国中医急症，2004，13（1）：56-57.

按语：本案为久病痹证，从其脉症可知，其病乃湿热郁于经络，瘀滞日久化热之故，以吴氏宣痹汤治疗，为正治之法。因其关节红肿热痛较显，故再加赤芍、银花凉血化瘀清热；丹参、乳香增强化瘀通络止痛之力；牛膝、穿山甲引药下行，活血通络。连进数剂，多年沉疴应手而愈。

四、多发性神经根炎

患者，女，7 岁半。1992 年 5 月 21 日初诊。

[病史] 患儿于半月前，因受凉感冒后，遂见双下肢肌肉疼痛，不能行、立，即四处求医，辗转于区卫生院、县医院，经作血常规、X 线片等检查，未见确切病灶，县医院诊为"多发性神经根炎"，经治 15 天无效。诊见：午后发热，双下肢痿软，不能行立，肌肉疼痛，抚摸更甚，食欲不振，小便黄赤。舌苔黄厚且腻，舌质红，脉濡微弦。再查血常规：血红蛋白含量 105g/L，红细胞计数 3.6×10^{12}/L，白细胞计数 12.1×10^9/L，细中性粒细胞 0.62，淋巴细胞 0.36，嗜酸性粒细胞 0.02。

[诊断] 据此脉症，属中医痿痹，为湿郁中焦，热蒸湿动，湿热郁阻，营气不布，气血瘀滞所致。

[治法] 清热化湿，宣痹止痛。

[方药] 吴氏中焦宣痹汤加味：防己、杏仁、连翘、山栀子各 10 克，滑石、薏苡仁、蚕砂、赤小豆各 15 克，郁金、通草、木瓜各 5 克，海桐皮 12 克，银花藤 30 克。嘱服 2 剂。另用嫩桑枝 500 克煎水，先熏后洗疼痛部位。

二诊（1992 年 5 月 27 日）：经上法治疗，诸症大减，痛止能立，但不能行，若行则需人扶助。效不更方，予前方去薏苡仁，加乳没各 3 克，以活血行滞，助营气之布达。5 剂。

三诊（1992 年 6 月 9 日）：扶之能行，余无不适，改用房念东氏之痿证方加味。

［方药］黄芪、杜仲各 9 克，当归、生地、牛膝、知母、苍术各 6 克，黄柏、姜黄各 3 克。嘱服 5 剂。

尽剂来诊，能行，无痛，饮食如常。上方为丸与服，后随访无任何不适。

曾万玲，刘刚. 吴氏中焦宣痹汤治痿痹 18 例［J］. 江西中医药，2000，31（2）：28.

按语：本案既有痿象，又见痹证，故医者称其为"痿痹"。传统中医虽无此病名，但其名确能反映病证的特点，称之亦无不可。本属难治性疾病，但从湿热蕴于经络、气血郁滞、筋脉弛长角度辨证，用宣痹汤加木瓜、海桐皮、银花藤等清化湿热、舒经活络治疗后竟获佳效，对临床辨治此类病证颇有启发。

【原文】六十六、湿郁经脉，身热身痛，汗多自利，胸腹白疹，内外合邪，纯辛走表，纯苦清热，皆在所忌，辛凉淡法，薏苡竹叶散主之。

上条但痹在经脉，此则脏腑亦有邪矣，故又立一法。汗多则表阳开，身痛则表邪郁，表阳开而不解表邪，其为风湿无疑，盖汗之解者寒邪也，风为阳邪，尚不能以汗解，况湿为重浊之阴邪，故虽有汗不解也。学者于有汗不解之证，当识其非风则湿，或为风湿相搏也。自利者小便必短，白疹者，风湿郁于孙络[1]毛窍。此湿停热郁之证，故主以辛凉解肌表之热，辛淡渗在里之湿，俾表邪从气化而散，里邪从小便而驱，双解表里之妙法也，与下条互斟自明。

薏苡竹叶散方辛凉淡法，亦轻以去实法

薏苡五钱　竹叶三钱　飞滑石五钱　白蔻仁一钱五分　连翘三钱　茯苓块五钱
白通草一钱五分

共为细末，每服五钱，日三服。

【注释】

［1］孙络：为极细的络脉。

【提要】本条论述湿热病外发白痦的证治。

【精解】本条所述之白疹即为白痦，是湿温过程中常见的一种皮疹，多见于胸腹部。白痦多因气分湿热不解，郁蒸肌腠而成，虽外发于表，但与表证不同，也与一般的肌表风湿有别。所以，本证治疗忌用纯辛发表，也忌用纯苦清

热，以免蒸腾湿邪、助热伤津。原文提出用"辛凉淡法"，即指清宣、疏解、淡渗并用，使郁于肌表的湿热之邪得以宣解、分利。主方薏苡竹叶散辛凉甘淡，泄热利湿而无耗津之弊，用于本证甚为合拍。此法在自注中被称为"双解表里"，在理解时应注意不可与一般所说的解表和清里并用的"双解表里"相混淆。

【医案举隅】

薏苡竹叶散常用于温病及内科杂病湿热证，临床可治疗手足口病、水痘、荨麻疹、湿疹、带状疱疹、手足汗疱疹等疾病。

一、白㾦

某，汗多身痛，自利，小溲全无，胸腹白疹。此风湿伤于气分，医用血分凉药，希冀热缓，殊不知湿郁在脉为痛，湿家本有汗不解。

苡仁，竹叶，白蔻仁，滑石，茯苓，川通草。

清·叶天士. 临证指南医案·湿［M］. 上海：上海科学技术出版社，1959：361.

按语：湿热郁蒸肌腠而外发白㾦，虽有肌表之证候，但病位实为在里，气分之属。其人小便不通，湿无去路，若再治以凉血药以碍其湿，则更为不妥。叶氏投以辛凉甘淡法以祛其邪，吴氏原文应取材于此。但两者提出的"风湿"之说则未必合适，临床所见白㾦应主以湿热为患。

二、发热

患者，男，3岁。

［病史］其母述：20天来，身热（午后尤剧）时作时止，口不渴，乳食减少。经检查，诊为"无名低热"，服扑热息痛等退热剂，汗后仍不解。诊见：消瘦、神疲、胸背部有12粒散在疱疹（有3处小结痂）。

［诊断］湿热郁蒸，内外合邪，白㾦内发之证。

［方药］宜辛凉甘淡之品，用薏苡竹叶散：薏苡仁5克，竹叶3克，滑石5克，白蔻仁5克，连翘5克，茯苓5克，通草2克，水煎服。

3剂后，身凉，疱疹破溃呈结痂，病向愈。继投参苓白术散，以善其后。

张育德. 薏苡竹叶散的临床运用［J］. 吉林中医药，1985，（1）：23.

按语：本案为典型湿热所致白㾦，伴见身热不扬、口不渴等湿热郁蒸之象，治以薏苡竹叶散颇合病机，故效。

三、皮肤瘙痒

患者，男，62岁，干部。1991年12月17日就诊。

［病史］患者全身皮肤瘙痒2月，以夜为甚，曾服清热散风、补血祛风、

养血润燥等方不效，瘙痒与日俱增，抓之出血，夜难安寐，脘满纳少，小便短黄。舌红，苔黄滑厚，脉弦滑数。

［诊断］风湿热邪，郁遏肌肤。

［治法］清宣渗湿，祛风止痒。

［方药］薏苡竹叶散加味：薏苡仁 15 克，淡竹叶、滑石、茯苓、白菊花、白蒺藜各 9 克，连翘、大青叶各 15 克，白蔻仁 3 克，蝉蜕、通草各 6 克。

服 6 剂，皮肤仅有微痒，胃脘稍满，小便淡黄。舌红，苔黄滑，脉弦滑略数。以原方去白蔻仁，加丹参 12 克，麦芽 9 克，续进 5 剂而愈。

彭述宪，彭巍. 薏苡竹叶散治验举隅［J］. 北京中医，1998，（3）：34.

按语：皮肤瘙痒原因复杂，本案以清热散风、补血祛风、养血润燥等多法治之不效，后从湿热郁于肌肤论治，疗效甚好。从患者症状思之，医者当以脘满纳少、舌红苔黄滑厚、脉弦滑数为辨证依据，可见在常规治法罔效时，另辟蹊径从细节深入分析颇为重要。

【原文】六十七、风暑寒湿，杂感混淆，气不主宣，咳嗽头胀，不饥舌白，肢体若废，杏仁薏苡汤主之。

杂感混淆，病非一端，乃以气不主宣四字为扼要，故以宣气之药为君。既兼雨湿中寒邪，自当变辛凉为辛温。此条应入寒湿类中，列于此者，以其为上条之对待也。

杏仁薏苡汤 苦辛温法

杏仁三钱　薏苡三钱　桂枝五分　生姜七分　厚朴一钱　半夏一钱五分　防己一钱五分　白蒺藜二钱

水五杯，煮三杯，渣再煮一杯，分温三服。

【提要】本条论述寒湿痹证的证治。

【精解】本条所述证候为风寒暑湿兼感，病机为上中二焦气机失于宣畅。风寒外袭，上焦肺气失宣，则咳嗽头胀；湿邪中阻，胃气呆滞，则不饥而舌苔色白；湿邪困遏，脾气不运，则肢体若废。治取杏仁薏苡仁汤，作用在于宣气化湿，兼散风寒，药以辛温为主。应注意的是，原文虽云风寒暑湿兼感，实际主要是风寒夹湿，暑热之象并不明显，所以吴氏说"此条应入寒湿类中"。此外，本证虽有"肢体若废"见症，但与痹证并不相同，临床不可混淆。

【医案举隅】

一、寒湿痹阻经络

某，四七，风暑湿浑杂，气不主宣，咳嗽头胀，不饥，右肢若废，法当通阳驱邪。

杏仁三钱，苡仁三钱，桂枝五分，生姜七分，厚朴一钱，半夏一钱半，汉防己一钱半，白蒺藜二钱。

清·叶天士. 临证指南医案·湿［M］. 上海：上海科学技术出版社，1959：361.

按语：本案患者因"气不主宣"而咳嗽头胀、不饥、右肢若废，治疗主以宣通气机、兼以化湿，为此类病证提出了基本治则。

二、神经根炎

患者，男，54岁。1987年10月15日诊。

［病史］病者于13天前劳累后过量饮酒，一日晨起即足不能任地，乡医以"安乃近"等药片服之，病情加重。在县医院住院治疗7天，诊断为"神经根炎"，以强的松、能量合剂、辅酶A等治疗，效果不大，自动出院。诊查：双侧上下肢不能活动、肌力全无，无疼痛，知觉无障碍，语言正常，神志清楚，头痛咳嗽，饮食减少，溺少而黄。舌白脉濡。

［诊断］寒湿热邪，杂气感伤，经络痹阻，气机不宣。

［治法］宣畅气机、温经通络。

［方药］杏仁、半夏、生姜各10克，桑寄生、薏苡仁各30克，桂枝、厚朴各5克，防己15克，仙灵脾、白蒺藜各20克。

煎服3剂后，咳嗽头痛均无，上肢已能活动，穿衣持筷，下肢亦能站立，肌力已恢复到2度，唯步履欠稳。仍宗前方再进5剂，四肢活动如常而愈。

梁惠光. 杏仁薏苡汤证治举隅［J］. 四川中医，1991，（6）：31.

按语：本案症状颇合《温病条辨》原文，双侧上下肢若废，头痛咳嗽，饮食减少，舌白脉濡，故以杏仁薏苡仁汤为主方，再加桑寄生、仙灵脾祛除风湿，温阳通络，药后疗效令人满意。

【原文】六十八、暑湿痹者，加减木防己汤主之。

此治痹之祖方也。风胜则引，引者（吊痛掣痛之类，或上或下，四肢游走作痛，经谓行痹是也）加桂枝、桑叶。湿胜则肿，肿者（土曰敦阜）加滑石、草薢、苍术。寒胜则痛，痛者加防己、桂枝、姜黄、海桐皮。面赤口涎自出者（《灵枢》谓：胃热则廉泉开），重加石膏、知母。绝无汗者，加羌活、苍术。汗多者加黄芪、炙甘草。兼痰饮者，加半夏、厚朴、广皮。因不能备载全文，故以祖方加减如此，聊示门径而已。

加减木防己汤 辛温辛凉复法

防己六钱　桂枝三钱　石膏六钱　杏仁四钱　滑石四钱　白通草二钱　薏仁
三钱

水八杯，煮取三杯，分温三服。见小效不即退者，加重服，日三
夜一。

【提要】本条论述痹证通用方及其运用。

【精解】原文所谓暑湿痹即湿热痹证，属于热痹范围，既可因外感湿热蕴
阻经络引起，亦可因风寒湿邪郁久化热所致。临床以肢体痹痛为主症，必伴见
身热口渴及关节红肿发热等表现。加减木防己汤是《金匮要略》木防己汤加减
而成，吴氏称其为"治痹之祖方"。原方由防己、石膏、桂枝、人参组成，用
以治疗膈间支饮；本条用该方去人参，加杏仁、滑石、白通草、薏苡仁，增强
了清利湿热的功效，确可用于多种痹证，但仍以湿热痹证者较为适宜。热痹的
治疗原则是泄热利湿、宣痹通络，加减木防己汤甚合其用，随证加减亦甚允
当，但是否可将其认定为治痹之祖方，尚缺少更多的依据。

【医案举隅】

一、暑湿痹证

杜，三三，温暖开泄，骤冷外加，风寒湿三气交伤为痹，游走上下为楚。
邪入经隧，虽汗不解，贵乎宣通。

桂枝，杏仁，滑石，石膏，川草薢，汉防己，苡仁，通草。

清·叶天士. 临证指南医案·痹［M］. 上海：上海科学技术出版社，
1959：527.

按语：本案虽云风寒湿三气为患，然其用药则重在清化湿热、宣气通络，
从中可窥治热痹之梗概。

二、湿热痹证

患者，男，61岁。

［病史］主因"左侧大腿根部疼痛2个月，加重半个月"于2020年1月
15日就诊。患者2个月前出汗受风后发热，体温最高38.3℃，头痛身痛，咳
嗽痰少，服复方盐酸伪麻黄碱缓释胶囊后诸症缓解，唯遗留左侧大腿根处疼
痛，呈酸痛，屈伸不利，贴万通筋骨贴初始有缓解，后乏效。2020年元旦期
间疼痛加重，连及大腿前侧肌肉疼痛，压痛点少，无红肿，无恶寒恶风，大便
素来干结，小便少，有尿等待，易汗出，尤其头汗出较明显，口干喜饮，唇
干，每天饮少量白酒。舌质红苔腻，脉弦滑数。当地中医院行双髋关节CT平
扫，结果显示双侧股骨头及髋关节诸组成骨无异常，血沉检查结果正常，考虑

慢性软组织劳损可能，口服痹祺胶囊无效。慢性病史无。

［诊断］根据其临床症状、体征及舌脉综合分析，证属湿热痹证。

［治法］清热利湿，通络止痛。

［方药］加减木防己汤：木防己10克，生石膏30克，生薏苡仁30克，滑石10克，杏仁10克，通草10克，桂枝10克，片姜黄10克，海桐皮10克。5剂，水煎服，2次/天。嘱其停饮白酒，饮食清淡。

二诊：患者疼痛缓解，呈时轻时重趋势，左侧股骨大转子有轻微压痛，痛处无红肿，舌脉同前。守方加白蔻仁6克、生白术10克，5剂，水煎服，2次/天。现无不适。

陈苗苗. 加减木防己汤治疗湿热痹2例［J］. 中国社区医师，2021，37（1）：61.

按语：从病史分析，本案初期感受风寒湿邪而起，后病势迁延未愈，寒湿痹阻日久化热，遂成湿热内蕴、阻滞经络肌肉之证。以加减木防己汤原方，再按吴氏经验加入片姜黄、海桐皮行气活血，祛风胜湿，通络止痛。尽管病程较长，但投药一举中的，应手而起。

三、急性类风湿关节炎

患者，男，18岁。

［病史］患者因双下肢关节肿痛2个月加重1周，于1983年9月入院治疗。2个月前左踝关节扭伤，后用凉水洗足，次日左踝关节肿胀，相继左膝关节肿痛。经用青霉素、强的松、阿司匹林、吲哚美辛等治疗，未见好转。入院前在某医院查左膝关节腔液穿刺，黄色混浊，李凡他试验（++），白细胞计数17.1×10^9/L，多核细胞0.48，淋巴细胞0.45，单核细胞0.05，嗜酸性粒细胞0.02；类风湿性因子强阳性；血沉52mm/h。以"急性类风湿性关节炎"入院治疗。查体温37.7℃，恶风汗出，口干喜饮，膝与踝关节胀痛有热感，小便短赤。舌尖红，苔白少津，脉细数。

［诊断］风湿热痹。

［方药］加减木防己汤：防己20克，桂枝10克，生石膏30克，炒杏仁12克，滑石30克，通草6克，生薏苡仁30克，苍术10克，黄柏10克。水煎服。

服药8剂，关节热痛减轻，但体温未降，左膝关节肿痛如故，舌脉同前。此为风邪虽去但湿热稽留，再加清热利湿之品以退热。上方加青蒿15克，萆薢15克，秦艽15克。服药6剂，体温正常，关节肿痛止，下肢活动自如，查血沉23mm/h。继服7剂，痊愈出院。

毛德西. 痹症辨治4则［J］. 河南中医，2005，25（11）：72-73.

按语： 本案诊为风湿热痹，实以湿热为主，治以加减木防己汤合二妙散症情出现转机，继以前方再加青蒿透热外达，萆薢、秦艽清利湿热、祛风止痛。药证相合，疗效显著。

四、急性痛风性关节炎

患者，男，61岁。2001年10月25日就诊。

［病史］主诉：双膝下关节红肿疼痛半月。患者于半月前突感双膝以下关节红肿疼痛，活动有所受限，曾在某医院门诊部以风湿性关节炎治疗无好转，且逐渐加重，而来院求治。有吸烟酗酒史。查体：肥胖体型，心肺无异常，腹软、肝脾未扪及，肾区无叩击痛。双侧踝关节、右脚第一跖趾关节红肿、灼热、活动受限，口渴欲饮。舌质淡红，苔黄厚腻，脉弦滑。血常规：白细胞计数 11.5×10^9/L，中性粒细胞0.82，淋巴细胞0.18。尿常规：蛋白（－），红细胞1~3个/HP。双踝关节、脚掌趾关节X线片示：未见骨质破坏。血尿酸663μmol/L。

［诊断］急性痛风性关节炎。中医诊断：痹证。辨证：湿热痹阻经络。

［治法］清热利湿，通络止痛。

［方药］木防己汤加减：木防己、石膏各30克，滑石、薏苡仁、海桐皮各20克，桂枝、杏仁、通草各10克，姜黄15克。水煎服，每日1剂，分3次服，7剂。

二诊（2001年11月1日）：自述疼痛减轻，功能有所恢复，继以原方加炙甘草15克，7剂。

三诊（2001年11月8日）：症状完全消退，血常规无异常，血尿酸395μmol/L。至此病情完全得以控制，嘱其戒酒，限制高嘌呤饮食，减轻体重。

高成芬，刘咏梅. 加减木防己汤治疗急性痛风性关节炎55例［J］. 四川中医，2003，21（2）：42-43.

按语： 过食膏粱厚味，湿热内生痹阻经络，痹证乃作。湿热病邪虽非外受，但所致经气痹阻相同，故治疗仍宗清利湿热、通络止痛，用吴氏加减木防己汤加味获效。

【原文】六十九、湿热不解，久酿成疸，古有成法，不及备载，聊列数则，以备规矩（下疟、痢等证仿此）。

本论之作，原补前人之未备，已有成法可循者，安能尽录。因横列四时杂感，不能不列湿温，连类而及，又不能不列黄疸、疟、痢，不过略标法则而已。按：湿温门中，其证最多，其方最伙。盖土居中位，秽浊所归，四方皆至，悉可兼证，故错综参伍，无穷极也。即以黄疸一证而言，《金匮》有辨证三十五条，出治一十二方，先审黄之必发不发，在于小便之利与不利；疸之易治难治，在于口之渴与不渴；再察瘀热入胃之因，或因外并，或因内发，或因食谷，或因酗酒，或因劳色，有随经蓄血，入水黄汗；上盛者一身尽热，下郁者小便为难；又有表虚里虚，热除作哕，火劫致黄。知病有不一之因，故治有不紊之法；于是脉弦胁痛，少阳未罢，仍主以和；渴饮水浆，阳明化燥，急当泻热；湿在上，以辛散，以风胜；湿在下，以苦泄，以淡渗；如狂蓄血，势所必攻；汗后溺白，自宜投补；酒客多蕴热，先用清中，加之分利，后必顾其脾阳；女劳有秽浊，始以解毒，继以滑窍，终当峻补真阴；表虚者实卫，里虚者建中；入水火劫，以及治逆变证，各立方论，以为后学津梁[1]。至寒湿在里之治，阳明篇中，惟见一则，不出方论，指人以寒湿中求之。盖脾本畏木而喜风燥，制水而恶寒湿。今阴黄一证，寒湿相搏，譬如卑监之土[2]，须暴风日之阳，纯阴之病，疗以辛热无疑，方虽不出，法已显然。奈丹溪云：不必分五疸，总是如盦酱[3]相似。以为得治黄之扼要，殊不知以之治阳黄，犹嫌其混，以之治阴黄，恶乎可哉！喻嘉言于阴黄一证，竟谓仲景方论亡失，恍若无所循从。惟罗谦甫[4]具有卓识，力辨阴阳，遵仲景寒湿之旨，出茵陈四逆汤之治。瑭于阴黄一证，究心有年，悉用罗氏法而化裁之，无不应手取效。间有始即寒湿，从太阳寒水之化，继因其人阳气尚未十分衰败，得燥热药数贴，阳明转燥金之化而为阳证者，即从阳黄例治之。

【注释】

[1] 津梁：桥，比喻为后学者所采用的工具。

[2] 卑监之土：语见《素问·五常政大论篇》。此处指脾胃中湿邪较甚，运化功能失于正常。

[3] 盦（ān，安）酱：盦，古代的一种器皿。盦酱，是指酝酿制酱。

[4] 罗谦甫：即罗天益，字谦甫，著有《卫生宝鉴》一书。

【提要】本条论述黄疸的主要类型和治法。

【精解】黄疸一证每与湿邪有关，但其中又有湿热和寒湿之分。本条所述乃指湿热黄疸，其形成多因湿热久郁不解，蒸酿而成。有关湿热黄疸的治法，方书记载颇多，本书以下所列诸条乃是具有代表性的内容。湿热黄疸以及湿热疟、痢虽与温病中之湿热病证不同，但均系湿热之邪为患，病位总以脾胃为主，治疗上亦有互通之处，所以本书在论述湿温之后，亦对此类病证的治疗作了简要论述。此外，本条对阴黄证治的论述也颇精辟，临证可参。应注意的是：吴氏所谓"小便不利者，皆发黄""疸而渴者，其疸难治；疸而不渴者，其疸可治"，在理解时应结合辨证看待，不可过于拘泥。

【原文】七十、夏秋疸病，湿热气蒸，外干时令，内蕴水谷，必以宣通气分为要，失治则为肿胀。由黄疸而肿胀者，苦辛淡法，二金汤主之。

此揭疸病之由，与治疸之法，失治之变，又因变制方之法也。

二金汤方 苦辛淡法

鸡内金五钱　海金沙五钱　厚朴三钱　大腹皮三钱　猪苓三钱　白通草二钱

水八杯，煮取三杯，分三次温服。

【提要】本条论述黄疸的病因病机、治则和黄疸致肿的证治。

【精解】本条再次强调了黄疸发生与湿热关系密切，湿热的形成又与时令之邪及饮食水谷有关。黄疸发于夏秋，多系内外合邪致病，外因感受时令湿热之邪，内因脾胃失健，湿邪停聚，蕴而生热。内外之邪相合，郁蒸不解，以致酿而成疸。

湿热黄疸病在气分，治疗以宣气泄热、化湿退黄为基本方法，湿热分解则黄疸可退。但黄疸的种类较多，治法各不相同，不可片面强调宣气一法。即使湿热黄疸，亦当重在清热化湿，而非以宣气为主。二金汤源自《临证指南医案》中的黄疸肿胀案，体现了"苦辛渗利"的治法，适用于一般湿热黄疸，对兼有气机不畅者亦可使用。但若肿胀明显，单用二金汤恐难胜任。叶氏原案中除了用二金汤外，还配合使用浚川丸（出自《证治准绳》，由大戟、芫花、沉香、檀香、木香、槟榔、莪术、大腹皮、桑白皮、黑白牵牛、巴豆组成）逐水消肿，吴氏在本条未提及有失全面。此类肿胀病证，临床应酌情配合利湿退黄之品方为妥当。

【医案举隅】

现代研究显示，二金汤具有促进肝内循环、降低谷丙转氨酶、纠正血清蛋白倒置的作用。临床可用于肝胆等疾病的治疗，如胆道感染、胆囊炎、胆石症、泌尿道结石、胆汁性肝硬化等。

一、黄疸肿胀

蒋，由黄疸变为肿胀，湿热何疑？法亦不为谬，据述些少小丸，谅非河间、子和方法，温下仅攻冷积，不能驱除湿热。仍议苦辛渗利，每三日兼进浚川丸六七十粒。

鸡肫皮，海金沙，厚朴，大腹皮，猪苓，通草。

清·叶天士. 临证指南医案·疸［M］. 上海：上海科学技术出版社，1959：310.

按语：本案为黄疸兼见肿胀因湿热所致，叶氏以鸡肫皮、海金沙、厚朴、大腹皮、猪苓、通草（吴氏二金汤）合浚川丸清宣化湿、利水消肿，示该类病证治疗之门径。

二、肝硬化腹水

患者，男，40岁，农民。1977年5月上旬初诊。

［病史］主诉：患"肝炎"2年，腹大胫肿1年余。两年前曾患"急性黄疸型肝炎"，经治疗后，黄疸消退。76年12月跌入冬水田中，全身湿透，当晚即感头痛、身痛，发热，咳嗽。数日后，肝区疼痛，胸胁闷胀，四肢乏力，食量下降，不久出现下肢浮肿，渐至腹部肿大。某医院诊断为"肝硬化腹水"。治疗无效，遂来我院治疗。症见精神不振，面色萎黄，肌肤不荣，两目暗黄，腹大如瓮，青筋显露，脐心突起，下肢肿大，口唇青紫。舌苔粗白，舌中微黄，舌边有瘀点。语音低微，大便秘结，小便短少淡黄，两胁胀痛，纳差。脉弦细微数。

［诊断］肝硬化腹水，气滞血瘀型。

［方药］二金汤加味：鸡内金15克，海金沙24克，厚朴18克，通草4克，猪苓12克，郁金12克，腹皮12克，京三棱6克，莪术6克，桃仁10克。

服上方5剂后，食欲增进，腹水已去三分之一。前方去猪苓、通草，加枳实10克，陈皮12克，防己10克，黄芪15克，嘱服15剂；另增香砂六君子丸每日2次，每次20克。

服完上药后，腹水基本消尽，腹满胁痛均随之缓解，但舌光无苔，舌质红绛，脉象弦细而数。遂以固本为主，用一贯煎滋养肝、脾、肾。

［方药］生地30克，沙参15克，枸杞子12克，麦冬20克，当归12克，川楝子（炮）3个，制何首乌20克，丹参24克，醋炙鳖甲18克，牡蛎30克，白芍15克。

共服40余剂而愈。后以滋水清肝饮10剂而收功。5年后访未见复发，能参加体力劳动。

杨洁清，杨永勤. 肝硬化腹水治验［J］. 四川中医，1984，（5）：49.

按语：本案为湿热黄疸后出现肿胀，因其病程日久，湿热郁阻、肝脾受困而兼见气滞血瘀之象。治疗以二金汤苦辛渗利为主，合以三棱、莪术、桃仁、郁金活血化瘀以利祛湿，虽未复加利水之品，但方中海金沙用量较大，清利止痛之力增强。治后欣然获效，又从治本入手加入黄芪和香砂六君丸，遂见腹水消退，继予滋养肝脾肾善后。此案病重势急，但治疗紧扣病机，疗效甚好。

【原文】七十一、诸黄疸小便短者，茵陈五苓散主之。

沈氏目南云：此黄疸气分实证通治之方也。胃为水谷之海，营卫之源，风入胃家气分，风湿相蒸，是为阳黄；湿热流于膀胱，气郁不化，则小便不利，当用五苓散宣通表里之邪，茵陈开郁而清湿热。

茵陈五苓散五苓散方见前。五苓散系苦辛温法，
今茵陈倍五苓，乃苦辛微寒法

茵陈末十分　五苓散五分

共为细末，和匀，每服三钱，日三服。

《金匮》方不及备载，当于本书研究，独采此方者，以其为实证通治之方，备外风内湿一则也。

【提要】本条论述黄疸兼小便不利的证治。

【精解】本条源于《金匮要略》，原文谓"黄疸病，茵陈五苓散主之"。吴氏在叙证中补入小便短少，更切合本条之治。从本条治法用方分析，其所述黄疸乃属湿热蕴阻气分而水道不利，故治以茵陈五苓散化气行水，利湿退黄。热象较甚者桂枝可去而不用，并酌加清利湿热之品。该方是治疗黄疸实证的常用方，小便利者亦可使用。

【医案举隅】

一、传染性肝炎

患者，男，29岁，农民。1992年9月7日就诊。

［病史］自诉：半月前畏寒发热，头重身困，食欲减退，恶心呕吐，厌油腹胀，小便色黄，曾在某院诊为传染性肝炎，治疗1周，罔效，慕名而来。症见：身目俱黄，色如桔皮，头重身困，胸脘痞满，小便如浓茶样，大便溏垢不爽。检查：肝区压痛。脉象濡缓，舌苔厚腻微黄。

［诊断］黄疸（湿重于热型）。辨证：湿盛热壅，遏郁发黄。

［治法］清热利湿退黄。

［方药］茵陈五苓散：茵陈30克，猪苓15克，泽泻15克，炙白术15克，茯苓15克，桂枝9克。嘱其用瓦罐水煎，温服，1日1剂，1剂3煎。连服5剂。

二诊：诸症减轻，精神转佳，黄退近半，但脘仍痞闷。于原方中加藿香10克，白蔻仁9克，又予5剂。

三诊：食增纳香，身目黄退，精神正常，唯小便时有微黄。余恐其湿热未能尽除，改投茵陈大枣汤善后。

［方药］茵陈30克，大枣8枚。5剂，日1剂，煎汤代茶。

1月后随访，体健如初。

张世友. 经方验案3则［J］. 河南中医，2002，22（3）：14.

按语：湿盛热壅，郁遏发黄，湿热去，则其黄自退。本案投以茵陈五苓散原方，显效。

二、发热

患者，男，58岁。1985年10月2日诊。

［病史］患不明原因高热已2个月，医院注射头孢唑林等多种抗生素治疗1月余罔效。经肺部扫描检查怀疑肺癌。近3天来情况恶化，不思饮食，体温高达39.2~40.1℃。刻诊：面红唇焦，消瘦神倦，呻吟不已。上半身出冷汗，扪之肤热灼手，口渴不多饮，胃脘闷胀，恶心痰黏，便干溲黄。舌苔白腻厚稍黄，边齿印，脉洪数。

［方药］茵陈五苓散加味：桂枝6克，生白术10克，猪苓、泽泻、姜竹茹、茵陈各12克，番泻叶2克。水煎服。

1剂后，咯出许多黑灰色黏痰，浑身出汗，热度直线下降。服第2剂时，因是冷药，引起胃脘不适，恶心呕吐，热度回升至37.8~38℃。但精神转佳，略思饮食。舌苔白腻，脉象缓和。再予原方去番泻叶，加陈皮6克。

3剂后，热退尽，胃脘闷胀消失，饮食较好。继服数剂后，体温已在36.5~37℃，病愈出院。半年后随访，情况良好。

汤强宝. 茵陈五苓散治愈高热不退［J］. 四川中医，1986，（10）：16.

按语：本案患者发热久羁，证见湿热蕴阻中焦之象，虽无黄疸，但与之病机相似。治以利湿清热，佐以下气通腑，用茵陈五苓散去茯苓加姜竹茹、番泻叶治之，是方着眼中焦，又兼通利二肠，具有导湿热下行之功，故数剂而瘥。

【原文】七十二、黄疸脉沉，中痞恶心，便结溺赤，病属三焦里证，杏仁石膏汤主之。

前条两解表里，此条统治三焦，有一纵一横之义，杏仁、石膏开上焦，姜、半开中焦，枳实则由中驱下矣，山栀通行三焦，黄柏直清下焦。凡通宣三焦之方，皆扼重[1]上焦，以上焦为病之始入，且为气化之先，虽统宣三焦之方，而汤则名杏仁石膏也。

杏仁石膏汤方 苦辛寒法

杏仁五钱　石膏八钱　半夏五钱　山栀三钱　黄柏三钱　枳实汁每次三茶匙（冲）　姜汁每次三茶匙（冲）

水八杯，煮取三杯，分三次服。

【注释】

[1] 扼重：把握住重点的意思。

【提要】本条论述湿热蕴结三焦所致黄疸的证治。

【精解】本条所述黄疸为热重于湿，蕴蒸三焦气分之证，其发生机制涉及上焦不宣、中焦不运、下焦气结，但从证候表现和临床用药分析，病机实以中焦为主。其治疗重在宣通上焦、清热化湿，杏仁石膏汤方中首重杏仁宣开肺气，以利湿热清化，体现了宣气泄热、和中降逆的主旨，因肺主一身之气，气化则湿亦易化。正如吴氏自注所说："凡通宣三焦之方，皆扼重上焦。"

【医案举隅】

黄疸

张，脉沉，湿热在里，郁蒸发黄，中痞恶心，便结溺赤，三焦病也，苦辛寒主之。

杏仁，石膏，半夏，姜汁，山栀，黄柏，枳实汁。

清·叶天士. 临证指南医案·疸 [M]. 上海：上海科学技术出版社，1959：309.

按语：本案湿热郁蒸发黄，三焦俱病，宣上以引领中下焦利湿清热，方法简洁明了，后被吴氏效法。

【原文】七十三、素积劳倦，再感湿温，误用发表，身面俱黄，不饥溺赤，连翘赤豆饮煎送保和丸。

前第七十条，由黄而变他病，此则由他病而变黄，亦遥相对待。证系两感，故方用连翘赤豆饮以解其外，保和丸以和其中，俾湿温、劳倦、治逆，一齐解散矣。保和丸苦温而运脾阳，行在里之湿；陈皮、连翘由中达外，其行湿固然矣。兼治劳倦者何？经云：劳者温之。盖人身之动作云为，皆赖阳气为之主张，积劳伤阳。劳倦者，因劳而倦也，倦者，四肢倦怠也，脾主四肢，脾阳伤，则四肢倦而无力也。再肺属金而主气，气者阳也；脾属土而生金，阳气虽分内外，其实特一气之转输耳。劳虽自外而来，外阳既伤，则中阳不能独运，中阳不运，是人之赖食湿以生者，反为食湿所困，脾既困于食湿，安能不失牝马之贞，而上承乾健[1]乎？古人善治劳者，前则有仲景，后则有东垣，皆从此处得手。奈之何后世医者，但云劳病，辄用补阴，非惑于丹溪一家之说哉！本论原为外感而设，并不及内伤，兹特因两感而略言之。

248

<h2 style="text-align:center">连翘赤豆饮方 苦辛微寒法</h2>

连翘二钱　山栀一钱　通草一钱　赤豆二钱　花粉一钱　香豆豉一钱

煎送保和丸三钱。

<h2 style="text-align:center">保和丸方 苦辛温平法</h2>

山楂　神曲　茯苓　陈皮　卜子　连翘　半夏

【注释】

[1] 失牝马之贞，而上承乾健：牝，雌性。乾为八卦之一，属阳，代表刚健。乾健即喻阳气。全句之意为阴气盛（湿食交困），不能和于相对的阳气。

【提要】本条论述脾虚食积误用解表而发黄的证治。

【精解】本条所述黄疸因体虚误治引起，病因为内伤与外感相合，所谓"证属两感"。但从其症状分析，实为湿热发黄而兼有食积者，故临床不必过于拘泥是否"两感"所致。连翘赤豆饮方由仲景麻黄连翘赤小豆汤变化而来，主以清化湿热，可治疗湿热黄疸；保和丸能和中消食，两方配合，正可清化湿热、消食导滞。

【医案举隅】

黄疸

黄，一身面目发黄，不饥，溺赤，积素劳倦，再感温湿之气，误以风寒发散消导，湿甚发热，所以致黄。

连翘，山栀，通草，赤小豆，花粉，香豉，煎送保和丸三钱。

清·叶天士.临证指南医案·疸 [M].上海：上海科学技术出版社，1959：309-310.

按语：本案为吴氏引用，提示脾虚食积误用解表而发黄的治疗方法。

【原文】七十四、湿甚为热，疟邪痞结心下，舌白口渴，烦躁自利，初身痛，继则心下亦痛，泻心汤主之。

此疟邪结心下气分之方也。

<h2 style="text-align:center">泻心汤 方法见前</h2>

【提要】本条论述疟邪郁结心下气分的证治。

【精解】自本条以下主要讨论疟疾的证治。本条内容是湿热阻遏脾胃气机所致的疟疾，治法为辛开苦降、通调气机。本条内容亦取自《临证指南医案》，原案在叙述其人"自利舌白烦躁"的同时，明确提出了"心下触手而痛"的主症。所以，这可能是发生在疟疾中或疟发后的一种痞证。对本证的治疗，原文此处未列药物，仅述方法如前，虽前文所涉有数方，但从叶案所列药物来看，实为半夏泻心汤加减，即原方去甘草、大枣之甘壅，加枳实疏气解痞。因此，应当明确本方并无截疟之效，仅适用于痞证。

【原文】七十五、疮家湿疟，忌用发散，苍术白虎汤加草果主之。

《金匮》谓疮家忌汗，发汗则病痉。盖以疮者血脉间病，心主血脉，血脉必虚而热，然后成疮；既成疮以后，疮脓又系血液所化，汗为心液，由血脉而达毛窍，再发汗以伤其心液，不痉何待！故以白虎辛凉重剂，清阳明之热湿，由肺卫而出；加苍术、草果，温散脾中重滞之寒湿，亦由肺卫而出。阳明阳土，清以石膏、知母之辛凉；太阴阴土，温以苍术、草果之苦温；适合其脏腑之宜，矫其一偏之性而已。

苍术白虎汤加草果方 辛凉复苦温法

即前白虎汤内加苍术、草果。

【提要】本条论述疮家湿疟的证治。

【精解】本条内容源于叶天士《临证指南医案》，原案本未列症状，吴氏将其引用于此，临床表现不详，但既称"湿疟"，当有身体重痛、肢节烦疼、呃逆胀满、胸膈不舒、脉浮紧等证。所谓疮家忌用发散，意在保护阴液阳气。以苍术白虎汤祛阳明之热兼以化湿，加入草果祛痰截疟，治疗湿疟颇为对证。该方不仅可用于疮家湿疟，对于一般有湿疟表现者同样适用。

【原文】七十六、背寒，胸中痞结，疟来日晏[1]，邪渐入阴，草果知母汤主之。

此素积烦劳，未病先虚，故伏邪不肯解散，正阳馁弱，邪热固结。是以草果温太阴独胜之寒，知母泻阳明独胜之热，厚朴佐草果泻中焦之湿蕴，合姜、半而开痞结，花粉佐知母而生津退热；脾胃兼病，最畏木克，乌梅、黄芩清热而和肝，疟来日晏，邪欲入阴，其所以升之使出者，全赖草果（俗以乌梅、五味等酸敛，是知其一，莫知其它也。酸味秉厥阴之气，居五味之首，与辛味合用，开发阳气最速，观小青龙汤自知）。

草果知母汤方 苦辛寒兼酸法

草果一钱五分　知母二钱　半夏三钱　厚朴二钱　黄芩一钱五分　乌梅一钱五分　花粉一钱五分　姜汁五匙（冲）

水五杯，煮取二杯，分二次温服。

按：此方即吴又可之达原饮去槟榔，加半夏、乌梅、姜汁。治中焦热结阳陷之证，最为合拍；吴氏乃以治不兼湿邪之温疫初起，其谬甚矣。

再按：前贤制方，与集书者选方，不过示学者知法度，为学者立模范而已，未能预测后来之病证，其变幻若何？其兼证若何？其年岁又若何？所谓大匠诲人，能与人规矩，不能使人巧；至于奇巧绝伦之处，不能传，亦不可传，可遇而不可求，可暂而不可常者也。学者当心领神会，先务识其所以然之故，而后增减古方之药品分量，宜重宜轻，宜多宜寡，自有准的，所谓神而明之，存乎其人！

【注释】

[1] 日晏：指间隔时间延长。

【提要】 本条论述疟邪痞结中焦的证治。

【精解】 本条所述病证是疟邪久留、痞结中焦所致，其性质为湿热蕴阻。以疟疾发作间隔逐渐延长为主症，并伴有背寒、胸中痞结，此乃湿热疟邪锢结不解，逐渐深入，中焦阳气被郁之故。如临床所见，这是疟疾发作日久未得及时控制时常见的证候表现。草果知母汤为吴又可达原饮的加减方，由此亦可说明其所治之疟疾为湿热秽浊之邪郁闭膜原。

【医案举隅】

草果知母汤现代常用于癫痫、慢性肾病、肾功能衰竭等疾病的治疗。

一、痞证

邓，寒多热少，胸中痞胀，温邪未解，谩言止截。

淡黄芩，炒半夏，姜汁，生白芍，草果，知母，乌梅。

清·叶天士. 临证指南医案·疟 [M]. 上海：上海科学技术出版社，1959：422.

按语： 本案言简意赅，点出了吴氏草果知母汤的适应证及治疗主旨。

二、慢性肾功能衰竭

患者，男，43岁。2015年4月25日初诊。

[病史] 腰背痛3年，加重伴眩晕2个月。患者于3年前无明显诱因出现腰背不舒强痛，活动不受限，曾以"腰椎病"治疗（具体用药不详），未见好转。近2个月腰背疼痛加重，伴见头晕，偶有胸闷。未作特殊处理，今来我院就诊。就诊时腰背强痛，头晕目眩，胸闷不舒。腹部胀满，午后加重。口干口苦，不欲多饮。自诉手足心热，后背怕冷，暮春时节仍着数件毛衣及厚夹克。大便溏，小便短赤，无尿频尿急。双下肢不肿。双肾区无叩击痛。舌红，苔白厚黏腻，脉弦滑。尿常规：蛋白（++）。肾功能：肌酐265μmol/L，尿素氮16.9mmol/L，尿酸520μmol/L。双肾彩超未见异常。

[诊断] 西医诊断：慢性肾功能衰竭。中医诊断：腰痛；证属痰浊阻络

型。脾虚失运，水湿内停，痰浊上泛。痰湿内生，湿邪阻滞，气机不畅，阳气不能达表，卫外失于温煦，故有恶寒；水停痰阻，气机不畅，阳郁不宣，腰背部经气不利，故有强痛不舒；脾虚则纳运失职，清阳不升，浊阴不降，加之湿阻中州，浊气上蒙清空，故有眩晕；体内水湿久留，浊聚中焦，脾胃呆滞，故有腹部胀满。水湿内停，津不上承，故有口渴。

［治法］清浊化湿，调理脾胃，使气机升降有序，三焦气机通畅，机体水液代谢得以恢复正常。

［方药］草果知母汤加减：草果10克，知母15克，半夏20克，厚朴20克，黄芩10克，黄连10克，陈皮10克，甘草5克，党参5克，生姜10片，云苓15克，大黄6克。7剂，水煎服，日1剂，分2次服。

二诊（2015年5月4日）：服上方后腹部胀满症状明显缓解，胸闷、头晕、手足心热有所减轻，仍腰背痛，恶寒，口干口苦，大便溏，小便短赤。舌红，苔白厚腻，脉弦滑。尿常规：蛋白（++）。效不更方，继用上方7剂。

三诊（2015年5月11日）：诉诸症减，腰背强痛明显缓解，恶寒症状好转，穿着可与常人相同。大便溏，小便可。舌红，舌苔黏腻较前减轻，脉弦。尿常规：蛋白（++）。肾功能：肌酐245μmol/L，尿素氮12mmol/L，尿酸480μmol/L。

［治法］水湿已去，不可更服温燥，继用补中益气汤以补脾益气。脾胃恢复升降之职，则使气化正常，湿浊自去；中焦重获运化之功，以防水湿重聚，清阳复陷。并取东垣"甘寒泻火"之意于方中稍加知母、黄柏。

［方药］黄芪15克，党参15克，炒白术10克，炙甘草10克，当归10克，陈皮10克，升麻6克，柴胡6克，知母6克，黄柏10克。7剂，水煎服，日1剂，分2次服。

四诊（2015年5月18日）：诸症均减，偶有便溏。舌红苔薄白，脉弦。尿常规示：蛋白（+）。继服上方巩固。

王闻婧，巴元明，丁霑．邵朝弟运用草果知母汤辨治慢性肾功能衰竭验案举隅［J］．中华中医药杂志，2017，32（7）：3018-3020.

按语：本案虽非疟证，但患者临床表现具有湿浊内阻、阳气被遏的特点，故治以清浊化湿，疏化中焦气机，方拟草果知母汤加减，在原方基础上加强调理脾胃之功，中焦得运有助于气机升降及水湿代谢，投药即效，表明辨证准确、用药恰当。虽重症病情复杂，但医者思路清晰，辨证准确，施治步步为营，临床可效其法。原案分析中强调：凡见舌苔白厚，或黄白相兼而厚，满布舌面，干如积粉，或黏腻，舌质红赤者，即可用此方治疗；又云其人"背寒"

多为湿浊内停、阳气郁遏之象，确属经验之谈，临证可参。

【原文】七十七、疟伤胃阳，气逆不降，热劫胃液，不饥不饱，不食不便，渴不欲饮，味变酸浊，加减人参泻心汤主之。

此虽阳气受伤，阴汁被劫，恰偏于阳伤为多。故救阳立胃基之药四，存阴泻邪热之药二，喻氏所谓变胃而不受胃变[1]之法也。

加减人参泻心汤 苦辛温复咸寒法

人参二钱　黄连一钱五分　枳实一钱　干姜一钱五分　生姜二钱　牡蛎二钱

水五杯，煮取二杯，分二次温服。

按：大辛大温，与大苦大寒合方，乃厥阴经之定例。盖别脏之与腑，皆分而为二，或上下，或左右，不过经络贯通，臆膜相连耳；惟肝之与胆，合而为一，胆即居于肝之内，肝动则胆亦动，胆动而肝即随。肝宜温，胆宜凉，仲景乌梅圆、泻心汤，立万世法程[2]矣；于小柴胡，先露其端。此证疟邪扰胃，致令胃气上逆，而亦用此辛温寒苦合法者何？盖胃之为脏，体阳而用阴，本系下降，无上升之理；其呕吐哕痞，有时上逆，升者胃气，所以使胃气上升者，非胃气也，肝与胆也，故古人以呕为肝病，今人则以为胃病已耳。

【注释】

[1] 变胃而不受胃变：原意指肝胆与胃是木与土的关系，如木强则可导致胃的病变，如扭转了胃之不足，加强了胃的功能，即"变胃"，就可以对抗肝木，即"不受胃变"。

[2] 法程：法规，规则。

【提要】本条论述疟病胃阳损伤兼胃阴不足的证治。

【精解】本条所述为疟疾之变证。疟疾由湿热所致，湿邪可伤阳，热邪可伤阴，所以疟疾可出现胃阳胃阴俱伤之证。其病机是中虚气逆，湿热蕴阻，纳运呆滞。疟邪伤胃，气逆不降，临床必见呕逆等症；胃气受伤，纳运呆滞，故见不饥不饱，不食不便；热邪在胃则口渴，兼有湿邪内阻则渴不欲饮；味变酸浊，乃胃气呆滞食入不化蒸腐而成。故治以加减人参泻心汤益气和中，辛开苦降，其中又以救阳为主。至于方中之牡蛎，虽有镇逆之功，但有敛邪碍胃之弊，不若仍以半夏更为适宜。半夏既能降逆止呕，又能和胃化湿，且与黄连、干姜相伍，能增强辛开苦降之效。

【原文】七十八、疟伤胃阴，不饥不饱，不便，潮热，得食则烦热愈加，津液不复者，麦冬麻仁汤主之。

暑湿伤气，疟邪伤阴，故见证如是。此条与上条不饥不饱不便相同。上条以气逆味酸不食辨阳伤，此条以潮热得食则烦热愈加定阴伤也。阴伤既定，复胃阴者莫若甘寒，复酸味者，酸甘化阴也。两条胃病，皆有不便者何？九窍不和，皆属胃病也。

麦冬麻仁汤方酸甘化阴法

麦冬（连心）五钱　火麻仁四钱　生白芍四钱　何首乌三钱　乌梅肉二钱　知母二钱

水八杯，煮取三杯，分三次温服。

【提要】本条论述疟伤胃阴的证治。

【精解】本条为疟久损伤胃阴所致的病证，故治以麦冬麻仁汤生津益胃，润燥通便。该方组成采用甘酸合化之法，其构思巧妙，是疟后调理的可用之方。本条与上条均属疟邪伤胃，但前者偏于胃阳损伤，本证则系热伤胃阴，吴氏在自注中归纳了两者的辨证要点，可供临床参考。

【医案举隅】

一、温疟伤阴

高，阴虚，温疟虽止，而腰独痛。先理阳明胃阴，俾得安谷，再商治肾。

北沙参，麦冬，木瓜，蜜水炒知母，大麦仁，乌梅。

清·叶天士. 临证指南医案·疟［M］. 上海：上海科学技术出版社，1959：439.

二、温疟伤阴

王，五二，暑湿伤气，疟久伤阴，食谷烦热愈加，邪未尽也。病已一月，不饥不饱，大便秘阻，仍有潮热。全是津液暗伤，胃口不得甦醒。甘寒清热，佐以酸味，胃气稍振，清补可投。

麦冬，干首乌，乌梅肉，知母，火麻仁，生白芍。

清·叶天士. 临证指南医案·疟［M］. 上海：上海科学技术出版社，1959：439.

按语：上述两案均为温疟损伤胃阴之证，用药稍有不同，却皆为酸甘化阴之法，兼以振奋胃气，治疗主旨相同，为吴氏作出示范。

【原文】七十九、太阴脾疟，寒起四末，不渴多呕，热聚心胸，黄连白芍汤主之；烦躁甚者，可另服牛黄丸一丸。

脾主四肢，寒起四末而不渴，故知其为脾疟也。热聚心胸而多呕，中土病而肝木来乘，故方以两和肝胃为主。此偏于热甚，故清热之品重，而以芍药收脾阴也。

<h3 style="text-align:center">黄连白芍汤方苦辛寒法</h3>

黄连二钱　黄芩二钱　半夏三钱　枳实一钱五分　白芍三钱　姜汁五匙（冲）

水八杯，煮取三杯，分三次，温服。

【提要】本条论述太阴脾疟热聚心胸的证治。

【精解】所谓太阴脾疟，是指疟疾出现了脾运失健的表现。临床可见寒热定时发作，腹满自利，善呕，呕后发作渐减等症状。太阴脾疟有偏热、偏寒之别，本条所述为偏热者，因湿热内蕴、气机阻滞而病。湿热困遏脾运，阳气郁阻，则寒起四末；湿热聚于胸脘，胃气上逆，则呕恶频繁。故治以黄连白芍汤苦辛开通，泄热降逆。若胸中之热进而内闭心包，症见心烦躁扰特甚者，可另服牛黄丸以清心开窍。

本证"寒起四末"为湿热郁里所致，应同时伴有脘腹灼热、口苦而黏、苔黄腻舌红等中焦湿热之象，此与阳虚所致者有明显区别，临床应详加注意。

【原文】八十、太阴脾疟，脉濡寒热，疟来日迟，腹微满，四肢不暖，露姜饮主之。

此偏于太阴虚寒，故以甘温补正，其退邪之妙，全在用露，清肃能清邪热，甘润不伤正阴，又得气化之妙谛。

<h3 style="text-align:center">露姜饮方甘温复甘凉法</h3>

人参一钱　生姜一钱

水两杯半，煮成一杯，露一宿，重汤温服。

【提要】本条论述太阴脾疟虚寒轻证的证治。

【精解】本条所述亦为太阴脾疟，但证属太阴虚寒之候。证见脉濡而寒热未止，疟发时间日渐推迟，是正气虚弱疟邪深入的表现；腹中微满，四肢不温，乃系脾阳不振，温运无权所致。治以露姜饮，重在益气温中，助正达邪。本方用药单纯，补气温中尚可，但清热之力甚弱，不可认定其有截疟之功。

【原文】八十一、太阴脾疟，脉弦而缓，寒战，甚则呕吐噫气，腹鸣溏泄，苦辛寒法不中与也；苦辛温法，加味露姜饮主之。

上条纯是太阴虚寒，此条邪气更甚，脉兼弦则土中有木矣，故加温燥泄木退邪。

加味露姜饮方 苦辛温法

人参—钱　　半夏二钱　　草果—钱　　生姜二钱　　广皮—钱　　青皮（醋炒）—钱

水二杯半，煮成一杯，滴荷叶露[1]三匙，温服，渣再煮一杯服。

【注释】

[1] 荷叶露：晨起取荷叶上的露水珠。

【提要】本条论述太阴脾疟脾虚湿寒俱盛的证治。

【精解】本条脾疟亦属太阴虚寒，但较上证邪气更甚且病情更复杂。文中叙证首提"脉弦而缓"，示其病机不仅脾虚寒湿较重，且兼肝气横逆。其证寒战特甚，是太阴虚寒、脾阳被困之象；呕吐噫气，系肝气犯胃、胃气上逆所致；腹鸣溏泄，为脾虚木侮、温运失职之征。治以苦辛温通，方用加味露姜饮扶正温中、泄肝理气。本证较上证湿与寒象更甚，故加用半夏、草果以助燥湿散寒，由于土虚木乘，故加青皮、陈皮以泄肝理气。

【原文】八十二、中焦疟，寒热久不止，气虚留邪，补中益气汤主之。

留邪以气虚之故，自以升阳益气立法。

补中益气汤方

炙黄芪—钱五分　　人参—钱　　炙甘草—钱　　白术（炒）—钱　　广皮五分　　当归五分

升麻（炙）三分　　柴胡（炙）三分　　生姜三片　　大枣（去核）二枚

水五杯，煮取二杯，渣再煮一杯，分温三服。

【提要】本条论述久疟气虚的证治。

【精解】所谓"中焦疟"是指以脾胃证候为主要表现的疟疾，本条所述为中虚气弱而致疟久不愈之证。邪蕴中焦发为疟疾，如久治不愈，每与中气不足有关。临床除见有寒热发作久而不止外，还应伴有神倦无力等气虚表现。治以益气固本，助正达邪，方用补中益气汤。该方仅作调理之用，并非祛邪之剂，临证亦当明确。此外，临床亦常用该方治疗多种原因导致的气虚发热。

【医案举隅】

一、发热（一）

患者，男，47岁。2015年11月8日初诊。

［病史］患者反复发热半年余。半年前突发高热，体温达39.0℃，此后每晚6时许热骤起，每至午夜汗出热退，经当地医院诊治，热仍不退，奔波辗转宁波、上海多家医院求治，各项检查均未见明显器质性病变，仅予解热镇痛药对症治疗，发热不减。中医投白虎汤、青蒿鳖甲汤之剂亦不效，半年花费甚钜，其妻戏言化验单已有一斤余。今来就诊，见患者精神不振，体倦乏力，面

色萎黄。舌质红、苔黄厚腻，脉滑数。

［治法］补中益气，清热化湿。

［方药］炒黄芪40克，炒党参24克，当归12克，炒白术、柴胡、陈皮、清甘草、地骨皮各10克，升麻6克。共7剂，水煎服，每日1剂，早晚分服。并嘱每日自测体温。

二诊：诉来前6天体温最高均达39.0℃，昨日最高仅为37.7℃。舌质红、苔薄黄腻，脉滑数。前方再进，加苍术12克，厚朴花6克。7剂。

三诊：精神可，诉上周偶有低热，体温波动于36.6~37.6℃。舌淡红、苔薄白。改黄芪为50克，加制黄精15克，五味子10克。7剂，隔天服1剂，早晚各服。

2周后复诊，诉热尽退而未发。

韩铝洲. 金中梁运用补中益气汤治验二则［J］. 浙江中医杂志，2016，51（7）：532.

按语： 本案发热汗出已久，医者初诊见其脾胃虚弱之象显著，即断其为气虚发热，因中焦运化失健，湿气下流郁积化热，则又必夹有湿热，遂治以补中益气汤为主方扶中健脾，再加地骨皮甘寒清热以虚实并治。用之得法，病见转机，体温渐降，苔黄厚腻转薄，再加入苍术、厚朴花醒脾燥湿，祛中焦余邪。用后发热不再，又虑其久病气阴耗伤，继以益气养阴收功。其辨治方案条分缕析，认证准确，是获效之关键。

二、发热（二）

患者，男，50岁，干部。2012年7月初诊。

［病史］低热2个月，一般体温波动在37.6~37.7℃，四肢乏力，饮食不振，微恶寒，夜寐不安，大便溏软。舌质暗红，苔薄黄，脉虚细略数。曾行胸片，血、尿、大便常规检查无明显异常，经抗感染、抗病毒等多种西医治疗无效而改投中医。

［诊断］气虚发热。

［治法］补中益气，甘温除热。

［方药］补中益气汤加味：黄芪20克，党参15克，白术10克，陈皮10克，升麻6克，柴胡12克，当归10克，炙甘草6克，五味子3克。7剂，水煎服，日1剂。

二诊：体温最高至37.4℃，晨起时会退热，精神稍好，头觉清爽，四肢觉有力，口干，大便逐渐成形，夜寐欠安。脉较有力，舌如前。守上方加大党参、黄芪用量，党参20克，黄芪30克，并加枸杞子12克，制何首乌12克，山药 15 克，麦冬 12 克。7 剂。

三诊： 热已清退，但头昏仍未除净，精神见好，夜寐仍欠安。舌质偏暗，舌苔薄黄，脉稍数。守上方去升麻、白术、山药、五味子。7 剂。

四诊： 未出现发热，精神渐复原，头有时稍昏。舌质红苔薄黄，脉和缓稍有力。

［方药］黄芪 10 克，当归 6 克，炒白芍 10 克，制何首乌 10 克，麦冬 10 克，甘草 3 克。7 剂。

服完 7 剂后，患者症状基本完全消失，随访半年，热未再发。

桂茜茹，张琦，李芳，等. 张小萍运用补中益气汤治疗内科疾病验案举隅［J］. 江西中医药大学学报，2020，32（6）：21–24.

按语： 本案发热久治不愈，伴见乏力、饮食不振、微恶寒、便溏等中虚气弱之象，其舌质暗红、苔薄黄、脉虚细略数，又提示夹有久热伤阴，故立足补中益气汤"甘温除热"，再加酸敛之五味子益气生津、兼以收敛津气，合而为用既能补中元之虚衰，又能收耗散之气阴，一剂后体温即降，后又加大党参、黄芪用量，增强补气之力，再加入补益精血、养阴生津之品，久恙随愈，效验颇佳。

【原文】八十三、脉左弦，暮热早凉，汗解渴饮，少阳疟偏于热重者，青蒿鳖甲汤主之。

少阳切近三阴，立法以一面领邪外出，一面防邪内入为要领。小柴胡汤以柴胡领邪，以人参、大枣、甘草护正；以柴胡清表热，以黄芩、甘草苦甘清里热；半夏、生姜两和肝胃，蠲内饮，宣胃阳，降胃阴，疏肝；用生姜、大枣调和营卫。使表者不争，里者内安，清者清，补者补，升者升，降者降，平者平，故曰和也。青蒿鳖甲汤，用小柴胡法而小变之，却不用小柴胡之药者，小柴胡原为伤寒立方，疟缘于暑湿，其受邪之源，本自不同，故必变通其药味，以同在少阳一经，故不能离其法。青蒿鳖甲汤以青蒿领邪，青蒿较柴胡力软，且芳香逐秽开络之功，则较柴胡有独胜。寒邪伤阳，柴胡汤中之人参、甘草、生姜，皆护阳者也；暑热伤阴，故改用鳖甲护阴，鳖甲乃蠕动之物，且能入阴络搜邪。柴胡汤以胁痛、干呕为饮邪所致，故以姜、半通阳降阴而清饮邪；青蒿鳖甲汤以邪热伤阴，则用知母、花粉以清热邪而止渴，丹皮清少阳血分，桑叶清少阳络中气分。宗古法而变古方者，以邪之偏寒偏热不同也，此叶氏之读古书，善用古方，岂他人之死于句下者所可同日语哉！

【提要】本条论述少阳疟阴虚热盛的证治。

【精解】少阳疟的主要特点是寒热往来，伴有胸胁苦满，口苦咽干，心烦喜呕、脉弦等证。本条所述为少阳疟偏于热重之证，因此还可见暮热早凉、汗解渴饮等热盛伤阴的症状。疟属少阳，所以治以清泄少阳之法。

对邪郁少阳之证，方书多以小柴胡汤和解少阳为其代表方，以此法为其正治之法。本证以青蒿鳖甲汤清泄少阳，滋阴透邪，是针对本条少阳疟之热重伤阴的病机特点。吴氏基于古制，师其法而变其方，以青蒿易柴胡清芳宣透，以鳖甲易人参滋阴搜邪，伍以知母、天花粉、丹皮、桑叶以增强清热养阴之效。因此，青蒿鳖甲汤与小柴胡汤的主要区别在于，用芳香逐秽之品以祛湿，且重视护阴，不用小柴胡汤中的护阳之品。临床凡具有"暮热早凉"发热特点的病证，无论是否为疟疾均可使用。

【医案举隅】

青蒿鳖甲汤临床应用广泛。现代研究显示，该方具有良好的解热、抗炎、调节免疫功能、调节内分泌等作用。常可用于治疗各种原因引起的发热，如感染性发热、炎症发热、癌症发热，以及风湿免疫病、血液病、甲状腺炎、更年期综合征、皮肤病等。

一、少阳疟

翁，脉左弦，暮热早凉，汗解，渴饮，治在少阳。

青蒿，桑叶，丹皮，花粉，鳖甲，知母。

清·叶天士. 临证指南医案·疟［M］. 上海：上海科学技术出版社，1959：434.

按语：本案即为吴氏所说之少阳疟，证候典型，以清泄少阳为法，用药亦为青蒿鳖甲汤的组成。

二、新冠肺炎

患者，男，55岁，自由职业者。

［病史］因"发热、咳嗽48小时"于2020年1月26日入院。初步诊断为新冠肺炎（普通型），经1个月中西医治疗，症状、体征消失，咽拭子核酸检测转阴，于2月28日出院。出院后2周，于3月13日复查咽拭子核酸检测阳性。诊见精神尚可，面色欠华，口干咽燥，夜寐易醒，时觉烦热。舌偏红、苔薄净，脉弦细。

［诊断］毒伏阴分，余邪未清，阴液不足。

［治法］解毒搜邪，升清降浊，宣郁透络。

［方药］青蒿、知母、牡丹皮、蝉蜕、僵蚕、片姜黄、制大黄各10克，炙

鳖甲（先煎）15克，生地黄24克。7剂，每日1剂，水煎温服。

药后于3月20日复查，咽拭子核酸检测阴性。

陈峰，沈凤飞，陈永灿，等. 运用逐邪透外治则辨治新型冠状病毒肺炎体会［J］. 浙江中医杂志，2021，56（5）：369-371.

按语： 本案患者为新冠肺炎康复后核酸转阳者，同时伴见口干咽燥、夜寐烦热等余邪留伏阴分之象。热病后期余邪留伏，多因阴液消耗，正气不足无力祛邪外出之故。因此，须治以养阴透邪并施，青蒿鳖甲汤正是其的对之方。同时，因本病具有湿热疫毒的特点，故又合以升降散同用，以增强其祛邪之功。用之获效，收以全功。

【原文】八十四、少阳疟如伤寒证者，小柴胡汤主之，渴甚者去半夏，加栝楼根。脉弦迟者，小柴胡加干姜陈皮汤主之。

少阳疟如伤寒少阳证，乃偏于寒重而热轻，故仍从小柴胡法。若内躁渴甚，则去半夏之燥，加栝蒌根生津止渴。脉弦迟则寒更重矣，《金匮》谓脉弦迟者，当温之，故于小柴胡汤内，加干姜、陈皮温中，且能由中达外，使中阳得伸，逐邪外出也。

青蒿鳖甲汤方 苦辛咸寒法

青蒿三钱　知母二钱　桑叶二钱　鳖甲五钱　丹皮二钱　花粉二钱

水五杯，煮取二杯，疟来前，分二次温服。

小柴胡汤方 苦辛甘温法

柴胡三钱　黄芩一钱五分　半夏二钱　人参一钱　炙甘草一钱五分　生姜三片大枣（去核）二枚

水五杯，煮取二杯，分二次，温服。加减如《伤寒论》中法。渴甚者去半夏，加栝楼根三钱。

小柴胡加干姜陈皮汤方 苦辛温法

即于小柴胡汤内，加干姜二钱，陈皮二钱。

水八杯，煮取三杯，分三次，温服。

【提要】本条论述少阳疟寒重热轻的证治。

【精解】本条所述亦为少阳疟，但与上条证情不尽相同。上条属热重阴伤，本条属寒重热轻，与《伤寒论》所述之少阳证相类同。所以治疗亦按《伤寒论》小柴胡汤法以和解少阳。若兼口渴较甚，为胃津不足之象，可去半夏之温燥，加入栝楼根以生津止渴。若脉见弦迟，则寒象更甚，可加干姜、陈皮以温中散寒。

【医案举隅】

现代研究表明，小柴胡汤具有明显的退热作用，能够抗炎、抗病原体和调节免疫功能，对细菌、病毒及钩端螺旋体均有一定作用，对实验性肝损伤也有抑制作用。临床广泛用于呼吸系统、消化系统、泌尿系统、免疫系统等疾病的治疗。

一、疟疾

丙寅正月初七日，伊氏，二十二岁，妊娠七月，每日午后先寒后热，热到戌时微汗而解，已近十日。此上年伏暑成疟，由初春升发之气而发，病在少阳，与小柴胡法。柴胡五钱，姜半夏四钱，生姜三钱，人参二钱，炙甘草二钱，大枣去核二枚，黄芩三钱。煮三杯，分三次服。一剂寒热减，二帖减大半，第三日用前方三分之一痊愈。

清·吴鞠通. 吴鞠通医案·温疫［M］. 北京：人民卫生出版社，1960：36.

按语： 本案为少阳疟寒热起伏，病已数日，枢机不利，以小柴胡法 1 剂获效，可谓药效如神。

二、发热

患者，女，23 岁。1998 年 8 月 23 日初诊。

［病史］患者发热39℃以上，输液暂退1~2日，反复半月不愈，胸脘痞闷，欲呕。脉弦带滑。体检无阳性征象，血尿常规及胸部 X 线检查正常，血检未见疟原虫，肥达试验阴性。用新加香薷饮或石膏之类从暑病诊治效不佳。

［诊断］西医诊断未明，中医辨证属少阳。

［治法］和解。

［方药］小柴胡汤：柴胡 20 克，黄芩、制半夏、党参、炙甘草各 10 克，生姜 3 片，红枣 3 枚。1 剂，当晚及次日晨各煎服 1 次。

当晚药后，热即渐退，夜半骤烦渴多饮多尿，次晨热退。原方续服 2 剂，嘱禁食荤腥及营养品，观察 4 日未发热，病愈。

吴怀琛. 小柴胡汤证验案 2 则［J］. 山西中医，2001，17（4）：11.

按语： 本案反复发热已逾半月，前医治以透表清暑及辛寒清暑之法未效。今弃用寒凉，从其反复发热、胸脘痞闷、欲呕、脉弦等表现诊为邪郁少阳，治以小柴胡汤和解，竟 1 剂热退，缠绵日久之热应手而解，可叹其用药之准确。

【原文】八十五、舌白脘闷，寒起四末，渴喜热饮，湿蕴之故，名曰湿疟，厚朴草果汤主之。

此热少湿多之证。舌白脘闷，皆湿为之也；寒起四末，湿郁脾阳，脾主四肢，故寒起于此；渴，热也，当喜凉饮，而反喜热饮者，湿为阴邪，弥漫于中，喜热以开之也。故方法以苦辛通降，纯用温开，而不必苦寒也。

厚朴草果汤方苦辛温法

厚朴一钱五分　杏仁一钱五分　草果一钱　半夏二钱　茯苓块三钱　广皮一钱

水五杯，煮取二杯，分二次温服。

按：中焦之疟，脾胃正当其冲。偏于热者胃受之，法则偏于救胃；偏于湿者脾受之，法则偏于救脾。胃，阳腑也，救胃必用甘寒、苦寒；脾，阴脏也，救脾必用甘温、苦辛。两平者，两救之。本论列疟证，寥寥数则，略备大纲，不能遍载。然于此数条反复对勘，彼此互印，再从上焦篇究来路，下焦篇阅归路，其规矩准绳，亦可知其大略矣。

【提要】本条论述湿疟的证治。

【精解】湿疟即疟之偏于湿重者，亦即吴氏在自注中所说"此热少湿多之证"。证见舌白脘闷，乃中焦湿阻之征；寒起四末，系湿邪困脾、脾阳不运所致；渴喜热饮，属湿浊中阻、津液不布之象。病机不外湿浊中阻，困遏脾阳，阻滞气机。故治以厚朴草果汤着重燥湿化浊，宣开气机。本条所述病证与第75条湿疟证略有不同，本证寒象及湿浊郁闭脾阳较甚，故治疗用方祛湿之力较强，并加用了理气、健脾之品。

【原文】八十六、湿温内蕴，夹杂饮食停滞，气不得运，血不得行，遂成滞下，俗名痢疾，古称重证，以其深入脏腑也。初起腹痛胀者易治；日久不痛并不胀者难治。脉小弱者易治；脉实大数者难治。老年久衰，实大小弱并难治；脉调和者易治。日数十行者易治；一二行或有或无者难治。面色便色鲜明者易治；秽暗者难治。噤口痢[1]属实者尚可治；属虚者难治。先滞（俗所谓痢疾）后利（俗谓之泄泻）者易治；先利后滞者难治。先滞后疟者易治；先疟后滞者难治。本年新受者易治；上年伏暑，酒客积热，老年阳虚积湿者难治。季胁少腹无动气[2]疝瘕者易治；有者难治。

此痢疾之大纲。虽罗列难治易治十数条，总不出邪机向外者易治，深入脏络者难治也。谚云：饿不死的伤寒，馐不死的痢疾。时人解云：凡病伤寒者，当禁其食，令病者饿，则不至与外邪相搏而死也。痢疾日下数十行，下者既多，肠胃空虚，必令病者多食，则不至肠胃尽空而死也。不知此二语，乃古之贤医金针度人处，后人不审病情，不识句读，以致妄解耳。按：《内经》热病禁食，在少愈之际，不在受病之初。仲景《伤寒论》中，现有食粥却病之条，但不可食重浊肥腻耳。痢疾暑湿夹饮食内伤，邪非一端，肠胃均受其殃；古人每云淡薄滋味，如何可以恣食，与邪气团成一片，病久不解耶！吾见痢疾不戒口腹而死者，不可胜数。盖此二语，饿字膜字，皆自为一句，谓患伤寒之人，尚知饿而思食，是不死之证；其死者，医杀之也。盖伤寒暴发之病，自外而来，若伤卫而未及于营，病人知饿，病机尚浅，医者助胃气，捍外侮，则愈，故云不死，若不饿则重矣。仲景谓："风病能食，寒病不能食"是也。痢疾久伏之邪，由内下注，若脏气有余，不肯容留邪气，彼此互争则膜，邪机向外，医者顺水推舟则愈，故云不死。若脏气已虚，纯逊邪气，则不膜而寇深矣。

【注释】

［1］噤口痢：指呕吐而不能进食的痢疾。

［2］动气：跳动感。

【提要】本条是痢疾的大纲，论述湿热痢疾的成因、病机、轻重及转归。

【精解】痢疾古称滞下，多因湿热之邪夹杂饮食停滞，蕴蒸肠腑，气血运行失常所致，临床以痢下赤白、里急后重为主要表现。其证邪势深入，脏腑气血受损，所以病势较一般肠热下利为重。

原文从多方面详细分析了痢疾治疗的难易与预后转归，总不出邪势轻重浅深和正气强弱盛衰的范围。凡患病后正能胜邪、邪势外达者，其病大多轻浅，治疗较易；反之，正不胜邪、邪势深入者，病多深重，治疗较为困难。具体可参：病程及腹痛腹胀的轻重、脉象、痢下次数、面色、进食情况、是否兼夹他症等。

【原文】八十七、自利不爽，欲作滞下，腹中拘急，小便短者，四苓合芩芍汤主之。

既自利（俗谓泄泻）矣，理当快利，而又不爽者何？盖湿中藏热，气为湿热郁伤，而不得畅遂其本性，故滞。脏腑之中，全赖此一气之转输，气既滞矣，焉有不欲作滞下之理乎！曰欲作，作而未遂也；拘急，不爽之象，积滞之情状也；小便短者，湿注大肠，阑门（小肠之末，大肠之始）不分水，膀胱不渗湿也。故以四苓散分阑门，通膀胱，开支河，使邪不直注大肠；合芩芍法宣气分，清积滞，预夺其滞下之路也。此乃初起之方，久痢阴伤，不可分利，故方后云：久利不在用之。

按：浙人倪涵初[1]，作疟痢三方，于痢疾条下，先立禁汗、禁分利、禁大下、禁温补之法，是诚见世之妄医[2]者，误汗、误下、误分利、误温补，以致沉疴不起，痛心疾首而有是作也。然一概禁之，未免因噎废食；且其三方，亦何能包括痢门诸证，是安于小成，而不深究大体也。瑭勤求古训，静与心谋，以为可汗则汗，可下则下，可清则清，可补则补，一视其证之所现，而不可先有成见也。至于误之一字，医者时刻留心，犹恐思虑不及，学术不到，岂可谬于见闻而不加察哉！

四苓合芩芍汤方 苦辛寒法

苍术二钱　猪苓二钱　茯苓二钱　泽泻二钱　白芍二钱　黄芩二钱　广皮一钱五分　厚朴二钱　木香一钱

水五杯，煮取二杯，分二次温服，久痢不在用之。

【注释】

[1] 倪涵初：清代医家，曾撰《倪涵初疟痢三方》，书中提出对痢疾的治疗忌温补、忌大下、忌发汗、忌分利。该书收入《济世专门编》内。

[2] 妄医：医术不佳，治疗方法错误的医生。

【提要】本条论述泄泻欲转为痢疾的证治。

【精解】本证见于痢疾初起，为湿热阻滞肠腑，痢疾欲作而未成之候。患者泄泻稀便而不爽利，为湿热内蕴肠腑气滞之象，乃痢疾的前驱表现；腹中拘急、小便短少，系湿滞内阻，肠腑气滞，水道不利所致。治以四苓合芩芍汤，目的在于分利湿邪，清肠化滞。该方偏于分利，运用不当易伤阴液，故临床仅适用于痢疾未成而见泌别失职之证。若湿热已伤及气血而为下痢脓血者，则不宜使用本方；久痢伤阴者，则更属禁忌。

【原文】八十八、暑湿风寒杂感，寒热迭作，表证正盛，里证复急，腹不和而滞下者，活人败毒散主之。

此证乃内伤水谷之酿湿，外受时令之风湿，中气本自不足之人，又气为湿伤，内外俱急，立方之法，以人参为君，坐镇中州，为督战之帅；以二活、二胡合川芎从半表半里之际，领邪外出，喻氏所谓逆流挽舟[1]者此也；以枳壳宣中焦之气，茯苓渗中焦之湿，以桔梗开肺与大肠之痹，甘草和合诸药，乃陷者举之之法，不治痢而治致痢之源，痢之初起，憎寒壮热者，非此不可也。若云统治伤寒温疫痒气则不可，凡病各有所因，岂一方之所得而统之也哉！此方在风湿门中，用处甚多，若湿不兼风而兼热者，即不合拍，奚况温热门乎！世医用此方治温病，已非一日，吾只见其害，未见其利也。

活人败毒散 辛甘温法

羌活　独活　茯苓　川芎　枳壳　柴胡　人参　前胡　桔梗 以上各一两
甘草 五钱

共为细末，每服二钱，水一杯，生姜三片，煎至七分，顿服之。热毒冲胃噤口者，本方加陈仓米各等分，名仓廪散，服法如前，加一倍，噤口属虚者勿用之。

【注释】

[1] 逆流挽舟：如逆水中挽船上行，喻使在里之邪从表而出，是痢疾的治法之一。主治痢疾初起，病邪由表陷里，表里俱病的证候。

【提要】本条论述痢疾初起表里俱急的证治。

【精解】本条所述亦为痢疾初起之证，属内外合邪、表里同病。因风寒束表、卫气郁闭，则恶寒发热；中气不足、湿阻气滞，则腹中不和、痢下不爽。本证临床特点是表证明显而痢下尚不太著，故治以活人败毒散着重于疏风散寒以解表邪，并兼以理气化湿、助正达邪。一旦卫表疏通，邪得外达，则痢疾可获缓解。此即喻嘉言所谓"逆流挽舟"之法。若表邪解除之后痢证仍未解除者，不宜再予解表，应投以治痢之剂；若邪势较甚而无明显气虚者，方中人参自不可用。

应注意的是：临床对痢疾的诊断除腹痛、里急后重之外，尚须视其大便中的白、红黏液情况以判断病情属性。并且，对痢疾初起的治疗，逆流挽舟法亦非其常规治法。

【医案举隅】

一、泄泻

患者，女，25 岁。2012 年 8 月 4 日初诊。

[病史] 反复腹泻 3 年，再发 1 周。诉 3 年前自外地来深圳后即出现腹泻，均为凌晨腹泻，为水样，白天亦大便 2~3 次，成形。伴耳鸣，咽中有痰，平时闻异味则呕吐。舌略红，苔薄白，脉弦滑。

[诊断] 泄泻，辨证属清阳不升，浊阴不降。

[方药] 人参败毒散加减：党参 10 克，茯苓 15 克，川芎 10 克，羌活 10 克，独活 10 克，柴胡 10 克，前胡 10 克，枳壳 10 克，桔梗 10 克，姜半夏 10 克，陈皮 10 克，白芍 15 克，炙甘草 5 克。5 剂。

二诊：服药后效显而见好转，仍有腹泻。再加黄连 10 克，服 5 剂后腹泻治愈。

张李兴. 刘立昌运用人参败毒散经验 [J]. 山东中医杂志，2014，33

（10）：854-856.

按语： 久病本虚，脾运失健，湿阻气滞，清阳不升；再发者多兼外感，故治以人参败毒散加姜半夏、陈皮、白芍，既能疏散表寒，又可理气化湿、运脾和胃。用之显效，沉疴即起。可见久病也未必均以补益为主，尤其病程迁延而急性发作者，又每多以新邪复感为病机关键，临证应正确把握其虚实主次合理用药。

二、痢疾

患者，男，1岁。1992年10月23日初诊。

[病史] 患白痢近3个月，大便日二三行，带白冻。久治少效，且大便次数增多，白冻更多，面白无华，肢凉，小便短少，尿流点滴断续，指纹青过气关。

[方药] 活人败毒散：党参30克，茯苓15克，甘草10克，枳壳10克，桔梗10克，柴胡5克，前胡10克，羌活10克，独活10克，川芎3克，薄荷3克，生姜3片。3剂。

二诊（1992年10月26日）：药后显效，白冻已无，大便转黄，日一二行，呈稀糊状，指纹退至气关以下。守上方再进3剂而愈。

王鱼门．万友生医案选［M］．北京：中国中医药出版社，2016：60.

按语： 本案并非新病，患儿患白痢已近3个月，医者仍用活人败毒散表里双解、逆流挽舟为治，并迅速获效。原案分析认为，本病的病机关键是寒湿困脾日久，以致气虚下陷、清阳不升。活人败毒散不仅能解散风寒湿邪，且能升发脾气以举清阳，所以用之有效。可见临床运用该方治痢疾，不必拘泥于病程新久、有无表证，应以证属寒湿而脾气虚陷为据。此为经验之谈，临证确可参照使用。

三、新冠肺炎

患者，男性，37岁。

[病史] 诊为新冠肺炎普通型，患慢性乙型病毒性肝炎10余年。患者以发热为主症，最高体温38℃，无明显咳嗽、咯痰，无头晕、头痛，无胸闷、胸痛，无腹痛、腹泻，无明显乏力。有武汉疫区接触史，查血白细胞计数 5.12×10^9/L，淋巴细胞计数 1.3×10^9/L，胸部CT示两肺多发间质性炎症，咽拭子检测提示新型冠状病毒核酸阳性，收隔离治疗。遵照诊疗方案给予重组人干扰素 α-2b 雾化和洛匹那韦利托那韦片，中药清肺排毒汤规范治疗。体温恢复正常，无明显呼吸道症状，肺部CT显示炎症灶吸收。多次查咽拭子核酸检测均为阳性。中医会诊：舌红苔白，脉数。

［诊断］疫邪伤阳，正虚邪盛，卫气郁闭。

［治法］扶阳固本，解郁透表祛邪。

［方药］人参败毒散加味：柴胡10克，川芎10克，炙甘草10克，前胡10克，生晒参10克，羌活6克，独活6克，茯苓15克，虎杖10克，丹参15克，当归10克，黄芪15克，地龙10克，僵蚕20克，垂盆草12克。上药水煎取200ml，温饮，每日2次，服4剂。

复查咽拭子核酸检测首次阴性，续用原方，再进8剂。后多次咽拭子、肛拭子新型冠状病毒核酸检测阴性，痊愈出院。出院2周随访核酸检测阴性。

张荣珍，张媛，许奎，等. 温煦卫阳法在新型冠状病毒核酸检测转阴治疗中的应用［J］. 中国中医急症，2020，29（9）：1505-1508.

按语：本案为新冠肺炎核酸检测持续阳性患者，虽无明显全身症状，但从既往患病情况分析，有疫疬病邪侵袭于肺、正气受损之病因病机。核酸阳性表明余邪未尽，与气伤祛邪无力有关。故治以扶正祛邪，以人参败毒散化裁。既透达留伏之疫邪，又顾护受损之卫阳。因其患有慢性乙型肝炎，所以方中还兼顾治肝。诸药配合，邪祛正安。

【原文】八十九、滞下已成，腹胀痛，加减芩芍汤主之。

此滞下初成之实证，一以疏利肠间湿热为主。

加减芩芍汤方 苦辛寒法

白芍三钱　黄芩二钱　黄连一钱五分　厚朴二钱　木香（煨）一钱　广皮二钱

水八杯，煮取三杯，分三次温服。忌油腻生冷。

［加减法］肛坠者，加槟榔二钱。腹痛甚欲便，便后痛减，再痛再便者，白滞[1]加附子一钱五分，酒炒大黄三钱；红滞[2]加肉桂一钱五分，酒炒大黄三钱，通爽后即止，不可频下。如积未净，当减其制，红积加归尾一钱五分，红花一钱，桃仁二钱。舌浊脉实有食积者，加楂肉一钱五分，神曲二钱，枳壳一钱五分。湿重者，目黄舌白不渴，加茵陈三钱，白通草一钱，滑石一钱。

【注释】

［1］白滞：指泻下物中以白色黏液为主的痢疾。

［2］红滞：指泻下物中以红色黏液为多的痢疾。

【提要】本条论述痢疾初起实证的证治。

【精解】痢疾初起湿热内蕴肠腑，多邪在气分，属于实证。临床可见下痢不爽、里急后重，并伴有较为明显的腹痛，乃邪阻气滞所致。故治以加减芩芍汤清化湿热、行气和营，即所谓"疏利肠间湿热"。该方以清热解毒之黄芩、黄连与通气导滞之厚朴、木香、陈皮相伍，临床还可根据具体证情随证加减，吴氏文中所述的加减法，即是根据湿热积滞的轻重和病机在气在血的加减，内容切合实际，可供临床参考。

【医案举隅】

加减芩芍汤在临床不仅用于治疗痢疾，亦常用于急性腹泻、肠易激综合征、肠炎等疾病的治疗。

痢疾

患者，男，27岁，南平水电局职工。1963年7月8日来诊。

［病史］患者腹痛，日夜下痢七八次，里急后重，口苦，食欲减退，饥不欲食，溲赤，舌苔白而厚浊，脉来滑数。

［诊断］湿热挟暑邪为患。

［方药］加减芩芍汤化裁：枯芩6克，白芍9克，青蒿梗6克，桔梗4.5克，杏仁6克，槟榔4.5克，甘草3克，苏梗6克，川朴4.5克，秦皮、白头翁各6克。

服1剂下利减，腹痛亦瘥。仍用前方加麦芽、楂肉各9克，再服1剂痊愈。

黄俊康. 加减芩芍汤治疗痢疾［J］. 福建中医药，1964，（3）：42-43.

按语：本案为湿热痢疾初起之证，以吴氏加减芩芍汤意化裁治之。方中黄芩、秦皮、白头翁清热燥湿，槟榔、苏梗、厚朴理气化滞，白芍、甘草缓急止痛，青蒿清透暑热，桔梗、杏仁宣降气机，诸药相合，共奏清热止痢之效，用药1剂即效，再合以消导1剂而收全功。可见吴氏所言不虚。

【原文】九十、滞下湿热内蕴，中焦痞结，神识昏乱，泻心汤主之。

滞下由于湿热内蕴，以致中痞，但以泻心治痞结之所由来，而滞自止矣。

泻心汤方法并见前

【提要】本条论述痢疾兼见脘痞、神昏的证治。

【精解】痢疾因肠腑湿热积滞内蕴所致，若湿热波及中焦，气机不得宣通，则可出现胃脘痞满之症，甚则因湿热蒙蔽心包而出现神识昏蒙之象。本证仍治以清化湿热为主，以泻心汤辛开苦降、泄热消痞，方中黄连、黄芩兼具清肠之效。如神识昏乱较重者，可酌情合以豁痰开窍之剂。

【原文】九十一、滞下红白，舌色灰黄，渴不多饮，小溲不利，滑石藿香汤主之。

此暑湿内伏，三焦气机阻窒，故不肯见积治积，乃以辛淡渗湿宣气，芳香利窍，治所以致积之因，庶积滞不期愈而自愈矣。

滑石藿香汤方 辛淡合芳香法

飞滑石三钱　白通草一钱　猪苓二钱　茯苓皮三钱　藿香梗二钱　厚朴二钱
白蔻仁一钱　广皮一钱

水五杯，煮取二杯，分二次服。

【提要】本条论述痢疾暑湿阻滞三焦气机的证治。

【精解】痢疾湿热内蕴，气机阻滞，三焦不利，临证可见滞下红白、舌色灰黄、渴不欲饮、小便不利等证候，治以滑石藿香汤宣通气机，分利湿热。该方重在淡渗宣气，渗湿以宣通三焦，是痢疾治疗的一种变法，临床仅适用于湿阻气滞较著的一般红白痢下，不可将其作为治疗红白痢下的常规大法。

【医案举隅】

滑石藿香汤临床多用于消化系统疾病的治疗，除痢疾之外，亦常用于急性胃肠炎、口疮等。

一、急性胃肠炎

患者，女，47岁，工人。1997年9月21日就诊。

［病史］3天前下午突然呕吐、水泻，伴腹痛。当天午餐曾进鱼肉菜肴，餐后食柿数枚和梨。当即就医。体温36.8℃。血象：白细胞计数4.6×10^9/L，中性粒细胞0.58。大便色黄，呈水样，白细胞0~1个/HP，红细胞0~2个/HP。血电解质：钾3.4mmol/L，钠143mmol/L，氯101mmol/L。二氧化碳结合力27.4mmol/L。以庆大霉素静脉滴注，治疗2天，症状未见减轻。遂自行中止治疗，改服止泻药。刻诊：日解溏便4~5次，色黄然不臭秽，伴脐腹痛，无里急后重，胸脘痞闷，恶心欲呕，不思饮食，口干而不欲饮，溲色深黄。体温37℃，脉搏86次/分，呼吸22次/分。舌质红、苔黄腻，脉濡滑。

［诊断］湿热阻滞脾胃，湿重于热。

［治法］淡渗芳化，佐以行气、消导。

［方药］滑石藿香汤加味：滑石15克，藿香梗10克，茯苓皮10克，猪苓10克，陈皮10克，白豆蔻（后下）5克，厚朴5克，白通草5克，广木香10克，焦楂、麦曲各10克。5剂，日服1剂。并嘱注意饮食宜忌。

随访得悉，服药2剂而呕恶、腹泻止，纳食知味。至4剂解正常大便，其他症状亦渐次消失。

周泽溥，王扣珍. 滑石藿香汤治疗急性胃肠炎60例. 江苏中医，1998，

19（8）：27.

按语： 暑湿当令，复加饮食不节，致使湿热积滞蕴阻、三焦不利，故病吐泻。治以滑石藿香汤加木香淡渗利湿、宣通气机，合以焦楂、麦曲健胃消导，药后效佳，3剂而愈。

二、口疮

患者，女，42岁。

［病史］罹口疮达30年之久，每因饮食生冷或受凉而发病。历年服寒凉之剂，反复发作不辍。就诊时下唇内侧及舌两侧见溃疡数枚，灼痛不已，致使不能进食，说话受限，口苦黏腻，脘闷泛恶，口不渴，大便溏薄，小溲色黄。舌淡红、苔腻而微黄，脉象濡缓。

［诊断］湿热蕴滞脾胃，湿胜于热。

［治法］淡渗芳化。

［方药］滑石藿香汤去滑石加薏苡仁：薏苡仁15克，白通草、厚朴各5克，猪苓、茯苓皮、藿香梗、陈皮各10克，白蔻仁（后下）3克。

5剂后口腔溃疡愈合，胃脘转舒，诸症消失。嘱忌生冷饮食，慎勿受凉。随访2年，未见复发。

周泽溥. 滑石藿香汤治疗口疮42例［J］. 浙江中医杂志，1997，（8）：352.

按语： 本案口疮系积年之疾，历年治以寒凉，中阳受损已明。脾胃气虚，运化失健，湿邪内生。今又复发，其证一派湿热内蕴之象，且湿重于热，气行不畅，因而以滑石藿香汤之意治之，因其脾虚多年，恐滑石性寒滑利更伤其阳气，故虽为原方之药，仍以生薏苡仁易之。淡渗芳化，投药5剂后湿热祛除，多年病患随之而起，实属难得。

【原文】 九十二、湿温下利，脱肛，五苓散加寒水石主之。

此急开支河，俾湿去而利自止。

五苓散加寒水石方 辛温淡复寒法

即于五苓散内加寒水石三钱，如服五苓散法，久痢不在用之。

【提要】 本条论述湿温下利脱肛的证治。

【精解】 下利而伴脱肛之症，每见于久泻患者，利久伤气，中气下陷而成，治疗多以补中益气、升陷固脱为法。本证治以五苓散加寒水石，其证似应属湿中蕴热阻于下焦为患，脱肛或因湿阻下焦膀胱不利，影响肠腑气机升降所致。吴氏所谓"急开支河"，即是指通利小便而言，用该方祛湿止泻，但并无治脱肛的作用。

本条内容出自《临证指南医案》，但与叶案内容有出入。原案称"湿温下痢"，而本条则改为"湿温下利"。传统治痢大法，一般强调不用利尿之剂。所以吴氏在引用原案时加以修改，或许是考虑下利应包括泄泻在内，治以淡渗之法则无过错。临床应注意本法的正确使用。

【原文】九十三、久痢阳明不阖，人参石脂汤主之。

九窍不和，皆属胃病，久痢胃虚，虚则寒，胃气下溜，故以堵截阳明为法。

人参石脂汤方 辛甘温合涩法，即桃花汤之变法也

人参三钱　赤石脂（细末）三钱　炮姜二钱　白粳米（炒）一合

水五杯，先煮人参、白米、炮姜令浓，得二杯，后调石脂细末和匀，分二次服。

【提要】本条论述久痢滑脱的证治。

【精解】本证多见于久痢患者，由于痢久伤气，气虚下陷，肛门失固所致。故治以人参石脂汤补气温中，涩汤固脱，即吴氏所说"堵截阳明"之法。文中所谓"阳明不阖"，是指中气不固而致下利滑脱不禁，甚或出现脱肛，亦即吴氏在自注中所说的"胃气下流"之意，此处指寒湿伤阳。

应注意，久痢不仅有寒湿伤阳者，也有湿热日久伤阴者，其治不可一概而论。人参赤石脂方药偏温补，性善固涩，故痢疾初起邪滞蕴阻者忌用。

【原文】九十四、自利腹满，小便清长，脉濡而小，病在太阴，法当温脏，勿事通腑，加减附子理中汤主之。

此偏于湿，合脏阴无热之证，故以附子理中汤，去甘守之人参、甘草，加通运之茯苓、厚朴。

加减附子理中汤方 苦辛温法

白术三钱　附子二钱　干姜二钱　茯苓三钱　厚朴二钱

水五杯，煮取二杯，分二次温服。

【提要】本条论述脾虚失运致下利的证治。

【精解】本证多因痢疾迁延不愈，湿伤脾阳导致脾胃虚寒而发。脾阳受损，运化失职，故自利腹满；寒湿困脾而无热象，所以小便清长，脉濡而小。由于病在太阴，证属虚寒，故治当温中健脾，不必疏通肠腑积滞。加减附子理中汤系附子理中汤去人参、甘草加厚朴、茯苓而成，不仅可温中散寒，而且能理气化湿。本条称自利而不言痢，提示该方可用于多种下利病证，其适应证是

脾虚阳衰，便泄腹胀。并且，方中加用了厚朴，有理气除胀之效，对有腹胀者更为适合。

【医案举隅】

一、慢性腹泻（一）

患者，男，2岁。于2004年9月就诊。

［病史］腹泻2个月余，在附近医院经输液及抗炎药物治疗后，症状有所缓解，但未能痊愈。大便呈稀水样，有时夹有完谷，面色㿠白，形体偏瘦，精神萎靡。舌淡苔白，脉细弱。

［诊断］腹泻日久，伤及脾肾阳气。

［治法］益气健脾，温中散寒。

［方药］附子（先煎40分钟）、人参、白术、厚朴、诃子各3克，干姜、茯苓各4克，山药、鸡内金各5克，麦芽、山楂各6克，甘草2克。

服3剂后，大便颜色、性状转为正常，精神转佳，食量大增而愈。

何伟．附子理中汤治疗久泻17例［J］．实用中医药杂志，2006，（5）：285.

按语：久泻之证，属脾肾阳虚，以附子理中汤加减。方中用附子、干姜温阳散寒，人参、茯苓、山药、白术健脾助运，健曲、麦芽、山楂、鸡内金消食导滞。诸药相合，疗效令人满意。本案并未去人参、甘草，也未用厚朴，是因其中焦气滞之征不著，无明显"腹满"，故临床对本方的加减不必拘于吴氏所述。

二、慢性腹泻（二）

患者，男，1岁。2017年2月9日初诊。

［病史］主诉：反复腹泻半年。现病史：患儿半年以来间发腹泻，感寒易发，发病以来于各大西医院反复诊治仍反复腹泻。查结肠镜示：结肠壁红白相间，有出血点，提示结肠炎；粪便常规红白细胞变动，时正常，时阳性。现症见：腹泻7~8次/天，大便稀水样夹杂黏液血丝状，手脚冰凉，精神可，无呕吐、口气，纳差，寐可，小便少。查体：面色不华，精神可，腹平软，咽无充血，心肺查体未见异常。舌质淡红，苔薄黄。

［诊断］中医诊断：泄泻。中医辨证：脾肾阳虚夹湿热证。

［治法］温补脾肾，清肠祛湿。

［方药］附子理中汤合葛根芩连汤：附子2克，干姜3克，党参3克，白术6克，葛根5克，黄芩3克，黄连0.5克，甘草3克。5剂，煎服，早晚温服。

电话回访：5剂后，大便日1次，成条状，诸症愈。

郭艳芳，刘娅薇，刘舫，等．舒兰教授治疗小儿腹泻证方用验［J］．世界华人消化杂志，2017，25（36）：3211-3217.

按语： 久病多虚，亦常见虚中夹实。本案下利日久，诸症合参可知其脾肾阳虚无疑，医者结合结肠镜及粪便常规检查结果进行微观辨证，认为病机属阳虚中夹有湿热。故以附子理中汤温补脾肾之阳，再合以葛根芩连汤清肠化湿止利。5剂药后利止症平，表明药证相符，终获显效。此法温补与清利并施，为慢性腹泻的治疗提供了有益的思路。

三、慢性咳喘

患者，女，75岁，家属。1986年12月4月初诊。

［病史］患者患有"慢性咳喘"（老年性肺气肿）十余年。此次发病1月余，曾多次就诊于西医，无明显疗效。初诊时症见：咳嗽，气喘，喉中痰鸣，咯痰稀白量多。伴畏寒，倦怠乏力，纳呆，便溏，颜面青紫。舌质淡，苔白厚，脉沉弦。

［诊断］肺气虚，病久累及脾阳，加之外邪壅肺而致。

［治法］温阳散寒，止咳平喘。

［方药］附子理中汤合苏子降气汤加减：制附子9克，干姜9克，党参15克，云苓15克，白术12克，甘草6克，苏子10克，厚朴10克，肉桂6克，陈皮10克，半夏10克，当归12克。

服药3剂后咳、喘明显减轻，仍有白痰。原方加白芥子10克，莱菔子12克以化痰降气。再服3剂，症状消失。

孙小明. 附子理中汤加减运用二则［J］. 陕西中医函授，1989，（6）：40.

按语： 本案治疗特色是病位在上焦，但治疗着眼于上、中焦。其人久病咳喘，又因新感而加重。究其病机，实属本虚标实者，故以标本兼顾治之。方用附子理中汤温阳散寒、健脾助运，以治生痰之源；合以苏子降气汤降气化痰、止咳平喘，以治贮痰之器，两相配合，速获佳效。其治构思巧妙，用药平稳，温阳而不助热，祛邪而不伤正，临证可效法。

【原文】九十五、自利不渴者属太阴，甚则哕（俗名呃忒），冲气逆[1]，急救土败[2]，附子粳米汤主之。

此条较上条更危，上条阴湿与脏阴相合，而脏之真阳未败，此则脏阳结[3]而邪阴与脏阴毫无忌惮，故上条犹系通补，此则纯用守补矣。扶阳抑阴之大法如此。

附子粳米汤方 苦辛热法

人参三钱　附子二钱　炙甘草二钱　粳米一合　干姜二钱

水五杯，煮取二杯，渣再煮一杯，分三次温服。

【注释】

［1］冲气逆：冲脉之气上逆，这里泛指气机上逆。

［2］土败：脾阳衰败。

［3］脏阳结：脏腑阳气衰败。

【提要】本条论述脾衰发哕的证治。

【精解】本条所述亦为太阴虚寒下利，但其脾虚正衰程度较上条证候为甚，故病势更重。症见自利不渴，为脾虚寒盛之征；甚或哕逆，系脾阳衰败，阴寒之气冲逆所致，是病情重险的表现。治以附子粳米汤，目的在于温补脾阳，益气散寒，所谓"扶阳抑阴"。与上条治法相较，上条以寒湿困脾为主，气虚不甚，故重在温阳化湿；本条则以脾阳虚衰为主，湿象不显，故治以温补脾阳。该法是治本之法，所以方中并无祛邪药物和降逆止哕之品。

《温病条辨》中有关哕证的治疗在上焦篇、中焦篇及下焦篇中均有，其病证的病机和治法各不相同，应相互对比参照。

【医案举隅】

胃轻瘫综合征

患者，女，28岁。2018年7月11日初诊。

［病史］主诉：胸闷呕吐1周。既往有1型糖尿病病史。刻下：胸闷，水谷一入即吐，甲氧氯普胺仅能止呕1.5小时，大便6日未解，精神萎靡。舌质红，苔薄，脉弦细。心电图：窦性心律，心肌酶谱：肌酸激酶56U/L，肌酸激酶同工酶16u/L，肌钙蛋白Ⅰ 0.01ng/mL，肌红蛋白17.6ng/mL，B型钠尿肽97pg/mL。

［诊断］西医诊断为胃轻瘫综合征；中医诊断为呕吐，胃肠积热证。

［方药］大黄甘草汤浓煎加芒硝、姜汁，100ml，分次服用；另用黄芪、白芍、甘草浓煎加姜汁，100ml，分次服用。

服大黄甘草汤后解大便3次，第2日早晨服用黄芪、白芍、甘草、姜汁药方呕吐稍缓，精神萎靡。观其舌脉：舌质淡，苔薄，脉细。此时通利太过，胃阳渐损。

［方药］附子粳米汤（人参9克，附子6克，炙甘草6克，粳米150克，干姜6克）去甘草合大半夏汤浓煎100ml分次服用。

至第3日，呕止，大、小便通利。

周峰峰，陈逸云，商斌义，等. 探讨叶天士、吴鞠通对附子粳米汤方证的发挥［J］. 天津中医药，2021，38（4）：453-455.

按语： 本案呕吐初由胃肠积热所致，以苦寒攻下治疗后症情稍减，虽辅以补气之法，但其呕吐多日，复加峻下，机体阳气虚衰渐甚，此时再下已不可取，故改投附子粳米汤以温阳散寒，合以大半夏汤下气止呕，终获痊愈。此法在温病后期可酌情使用。

【原文】九十六、疟邪热气，内陷变痢，久延时日，脾胃气衰，面浮腹膨，里急肛坠，中虚伏邪，加减小柴胡汤主之。

疟邪在经者多，较之痢邪在脏腑者浅，痢则深于疟矣。内陷云者，由浅入深也。治之之法，不出喻氏逆流挽舟之议，盖陷而入者，仍提而使之出也。故以柴胡由下而上，入深出浅，合黄芩两和阴阳之邪，以人参合谷芽宣补胃阳，丹皮、归、芍内护三阴，谷芽推气分之滞，山楂推血分之滞。谷芽升气分故推谷滞，山楂降血分故推肉滞也。

加减小柴胡汤 苦辛温法

柴胡三钱　黄芩二钱　人参一钱　丹皮一钱　白芍（炒）二钱　当归（土炒）一钱五分　谷芽一钱五分　山楂（炒）一钱五分

水八杯，煮取三杯，分三次温服。

【提要】本条论述疟邪内陷致痢的证治。

【精解】本条所述之疟邪致痢，是指疟邪由少阳内陷而成痢证，多因病久气虚正不胜邪所致。由于病变迁延日久，脾胃气衰，运化无权，以致面浮腹膨；中气虚弱，邪滞内伏，因而里急后重。治以加减小柴胡汤，作用在于和解透邪，扶正助运，冀其内陷之邪仍从少阳而解。

文中提出的"逆流挽舟"之义，即"提疟"说，认为疟邪伏于半表半里之间，应通过治疗助其透达而出。吴氏本条所述之证，是疟邪久羁后内陷引发的痢疾，所以文中提出要"提之而使之出"。临床上，此类患者久疟后发生痢疾，虽见里急后重而面浮肢肿，但疟疾仍然未愈。所以此时的治疗仍应以柴胡剂为主，同时兼顾疟、痢。至于是否属提疟外出，则不必拘于其论。

【医案举隅】

疟邪致痢

石，疟邪热气，内陷变痢，延已三月。脾胃气衰，面浮肚膨，仍有里急欲坠之象。中虚伏邪，进以和解。

黄芩，柴胡，人参，丹皮，炒当归，白芍，谷芽，炒山楂。

清·叶天士. 临证指南医案·痢［M］. 上海：上海科学技术出版社，1959：497.

按语： 由疟致痢，中虚邪陷，仍以和解为治，为后人示法。

【原文】九十七、春温内陷下痢，最易厥脱，加减黄连阿胶汤主之。

春温内陷，其为热多湿少明矣。热必伤阴，故立法以救阴为主。救阴之法，岂能出育阴坚阴两法外哉！此黄连之坚阴，阿胶之育阴，所以合而名汤也。从黄连者黄芩，从阿胶者生地、白芍也，炙草则统甘苦而并和之。此下三条，应列下焦，以与诸内陷并观，故列于此。

加减黄连阿胶汤 甘寒苦寒合化阴气法

黄连三钱　阿胶三钱　黄芩二钱　炒生地四钱　生白芍五钱　炙甘草一钱五分

水八杯，煮取三杯，分三次温服。

【提要】本条论述春温致痢的证治。

【精解】本证应属热痢之证，最易伤阴，而阴伤太过又易导致厥脱之变，故治以加减黄连阿胶汤育阴清热。本方由《伤寒论》黄连阿胶汤去鸡子黄加白芍、甘草而成，用于治疗热痢阴伤火炽而腹中急痛较甚者甚为适宜，临床不必拘泥是否为"春温内陷下痢"。但该方对已发厥脱者并无治疗作用，若厥脱已成，应按厥脱辨证施治。

【原文】九十八、气虚下陷，门户不藏[1]，加减补中益气汤主之。

此邪少虚多，偏于气分之证，故以升补为主。

加减补中益气汤 甘温法

人参二钱　黄芪二钱　广皮一钱　炙甘草一钱　归身二钱　炒白芍三钱　防风五分　升麻三分

水八杯，煮取三杯，分三次温服。

【注释】

[1]门户不藏：指泻痢过甚，肛门失去正常的约束控制功能。

【提要】本条讨论久痢气虚下陷的证治。

【精解】本证多见于痢疾后期阶段，因久痢伤气、气虚下陷所致，临床以下利不禁甚或脱肛等"门户不藏"的表现为特征。此时病邪已不明显，邪热不甚，故以加减补中益气汤补中益气、升陷止痢。本证病机重点是中气虚弱，虽原文称其"邪少虚多"，但与下焦温热病热灼真阴之"邪少虚多"又有所不同，理解时应注意区别。

泻痢病证中发生气虚下陷，出现滑脱不禁或肛门外脱等症者多属虚证，亦可见于急性泻痢而致阳气大伤者。其治疗主以升补，以补中益气汤去柴胡之燥、白术之滞，加入防风升阳、白芍敛阴缓急，即为加减补中益气汤。主要针对气虚下陷而设，祛邪次之。临床对气虚甚而阳亦虚者，尚可加入附子、煨姜、肉桂等。

【原文】九十九、内虚下陷，热利下重，腹痛，脉左小右大，加味白头翁汤主之。

此内虚湿热下陷，将成滞下之方。仲景厥阴篇，谓热利下重者，白头翁汤主之。按：热注下焦，设不差，必圊脓血；脉右大者，邪从上中而来；左小者，下焦受邪，坚结不散之象。故以白头翁无风而摇者，禀甲乙之气，透发下陷之邪，使之上出；又能有风而静，禀庚辛之气，清能除热，燥能除湿，湿热之积滞去而腹痛自止。秦皮得水木相生之气，色碧而气味苦寒，所以能清肝热。黄连得少阴水精，能清肠澼之热。黄柏得水土之精，渗湿而清热。加黄芩、白芍者，内陷之证，由上而中而下，且右手脉大，上中尚有余邪，故以黄芩清肠胃之热，兼清肌表之热；黄连、黄柏但走中下，黄芩则走中上，盖黄芩手足阳明、手太阴药也；白芍去恶血，生新血，且能调血中之气也。按：仲景太阳篇，有表证未罢，误下而成协热下利之证，心下痞硬之寒证，则用桂枝人参汤；脉促之热证，则用葛根黄连黄芩汤，与此不同。

加味白头翁汤 苦寒法

白头翁 三钱　秦皮 二钱　黄连 二钱　黄柏 二钱　白芍 二钱　黄芩 二钱

水八杯，煮取三杯，分三次服。

【提要】本条论述热利下重的证治。

【精解】痢疾湿热内陷肠腑，其症可见下利后重、腹部疼痛，从其病机分析，还应伴有便下脓血、腹痛、脉左小右大之证，故治以加味白头翁汤清肠化湿、泄热止痢。但该方攻积之力不足，不同于通导清化治痢之法，临床应注意区别使用。

【医案举隅】

现代研究显示，白头翁汤具有抗炎、抗病毒、镇痛、镇静及止泻等作用，并能够清除肠道病原微生物。该方是临床治疗热毒痢的代表方，亦可用于溃疡性结直肠炎、缺血性肠病、放射性肠炎、急性胃肠炎等疾病的治疗。

一、痢疾

患者，男，31岁。1992年7月10日诊。

［病史］发热恶寒，周身酸楚，腹痛下痢1天。笔者依协热下痢辨治，投葛根芩连汤1剂以冀表里双解，但药后未效。次日腹痛加剧，大下脓血，日30余行，里急后重，面赤多汗，渴喜冷饮，不思饮食，头痛心烦，神志蒙胧。舌

红，苔黄腻，脉濡数。

［治法］清热燥湿，调理气血。

［方药］白头翁汤加枳实、大黄。白头翁、黄柏、黄连、秦皮各10克，枳实15克，生大黄20克。3剂，日1剂，水煎，早晚饭前各1服。

服上方后腹痛、里急后重减，脓血亦少。遂去黄柏，加木香5克，赤白芍各12克。5剂后热退，便脓、后重大减，身体惭复。守清热解毒，益阴化湿法调治1周而愈。

朱士伏. 经方治疗急性泻痢验案4则［J］. 国医论坛，1994，（5）：15.

按语：湿热蕴结大肠，湿渍热蒸，气滞血瘀，故见下利脓血、腹痛、里急后重；热毒亢盛，侵扰心神，故见神志蒙眬。势急症重，亟须祛邪以安正，即投以白头翁汤清热解毒、凉血止痢，再加入大黄、枳实通导积滞，导邪下行。药后暴下之势渐止，再合以木香、赤白芍理气和血，缓急止痛，其病渐入坦途。本案治疗较之原方加强了攻下之力，更符合临床实际，后续加减亦有吴氏用药之意，临证可参。

二、溃疡性结肠炎

患者，男，45岁，农民。2008年5月14初诊。

［病史］患者有慢性非特异性溃疡性结肠炎家族遗传病史，患慢性非特异性溃疡性结肠炎10余年，发作时以柳氮磺吡啶合用激素治疗，缓解期以柳氮磺吡啶维持治疗，控制不理想。10天前又发作，于本院治疗，经柳氮磺吡啶口服、激素静脉滴注、补液等治疗，未见效，遂请中医会诊。刻诊：体质尚可，腹泻每日20余次，为纯血便，色鲜红，伴肛门灼热感，饮食、睡眠均较差，小便黄。舌质鲜红，苔黄腻，脉细数。

［诊断］中医诊断：热毒痢。中医辨证为湿热毒邪下注于肠，灼伤肠中血络，迫血妄行所致。

［治法］清热解毒，止血止痢。

［方药］白头翁汤加减：白头翁30克，黄芩15克，黄连6克，秦皮10克，乌梅15克，川楝子10克，肉桂5克，当归10克，太子参10克，干姜5克，青黛（冲服）3克。日1剂，水煎，分2次口服。

服药当日，大便次数即减为每日10次，此后便次逐日减少；3天后大便中出血减少，兼有正常粪便；5天后，大便每日1次，便质正常，粪潜血（－）。

继以健脾益肠中药调理5天，康复出院。嘱其以马齿苋、败酱草、大蓟、小蓟等野菜佐餐，清淡饮食调理。1个月后结肠镜复查，病变部位愈合良好，未见溃疡、黏膜充血等炎症表现。随访1年未复发。

刘建军，张君如. 经方治疗慢性非特异性溃疡性结肠炎验案 4 则［J］. 河北中医，2010，32（2）：205-206.

按语： 本案为典型湿热下利表现，热毒较盛，肠络受损，来势急迫，治以白头翁汤加减。是方以清肠化湿止利为主，又因其症由来已久，患病十余年正气本虚，故兼以护正敛阴养血。同时，辛温之肉桂、干姜与苦寒主药合用有辛开苦降之功，酸收之乌梅与苦寒主药相合又有酸苦泻热之效。如此施法，病情迅速好转，远期疗效令人满意。病重势急、迁延反复之症，辨证时认准其主要症状，果断祛除病邪，是本案获效之根本。

第五章　秋燥

【原文】一百、燥伤胃阴，五汁饮主之，玉竹麦门冬汤亦主之。

五汁饮 方法并见前

玉竹麦门冬汤 甘寒法

玉竹 三钱　麦冬 三钱　沙参 二钱　生甘草 一钱

水五杯，煮取二杯，分二次服。土虚者，加生扁豆；气虚者，加人参。

【提要】本条论述秋燥胃阴损伤的证治。

【精解】秋燥病虽以燥邪伤肺为主要病机变化，但上焦燥邪清解之后，亦可出现胃阴受损的见证，可见口唇干燥、舌红少津等。五汁饮、玉竹麦门冬汤均属甘寒生津之剂，用于燥热已解而胃阴受伤之证甚为合适。上述二方不仅有益胃生津之功，亦有润肺养阴之效，故于肺胃阴伤者均可使用。临床上，该法同样适用于其他温病后期的胃阴损伤之证。

【医案举隅】

秋燥

陈，秋燥复伤，宿恙再发。未可补涩，姑与甘药养胃。

麦冬，玉竹，北沙参，生甘草，茯神，糯稻根须。

清·叶天士. 临证指南医案·燥［M］. 上海：上海科学技术出版社，1959：363.

按语： 本案为新感燥邪引动宿疾，虽有久病所致的复杂病机，但秋燥乃感受新邪而发病，此时上焦燥热应已解除，故以甘寒滋养肺胃为治，滋养而不腻滞，以免有恋邪之虞。同时，仅伍一味糯稻根须兼顾以往宿恙，并不以敛涩为主。

【原文】一百零一、胃液干燥，外感已净者，牛乳饮主之。

此以津血填津血法也。

牛乳饮 甘寒法

牛乳一杯

重汤炖熟，顿服之，甚者日再服。

【提要】本条论述秋燥燥热已净、胃液干燥的食物调治法。

【精解】本证主要见于秋燥病恢复阶段，此时外邪已完全解除，唯胃液干燥未复，故治疗应以滋养胃液为主。牛乳为津血所化，具有滋养胃液、增强体质的功效，是病后食疗的良好选择。

【原文】一百零二、燥证气血两燔者，玉女煎主之。

玉女煎方 见上焦篇

【提要】本条论述秋燥气血两燔证的证治。

【精解】上焦燥热之邪传入中焦阳明，气分邪热未罢又入血分，则可形成气血两燔之证。其病机证候与其他温病基本相同，故治以玉女煎加减两清气血。临床上，秋燥发生气血两燔证者甚少，相关内容可参看其他温病的治疗。

　　下焦所属脏腑主要包括肝和肾，本篇主要讨论各种温病病位在下焦的病证和治疗，以及一些温病后期发生的其他病证，或病位在身体下部的病证（如肠、胞宫、膀胱）。下焦病变多见于温病的后期阶段，性质为邪少虚多，一般由中焦病变发展而来，少数也可直接从上焦病证传入下焦。典型的下焦证候是肝肾阴虚，因邪热久羁、耗伤真阴而致。对下焦病证的治疗，吴氏提出"治下焦如权，非重不沉"的原则，组方用药以滋阴为主，围绕填补真阴、滋阴潜镇等基本治法，其中又有诸多变化。对余邪未净、虚中夹实者，治以兼清余邪。

第一章　风温　温热　温疫　温毒　冬温

　　【原文】一、风温、温热、温疫、温毒、冬温，邪在阳明久羁[1]，或已下，或未下，身热面赤，口干舌燥，甚则齿黑唇裂，脉沉实者，仍可下之；脉虚大，手足心热甚于手足背者，加减复脉汤主之。

　　温邪久羁中焦，阳明阳土[2]，未有不克少阴癸水者，或已下而阴伤，或未下而阴竭。若实证居多，正气未至溃败，脉来沉实有力，尚可假手于一下，即《伤寒论》中急下以存津液之谓。若中无结粪，邪热少而虚热多，其人脉必虚，手足心主里，其热必甚于手足背之主表也。若再下其热，是竭其津而速之死也。故以复脉汤复其津液，阴复则阳留，庶可不至于死也。去参、桂、姜、枣之补阳，加白芍收三阴之阴，故云加减复脉汤。在仲景当日，治伤于寒者之结代，自有取于参、桂、姜、枣，复脉中之阳；今治伤于温者之阳亢阴竭，不得再补其阳也。用古法而不拘用古方，医者之化裁也。

【注释】

［1］羁（jī，机）：停留。

［2］阳明阳土：此处指阳明胃腑邪热炽盛。

【提要】本条论述温病后期真阴耗伤的证治。

【精解】本条可称为下焦篇的大纲，主要论述温病下焦少阴病证的成因、证候及治法。

1. 少阴病证的成因：足少阴肾的病证指真阴耗竭证，多因阳明温病邪热羁留日久耗伤阴液所致。温热之邪为患，易传入中焦形成阳明燥热实结之证，如能及时、恰当治疗，邪热多可外解而病渐向愈，不再传变。反之若治不及时，或治疗不当，阳明邪热不能外解，势必深入下焦劫烁肾水，导致肾阴损伤。但就临床而言，本证的形成并非仅限于这一原因，邪入营血，或内陷厥阴少阴等，均可伤及肾阴而发生本证。

2. 少阴病证候表现：原文提出，少阴阴液耗伤其证候表现可分为两类，其一，阳明温病腑实未去，真阴已伤，临床特点是脉沉实，并伴见身热面赤，口干舌燥，甚则齿黑唇裂等；其二，腑实已去，真阴耗伤为主，脉呈虚大象，手足心热甚于手足背。前者实中有虚仍应治以攻下为主，后者邪少虚多应以补虚为主。

3. 少阴病证的治疗：温病邪在少阴，治疗主以复其阴液，阴液得复，水火相济，则虚热可除。吴氏加减复脉汤由《伤寒论》复脉汤（亦名炙甘草汤）加减而成，复脉汤原为滋阴养血、温通心阳之剂，叶天士常加减运用该方治疗肾阴不足之证（《临证指南医案》）。吴氏参照其经验，将复脉汤中性偏温补、不利于阴伤之证的参、桂、姜、枣去除，再加入芍药补益阴血，以助滋养阴血之力，遂成为下焦病证的基本用方。

【医案举隅】

阴枯

患者，女，77岁。1984年3月25日初诊。

［病史］患咳嗽病6年余，冬春季节则加重，治能缓解。近日来病情沉重，邀于往诊。症见患者面色苍白，神志不清，形瘦肢凉。脉微弱结代。体温37.8℃，血压90/58mmHg，呼吸微弱，两肺有干啰音，心跳不匀，心率90次/分。舌光如镜。立即静脉滴注高渗葡萄糖，稍候苏醒，自述心里难受，头晕眼

花，全身无力，咳逆不能平卧，痰黏不易咯出，唇舌干燥欲漱水。

[诊断] 阴液大伤所形成的阴枯证。

[方药]《温病条辨》加减复脉汤方：生地 30 克，芍药 24 克，阿胶 30 克，麻仁 25 克，麦冬 30 克，龟甲 30 克，甘草 6 克。

连服 5 剂，诸症好转，唯食欲仍欠佳。虑其内有瘀滞，再加鸡内金 15 克，莪术 12 克。

又进 3 剂，食量渐增，舌质转润。原方去鸡内金、莪术。

续服至 12 剂，咳嗽大减，舌上津回有薄苔。连续服至 25 剂（隔日 1 剂），脉复搏匀。再投 3 剂加以巩固，后以养阴益胃而康复。随访一年半，身体健康如常。

姜志学. 加减复脉汤治愈阴枯证 [J]. 四川中医，1986，(5)：15.

按语： 患者高年久病，咳嗽反复发作，气阴不足之体已明。今外感温邪而病，阴虚邪热相因，必致阴液大伤。诊时邪实之象已不显，但见形瘦虚弱，低热不退，唇舌干燥，舌光如镜，脉弱结代，一派真阴亏损之象。故以加减复脉汤加龟甲填补真阴治从其本，投药果然获效。后又虑其久病入络，胃气不畅，再以原法稍加化瘀益胃之品善后。坚持久施，终获阴回脉复。

【原文】二、温病误表，津液被劫，心中震震，舌强神昏，宜复脉法复其津液，舌上津回则生；汗自出，中无所主者，救逆汤主之。

误表动阳，心气伤则心震，心液伤则舌蹇，故宜复脉复其津液也。若伤之太甚，阴阳有脱离之象，复脉亦不胜任，则非救逆不可。

【提要】本条论述温病误用解表致心阳、心阴大伤的证治。

【精解】温病初起邪在卫表者，应治以辛凉宣透以疏散表邪，且应注意中病即止，切忌妄用辛温燥烈和过汗伤津之剂。所以，温病误表主要包括以下三种情况：其一，邪不在表误用解表法；其二，温病表热证误用辛温发汗；其三，疏散用之太过，未能及时中止。无论何种原因误表，均可导致机体津气损伤，尤其汗泄过多易致心气、心阴俱耗之象。

加减复脉汤一般用于温病后期肝肾阴伤证，但临床不必过于拘泥。复脉汤本为治疗心阴大伤所设，凡温病出现心气、心阴受损者，均可酌情使用。本条所述为温邪在表误用辛温发汗而损伤心气、心阴者，尤其因大汗而心阴大伤，故见心中震震、舌强神昏等表现。所以，加减复脉汤不仅可用于肾阴亏损者，同样也可用于心阴亏损者。救逆汤为加减复脉汤去麻仁加龙骨、牡蛎而成，有滋养阴精、敛汗潜阳之功，更适用于心阴、心阳俱虚而有外脱之象者。

【医案举隅】

一、温病误治

患者，男，71岁。

[病史] 1937年秋，因患感冒，症见发热，头痛作渴，某医予香苏饮加防风、羌活发其汗。药后大汗不止，但发热反甚，遂致神昏，言语蹇涩。邀余诊时，高热（体温39℃）。脉细数而虚，舌大而干，苔黑干。

[诊断] 外感燥邪。

[治法] 解表润燥。前医误用辛温发汗，致大汗不止而热反益甚，神昏语蹇乃燥邪内伏化火，伤津劫液之故。

[治法] 育阴救津，扶其正气。

[方药] 加减复脉汤：炙甘草、生地黄、白芍各18克，麦冬15克，火麻仁、阿胶（烊化）各9克。水煎服，每日1剂。

连服9剂后热稍退（38℃），神渐清，语言利，但小便黄。苔灰黄而干，脉象如前。阴津初复，伏热未清，改予生地黄、麦冬各15克，黄连、黄芩、黄柏各15克，水煎服。药后热退，小便转清。继服加减复脉汤（量同前）5剂，病愈无恙。

王振熹. 刘惠宁老中医临床治验选录 [J]. 广西中医药，1982，（5）：6-8.

按语： 温病误用辛温而大汗，既伤阴津又助热势，故药后病情反加重。先投以加减复脉汤育其阴津、复其正气，待病见转机再于养阴中佐以三黄清泻邪热，热清之后又复用加减复脉汤以固其本，15剂后转危为安，病情告愈。治疗全程宗旨明确，章法清晰，进退有度，故见效验矣。

二、白喉并发心肌炎

患者，男，8岁。1942年11月初诊。

[病史] 患白喉而壮热不退（体温40℃），神昏，咽干口燥，心慌气短，经某市医院诊为"白喉并发心肌炎"，用西药治疗未效出院，遂延余诊治。

[诊断] 白喉疫毒郁蕴化火，耗伤津液，心阴虚损，心血不足。

[治法] 养阴复脉，活血宁心。

[方药] 加减复脉汤：炙甘草、生地、白芍各18克，麦冬15克，火麻仁、阿胶（烊化）各9克，水煎服，每日1剂。

连服19剂后，诸症消失，经原住院医院检查证实病告痊愈。

王振熹. 刘惠宁老中医临床治验选录 [J]. 广西中医药，1982，（5）：6-8.

按语： 本案系温邪疫毒耗伤心阴之证，予加减复脉汤调治而愈，可谓药证合拍之效。

三、热病后遗舌强

患者，女，2岁半，家住湖南津市和平路。1988年9月11日就诊。

[病史]患儿因高热、抽搐、头痛、咳嗽于1988年7月28日~8月11日住市某医院小儿科。诊断：肺部感染；高热惊厥；中毒性脑炎。经治疗好转出院。刻诊：患儿舌体伸缩不利，不能言语，烦躁口渴，外阴部红肿。察指纹色紫达气关。舌质红，苔薄黄而干。

[诊断]高热伤阴，热痰阻窍。

[治法]养阴清热，化痰开窍。

[方药]加减复脉汤化裁：炙甘草、生地黄、白芍、火麻仁、麦冬、元参、浙贝母（杵）、僵蚕各10克，苏菖蒲、炙远志、炒山栀各5克，土茯苓10克。

连服20余剂，患儿舌体伸缩转动灵活，语声清楚，诸症悉除。随访未见复发。

杨振明．小儿热病后遗舌强治验一例［J］．江苏中医，1991，（10）：22．

按语：温病高热病史，致其津液备受销烁，阴液不能上承则舌体失养；加之邪热灼液为痰阻滞机窍，故舌强而不语。治以加减复脉汤滋养阴液，再加浙贝母、僵蚕、菖蒲、远志化痰开窍，山栀、土茯苓清热除烦，共奏养阴清热、化痰开窍之功，一举奏效。

【原文】三、温病耳聋，病系少阴，与柴胡汤者必死，六七日以后，宜复脉辈复其精。

温病无三阳经证，却有阳明腑证（中焦篇已申明腑证之由矣）。三阴脏证。盖脏者藏也，藏精者也。温病最善伤精，三阴实当其冲。如阳明结则脾阴伤而不行，脾胃脏腑切近相连，夫累及妻，理固然也，有急下以存津液一法。土实则水虚，浸假而累及少阴矣，耳聋不卧等证是也。水虚则木强，浸假而累及厥阴矣，目闭痉厥等证是也。此由上及下，由阳入阴之道路，学者不可不知。按温病耳聋，《灵》《素》称其必死，岂少阳耳聋，竟至于死耶？经谓肾开窍于耳，脱精者耳聋，盖初则阳火上闭，阴精不得上承，清窍不通，继则阳亢阴竭，若再以小柴胡汤直升少阳，其势必至下竭上厥，不死何待！何时医悉以陶氏六书，统治四时一切疾病，而不究心于《灵》《素》《难经》也哉！瑭于温病六七日以外，壮火少减，阴火内炽耳聋者，悉以复阴得效。曰宜复脉辈者，不过立法如此，临时对证，加减尽善，是所望于当其任者。

【提要】本条论述下焦阴精损伤致耳聋的证治。

【精解】温病后期发生耳聋的原因复杂，性质有虚有实，治法各不相同。何廉臣在《重订广温热论》中指出：一因余邪留于胆经，二因痰火上升，三因肾虚精脱。本条所述之耳聋即属病入少阴、阴精耗损之类。肾开窍于耳，温病邪入下焦，真阴消耗不能上承，则可致耳聋失聪，与《伤寒论》中少阳证的耳聋病机迥然不同，伴见的症状也有差异。所以，本证治疗仍主以复脉汤类填补真阴。

【医案举隅】

耳聋

患者，女，70岁，农妇。1990年4月7日就诊。

［病史］初患感冒高热，经治热退，但耳聋耳鸣半月余，耳内、脑内气塞感，伴头晕，口干，便秘。舌红少苔，脉细数无力。

［诊断］热烁阴液，肾水不能上承。

［治法］甘寒养阴。

［方药］加减复脉肠化裁：麦冬25克，生地15克，白芍15克，阿胶10克，火麻仁10克，甘草10克，山药15克，女贞子20克，牡蛎15克。

2剂耳聋耳鸣症减。守方继服7剂，诸症愈。

余策群. 加减复脉汤治疗热病后耳聋耳鸣17例［J］. 黑龙江中医药，1991，（3）：12.

按语：本案为热病后之耳聋，着眼于肾精亏虚为治，阴津得复，耳窍得养，故见失聪耳鸣恢复。

【原文】四、劳倦内伤，复感温病，六七日以外不解者，宜复脉法。

此两感治法也。甘能益气，凡甘皆补，故宜复脉。服二三贴后，身不热而倦甚，仍加人参。

【提要】本条论述阴精损伤者复感温邪的证治。

【精解】本证为体虚而患温病者，其本虚极甚，邪气已弱，故治疗以扶正为先。温病易伤阴液，尤其后期易见阴精损伤，所以吴氏提出"宜复脉法"，滋补阴精、助正达邪。在理解时还应注意，所谓体虚者较为笼统，临证须分辨其阴阳气血。本条之劳倦内伤引起者，也可有伤脾、伤肾之别，伤脾者多为气虚，伤肾者多为阴亏，未必均为肾阴耗损而适用于滋养肾阴之复脉法，应视其具体情况辨证治疗。此外，本证并非温病初起，文中强调"六七日以外不解"即是此意。再者，文中的"两感"是指内虚而外感，与一般所说的病邪同时犯于表里两经的"两感"含义不同。

【原文】五、温病已汗而不得汗，已下而热不退，六七日以外，脉尚躁盛者，重与复脉汤。

已与发汗而不得汗，已与通里而热不除，其为汗下不当可知。脉尚躁盛，邪固不为药衰，正气亦尚能与邪气分争，故须重与复脉，扶正以敌邪，正胜则生矣。

【提要】本条论述因正虚不能驱邪外出的证治。

【精解】本证治疗是否必用复脉汤，临床不可一概而论。若经汗、下祛邪后邪势已衰，肾阴耗伤较著者，以复脉汤之类滋养肾阴、扶正达邪属当用之法；但若汗下后邪热未衰，表明其证非汗下不可解，此时则复脉类不可轻投，用之不当易留邪助热加重病情。

【原文】六、温病误用升散，脉结代，甚则脉两至者，重与复脉，虽有他证，后治之。

此留人治病法也。即仲景里急，急当救里之义。

【提要】本条论述误治后正虚而脉象失常的证治。

【精解】温病误用辛温升散后导致热邪更盛，心阳、心阴受损，血液运行失常而出现脉象结代，甚至两致一停。本证为危重之证，本条以复脉汤重用以滋补阴血、养心复脉，属急救其正虚之本的治法，即使有其他兼证，也应先急救其正虚，这一治疗思想对临床具有重要指导意义。温病过程中凡见类似之证，无论是否因误汗所致，均可参照此法治之。

【原文】七、汗下后，口燥咽干，神倦欲眠，舌赤苔老，与复脉汤。

在中焦下后与益胃汤，复胃中津液，以邪气未曾深入下焦。若口燥咽干，乃少阴之液无以上供，神昏欲眠，有少阴但欲寐之象，故与复脉。

【提要】本条再论肾阴耗损而口燥咽干的证治。

【精解】原文提出本证见于温病汗下之后，实为强调经发汗、攻下后邪热外解而阴液受到损伤。一般邪在上焦或中焦者，多以肺胃阴伤为主，可用沙参麦冬汤、益胃汤之类治疗。若病及下焦，肾阴消耗，则应治以滋补肾阴，予复脉汤之类。本条所述为温病后期下焦真阴受损之证，其证见口燥咽干、神倦欲眠、舌赤苔老，是阴虚失于滋养、虚热内炽之象，其中又以口干伴见神倦为辨证要点。临床不必拘泥于汗下之后，应以病程及症状为主要依据。

【原文】八、热邪深入，或在少阴，或在厥阴，均宜复脉。

此言复脉为热邪劫阴之总司也。盖少阴藏精，厥阴必待少阴精足而后能生，二经均可主以复脉者，乙癸同源[1]也。

加减复脉汤方 甘润存津法

炙甘草六钱　干地黄六钱（按：地黄三种用法：生地者，鲜地黄未晒干者也，可入药煮用，可取汁用，其性甘凉，上中焦用以退热存津；干地黄者，乃生地晒干，已为丙火炼过，去其寒凉之性，本草称其甘平；熟地制以酒与砂仁，九蒸九晒而成，是又以丙火、丁火合炼之也，故其性甘温。奈何今人悉以干地黄为生地，北人并不知世有生地，谓干地黄为生地，而曰寒凉，指鹿为马，不可不辨）　生白芍六钱　麦冬（不去心）五钱　阿胶三钱　麻仁三钱（按：柯韵伯谓：旧传麻仁者误，当系枣仁。彼从心悸动三字中看出传写之误，不为无见。今治温热，有取于麻仁甘益气，润去燥，故仍从麻仁）

水八杯，煮取八分三杯，分三次服。剧者加甘草至一两，地黄、白芍八钱，麦冬七钱，日三，夜一服。

救逆汤方 镇摄法

即于加减复脉汤内去麻仁，加生龙骨四钱，生牡蛎八钱，煎如复脉法。脉虚大欲散者，加人参二钱。

【注释】

[1]乙癸同源：乙属肝木，癸属肾水，两者有相互滋生的关系，故称乙癸同源。

【提要】本条论述温病肝肾阴伤者均宜用复脉汤。

【精解】肝与肾生理上相互滋生，病理上相互影响。本条从此立论，强调热邪伤及少阴或厥阴均应治以复脉法，具体是指温病邪入下焦，无论病在少阴阴精亏损，还是病在厥阴虚风内动，其病机总属真阴亏虚，所以其治疗均可用复脉汤滋补真阴为主。但文中提出"复脉为热邪劫阴之总司"有失片面，临床应正确理解，明确其适应证。若为邪热引动肝风之厥阴病，则并非本法所宜，当以凉肝息风为治；若温病后期肺胃阴伤者，亦不适合用本法。

【原文】九、下后大便溏甚，周十二时三四行，脉仍数者，未可与复脉汤，一甲煎主之；服一二日，大便不溏者，可与一甲复脉汤。

下后法当数日不大便，今反溏而频数，非其人真阳素虚，即下之不得其道，有亡阴之虑。若以复脉滑润，是以存阴之品，反为泻阴之用。故以牡蛎一味，单用则力大，即能存阴，又涩大便，且清在里之余热，一物而三用之。

<h2 style="text-align:center">一甲煎_{咸寒兼涩法}</h2>

生牡蛎二两（碾细）

水八杯，煮取三杯，分温三服。

<h2 style="text-align:center">一甲复脉汤方</h2>

即于加减复脉汤内，去麻仁，加牡蛎一两。

【提要】本条论述下焦温病大便异常的证治。

【精解】温病使用攻下之后，大多腑实得下、邪热得解，但也易伤及阴液而致肠燥便秘，而本条所述却为下后便溏，可能是下不得法，或攻下太过脾胃运化功能受损、阴气下溜不能固摄所致。吴氏提出可用一甲煎收涩治之。临床运用该方应注意其适应证，该方仅一味牡蛎，固涩大便之功较弱，仅适用于下后便溏较轻者，如文中所谓"周十二时三四行"，且其"脉仍数"，说明虚象亦不著，以此与阳虚者鉴别，并应兼见肾阴虚的其他征象。所以，若属脾胃大虚或下焦固摄无权者，则该法并不适宜。如果上证在使用一甲煎后大便恢复正常，仍应从滋补肾阴治之，以复脉法为入手，若从兼顾病史考虑，宜用一甲复脉汤较为稳妥。

【原文】十、下焦温病，但大便溏者，即与一甲复脉汤。

温病深入下焦劫阴，必以救阴为急务。然救阴之药多滑润，但见大便溏，不必待日三四行，即以一甲复脉法，复阴之中，预防泄阴之弊。

【提要】本条再论下焦温病便溏的证治。

【精解】原文认为下焦温病出现便溏者，可以直接用一甲复脉汤养阴固涩。本条与上条比较，上条是在温病用下法后阴伤便溏，且便溏较甚，故先涩而后补，先用一甲煎，待大便不溏，再用一甲复脉汤；本条是下焦温病出现便溏而不甚，故补涩并用，用一甲复脉汤。从临床实际来看，如大便泄泻较甚者，则应辨其原因而采用相应治法，并非均用一甲复脉汤。

【原文】十一、少阴温病，真阴欲竭，壮火复炽，心中烦，不得卧者，黄连阿胶汤主之。

按：前复脉法为邪少虚多之治。其有阴既亏而实邪正盛，甘草即不合拍。心中烦，阳邪挟心阳狠亢于上，心体之阴，无容留之地，故烦杂无奈；不得卧，阳亢不入于阴，阴虚不受阳纳，虽欲卧得乎！此证阴阳各自为道，不相交互，去死不远，故以黄芩从黄连，外泻壮火而内坚真阴；以芍药从阿胶，内护真阴而外捍亢阳。名黄连阿胶汤者，取一刚以御外侮，一柔以护内主之义也。其交关变化神明不测之妙，全在一鸡子黄，前人训鸡子黄，金谓鸡为巽木，得心之母气，色赤入心，虚则补母而已，理虽至当，殆未尽其妙。盖鸡子黄有地球之象，为血肉有情，生生不已，乃奠安中焦之圣品，有甘草之功能，而灵于甘草；其正中有孔，故能上通心气，下达肾气，居中以达两头，有莲子之妙用；其性和平，能使亢者不争，弱者得振；其气焦臭，故上补心；其味甘咸，故下补肾；再释家[1]有地水风火之喻，此证大风一起，荡然无余，鸡子黄镇定中焦，通彻上下，合阿胶能预息内风之震动也。然不知人身阴阳相抱之义，必未能识仲景用鸡子黄之妙，谨将人身阴阳生死窟窳图形，开列于后，以便学者入道有阶也。

黄连阿胶汤方 苦甘咸寒法

黄连四钱　黄芩一钱　阿胶三钱　白芍一钱　鸡子黄二枚

水八杯，先煮三物，取三杯，去滓，内胶烊尽，再内鸡子黄，搅令相得，日三服。

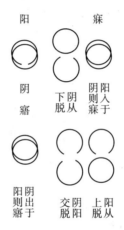

【注释】

[1] 释家：释为释迦牟尼（佛教创始人）的简称。释家，泛指从事佛教的和尚。

【提要】本条论述少阴温病阴虚火炽的证治。

【精解】所谓心肾不交，是指肾阴不足，不能上济心火所致的病证。本条所述是温病后期，下焦真阴受损，不能上济心火而心火独亢。因此，本证既有肾阴虚的表现，又可见心火亢盛、心神失宁的征象，典型证候是心烦不得安卧，同时伴有身热不甚，或热势已退，舌红苔薄黄而干或薄黑而干，脉细数等。治疗可用仲景黄连阿胶汤清心泻火、滋养肾水。该方临床应用范围广泛，常用于各种神经衰弱、高血压病等出现的心烦、失眠者。

本证虽属下焦少阴病，但病机与前述诸证不尽相同。前述诸证为真阴损伤而邪热不甚，属虚多邪少之候，所以治宜加减复脉汤，以滋补阴精，助正达邪；本证为真阴亏损而邪热犹盛，所以治用黄连阿胶汤以育阴清热。

【医案举隅】

一、失眠（一）

患者，男，49岁，编辑。

［病史］患失眠已2年，西医按神经衰弱治疗，曾服多种镇静安眠药物，收效不显。自诉：入夜则心烦神乱，辗转反侧，不能成寐。烦甚时必须立即跑到空旷无人之地大声喊叫，方觉舒畅。询问其病由，素喜深夜工作，疲劳至极时，为提神醒脑起见，常饮浓厚咖啡，习惯成自然，致入夜则精神兴奋不能成寐，昼则头目昏沉，萎靡不振。视其舌光红无苔，舌尖宛如草莓之状红艳，格外醒目，切其脉弦细而数。

［诊断］阴虚火炽。

［治法］下滋肾水，上清心火，令其坎离交济，心肾交通。

［方药］黄连阿胶汤：黄连12克，黄芩6克，阿胶（烊化）10克，白芍12克，鸡子黄2枚。

此方服至3剂，便能安然入睡，心神烦乱不发，续服3剂，不寐之疾从此而愈。

高新彦. 古今名医医案赏析·刘渡舟医案［M］. 北京：人民军医出版社，2004，127–128.

按语： 本案虽非温病，但其病机相似。患者长期夜间工作，阴液暗耗、心火亢盛，加之喜饮浓咖啡，又有助热伤阴之弊，致使其心肾不交而夜不能寐，舌光红无苔、舌尖红而起刺，皆为阴虚火炽之明证，故以黄连阿胶汤清心火、滋肾水，3剂而效。

二、失眠（二）

患者，女，73岁。1984年12月4日初诊。

［病史］年迈古稀，肾水不足，水不济火，心火偏旺，阳不交阴，失眠早醒，病延月余，近日尤甚，每晚只能睡1时许，有时通夜不能合目，心烦、内热口干、大便不爽。苔少舌红，脉细数。

［治法］仲景云：少阴病，得之二三日以上，心中烦、不得卧，黄连阿胶汤主之。崇此法治之。

［方药］川黄连3克，生地黄12克，阿胶（烊化）10克，生白芍10克，乌梅6克，朱麦冬10克，北沙参10克，龙骨15克，柏子仁10克，炒枣仁

10克，夜交藤 15 克，鸡子黄 1 枚冲服。

服上方首剂，当夜即能睡 2~3 小时；服药 1 周，每天能睡 5~6 小时。

韩树人. 失眠验案五则［J］. 南京中医学院学报，1990，6（4）：27-28.

按语： 高龄患者，一派阴虚火旺之象，水不济火，心肾不交，失眠乃作。故以黄连阿胶汤泻南补北，药后坎离相济，水火交融，神静寐安。

【原文】 十二、夜热早凉，热退无汗，热自阴来者，青蒿鳖甲汤主之。

夜行阴分而热，日行阳分而凉，邪气深伏阴分可知；热退无汗，邪不出表而仍归阴分，更可知矣，故曰热自阴分而来，非上中焦之阳热也。邪气深伏阴分，混处气血之中，不能纯用养阴，又非壮火，更不得任用苦燥。故以鳖甲蠕动之物，入肝经至阴之分，既能养阴，又能入络搜邪；以青蒿芳香透络，从少阳领邪外出；细生地清阴络之热；丹皮泻血中之伏火；知母者，知病之母也，佐鳖甲、青蒿而成搜剔之功焉。再此方有先入后出之妙，青蒿不能直入阴分，有鳖甲领之入也；鳖甲不能独出阳分，有青蒿领之出也。

青蒿鳖甲汤方 辛凉合甘寒法

青蒿二钱　鳖甲五钱　细生地四钱　知母二钱　丹皮三钱

水五杯，煮取二杯，日再报。

【提要】 本条论述温病后期邪入阴分的证治。

【精解】 吴氏所谓"热自阴来"，是指邪留阴分不能外透而发热。临床多见于温病后期，以夜热早凉、热退无汗为特点，显然与一般邪热内盛和疟疾寒热定时发作而汗出热退等发热有明显差异。本证因邪热伤及阴液，余邪留伏阴分而起，其发生机制是：入夜发热为卫气夜行阴分与邪抗争所致；早晨热退身凉是卫气日行阳分不与邪相争，邪热复归阴分。本证病机重点是阴液虽虚而未致欲竭，虽有邪热而不过甚，属余邪留伏营分血络中，临床辨证除参考病程外，患者尚可伴见形体较瘦、舌红苔少、脉沉细数等证候。此外，本证亦常见于内科杂病的低热病证，如肺结核、小儿夏季热、甲状腺功能亢进等疾病，以及一些原因不明的发热，

本证治疗可用青蒿鳖甲汤滋养营阴、凉营透邪，方中青蒿芳香透络，与鳖甲相伍可入阴搜邪；鳖甲滋阴，合青蒿可使阴分之邪易于外透而解，两药并用，相得益彰；再合以生地、丹皮、知母，以助养阴清热之效。本书中焦篇第83 条也有青蒿鳖甲汤，其用药略有不同，但方义大同小异。

【医案举隅】

一、发热（一）

患者，男性，68岁。

[病史] 自述半月前患痢疾，经治疗后下痢已止，但是唯有低热起伏不退已1周。经用抗生素无效，腋下体温在37.5~38℃，自觉疲乏无力，渴而少饮，暮热早凉，且大便干燥，尿少色黄。查体：体温为37.8℃，面色潮红。舌质红而干、少苔，脉象细数。大便常规化验正常，血象正常。

[诊断] 阴虚内热。

[治法] 养阴透热。

[方药] 青蒿鳖甲汤加味：青蒿10克，鳖甲（先煎）20克，生地18克，地骨皮15克，知母10克，丹皮12克，银柴胡12克。

服药3剂后热势减退。效不更方，再进2剂，体温正常，诸症消除而告愈。

张淑云. 青蒿鳖甲汤治验二则［J］. 北京中医，1994，（6）：34.

二、发热（二）

患者，女，1岁。1991年10月25日初诊。

[病史] 其母述：患儿于半月前患扁桃体炎发热经中药治疗好转，近1周来，每晚9~10时始发热，伴面赤气粗，倦怠嗜睡，无汗，体温38~39℃，约1小时后热自退，每夜如斯，白天如常。刻诊：形体较胖，面色红润，扁桃体略大但不红赤。舌红苔白而干，指纹沉而紫滞。查看前医处方尽银翘、豆根、黄芩、青黛之属。

[治法] 养阴透热。

[方药] 青蒿（后下）6克，炙鳖甲、白薇、知母各8克，丹皮、银柴胡、秦艽各5克，白前6克。

1剂尽，当夜即未发热，后亦未再发而愈。

杜志中. 青蒿鳖甲汤临床运用［J］. 四川中医，1998，（12）：53-54.

按语：上述两案均见于温病后期，虽疾病不同，但邪热未尽、留于阴分而发热之病机相同，可见典型夜热早凉之征，故从"热自阴来"治之，以养阴透热为法，用青蒿鳖甲汤为基本方，再加入地骨皮、银柴胡、白薇、秦艽之属以清虚热，切中病机，收效甚佳。

三、发热（三）

患者，男，34岁，军人。1994年8月2日就诊。

[病史] 患者2周前以发热待查入院，曾多次验血、尿、粪常规，及肝功、红细胞沉降率、抗链球菌溶血素"O"，摄胸片，B超肝胆等检查未见异常，

血常规白细胞计数 $10.1 \times 10^9/L$，中性粒细胞 0.78，淋巴细胞 0.20，嗜酸性粒细胞 0.02，红细胞沉降率 30mm/h。经抗感染等治疗 17 天后，仍朝轻暮重发热，体温晨起 37.4℃，夜间达 39.3℃，且伴口干咽燥欲饮，心烦不宁，夜寐难安，大便干结，小便短赤。舌质红绛，苔少带黄，脉细数。

［诊断］暑热伏于营阴，耗伤津液，内扰于心。

［治法］凉营透暑，清热养心。

［方药］青蒿鳖甲汤加味：青蒿 30 克，鳖甲 20 克，黄芩、栀子各 10 克，川黄连 6 克，生地黄、麦冬、玄参、地骨皮各 15 克，知母、牡丹皮各 12 克。日 1 剂，水煎服，连服 3 剂。

药后体温降至正常，照上方减去黄芩、黄连、栀子，改青蒿、鳖甲为 15 克，继服 3 剂而告愈。

林贞慧. 青蒿鳖甲汤的临床运用［J］. 福建中医药，1998，29（4）：29.

按语：本案发热具有朝轻暮重、心烦不宁、舌质红绛等邪扰营阴的特点，但气分热邪仍较盛，故又见小便短赤、苔黄等证。分析其病机，实因邪热伤阴，暑热内伏而不易外透，加之实热未尽，故发热持续不解。所以，治疗虽宗养阴透邪为主旨，选用青蒿鳖甲汤为主方，但又加用苦寒之黄芩、栀子、黄连以清热泻火，以冀虚实并治、清滋透邪。诸药合用，既能滋阴搜邪泄热，又能清心除烦、增液生津。投以 3 剂，迁延十数天之发热竟获消退，可谓一击中的，药到病除，临床甚堪效法。细析之，本案用药又寓冬地三黄汤之意，可与此互参。

【原文】十三、热邪深入下焦，脉沉数，舌干齿黑，手指但觉蠕动，急防痉厥，二甲复脉汤主之。

此示人痉厥之渐也。温病七八日以后，热深不解，口中津液干涸，但觉手指掣动，即当防其痉厥，不必俟其已厥而后治也。故以复脉育阴，加入介属潜阳，使阴阳交纽，庶厥不可作也。

二甲复脉汤方 咸寒甘润法

即于加减复脉汤内，加生牡蛎五钱，生鳖甲八钱。

【提要】本条论述下焦温病痉厥将作的证治。

【精解】热灼真阴可导致虚风欲动之证。下焦温病真阴耗损，肾水不能涵养肝木，筋脉失养则可引起挛急，此即"虚风内动"之证。本条仅见手指蠕动，应属虚风内动之先兆，故以加减复脉汤加入牡蛎、鳖甲滋养肾阴，潜阳息风，以防痉厥发作。

【原文】十四、下焦温病，热深厥甚，脉细促，心中憺憺大动[1]，甚则心中痛者，三甲复脉汤主之。

前二甲复脉，防痉厥之渐；即痉厥已作，亦可以二甲复脉止厥。兹又加龟板名三甲者，以心中大动，甚则痛而然也。心中动者，火以水为体，肝风鸱张[2]，立刻有吸尽西江之势，肾水本虚，不能济肝而后发痉，既痉而水难猝补，心之本体欲失，故憺憺然而大动也。甚则痛者，"阴维为病主心病"，此证热久伤阴，八脉丽于肝肾，肝肾虚而累及阴维故心痛，非如寒气客于心胸之心痛，可用温通。故以镇肾气补任脉通阴维之龟板止心痛，合入肝搜邪之二甲，相济成功也。

三甲复脉汤方 同二甲汤法

即于二甲复脉汤内，加生龟板一两。

【注释】

[1]心中憺憺大动：语出《素问·至真要大论篇》。形容心中有空虚而震动感，类似"怔忡"，为心悸之重证。

[2]肝风鸱（chī，吃）张：鸱，古书上指鹞鹰。肝风鸱张，形容肝风鼓动之势剧烈。

【提要】本条论述虚风内动的证治。

【精解】动风为温病常见之候，其性质有虚实之分。实风多见于温病极期阶段，手足抽搐剧烈，并伴有高热、渴饮等热盛之象；虚风多见于温病后期阶段，抽搐轻缓，以手指蠕动为主，并伴见低热、神惫等阴虚之象，临床应注意鉴别。

本条所论之痉厥由二甲复脉汤证发展而来，病在下焦，属"水不涵木"之虚风内动证。临床表现在手指蠕动的基础上，又见有心中憺憺大动，甚则心中疼痛，系肝风鸱张、阴血亏虚不能养心所致。本证病变涉及肾、肝、心三脏，证候明显较上证为重，故治疗须用三甲复脉汤，即二甲复脉汤再加龟板以加强滋阴潜镇之力。

【医案举隅】

一、痉厥

患者，女，5个月，住冕宁县回坪公社五大队一生产队。1964年5月10日下午4时初诊。

[病史]患儿因发热咳嗽20余日经门诊诊断为"百日咳并支气管炎"而收治入院。入院后经抗菌、退热等治疗1天未见明显好转。2小时前，突然出现四肢僵硬、手脚抽搐等症，经抗惊厥处理未见好转，乃请中医会诊。诊得患儿

面色苍白，神识昏迷，双目上视，手脚强硬，时有抽搐。舌体上卷直抵齿根，舌质红苔少，脉细数。当时笔者因临床不久，缺乏经验，误将此案诊断为"痰热生风"之证，并给予清热开窍、息风化痰之剂。如紫雪丹、牛黄清心片、琥珀抱龙丸等，未用煎剂。

二诊（1964 年 5 月 11 日晨 7 时）：患儿服紫雪丹等药后 20 小时，病无好转。家属乃急请复诊。细诊之，见患儿虽有神昏抽搐之症，但其身热不甚、抽搐无力、面白唇红、舌红苔少等显非实热动风之征。

［诊断］阴虚风动。

［治法］育阴息风。

［方药］药用三甲复脉汤加味：干地黄 10 克，白芍 6 克，麦冬 10 克，阿胶 10 克，玄参 10 克，甘草 3 克，生牡蛎 6 克，生龟甲 6 克，生鳖甲 10 克，麻仁 10 克。

三诊（1964 年 5 月 11 日上午 12 时）：服前方 4 小时后，患儿症无好转，更增喘而冷汗大出，家属再次急催复诊。往视之，果如家属所言。乃诊为阴虚风动，更兼气弱。遂遵《温热经纬》"喘者加人参"之法，于前方中更加生晒参 3 克浓煎频频灌服。

四诊（1964 年 5 月 12 日晨 7 时）：家属再邀复诊，并述及患儿病情已于昨日下午好转。往诊之，见患儿汗止喘平，安静熟睡，四肢和软，已无蠕动，醒后已能吃奶，并能啼哭出声。

［治法］益气养阴。

［方药］益胃汤加味：北沙参 10 克，麦冬 10 克，玉竹 6 克，生地 10 克，怀山药 10 克，白芍 6 克。

服此方后，患儿神清活泼，仅余咳嗽。其后以养阴清肺之方以治其咳。患儿于服中药后 8 日痊愈出院。

黄定香. 急症医案——痉厥案四则［J］. 成都中医学院学报，1983，（2）：19-21.

按语： 本案发热咳嗽 20 余日后突发痉厥，初诊从温病痰热生风考虑，用清热开窍、息风化痰治之，却未见效。后细诊其症，病程已逾二旬，热势不甚，抽搐无力，且见舌红少苔、脉象细数，故从滋阴息风治之，用三甲复脉汤加玄参，方中寓增液汤之意，加强养阴生津之功。然用后 4 小时病情未减而增喘促、冷汗，此为阴竭阳欲外脱之危象，医者临危不惧，判断准确，遵经旨以原方加人参频服，数小时后患儿转危为安。此案阴虚及阳，病情危殆，但治疗思路清晰，用药精准，故能力挽狂澜。

二、神昏

患者，男，年不足 20 岁。1949 年诊。

［病史］患湿温战寒炽热，身重体困，自汗不解。舌苔腻而灰暗，脉濡而有涩象。当根据治湿热交盛的初期一般疗法，用苍术、白虎、黄芩、滑石等方。药虽见效，而病情反复，无法制止，最后呈舌干缩，苔光剥，神昏嗜睡，气息低微，耳聋目昧，两颊飞红等温热耗阴之候，且不时呓语，六脉如游丝不应，病情转危。

［方药］三甲复脉汤：用龟甲、鳖甲、牡蛎各 30 克，干生地 15 克，炙甘草 6 克，生白芍 12 克，火麻仁 9 克，麦冬 9 克，驴皮胶 9 克，另用安宫牛黄丸 1 颗送服。

俟服药 24 小时后续诊，患者神识已较清爽，面目红晕已退，耳聋微闻，脉象神根俱起，自言唯口咽部疼痛异常，令启视，则见舌上满布粉白色厚苔，扪之润泽。当认为津液已经来复，乃续投清理余邪之剂。

印会河. 论复脉汤与加减复脉汤［J］. 中医杂志，1961，（5）：39.

按语： 湿温久延，热势渐入下焦，真阴欲竭，虚阳浮盛，清窍闭阻，病情已至危殆。急以三甲复脉汤填精固本、留阴敛阳，合以安宫牛黄丸清心开窍、苏醒神志，投药 1 剂即神识渐苏，津液来复，可谓疗效如神。

三、甲状腺功能亢进

患者，女，21 岁，汉族，护士。于 1990 年 4 月 16 日就诊。

［病史］明显消瘦乏力 2 月余。消瘦，眼胀、眼球外突，心悸，烦躁易怒，恶热汗多，颈部稍增粗，失眠，纳食增进，大便每日 1 次，质软，小便量少色黄。舌质红苔薄黄，脉沉细数。体重 46 公斤，血压 120/70mmHg。心率每分钟 86 次，第一心音亢进。甲状腺呈 I 度弥漫肿大，未闻及甲状腺血管杂音。双手平伸震颤明显。基础代谢率 25%。甲状腺摄碘 131 率测定 3 小时 48.5%，6 小时 63.5%，24 小时 76.8%。血清总甲状腺素（T4）14μg/L，血清总三碘甲状腺原氨酸（T3）3.1μg/L。反三碘甲状腺原氨酸（反 T3）0.7μg/L。游离 T3 5.1μg/L，游离 T4 21.8μg/L。其值均高于正常。

［诊断］甲亢。辨证为阴虚阳亢。

［治法］滋阴潜阳，养津润燥散结。

［方药］三甲复脉汤加味：炙甘草 10 克，干地黄 20 克，生白芍 20 克，麦冬 15 克，阿胶 10 克，麻仁 10 克，生牡蛎 15 克，生鳖甲 20 克，生龟甲 30 克，浙贝母 15 克。

经服 40 余剂后，症状和体征悉除，体重增加至 50 公斤，基础代谢率

15%。其他实验室检查值均恢复正常。为巩固疗效，嘱患者继续服药半月后减量再停药。4 个月后随访未复发。

肖妙峨，茶旭. 三甲复脉汤治疗甲亢 [J]. 云南中医中药杂志，1995，16（5）：30-32.

按语：本案患者见有明显阴虚阳亢、内风微动之象，故以三甲复脉汤滋阴潜镇疗效明显。虽非下焦温病，但病机相似，故亦可彰显异病同治之佳效。

【原文】十五、既厥且哕（俗名呃忒），脉细而劲，小定风珠主之。

温邪久踞下焦，烁肝液为厥，扰冲脉为哕，脉阴阳俱减，则细，肝木横强则劲，故以鸡子黄实土而定内风；龟板补任（谓任脉）而镇冲脉；阿胶沉降，补液而息肝风；淡菜生于咸水之中而能淡，外偶内奇，有坎卦之象，能补阴中之真阳，其形翁阖，故又能潜真阳之上动；童便以浊液仍归浊道，用以为使也。名定风珠者，以鸡子黄宛如珠形，得巽木之精，而能息肝风，肝为巽木，巽为风也。龟亦有珠，具真武之德而镇震木。震为雷，在人为胆，雷动未有无风者，雷静而风亦静矣。亢阳直上巅顶，龙上于天也，制龙者，龟也。古者蓁龙御龙之法，失传已久，其大要不出乎此。

小定风珠方 甘寒咸法

鸡子黄（生用）一枚　真阿胶二钱　生龟板六钱　童便一杯　淡菜三钱

水五杯，先煮龟板、淡菜得二杯，去滓，入阿胶，上火烊化，内鸡子黄，搅令相得，再冲童便，顿服之。

【提要】本条论述下焦温病发哕的证治。

【精解】温病邪在上焦、中焦和下焦均可发生哕证，见于下焦者一般属虚证，因肝肾阴虚，虚风内动，冲气上逆所致，其哕声多断续而声低无力，且哕与厥并见，即原文所谓厥且哕、脉细而劲。此外，临床亦常伴有手指蠕动、心悸、神倦、舌干绛少苔等证候。治疗以小定风珠滋阴息风，但从其用药分析，该方以滋养阴血为主，潜镇之力略显不足，故应用指征当以阴伤为重。

【原文】十六、热邪久羁，吸烁真阴，或因误表，或因妄攻，神倦瘛疭，脉气虚弱，舌绛苔少，时时欲脱者，大定风珠主之。

此邪气已去八九，真阴仅存一二之治也。观脉虚苔少可知，故以大队浓浊填阴塞隙，介属潜阳镇定。以鸡子黄一味，从足太阴，下安足三阴，上济手三阴，使上下交合，阴得安其位，斯阳可立根基，俾阴阳有眷属一家之义，庶可不致绝脱欤！

大定风珠方酸甘咸法

生白芍六钱　阿胶三钱　生龟板四钱　干地黄六钱　麻仁二钱　五味子二钱
生牡蛎四钱　麦冬（连心）六钱　炙甘草四钱　鸡子黄（生）二枚　鳖甲（生）四钱

水八杯，煮取三杯，去滓，再入鸡子黄，搅令相得，分三次服。喘加人参，自汗者加龙骨、人参、小麦，悸者加茯神、人参、小麦。

【提要】本条接上条再论虚风内动的证治。

【精解】本条所述病证与三甲复脉汤证相似，为真阴大伤引起虚风内动而欲厥脱者。本证形成原因复杂，其最常见者是热邪久羁而劫烁真阴，或因误表、误攻等治不得法而损伤阴液者，或由邪入营血而耗伤真阴所致。本证以虚为主，所谓"邪少虚多"，因阴精亏虚而心神失养，可见神态疲倦；水不涵木，则虚风内动而手足瘈疭；真阴大伤，故脉虚弱而舌绛少苔。若阴精耗伤过甚而阳无以恋，则有阴阳离绝之虞。

本证治以滋阴息风、扶正固脱，所用的大定风珠即是三甲复脉汤加五味子、鸡子黄，方中增加了血肉有情及酸敛之品，对于肾精亏虚较甚而伴有时时欲脱者更为适宜。上述两方所治病证均属阴虚风动，但本证真阴耗伤更甚，动风也更为显著，且时时欲脱，证情较上证严重，所以本方加强了填补真阴及潜镇之力。阴精得复，阴平阳秘，以免厥脱之变。此外，吴氏还提出兼虚喘者可加人参补益元气，兼自汗者可加龙骨、人参、小麦敛津止汗、益气养心，兼心悸者可加茯神、人参、小麦宁心安神、补心益气，皆符合临床实际。

【医案举隅】

大定风珠是温病后期真阴消耗、虚风内动的常用方，临床广泛用于神经系统疾病及神经损伤的治疗，如帕金森病、中风后遗症、多发性震颤、抽动症、面肌痉挛、舞蹈病、脑炎后遗症，也用于治疗眩晕、失眠、甲状腺机能亢进、高血压等疾病。

一、重症肺炎

患者，女，18岁。1965年3月20日初诊。

［病史］春温发热月余，初起寒热咳嗽，家属以为外感小恙，未能及时治疗，延误数日，继则高热不退，起伏于38.5~40℃之间，咳嗽气急，引胸作痛，咳痰欠爽，心烦不能安寐，甚则入夜谵语。至某某医院查治，胸透：左下肺大片浓密阴影，血检：白细胞总数 21.0×10^9/L，淋巴细胞 0.07，诊断为"重症肺炎"。经西医输液及大量抗生素、糖皮质激素治疗，中药叠进辛凉解表如

桑、菊、银、翘之类，清化解毒如膏、知、芩、连之属，养阴退热如生地黄、玄参、沙参、麦冬之品等，热势得挫，咳嗽气急、心烦谵语渐平，胸透复查肺部炎症大部吸收，血象亦趋正常。但低热不清，体温波动在 37.3~38℃ 之间。2 日来，恙情突变，特来本院邀诊。刻诊：发热有汗不退（体温 37.8℃），面赤唇燥，间或心烦，头晕不能起坐，精神萎靡，神志蒙眬，肢厥汗出，时而抽动，舌干绛苔少中裂，脉细微欲绝，时有欲脱之象。一派温邪久羁，肝肾真阴耗竭，虚风内动，阴阳离决之危象。

［治法］急取吴氏大定风珠法。

［方药］生白芍、生地、大麦冬各 18 克，五味子 6 克，生龟甲、生鳖甲、生龙骨、生牡蛎各 15 克（先煎），麻仁 10 克，阿胶 9 克，小麦 1 撮，鸡子黄（冲）2 枚。3 剂。

二诊：药后低热渐清，精神转佳，四肢抽动平，惟脘闷纳呆，心烦少寐。舌光红中裂稍有津，脉细数转缓。此乃真阴有回复之象，虚风有下潜之机，浮阳有内敛之兆，而脾运无权，神未宁舍也。药既奏效，宗原法更进一筹。

［方药］生地、白芍、大麦冬各 15 克，五味子 6 克，生龙骨、生牡蛎各 24 克（先煎），石斛、扁豆、炙内金、生谷芽各 10 克，酸枣仁 6 克。5 剂。

服药后纳谷香，心烦宁，寤寐安。再以原法共服药 30 剂，诸恙渐瘥。

按语： 下焦温病恙延日久，低热羁留不退，伴见肢体抽动、肢厥汗出、脉微细欲绝，乃肝肾阴竭生风之明证，其病势危重，已现阴阳离决之象。急取大定风珠之法，以大定风珠加龙骨、小麦 3 剂为治。药后阴复阳留，虚风内定，疗效神速。

王红华. 王德元临床验案举隅［J］. 中医杂志，1989，（4）：17-18.

二、惊风

患者，11 岁。1985 年 6 月 3 日诊。

［病史］半月前因高热神昏送医院救治，诊断为乙型脑炎。住院 12 天热退神苏而出院，因后遗手脚抽动而来诊。诊见神形疲惫，消瘦色白，日晡两颧潮红，肌肤干燥，目光无神。舌红无苔少津，脉细弱无力。便干，手脚时有抽动或手指蠕动。

［诊断］热邪久羁，真阴亏虚。

［治法］填阴沃燥，潜阳息风。

［方药］大定风珠加减：生地、生白芍各 15 克，麦冬、阿胶、生龟甲、生鳖甲、炙甘草各 10 克，五味子、地龙、麻仁各 6 克，鸡子黄 2 只。每日 1 剂，加水 800ml，煎取 300ml，再入鸡子黄，搅和后分 3 次服。

服 7 剂后神情转好，下午潮热瘥，目光比前有神，大便顺，手脚已不抽动，唯手指还时有蠕动。原方再服，半个月后手指已不蠕动，肌肤已润泽。

柳育泉，许卫娟. 小儿惊风治案四则［J］. 实用中医药杂志，2003，19（7）：377.

按语：热病后遗神倦瘈疭，且伴一派真阴消耗之象，显系热烁真阴、筋脉失养所致，故以大定风珠滋潜濡养，疗效令人满意。

三、高血压、冠心病

患者，女，48 岁，干部。1980 年 11 月 6 日初诊。

［病史］于 1971 年突发心悸（心率 100~120 次／分），经查发现血压偏高，长期服中西药，效不著。于本年 10 月 24 日经查运动式心电图阳性，普通心电图提示心肌缺血，诊为"冠心病"。询获，患者于本年 10 月初突感胸闷痛，动则尤甚，每下楼则心慌胆怯，气短欲坠，周身乏力，且素来头昏入夜尤著，夜不安寐，每逢心悸而紧之时即面部烘热，周身颤动不已，语言随之不能出。望其面虚浮色萎黄少华，舌嫩红干燥、无苔。切其脉小弦滑数，重按则衰。

［诊断］此乃心、肝、肾三阴亏极而肝阳上亢，致心阳随之动荡，络脉为之闭塞。

［治法］育阴和阳，兼以摄纳通润。

［方药］大定风珠加减：生龟甲、生牡蛎各 30 克，生鳖甲 18 克，熟地、麦冬、炙甘草各 10 克，白芍 25 克，丹参 15 克，五味子 12 克，鸡子黄（分冲）1 个。以上方为基础随证加减。

于 1981 年 4 月 23 日诸症皆消，复查心电图未发现异常。

许世瑞. 加减复脉汤临床运用［J］. 河北中医，1985，（3）：17.

按语：素体阳亢，阴精消耗可知。久病心悸，络脉闭塞，又每见虚阳浮盛、内风萌动之象，故以大定风珠育阴潜阳、息风止痉，再加丹参养血活血、通络安神。方向既明，坚持调治数月，终见沉疴既起。

【原文】十七、壮火尚盛者，不得用定风珠、复脉。邪少虚多者，不得用黄连阿胶汤。阴虚欲痉者，不得用青蒿鳖甲汤。

此诸方之禁也。前数方虽皆为存阴退热而设，其中有以补阴之品，为退热之用者；有一面补阴，一面搜邪者；有一面填阴，一面护阳者；各宜心领神会，不可混也。

【提要】本条论述下焦温病主要方剂的使用禁忌。

【精解】前文所述大小定风珠、加减复脉汤、黄连阿胶汤、青蒿鳖甲汤等方，均以滋养肾阴为主要功效，祛邪之力甚微，适用于温病"邪少虚多"之下焦病证。凡热邪亢盛、不属下焦证者皆不适宜。并且，吴氏又进一步强调各方的差异，以提高临床使用的准确性。其一，大小定风珠、加减复脉汤等方，均为填补真阴之剂，邪热尚盛者禁用；黄连阿胶汤为滋肾水、清心火之剂，真阴虚无明显火热者禁用；青蒿鳖甲汤属清透虚热之剂，肾阴大虚而虚风内动者禁用，该方中的青蒿有升散透泄之性，素有"次柴胡"之称，故阴虚动风者切不可用，误用则易致风阳更盛而加重病情。诸方用之得法，或可滋阴退热，或可补阴搜邪，或可填阴护阳，吴氏所论颇有参考价值。

【原文】十八、痉厥神昏，舌短，烦躁，手少阴证未罢者，先与牛黄紫雪辈，开窍搜邪；再与复脉汤存阴，三甲潜阳，临证细参，勿致倒乱。

痉厥神昏，舌蹇烦躁，统而言之为厥阴证。然有手经足经之分：在上焦以清邪为主，清邪之后，必继以存阴；在下焦以存阴为主，存阴之先，若邪尚有余，必先以搜邪。手少阴证未罢，如寸脉大，口气重，颧赤，白睛赤，热壮之类。

【提要】本条论述手足少阴证治不可混淆。

【精解】温病手少阴和足少阴病变既可分别出现，又可同时兼见。原文认为，两证并见者，应先治手少阴，予牛黄紫雪之类；再治足少阴，予复脉辈。此说符合临床一般规律，即邪盛者祛邪为先，有窍闭者先以开窍，其后再论滋养真阴。当然，临床尚有手足少阴并治者。此外，吴氏强调"在上焦以清邪为主，清邪之后，必继以存阴；在下焦以存阴为主，存阴之先，若邪尚有余，必先以搜邪"，言简意赅，对温病治疗具有重要指导意义。

【原文】十九、邪气久羁，肌肤甲错，或因下后邪欲溃，或因存阴得液蒸汗，正气已虚，不能即出，阴阳互争而战者，欲作战汗也，复脉汤热饮之。虚盛者加人参；肌肉尚盛者，但令静，勿妄动也。

按：伤寒汗解必在下前，温病多在下后。缚解而后得汗，诚有如吴又可所云者。凡欲汗者，必当先烦，乃有汗而解。若正虚邪重，或邪已深入下焦，得下后里通；或因津液枯燥，服存阴药，液增欲汗，邪正努力纷争，则作战汗，战之得汗则生，汗不得出则死。此系生死关头，在顷刻之间。战者，阳极而似阴也。肌肤业已甲错，其津液之枯燥，固不待言。故以复脉加人参助其一臂之力，送汗出表。若其人肌肤尚厚，未至火虚者，无取复脉之助正，但当听其自然，勿事骚扰可耳，次日再议补阴未迟。

【提要】本条论述下焦温病战汗的证治。

【精解】战汗是温病中的一个症状，其特点是患者全身战栗后大汗出，汗后热势可见明显下降。其症多发生于湿热性温病邪在气分而长期发热者，战栗的同时可伴有烦躁不安、四肢发冷、爪甲青紫等症。本条提出见于下焦病证，临床较为少见，应属正虚邪恋而欲作战汗。战汗是否应治以复脉汤，应依据其人肾阴耗损程度而定，若确属真阴亏虚战而不汗者，可予复脉汤滋补阴液以助作汗之源；若正虚较甚者，还可再加人参大补元气、助正达邪。

【原文】二十、时欲漱口不欲咽，大便黑而易者，有瘀血也，犀角地黄汤主之。

邪在血分，不欲饮水，热邪燥液而干，又欲求救于水，故但欲漱口，不欲咽也。瘀血溢于肠间，血色久瘀则黑，血性柔润，故大便黑而易也。犀角味咸，入下焦血分以清热，地黄去积聚而补阴，白芍去恶血，生新血，丹皮泻血中伏火，此蓄血自得下行，故用此轻剂以调之也。

犀角地黄汤方 甘咸微苦法

干地黄一两　　生白芍三钱　　丹皮三钱　　犀角三钱

水五杯，煮取二杯，分二次服，渣再煮一杯服。

【提要】本条论述下焦温病兼瘀血的证治。

【精解】本条所述为邪在下焦、瘀热互结之证，与前述真阴耗竭之下焦病证完全不同。因邪热与瘀血相搏，故见时欲漱水而不欲下咽；因有瘀血停蓄肠间，故见大便色黑而易行，此为本证的临床特点。治疗以犀角地黄汤凉血泄热、兼以化瘀，如血瘀较甚者，可再加活血化瘀之品以增祛瘀之效。

【医案举隅】

犀角地黄汤是温病血分证的代表方。现代研究显示，该方具有改善血液流变状态、改善微循环障碍、保护血管内皮细胞、抗炎、解热、调节免疫功能等作用，临床广泛用于内、外、妇、儿、五官、皮肤各科多种病症的治疗。

一、过敏性紫癜

患者，男，17 岁，未婚，学生。1974 年 1 月 26 日入院。

［病史］患者于 1 月上旬因发热、咳嗽，某医院诊为上呼吸道感染，用氯霉素治疗 4 天，每日 1.5 克，渐愈。但至 1 月 12 日突然出现腹痛，两下肢踝关节周围发现多处皮下出血点，继则出现呕吐，1 月 19 日开始大便出血，腹部呈阵发性绞痛，住某职工医院治疗。住院期间经请某地区医院会诊，诊断为氯霉素引起的过敏性紫癜。曾用输液、输血、葡萄糖酸钙、促肾上腺皮质激

素（ACTH）、强的松、抗组胺药、阿托品、杜冷丁、吗啡、阿托品、维生素C、维生素K等治疗无效而转来我院治疗。既往有结核、关节痛、上腹痛、荨麻疹等病史。无特殊嗜好。母亲有结核病史。检查：体温36.5℃，脉搏100次/分，呼吸20次/分，血压110/80mmHg。神清合作，呈急性痛苦面容。头颈五官无异常发现。浅表淋巴结不肿大。心肺无异常。腹部平软，脐右上方有明显压痛，肝脾未触及。下肢轻度水肿，两踝关节周围皮下有多处陈旧性出血斑点及新鲜出血斑点。束臂试验可疑阳性。血常规：红细胞计数4.9×10^{12}/L，血红蛋白含量120g/L，白细胞计数2.1×10^9/L，中性粒细胞0.52，嗜酸性粒细胞0.02，淋巴细胞0.16。血小板178×10^9/L，凝血时间1min，出血时间2min，红细胞沉降率4mm/h，二氧化碳结合力53.6%。大便检查：暗红色，质稀，隐血试验阳性，红细胞4~5个/HP，白细胞0~3个/HP。尿检查：黄清，白细胞0~1个/HP，蛋白（+）。X线检查：心肺腹部均无异常发现。外科会诊排除急腹症。中医诊断：发斑；西医诊断：过敏性紫癜。患者入院后采取中西两法治疗。西药用输液，输血，青、链霉素，强的松，地塞米松，各种止血剂，抗组胺药，镇静镇痛药，维生素类药。中药用归脾汤和十灰散加减，每日2剂。连续治疗4天，病情无丝毫好转，两上肢腕关节周围又增加新出血点甚多，乃于2月1日进行全科室会诊。症见：上肢腕关节及下肢踝关节周围出血点甚多，点大成斑，颜色鲜红或紫红，大便暗红色，有时解鲜血便，神志清楚，精神一般，胃纳减少，腹部隐痛，口中可闻热浊之气。舌苔黄腻，脉弦有力。体温不高。

［诊断］血热发斑。

［方药］犀角地黄汤为主，配合化斑汤加减治疗，停用全部西药。犀角（锉粉）6克，生地30克，赤、白芍各12克，丹皮12克，黄连6克，生石膏90克，知母12克，玄参12克，地榆30克，生甘草9克，蝉蜕9克。

服药2剂，病情略有好转。连续服上方加减共8剂，病情显著好转，出血已止。仍用上方减量治疗（因价格昂贵未再用犀角），逐渐向愈，最后以清营凉血和胃法调治1个月痊愈出院。2年后曾追访1次，未见复发。

陈大舜. 验案二则［J］. 广西中医药，1979，（2）：33-34.

按语： 本案起于热病，证情重笃，治疗棘手，虽用多法止血而不效，其斑发成片、色鲜红或紫红、大便下血愈甚。细思其症，实为热入血分、伤络动血、热瘀交结之证。并且，其人口秽喷人、舌苔黄腻、脉弦有力，又因气分邪热未尽使然。后医者果断治以凉血化斑之法，以犀角地黄汤为主配合化斑汤加减，未用任何西药，但疗效显著，未至旬日即转危为安，病情向愈。实为正确辨治之验案。

二、伤寒发热

患者，女，42 岁。

[病史] 伤寒十多天，高热烦躁，夜不能寐，神志似清非清，时而谵语，口干不欲饮，体温 39℃。月经适来 3 天，量多色鲜红。脉象细数有力，舌红绛苔黄而燥。

[诊断] 湿邪化燥，邪陷营血，热入血室。

[治法] 大剂清营凉血，谨防邪入心包，而致神昏痉厥。

[方药] 加味犀角地黄汤：犀角（分 3 次服）1 克，鲜生地 30 克，丹皮 10 克，赤芍 15 克，黄连 3 克，山栀 10 克，银花 15 克，黄芩 15 克。

加减连服 2 剂，神志已清，谵语已除，体温下降至 38℃，月经渐止。在营之热渐衰，血分之热未尽。原方去犀角、黄连、山栀加麦冬 15 克、元参 15 克。加减再服 2 剂，热邪退尽，症状消失，改用生津增液，以善其后。

张谷才. 漫谈热入血室的证治 [J]. 辽宁中医杂志，1981，（1）：18-20.

按语： 患伤寒多日不解，瘀热蓄于下焦胞宫，热毒炽盛、热瘀交结，故高热不退，经行量多色鲜红，以犀角地黄汤加辛凉苦寒之味，凉血泻热、解毒化瘀。热瘀解除，诸症平息，继用生津养液善后，疗效显著。

三、崩漏

患者，女，22 岁，已婚。1991 年 8 月 26 日初诊。

[病史] 末次月经：1991 年 7 月 30 日，5 日净，经期同居 1 次。8 月 10 日突然阴道出血，小腹疼痛拒按。11 日出现发热恶寒，查血常规：白细胞计数 9.6×10^9/L，中性粒细胞 0.81，淋巴细胞 0.19，红细胞沉降率 56mm/h。妇科检查：阴道内有较多血液，宫颈充血，子宫后位略大，不活动，触痛明显。附件：左侧可触及约 30mm×20mm 包块，右侧可触及一约 60mm×35mm 包块，均有明显压痛。B 超示：宫腔积液；双侧附件炎性包块。曾服小柴胡汤合五味消毒饮 2 剂，同时西药抗感染 3 天，热退。原法继续治疗至今 16 天，出血仍多，腹痛拒按，且口渴便秘。舌绛、苔黄干，脉弦数。

[诊断] 温热毒邪侵入血分，瘀热内结，迫血妄行之崩漏。

[治法] 清热凉血，止血活血。

[方药] 犀角地黄汤加减：水牛角 30 克，生地黄 12 克，牡丹皮 9 克，赤芍、丹参各 15 克。2 剂，水煎，每日 1 剂，分 2 次服。

二诊（1991 年 8 月 28 日）：阴道血止，大便通畅，小腹仍痛，并伴恶心。舌苔如前，脉弦滑。药已生效，续以原法兼解毒生津降逆：前方加金银花、连翘、玄参各 15 克，蒲公英 30 克，黄芩、黄连、半夏、枳实、麦冬各 9 克，甘草 6 克。

服 5 剂后腹痛明显减轻，呕恶除，阴道未再出血。继续用上方加减治疗 20 余天。后妇检和 B 超探查，未见明显异常。3 月后随访，月经正常。

冯宗文. 刘云鹏用温病方法治疗妇科疾病的经验［J］. 新中医，1994，（8）：1-2.

按语： 临床上，由血热引起的崩漏之证较为常见，大多涉及下焦瘀热。病发于经行入房，热邪循道入于血分，侵扰胞络。前医治以清热解毒、和解少阳之法，治疗重在清除气分邪热，未能切中热在血分的主要病机，故仅短暂缓解其气分热象，瘀热内结、迫血妄行之势未获逆转。后改变思路治从血分入手，以犀角地黄汤清热凉血、化瘀止血，2 剂即见血止、症减，缠绵半月之疾得以速效。

【原文】 二十一、少腹坚满，小便自利，夜热昼凉，大便闭，脉沉实者，蓄血也，桃仁承气汤主之，甚则抵当汤。

少腹坚满，法当小便不利，今反自利，则非膀胱气闭可知。夜热者，阴热也；昼凉者，邪气隐伏阴分也。大便闭者，血分结也。故以桃仁承气通血分之闭结也。若闭结太甚，桃仁承气不得行，则非抵当不可，然不可轻用，不得不备一法耳。

桃仁承气汤方苦辛咸寒法

大黄五钱　芒硝二钱　桃仁三钱　当归三钱　芍药三钱　丹皮三钱

水八杯，煮取三杯，先服一杯，得下止后服，不知再服。

抵当汤方飞走攻络苦咸法

大黄五钱　虻虫（炙干为末）二十枚　桃仁五钱　水蛭（炙干为末）五分

水八杯，煮取三杯，先服一杯，得下止后服，不知再服。

【提要】 本条论述下焦蓄血的证治。

【精解】 下焦蓄血证的临床表现有多种类型，本条所述为瘀滞较甚者，证见少腹胀满，按之坚硬，而其中有蓄于膀胱者，有蓄于肠道者，有蓄于胞宫者。对本证的治疗，吴氏遵循《伤寒论》之法，所用桃仁承气汤由《伤寒论》桃核承气汤去桂枝、炙甘草，加当归、芍药、丹皮组成，较之原方增强了清热化瘀之功。若瘀血蓄结较甚，用桃仁承气汤仍不能取效者，可用破散瘀滞作用更强的抵当汤治疗。至于原文所说的"小便自利""大便闭"等症状，临床不可一概而论，如瘀血在肠道，则大便多不闭，甚至大便溏而小便自利；如瘀血在膀胱，则小便亦可艰涩疼痛；如瘀血在胞宫，则对大小便多无影响。

【医案举隅】

现代研究显示，桃仁承气汤具有解热、泻下、抗炎、改善肠黏膜屏障、调控肠道稳态、改善血液流变状态、调节免疫功能等作用，临床可用于治疗发热、急性肺损伤、急性肾功能衰竭、急性缺血性中风、肠梗阻、急性胰腺炎、胆囊炎、溃疡性结肠炎、便秘、盆腔炎等。

一、发热

患者，男，53 岁。2015 年 10 月 11 日就诊。

［病史］1 个月前，患急性胸膜炎并胸腔积液，经过抗感染对症治疗，抽胸水后，病情渐愈。10 天前，突然出现发热，每天下午 7 时开始，至次日早晨 6 时热势方解，体温 38~38.5℃。入院就诊时，问其症状，除有定时发热之外，还微有胸闷，便秘，口渴不欲饮，小便正常。舌红略暗，脉沉有力。

［诊断］观其脉症，夜热昼凉、胸满、便秘、口干不欲饮，正属瘀血发热的特点。

［治法］思之，《金匮要略》云："病人胸满……口燥，但欲漱水不欲咽……为有瘀血。"《温病条辨》又云："少腹坚满，小便自利，夜热昼凉，大便闭，脉沉实者，蓄血也，桃仁承气汤主之。"

［方药］《瘟疫论》桃仁承气汤原方，桃仁、当归、赤芍、牡丹皮活血破瘀，大黄下瘀泻热通便，芒硝泻热软坚通便。桃仁 12 克，当归 10 克，赤芍 10 克，牡丹皮 10 克，大黄 5 克，芒硝（冲服）3 克。水煎服，日 1 剂，日服 3 次。

1 周后复诊，服药后第 6 日其热即退，后未复发。

杨代放，李艳. 瘀血发热治验一则［J］. 实用中医药杂志，2017，33（8）：992.

按语：本案发热呈夜热昼凉的特点，但从其伴有症状大便秘结、口渴不欲饮及舌红略暗、脉沉有力等证辨之，又非余邪留伏阴分所见，反与热瘀互结者相合，故从清热化瘀治之，投以桃仁承气汤一举中的。因此，对临床相似症状的病机判断，重在对主症至全身证候的综合分析，以免动手便错。

二、急性出血坏死性小肠炎

患者，男，24 岁。1992 年 1 月 28 日就诊。

［病史］因发热、腹痛、便血入院。曾用庆大霉素、林可霉素、地塞米松、酚磺乙胺等，症状未能控制。西医诊为急性出血坏死性小肠炎，邀中医会诊。诊见体温 38.5℃，脐周疼痛拒按，泛恶呕吐，泻下果酱色稀便，每日

8~10 次，面色暗滞，肛门坠痛，血便秽臭。舌质黯红，苔中薄黄，脉细涩。大便潜血强阳性，红细胞满视野。

[诊断] 肠风下血，血热夹瘀。

[方药] 仿《温病条辨》桃仁承气汤加味：桃仁、当归、赤芍、生大黄、丹皮、木香、枳壳、地榆、茜草、黄芩、侧柏炭、参三七各 10 克，炒白芍 30 克。

3 剂后腹痛减轻，下血减少，体温正常。上方加党参、紫丹参各 30 克。6 剂后粪便变淡褐色，大便隐血（＋）。方守清热凉血，行气化瘀，健脾养阴，辨治 2 周痊愈出院。

朱士伏. 急性出血性坏死性小肠炎验案三则 [J]. 上海中医药杂志，1997，（6）：29.

按语：本案系热入营分、肠络受损、热瘀交结之证，虽无桃仁承气汤证之大便闭，但热瘀之象明显，故仿该方之意而去芒硝，再加地榆、茜草、黄芩、侧柏炭、参三七，共奏清热凉血、化瘀止血之效，方中重用白芍缓急止痛，虽病急势重，但方药合拍，用之迅速顿挫病势，转危为安。

三、流行性出血热

患者，男，56 岁，夏场卫生所医生。

[病史] 于 1982 年 12 月 20 日下午 7 时转入我院，入院时病程已 7 天。检查：体温 36.5℃，脉搏 64 次 / 分，血压 100/70mmHg。神志恍惚，颜面及球结膜明显水肿，口腔黏膜及两侧腋下均可见针帽样出血点，臀部及两上肢注射部位可见大片瘀斑，查尿常规：蛋白（＋＋＋＋），红细胞（＋＋），脓细胞少，白细胞少许，大便隐血试验为"强阳性"。入院后 24 小时排尿 100ml，频繁呃逆，呕吐血性液体共 3 次，量约 300ml，解柏油样大便 2 次。

[诊断] "极重型出血热"少尿期。

[治法] 由于患者神志恍惚，伴有消化道出血，不宜作导泻。因此我们除给予止血、控制液体输入量外，于 21 日开始试用"桃仁承气汤"保留灌肠。

[方药] 桃仁 15 克，芒硝、前仁、滑石各 30 克，大黄 18 克，枳实、栀子、丹皮、赤芍各 12 克，木通 9 克。上药煎汁取 150~300ml 作保留灌肠，于灌肠后 30 分钟静脉注射速尿 100~400mg。每天 2 次，共 3 天。

22 日排尿 150ml，23 日排尿 350ml，24 日排尿 1900ml，25 日进入多尿期，30 日进入恢复期，病愈出院。

邵良成. 桃仁承气汤保留灌肠治疗出血热少尿期的临床观察 [J]. 湖北中医杂志，1984，（3）：28.

按语： 流行性出血热少尿期是本病死亡的关键期之一，本案为"极重型出血热"，病情危殆，命悬一线。从其证候分析，邪热亢盛，伤络动血，既有热瘀交结之变，又见心神受扰之象。在西医支持疗法基础上，加用的对之方桃仁承气汤。临床以该方治疗本病少尿期疗效确切，有较多文献报道。但本案因病情重笃，大便带血、少尿、神蒙，口服中药不便，故改为中药保留灌肠，通过肠道吸收发挥清热解毒、化瘀止血之功，并加入清利之品，以增加小便通利。用之危象立解，第3天即进入多尿期，再5日后喜见病情缓解而愈。此法为临床治疗不良于口服的危重证提供了便易途径。

【原文】 二十二、温病脉，法当数，今反不数而濡小者，热撤里虚也。里虚下利稀水，或便脓血者，桃花汤主之。

温病之脉本数，因用清热药撤其热，热撤里虚，脉见濡小，下焦空虚则寒，即不下利，亦当温补，况又下利稀水脓血乎！故用少阴自利，关闸不藏，堵截阳明法。

桃花汤方 甘温兼涩法

赤石脂一两（半整用煎，半为细末调） 炮姜五钱 白粳米二合

水八杯，煮取三杯，去渣，入石脂末一钱五分，分三次服。若一服愈，余勿服。虚甚者加人参。

【提要】 本条论述温病里虚下利、便脓血的证治。

【精解】 虚证下利、便脓血之性质，既有阳虚、阴虚之别，又有侧重于脾、肾之异。本证所列者属里有虚寒、脾肾阳虚，因下焦虚寒、关闭不藏，导致下利稀水，或便脓血等症，其下利多表现为滑脱失禁，与湿热下利者大相径庭，应注意鉴别。本证治以甘温助阳、收涩止泻，用桃花汤为主方。

下利或便脓血在温病早、中、后期均可出现，本条所论者属"热撤里虚"的后期虚证，所以吴氏将其列于下焦篇中讨论。此外，本条内容可与中焦篇第93条互参。

【医案举隅】

肠伤寒

患者，男，59岁。1993年8月2日诊。

［病史］10日前因发热1周来院就诊，经诊断为伤寒收治住院，今晨因肠出血约300ml而邀我会诊。刻下壮热稍减（体温39.2℃），汗出，烦躁，神识迷蒙，面色萎黄，神疲、乏力，渴欲饮水，今晨寅初，突然腹痛，解黑色大便，四末尚温。舌红绛尖干，苔前半剥，近根灰黄厚干，脉濡数乏力。

［诊断］湿温。辨证：邪热已入营血。

［治法］凉血护阴，参以扶阳。

［方药］犀角地黄汤合桃花汤加减：水牛角、生地黄各30克，丹皮、赤芍、地榆炭、赤石脂各12克，铁石斛15克，川连3克，生大黄（后下）5克，炮姜、干姜各2克。2剂，水煎服，每6小时服1次，1昼夜服完。

二诊（1993年8月3日）：询知昨中午便血1次，为150ml左右，自感头晕、心悸，稍烦躁，自午后至今晨未再大便，身热渐退（体温38.2℃），汗少，神识较前为清，四末已温，舌根处灰黄厚干之苔渐化。证情有转机，于前方中减去赤石脂，另加粳米30克。3剂，水煎服，每日1剂。

三诊（1993年8月7日）：诉昨日大便1次，先有少量黑便，继而酱黄色溏便，体温基本正常。

续服汤药3剂，最后康复出院。

陆长勤，陈永春，严志林，等. 王少华运用双向疗法治疗脾胃病验案四则［J］. 湖北中医杂志，2016，38（1）：26-28.

按语：本案为湿温邪入营血而肠络受损，病家壮热未退，汗出、烦躁、神识迷蒙，为邪热仍盛之象；但其出血量较多，且伴见面色萎黄，神疲乏力，脉濡数而无力，已现正虚之象。从病机分析，高热、汗出多日，阴液必伤；大量下血，则阳气必损。又因其邪热未去，正气已虚，故治以寒温并用、阴阳两顾之法，用犀角地黄汤凉血护阴的同时，参以桃花汤加炮姜以温阳摄血。医者虑其营血之证由湿热陷入，恐清营凉血后有寒凝留瘀之虞，故再加入少量大黄以化瘀止血。从本案可见，临床证候往往复杂多变、虚实夹杂，故多法联用亦属常态。凉血与温涩并施看似矛盾，又确为是证的对之法矣。

【原文】二十三、温病七八日以后，脉虚数，舌绛苔少，下利日数十行，完谷不化，身虽热者，桃花粥主之。

上条以脉不数而濡小，下利稀水，定其为虚寒而用温涩。此条脉虽数而日下数十行，至于完谷不化，其里邪已为泄泻下行殆尽。完谷不化，脾阳下陷，火灭之象；脉虽数而虚，苔化而少，身虽余热未退，亦虚热也，纯系关闸不藏见证，补之稍缓则脱。故改桃花汤为粥，取其逗留中焦之意，此条认定完谷不化四字要紧。

桃花粥方甘温兼涩法

人参三钱　炙甘草三钱　赤石脂六钱（细末）　白粳米二合

水十杯，先煮参、草得六杯，去渣，再入粳米煮得三杯，纳石脂末三钱，顿服之。利不止，再服第二杯，如上法；利止停后服。或先因过用寒凉脉不数身不热者，加干姜三钱。

【提要】本条论述温病后期中虚气弱下利完谷的证治。

【精解】温病后期下利完谷者，亦有阴阳寒热之分，本证为脾胃大虚、运化功能殆尽，加之余热未净所致，故用桃花汤之意去炮姜之温，加入人参、炙草加强益气之功。就临床所见，久病下利完谷者中阴阳寒热相杂者更为多见，本条所述应属阴阳寒热不典型者，所以用药性质较为平和，且采用煮粥之法，充分体现了健脾补涩的宗旨。所以，与上证相比两者虽均属里虚下利而"关闸不藏"，但区别在于上证偏于虚寒，故治用温涩；本证则重在中虚气弱，故治取甘温益气、涩肠止利。

【原文】二十四、温病少阴下利，咽痛胸满心烦者，猪肤汤主之。

此《伤寒论》原文。按温病热入少阴，逼液下走，自利咽痛，亦复不少，故采录于此。柯氏云：少阴下利，下焦虚矣。少阴脉循喉咙，其支者出络心，注胸中，咽痛胸满心烦者，肾火不藏，循经而上走于阳分也。阳并于上，阴并于下，火不下交于肾，水不上承于心，此未济之象。猪为水畜而津液在肤，用其肤以除上浮之虚火，佐白蜜、白粉之甘，泻心润肺百和脾，滋化源，培母气，水升火降，上热自除，而下利自止矣。

猪肤汤方 甘润法

猪肤一斤（用白皮从内刮去肥，令如纸薄）

上一味，以水一斗，煮取五升，去渣，加白蜜一升，白米粉五合，熬香，和令相得。

【提要】本条论述少阴虚火上炎的证治。

【精解】本证因肾阴受伤而致下利、咽痛。温病邪入少阴、脾肾虚则下利；肾阴亏损、虚火上浮则咽痛；肾水不能上济心火则胸满心烦。治用《伤寒论》猪肤汤养阴润燥、健脾止利。本证病情较轻，故以补法治之，若症状较重者，则应分辨是否夹有实邪，并灵活调整治法。

【原文】二十五、温病少阴咽痛者，可与甘草汤；不瘥者，与桔梗汤。

柯氏云：但咽痛而无下利胸满心烦等证，但甘以缓之足矣。不瘥者，配以桔梗，辛以散之也。其热微，故用此轻剂耳。

甘草汤方 甘缓法

甘草二两

上一味，以水三升，煮取一升半，去渣，分温再服。

桔梗汤方苦辛甘升提法

甘草二两　桔梗二两

法同前。

【提要】本条论述温病少阴咽痛的治疗。

【精解】本证属外感邪热引起的少阴咽痛，内容取自《伤寒论》。治疗主以清热解毒利咽，因其仅见咽痛而无下利、胸满、心烦等症，病情较为单纯而轻浅，所以治疗仅用甘草一味清热解毒、甘缓止痛，临床也可配合桔梗加强宣肺利咽之效，且桔梗又能载药上行，可助甘草直达病所而提高疗效。

【原文】二十六、温病入少阴，呕而咽中伤，生疮不能语，声不出者，苦酒汤主之。

王氏晋三云：苦酒汤治少阴水亏不能上济君火，而咽生疮声不出者。疮者，痏也。半夏之辛滑，佐以鸡子清之甘润，有利窍通声之功，无燥津涸液之虑；然半夏之功能，全赖苦酒，摄入阴分，劫涎敛疮，即阴火沸腾，亦可因苦酒而降矣，故以为名。

苦酒汤方酸甘微辛法

半夏（制）二钱　鸡子一枚（去黄，内上苦酒鸡子壳中）

上二味，内半夏着苦酒中，以鸡子壳置刀环中，安火上，令三沸，去渣，少少含咽之。不差，更作三剂。

【提要】本条论述温病少阴病咽中生疮的证治。

【精解】下焦温病咽中生疮者，多为少阴热气随经上冲所致，此与热毒壅阻咽喉肿痛生疮者不同，故治疗主以滋阴清热，可用《伤寒论》苦酒汤含咽之以促进咽喉疮面愈合。阴虚证一般不宜使用半夏，此处用之是取其化痰散结之功，并与润燥利咽之鸡子白、泄热消肿敛疮之苦酒合用，可减其温燥之性。

【原文】二十七、妇女温病，经水适来，脉数耳聋，干呕烦渴，辛凉退热，兼清血分，甚至十数日不解，邪陷发痉者，竹叶玉女煎主之。

此与两感证同法。辛凉解肌，兼清血分者，所以补上中焦之未备；甚至十数日不解，邪陷发痉，外热未除，里热又急，故以玉女煎加竹叶，两清表里之热。

竹叶玉女煎方辛凉合甘寒微苦法

生石膏六钱　干地黄四钱　麦冬四钱　知母二钱　牛膝二钱　竹叶三钱

水八杯，先煮石膏、地黄得五杯，再入余四味，煮成二杯，先服一杯，候六时复之，病解停后服，不解再服（上焦用玉女煎去牛膝者，以牛膝为下焦药，不得引邪深入也。兹在下焦，故仍用之）。

【提要】本条论述妇人经期热入血室致气血两燔、阴分亦虚的证治。

【精解】本条为妇人温病，月经适来而邪入血分所致的气血两燔证。其证见脉数、干呕、烦渴等，为气分热盛之象；兼见耳聋者，是经水适来，阴血不足不能上荣之故，不同于邪在少阳，风火上干清窍的耳聋，以及邪在少阴，肾精亏虚的耳聋。病程中还可因高热或阴血不足而见发痉、神昏等症。本证发生于月事期间，经行必受影响，故吴氏将其归于血分有热，气血两燔，但原文并未述及血分证当有的动血之象，所以本证应仍属气营两燔证。治疗所用的竹叶玉女煎方，即加减玉女煎加竹叶，其竹叶、石膏、知母清泄气分之热；地黄、麦冬清血分（营分）之热，并滋养阴血；牛膝引入下焦，且能行瘀。诸药合用，体现了气营两清的治疗大法。本方清热作用明显，又兼能养阴，亦可用于温病热盛而阴津受损者。

【医案举隅】

一、热入血室

患者，女，36岁。

[病史] 发热5日，月经适来2天，体温39℃，壮热烦躁，口渴思饮贪凉，汗出热不解，经来量多，颜色鲜红，少腹拒按而痛。脉象滑数，舌苔燥黄。

[诊断] 温热由气入血，热入血室。

[治法] 大剂清气凉血，稍加通经化瘀之品。

[方药] 石膏50克，知母15克，银花20克，连翘10克，赤芍20克，虎杖15克，鲜生地20克，竹叶10克。

加减连服2剂，高热渐退，体温38℃，月经渐尽，少腹拒痛尽解。治用原方去石膏、知母，加麦冬15克，元参15克。再服2剂，热退病愈。

张谷才. 漫谈热入血室的证治 [J]. 辽宁中医杂志，1981，（1）：18-20.

按语：本案为热入血室之证。外感温邪而病，恰逢月事来潮，邪热乘虚而入，热盛迫血内结不行，是证乃成。故以竹叶玉女煎加减清气凉血、通经化瘀为治，方中石膏、知母、竹叶、银花、连翘清热降火；生地、赤芍、虎杖凉血清热、活血止痛。投药2剂，即见高热渐退，经量渐少，少腹痛止，后减其寒凉之品，加入养阴生津之味，予2剂后病竟告愈。细析之，虽未用原方，但治法相同、加减有度，据其高热邪盛而增银花、连翘以加强清热解毒之力；以虎杖易牛膝，意在其既能清热解毒，又能化瘀止痛，一药而兼数能，更堪所用。

本案治疗构思巧妙，组方精练，故见疗效应手而至。

二、牙龈肿痛

患者，男，26岁。

[病史] 因外感导致牙龈红肿疼痛1月余，经用中药及四环素、维生素等治疗，病情未能缓解。诊见牙龈红肿疼痛，尤以门齿下牙龈之左右第1、第2、第3齿处为甚，未见溃疡，牙关可小开合。进软食亦碍于咀嚼，硬食则疼痛加剧，渴而喜饮，口臭味极重。大便正常，小便色黄短少。舌质红，苔黄燥，脉弦数。

[诊断] 胃火炽盛。

[治法] 清胃泻火，佐以滋阴生津。

[方药] 竹叶玉女煎加味：石膏30克，麦冬30克，竹叶15克，生地10克，知母10克，牛膝10克，百合30克，玉竹30克，砂仁10克，银花15克，板蓝根30克，甘草5克。

服4剂后，牙龈红肿疼痛已显著好转。继进4剂，诸症消失，病告痊愈。

唐玉枢. 牙龈肿痛验案两则 [J]. 四川中医，1984，（2）：49.

按语： 本案起于外感，因热邪不解，胃火炽盛，冲逆于上而见牙龈肿痛日久不消，机体阴津亦随之受损。前治药不对证，故病情迁延不愈。今病因已明，果断投以原治热入血室气血两燔之竹叶玉女煎，并加重清热解毒及养阴生津之力，果见病情迅速好转。可见正确辨明病因病机是临床治疗的关键，同方异用亦可获佳效。

【原文】二十八、热入血室，医与两清气血，邪去其半，脉数，余邪不解者，护阳和阴汤主之。

此系承上条而言之也。大凡体质素虚之人，驱邪及半，必兼护养元气，仍佐清邪，故以参、甘护元阳，而以白芍、麦冬、生地，和阴清邪也。

护阳和阴汤方 甘凉甘温复法，偏于甘凉，即复脉汤法也

白芍五钱　炙甘草二钱　人参二钱　麦冬（连心，炒）二钱　干地黄（炒）三钱

水五杯，煮取二杯，分二次温服。

【提要】本条接上条再论热入血室、气阴两伤的证治。

【精解】原文认为，气血两燔证治以气血两清后病邪大势已去者，治疗当以补虚为主，可用护阳和阴汤。该方实为加减复脉汤去麻仁、阿胶加人参而成，温病后期肾阴亏损或气阴两虚者均可使用。临证尚可根据情况灵活加减，

若营血分邪热未尽者，干地黄可易以鲜地黄；气分之热未净者，炙甘草可易生甘草，人参可用西洋参或太子参，或人参与竹叶、石膏同用。临床尚需注意，所谓补虚不可被原文印定眼目，应先辨识其虚何在，再选择合用之方。

【医案举隅】

一、湿温热入血室

患者，22 岁，未婚。1981 年 7 月 24 日初诊。

［病史］病湿温两旬余，始见身热恶寒，肢倦脘痞，热势午后较剧，经服甘露消毒丹和三仁汤化裁数剂后，又现气阴被伤之象，遂与竹叶石膏汤加减治之，基本痊愈。恰逢经水适断、饮食失慎、情志不畅而再度发作，症见身热夜甚，汗出不退，烦躁少寐，梦语如谵，时有神志错乱，意识如蒙，少气乏力，口干纳少。舌红少津，脉细数。血常规：白细胞 $3.5 \times 10^9/L$，中性粒细胞 0.70，淋巴细胞 0.30。体温 38℃。

［诊断］湿热余邪乘虚下陷，扰于血室。

［方药］吴鞠通护阳和阴汤加味：赤白芍各 10 克，炙甘草 6 克，麦门冬 10 克，太子参 12 克，生地 15 克，丹皮 12 克，青蒿 10 克。2 剂，水煎日服 1 剂。

二诊：药后热势渐退，神志如常，夜能安寐，纳食增进。舌质转润，脉虚数。继予上方青蒿减至 5 克，丹皮减至 6 克。

2 剂后诸症悉退，仍予护阳和阴汤 3 剂以巩固。

许振亚，李福康. 热入血室证治举隅［J］. 山东中医杂志，1987，（3）：44-45.

按语：湿温久羁，气阴消耗，余邪未尽；恰逢经水适断，热入血室，神明被扰，是证乃发，故以护阳和阴汤加味治之。方中白芍、炙甘草、麦门冬、太子参益气养阴，生地、赤芍、丹皮、青蒿清热凉营、透邪外达，共奏补益气阴、清透邪热之功，用后效果显著。

二、冠心病

患者，女，70 岁，退休教师。2007 年 12 月 14 日诊。

［病史］患冠心病近 15 年，近年来时常发生心前区憋闷疼痛，经冠状动脉造影确诊为冠状动脉右侧支管腔狭窄，直径缩小达 95%，严重影响血供。3 天前在某医院做经皮冠状动脉支架置入手术，术后第 2 天极度疲乏，汗出淋漓。患者有糖尿病，要求中药配合治疗。就诊时见，精神疲惫，自汗多，口渴不欲饮，胸微闷，大便偏干。舌质光红无苔，脉细弱。

［诊断］心肾气阴亏虚，气不敛津。

［治法］益气养阴，敛阴止汗。

［方药］加减复脉汤合生脉散加减：炙甘草 10 克，干地黄 24 克，生白芍

15 克，麦冬 15 克，人参 15 克，五味子 10 克。3 剂，常法煎服。

药后汗止，诸症好转，夜寐稍差。舌苔薄白，脉细缓。照上方去五味子，加茯苓 10 克。再服 5 剂，症状基本消除。

陈锦芳. 加减复脉汤的临床应用［J］江苏中医药，2008，40（3）：12-13.

按语：本案病机与热入血室所致气液大伤之证相类似。病家为气阴两虚之体，心脏术后气阴更伤，证候重心在于心肾。故医者用加减复脉汤合生脉散加减，但观其用药，实为护阳和阴汤加五味子。药后阴液得复，阳气回升，诸症得以消除。

【原文】二十九、热入血室，邪去八九，右脉虚数，暮微寒热者，加减复脉汤，仍用参主之。

此热入血室之邪少虚多，亦以复脉为主法。脉右虚数，是邪不独在血分，故仍用参以补气。暮微寒热，不可认作邪实，乃气血俱虚，营卫不和之故。

加减复脉汤仍用参方

即于前复脉汤内，加人参三钱。

【提要】本条仍论热入血室、邪退正虚的证治。

【精解】本证与上条之证相似，但用药稍见不同。本证为邪热已尽，以阴虚或气阴两虚为主，常见于温病后期。本证与上证皆用参，临床应掌握的标准是：邪热未尽者不宜用参，单纯阴虚及虚热者则可用参。此外，原文所谓加减复脉汤仍用参方适用于"气血俱虚，营卫不和"，应理解为适用于肾阴不足之证，如属温病后期气血不足者，则当用八珍汤之类。

【医案举隅】

冠心病

患者，男，73 岁，退休干部。2007 年 10 月 20 日诊。

［病史］患冠心病、高血压 10 余年，平日无明显不适，仅在活动时感到头晕、胸闷气促。2007 年以来 2 次因排便用力后突然晕厥，送省立医院急诊，确诊为急性心肌梗死，经冠状动脉造影发现冠状动脉各支均有不同程度的狭窄，较为严重的是右束支，管腔狭窄直径缩小达 96%，在省立医院做经皮冠状动脉支架置入手术。手术已经 3 个月，西药按照术后要求服用，但心前区仍感不适，时有隐痛，上楼梯时气促，口干咽燥，大便干结，遂来就诊。查其面色苍白，消瘦，肌肤干燥。舌质红绛少苔，脉细无力。

［诊断］真阴亏虚，肌体失养。

［治法］养阴补血，宣通心阳。

［方药］加减复脉汤加味：炙甘草 10 克，干地黄 24 克，生白芍 15 克，麦冬 15 克，阿胶（烊化冲服）10 克，麻仁 10 克，全瓜蒌 24 克，人参 15 克，桂枝 10 克。5 剂，常法煎服。

药后心前区隐痛缓解，大便通畅，继前方，再服 5 剂，诸症消除，自我感觉良好。停服中药 2 天，大便又见干结，再予加减复脉汤。

［方药］炙甘草 10 克，干地黄 24 克，生白芍 15 克，麦冬 15 克，阿胶（烊化冲服）10 克，麻仁 10 克。5 剂。常法煎服。嘱患者注意休息，多吃滋阴养液之品，适当活动，以养心肾之气阴。

药后，症状消失。

陈锦芳. 加减复脉汤的临床应用［J］. 江苏中医药，2008，40（3）：12-13.

按语：本案虽非温病热入血室，但患者高年久病、阴液严重亏虚的病机与之相似。肾阴不足，机体失于荣养，致心阴受损、心脉瘀滞，术后又因此而气阴难以恢复，故治疗选用加减复脉汤加味养阴复脉，即加减复脉汤加人参补益心气、桂枝温通心阳、瓜蒌宽胸理气。本案无明显热象，故桂枝用之无虞。药后诸症消失而获痊愈。

【原文】三十、热病经水适至，十余日不解，舌萎饮冷，心烦热，神气忽清忽乱，脉右长左沉，瘀热在里也，加减桃仁承气汤主之。

前条十数日不解用玉女煎者，以气分之邪尚多，故用气血两解。此条以脉左沉，不与右之长同，而神气忽乱，定其为蓄血，故以逐血分瘀热为急务也。

加减桃仁承气汤方苦辛走络法

大黄（制）三钱　桃仁（炒）三钱　细生地六钱　丹皮四钱　泽兰二钱　人中白二钱

水八杯，煮取三杯，先服一杯，候六时，得下黑血，下后神清渴减，止后服。不知，渐进。

按：邵新甫云：考热入血室，《金匮》有五法：第一条主小柴胡，因寒热而用，虽经水适断，急提少阳之邪，勿令下陷为最。第二条伤寒发热，经水适来，已现昼明夜剧，谵语见鬼，恐人认阳明实证，故有无犯胃气及上二焦之戒。第三条中风寒热，经水适来，七八日脉迟身凉，胸胁满如结胸状，谵语者，显无表证，全露热入血室之候，自当急刺期门，使人知针力比药力尤捷。第四条阳明病下血谵语，但头汗出，亦为热入血室，亦刺期门，汗出而愈。第五条明其一证而有别因为害，如痰潮上脘，昏冒不知，当先化其痰，后除其热。仲景教人当知变通，故不厌推广其义，乃今人一遇是证，不辨热入之轻重，血室之盈亏，遽与小柴胡汤、贻害必多。要之热甚而血瘀者，与桃仁承气及山甲、归尾之属；血舍空而热者用犀角地黄汤，加丹参、木通之属；表邪未尽而表证仍兼者，不妨借温通为使；血结胸，有桂枝红花汤，参入海蛤、桃仁之治；昏狂甚，进牛黄膏，调入清气化结之煎。再观叶案中有两解气血燔蒸之玉女煎法；热甚阴伤，有育阴养气之复脉法；又有护阴涤热之缓攻法。先圣后贤，其治条分缕析，学者审证定方，慎毋拘乎柴胡一法也。

【提要】本条论述热入血室、瘀热互结证治。

【精解】本证仍属蓄血证范畴，因热入血室、瘀热互结扰及心神所致，其症除舌萎、神气忽清忽乱外，还应伴有少腹硬满疼痛拒按等热瘀于下之象，或见舌有瘀斑或瘀点。治疗仍以逐瘀清热为主，用加减桃仁承气汤。本方由桃仁承气汤去芒硝、当归、芍药，加生地、泽兰、人中白组成。其中桃仁、生地、丹皮、泽兰凉血活血，大黄、人中白导瘀热下行，共奏清热活血行瘀之效。较之原方功效，本方攻下之力稍减，但清热养阴通络之力增强。此外，还应注意鉴别本证之舌萎主要为舌体转运不利，与温病后期热伤肝肾之阴而舌体痿软不能伸缩或伸不能过齿者不同。

【医案举隅】

败血症

患者，女，34岁。

［病史］败血症 7 天，高热不降，体温高达 40℃，面红目赤，口渴欲饮，饮水不多，烦躁谵语，腹满拒按，大便 5 日未行，月经适来，色黑量少。脉象沉数有力，舌苔焦黄而干燥。

［诊断］热邪在气未解，内传阳明。加之月经适来，热邪内犯血室，瘀热内结。

［治法］攻下瘀热。瘀热去除，则热自降。仿桃仁承气汤意。

［方药］桃仁 10 克，生大黄（后下）10 克，芒硝（冲服）10 克，枳实 6 克，生地 15 克，丹皮 12 克，赤芍 15 克，虎杖 20 克，甘草 4 克。

服药 1 剂，大便通畅，月经量多色红，烦躁谵语已解，体温下降至 38℃，瘀热内结已除。

［治法］清泄余热。

［方药］银花 15 克，丹皮 10 克，连翘 15 克，赤芍 10 克，元参 15 克，麦

冬 15 克，虎杖 20 克，生地 15 克。

加减服药 5 剂，热退病愈。

张谷才. 漫谈热入血室的证治［J］辽宁中医杂志，1981，（1）：18-20.

按语：气分邪热亢盛，日久欲入血分，又遇月事适来，遂致热入血室，瘀热内结。治以攻下瘀热之法，引邪热、瘀血从下而去。仿桃仁承气汤意以泻热结、破瘀血，其用药较之原方泻下清热化瘀之力更佳，故药到症减，效如旋踵。

【原文】三十一、温病愈后，嗽稀痰而不咳，彻夜不寐者，半夏汤主之。

此中焦阳气素虚之人，偶感温病医以辛凉甘寒，或苦寒清温热，不知十衰七八之戒，用药过剂，以致中焦反停寒饮，令胃不和，故不寐也。《素问》云：胃不和则卧不安，饮以半夏汤，复杯则寐。盖阳气下交于阴则寐，胃居中焦，为阳气下交之道路，中寒饮聚，致令阳气欲下交而无路可循，故不寐也。半夏逐痰饮而和胃，秫米秉燥金之气而成，故能补阳明燥气之不及而渗其饮，饮退则胃和，寐可立至，故曰复杯则寐也。

半夏汤 辛甘淡法

半夏（制）八钱　秫米二两（即俗所谓高粱是也，古人谓之稷，今或名为芦稷，如南方难得，则以薏仁代之。）

水八杯，煮取三杯，分三次温服。

【提要】本条论述温病愈后痰饮所致失眠的证治。

【精解】本证为中焦痰饮内伏而失眠。患者素体中阳虚衰，感温而病又过用寒凉，以致痰饮中停、胃失和降而夜不能寐，故以化痰和中法治之。

【原文】三十二、饮退则寐，舌滑，食不进者，半夏桂枝汤主之。

此以胃腑虽和，营卫不和，阳未卒复，故以前半夏汤合桂枝汤，调其营卫，和其中阳，自能食也。

半夏桂枝汤方 辛温甘淡法

半夏六钱　秫米一两　白芍六钱　桂枝四钱（虽云桂枝汤，却用小建中汤法。桂枝少于白芍者，表里异治也）炙甘草一钱　生姜三钱　大枣（去核）二枚

水八杯，煮取三杯，分温三服。

【提要】本条接上条论述温病愈后中虚食少的证治。

【精解】上证经治后夜寐好转，仍见舌滑、食欲不振，故以半夏桂枝汤化

痰建中为治，实与"营卫不和"无涉。

【原文】三十三、温病解后，脉迟，身凉如水，冷汗自出者，桂枝汤主之。

此亦阳气素虚之体质，热邪甫退，即露阳虚，故以桂枝汤复其阳也。

桂枝汤方见上焦篇。但此处用桂枝，分量与芍药等，不必多于芍药也；

亦不必啜粥再令汗出，即仲景以桂枝汤小和之法是也

【提要】本条论述温病愈后阳虚汗出的证治。

【精解】本证见于温病解后，其脉迟、身凉如水、冷汗自出当为卫阳虚弱、营卫不和所致，所以用桂枝汤甚为合拍。方中桂枝与芍药等量，且注明不必啜粥，可见其目的不是解肌发汗，而在于调和营卫以止汗。临床此类病证若桂枝汤效果不理想，亦可再加入附子以助温阳之效，此即《伤寒论》治卫阳虚汗漏不止的桂枝加附子汤。

【原文】三十四、温病愈后，面色萎黄，舌淡，不欲饮水，脉迟而弦，不食者，小建中汤主之。

此亦阳虚之质也，故以小建中，小小建其中焦之阳气，中阳复则能食，能食则诸阳皆可复也。

小建中汤方 甘温法

白芍（酒炒）六钱　　桂枝四钱　　甘草（炙）三钱　　生姜三钱　　大枣（去核）二枚
胶饴五钱

水八杯，煮取三杯，去渣，入胶饴，上火烊化，分温三服。

【提要】本条论述温病愈后中焦阳虚的证治。

【精解】温病后期出现中阳虚衰之象，每多与素体阳虚或湿热之邪久羁耗伤中焦阳气有关，常治以甘温，用小建中汤。若气虚较明显，兼见气短、神倦无力等症者，还可选用黄芪建中汤。

【原文】三十五、温病愈后，或一月，至一年，面微赤，脉数，暮热，常思饮不欲食者，五汁饮主之，牛乳饮亦主之。病后肌肤枯燥，小便溺管痛，或微燥咳，或不思食，皆胃阴虚也，与益胃、五汁辈。

前复脉等汤，复下焦之阴。此由中焦胃用之阴不降，胃体之阳独亢，故以甘润法救胃用，配胃体，则自然饮食，断不可与俗套开胃健食之辛燥药，致令燥咳成痨也。

五汁饮、牛乳饮方并见前秋燥门

益胃汤见中焦篇

按：吴又可云："病后与其调理不善，莫若静以待动"，是不知要领之言也。夫病后调理，较易于治病，岂有能治病反不能调理之理乎！但病后调理，不轻于治病，若其治病之初，未曾犯逆，处处得法，轻者三五日而解，重者七八日而解，解后无余邪，病者未受大伤，原可不必以药调理，但以饮食调理足矣，经所谓食养尽之是也。若病之始受既重，医者又有误表、误攻、误燥、误凉之弊，遗殃于病者之气血，将见外感变而为内伤矣。全赖医者善补其过（谓未犯他医之逆；或其人阳素虚，阴素亏）；或前因邪气太盛，故剂不得不重；或本虚邪不能张，须随清随补之类，而补人之过（谓已犯前医之治逆），退杀气（谓余邪或药伤），迎生气（或养胃阴，或护胃阳，或填肾阴，或兼固肾阳，以迎其先后天之生气），活人于万全，岂得听之而已哉！万一变生不测，推委于病者之家，能不愧于心乎！至调理大要，温病后一以养阴为主。饮食之坚硬浓厚者，不可骤进。间有阳气素虚之体质，热病一退，即露旧亏，又不可固执养阴之说，而灭其阳火。故本论中焦篇列益胃、增液、清燥等汤，下焦篇列复脉、三甲、五汁等复阴之法，乃热病调理之常理也；下焦篇又列建中、半夏、桂枝数法，以为阳气素虚，或误伤凉药之用，乃其变也。经所谓："有者求之，无者求之，微者责之，盛者责之"，全赖司其任者，心诚求之也。

【提要】本条论述温病愈后胃阴虚损的证治。

【精解】本证病机特点是上中下三焦阴液都不足，但其重点在胃阴虚，所以治疗以滋养胃阴为主。温病后期的调理方法很多，临床应根据具体情况辨证治疗。

上述第31~第35条皆为热病后之余证，但其病位都不在下焦，与肝肾阴虚亦不相关，所以对下焦篇中的病证要区别分析，不可一概而论。

第二章　暑温　伏暑

【原文】三十六、暑邪深入少阴消渴者，连梅汤主之；入厥阴麻痹者，连梅汤主之；心热烦躁神迷甚者，先与紫雪丹，再与连梅汤。

肾主五液而恶燥，暑先入心，助心火独亢于上，肾液不供，故消渴也。再心与肾均为少阴，主火，暑为火邪，以火从火，二火相搏，水难为济，不消渴得乎！以黄连泻壮火，使不烁津，以乌梅之酸以生津，合黄连酸苦为阴；以色黑沉降之阿胶救肾水，麦冬、生地合乌梅酸甘化阴，庶消渴可止也。肝主筋而受液于肾，热邪伤阴，筋经无所秉受，故麻痹也。再包络与肝均为厥阴，主风木，暑先入心，包络代受，风火相搏，不麻痹得乎！以黄连泻克水之火，以乌梅得木气之先，补肝之正，阿胶增液而息肝风，冬、地补水以柔木，庶麻痹可止也。心热烦躁神迷甚者，先与紫雪丹者，开暑邪之出路，俾梅、连有人路也。

连梅汤方 酸甘化阴酸苦泄热法

云连二钱　乌梅（去核）三钱　麦冬（连心）三钱　生地三钱　阿胶二钱

水五杯，煮取二杯，分二次服。脉虚大而芤者，加人参。

【提要】本条论述暑邪深入厥少的证治。

【精解】心为火脏，肾主藏精，暑热深入少阴、厥阴，则心火亢盛而肾水暗耗，因而出现消渴、肢体麻痹，临床还可伴见身热、烦躁、苔黑干燥、舌质红绛、脉细数或弦数等证候。治疗应重在清热滋阴，方用连梅汤。本方实为《伤寒论》黄连阿胶汤加减而来，作用相似但清热之力稍弱。

【医案举隅】

连梅汤多用于邪热伤阴病证的治疗，现代临床可治疗急性发热、糖尿病及糖尿病周围神经病变、肠易激综合征、急慢性肠炎、急性细菌性痢疾、灼口综合征等疾病。

一、流行性乙型脑炎

患者。

［病史］患乙型脑炎高热 7 天，现已热退神清，可是自觉心烦，口渴欲饮，喜冷饮，夜里不能入睡，辗转不安，四肢麻木。舌红苔黄燥，脉弦细而数。

［诊断］暑热之邪耗伤气阴，余热扰心，致使心肾不交之阴虚阳亢证。

［方药］黄连 10 克，乌梅 15 克，生地黄 15 克，麦冬 15 克，阿胶（另炖冲服）15 克，女贞子 10 克，石斛 15 克，栀子 10 克。3 剂，水煎服。

二诊：服后心烦、口渴、肢麻明显减轻，夜里能够入睡，但睡不实，多梦。舌红苔薄黄，脉细。上方加柏子仁 10 克，牡蛎 15 克，2 剂。

白锋. 温病学方论与临床［M］. 上海：上海中医学院出版社，1987：297-298.

按语：暑温后期气阴耗伤、余热扰心，且伴见经脉失养，故见口渴、失眠、肢麻等症，参以舌脉表现，辨为心肾不交之阴虚阳亢证，治以连梅汤加女贞子、石斛、山栀，共奏酸苦泄热、滋肾养阴之功。本案辨治精准，故获佳效。

二、灼口综合征

患者，女，59 岁。

［病史］因舌部灼痛3月伴口干口苦来本院中医科门诊。平时心烦易怒，胃纳可，大便正常，睡眠多梦。查体：舌缘充血明显，舌背光剥无苔，未见弥烂溃疡，脉细弦。空腹血糖5.6mmol/L。心电图示：窦性心率。

［诊断］灼口综合征。病机为阴虚火旺。

［治法］滋阴养血，清心泻火。

［方药］连梅汤加味：黄连4克，乌梅9克，生地10克，麦冬10克，百合30克，山栀10克，夏枯草10克，生石膏10克，土茯苓20克，白鲜皮10克，生甘草6克，阿胶（烊冲）6克。水煎服，每日1剂，分2次温服。

共服20剂中药后，舌部灼痛、口干口苦等症状消失，继续前方10剂巩固而未复发。

黄霞萍. 连梅汤加味治疗灼口综合征80例临床观察［J］. 口腔医学，2007，27（11）：615-616.

按语： 本案患者舌体灼痛已逾3月，且伴见口干口苦。舌为心之苗，故心火亢盛可知；又见其舌面光剥无苔，脉有细象，应为肾水耗伤之征。综合所见，该证当属肾水不能上济心火而致心火独亢，再参以平素心烦易怒、舌缘充血、脉象兼弦，病机夹有肝火亦明，因而治以连梅汤加味清热滋阴为主。因其热象较甚，故在原方基础上加重清热泻火解毒之力。本案虽非温病热入下焦，但机制相类，故治之疗效明显。

三、糖尿病

患者，女，43岁。1993年4月26日初诊。

［病史］夙患"糖尿病"五载，经常服用"消渴丸""格列苯脲""甲苯磺丁脲"等。病情时有反复，本人精神颇为苦恼，有厌世轻生之念。刻下：口干渴欲饮，小溲频多，形体消瘦，五心烦热。舌红少津，苔薄黄，脉沉细数。查尿糖（+++），空腹血糖18.4mmol/L。

［诊断］素体阴虚，燥热津伤，精微不固。

［方药］连梅汤加味：黄连4克，乌梅12克，生地25克，麦冬20克，天花粉20克，萸肉12克，牛膝15克。5剂。

二诊： 药后口渴大有好转，尿量基本正常，复查尿糖（+），苔脉同前。

守方继进10剂，精神转佳，烦热已除，口渴，查尿糖（-），空腹血糖7.2mmol/L。嘱取猪胰3具焙干研粉装胶囊，每次4粒，1日3次。并注意饮食忌宜，定期检查血、尿糖。追访半年，一切正常。

齐玉卓. 连梅汤临床运用举隅［J］. 实用中医内科杂志，1997，11（3）：20-21.

按语： 久病消渴，重伤气阴，虽多法治疗而效不佳。后从滋肾清心治之，以连梅汤加减，酸苦泄热、酸甘化阴，宿恙迅速缓解，临床可资效法。

四、病毒性心肌炎

患者，男，49 岁。1992 年 9 月 18 日初诊。

[病史] 1 周前曾患感冒现胸闷、心悸、心前区隐痛来诊。心电图：T 波低平，频发室早。西医诊断："病毒性心肌炎"，室早。刻下：心悸，胸闷隐痛，口干苦，神疲，夜寐多梦，手足心热。舌红质有紫气，苔少黄，脉细结代。

[诊断] 邪热伤阴，扰动心神，心脉瘀阻之候。

[治法] 清热滋阴，活血宁心安神。

[方药] 连梅汤加减：黄连 8 克，生地 25 克，麦冬 20 克，乌梅 12 克，丹皮 10 克，丹参 20 克，川芎 15 克，炙甘草 6 克。5 剂，水煎服。

药后诸症悉减，舌红苔薄，脉细无结代。效不更方，原方 5 剂继服。诉无自觉不适，复查心电图正常，嘱服用天王补心丹 2 周巩固之。

齐玉卓. 连梅汤临床运用举隅 [J]. 实用中医内科杂志，1997，11（3）：20-21.

按语：本案为温病后热邪伤阴、心脉瘀阻之证，医者辨明病机，即予连梅汤加减以清热滋阴、通络安神，故症情缓解迅捷。

【原文】三十七、暑邪深入厥阴，舌灰，消渴，心下板实，呕恶吐蛔，寒热，下利血水，甚至声音不出，上下格拒者，椒梅汤主之。

此土败木乘，正虚邪炽，最危之候。故以酸苦泄热，辅正驱邪立法，据理制方，冀其转关耳。

椒梅汤方酸苦复辛甘法，即仲景乌梅圆法也，方义已见中焦篇

黄连二钱　黄芩二钱　干姜二钱　白芍（生）三钱　川椒（炒黑）三钱　乌梅（去核）三钱　人参二钱　枳实一钱五分　半夏二钱

水八杯，煮取三杯，分三次服。

【提要】本条论述邪入厥阴而吐蛔的证治。

【精解】本条内容取自《临证指南医案》，吴氏与叶氏原案均称其为"最危之证"，可见病情之凶险。因其脾土衰败、肝木克之而邪热仍炽，故见升降不通之证，所谓"上下格拒"。治疗所用椒梅汤取义于乌梅丸，并含有半夏泻心汤之意，具有酸苦泄热、苦辛开降、培中泻肝之功。本方寒热并用、扶正祛邪、辛开苦降复加酸苦化阴，与上条连梅汤相似，但本方主以益气和中，连梅汤则主以养阴扶正，侧重点略有差异。此外，从临床实际来看，温病邪入厥阴，见有寒热呕吐、腹痛、下利血水等症者椒梅汤亦可使用，不必拘泥于是否

吐蛔。

【医案举隅】

一、过敏性紫癜

患者，男，12 岁。1992 年 1 月 15 日初诊。

［病史］患儿于半月前腹痛 1 次后，次日在小腿出现散在紫癜，逐渐蔓延至双大腿、阴囊、臀部处，继则双上肢、前臂亦出现紫癜，伴右膝关节酸痛。在乡医院肌内注射青霉素、酚磺乙胺、地塞米松等治疗，紫癜有增无减，而来我院儿科门诊。查双下肢自臀部以下至足背、双上肢腕关节以上皮肤满布斑片状紫癜，压之不褪色，扪之稍有灼热感，瘙痒，时有恶心，呕吐食物及黄水，鼻中流血，大便血水，面色苍白，头汗淋漓，两颧潮红，口干不欲饮。舌质胖嫩，苔薄黄，舌边满布齿印，脉细略数。

［诊断］血证（紫癜），病在太阴、厥阴二脏，属脾虚肝旺，寒热错杂之证。

［治法］扶脾敛肝，宁络止血。

［方药］椒梅汤加减：党参 10 克，乌梅 20 克，川连 4 克，炒黄芩 10 克，炮姜 6 克，川椒 6 克，赤芍 20 克，白芍 20 克，紫草 6 克，丹参 20 克，防风 6 克，地榆炭 20 克，焦山栀 6 克。

连服 1 周后，紫癜渐消，继服 1 个月，患儿康复。1 年后随访，未再复发。

张荣明. 椒梅汤加减治疗儿童过敏性紫癜 1 例［J］. 南京中医药大学学报，1997，13（2）：101.

按语： 本案虽非暑邪深入厥阴，但确属土虚木贼、正虚邪盛而上下格拒之证，故治以酸苦泄热、苦辛开降、扶脾敛肝之椒梅汤正合病机。以原方去枳实、半夏加山栀、防风增强清热泻肝之效，再加丹参、紫草、赤芍、地榆活血止血，合而用之疗效显著。

二、泻泄

患者，男，1 岁半。

［病史］1973 年夏患暑泻，服西药 6 天无效，随之出现失水及酸中毒现象。给予静脉补液后，精神虽略转佳，然泻仍不止，转服中药。其时便下稠黏，一昼夜 10 多次，泻时啼叫，口燥唇红，干呕，四肢厥冷，数次惊厥。舌绛无津，纹色青紫。

［方药］加味椒梅汤（乌梅 15 克，川椒 3 克，黄芩 6 克，黄连 6 克，法半夏 6 克，炮姜 4.5 克，潞党参 9 克，枳实 6 克，白芍 18 克，山药 30 克），加生扁豆 9 克。

连服2剂后，四肢转温，泄泻减至每日3次，诸症亦均减轻。然口中津液仍少，时干呕，小便短黄。

［方药］山药30克，石斛9克，生扁豆9克，白芍9克，竹茹6克，鲜芦根60克，甘草3克。

连服2剂，泻止，诸症痊愈。

余国俊，林科贤. 小儿久泻伤阴的辨证论治［J］ 新中医，1975，（1）：20–22.

按语： 暑入厥阴，肝木克伐脾土，故见泻泄不止、泻时啼叫、干呕；上下格拒，气机升降不通，寒热相杂，故四肢厥冷，甚或惊厥；热瘀互结，阴津消耗，则舌绛无津，指纹青紫。投以椒梅汤抑肝扶脾、开畅格拒，再加山药、扁豆以增健脾化湿之效。方药对证，危证幸而得解。虑其年幼暴泻，重伤脾气及津液，故以健脾清润善后。本案山药用至30克，取其补脾益气、质润护阴之功，诚为治疗脾虚泄泻之佳品。

三、眩晕

患者，女，43岁，工人。

［病史］平素面㿠体弱，时犯头晕目眩、乏力呕吐等。以春季发作频繁，症状尤甚。病已数载，逐年加重。此次发病已3天，伴心烦懒言，语声低，静卧不欲动，目闭不欲开，两耳轰鸣，上肢有麻木感。诊之四肢微颤，舌淡齿痕，苔薄白，脉弦缓无力。

［诊断］此由素体脾胃虚弱，中气不足，木失栽培，入春肝木司令，升发太过，脾土愈伤所政。

［治法］培土建中，抑木息风。

［方药］川椒10克，乌梅15克，黄芩10克，黄连10克，干姜10克，半夏20克，白芍20克，党参20克，枳实15克。

3剂后诸症大减，可进饮食。再服3剂，诸症悉平。后用香砂六君子加白芍调治1周。1年未见复发。

董廷汉. 椒梅汤临床活用［J］ 上海中医药杂志，1986，（8）：31–32.

按语： 脾虚肝旺之体，又逢春令以助肝气，遂致肝风上扰，清空不利，眩晕乃作。投以椒梅汤治之，助其脾运，抑其风阳，6剂后诸症悉平，可谓药证合拍，疗效立竿见影。

【原文】三十八、暑邪误治，胃口伤残，延及中下，气塞填胸，燥乱口渴，邪结内踞，清浊交混者，来复丹主之。

此正气误伤于药，邪气得以窃据于中，固结而不可解，攻补难施之危证，勉立旋转清浊一法耳。

来复丹方酸温法

太阴元精石一两　舶上硫黄一两　硝石一两（同硫黄为末，微火炒结砂子大）　橘红二钱　青皮（去白）二钱　五灵脂二钱（澄去，炒令烟尽）

[方论]晋三氏云：易言一阳来复于下，在人则为少阳生气所出之脏。病上盛下虚，则阳气去，生气竭，此丹能复阳于下，故曰来复。元精石乃盐卤至阴之精，硫黄乃纯阳石火之精，寒热相配，阴阳互济，有扶危拯逆之功；硝石化硫为水，亦可佐元、硫以降；灵脂引经入肝最速，能引石性内走厥阴，外达少阳，以交阴阳之枢纽；使以橘红、青皮者，纳气必先利气，用以为肝胆之向导也。

【提要】本条论述暑病误治伤胃致中焦升降紊乱的证治。

【精解】本证因暑病误治后寒凉伤及胃阳所致，其性质已由暑热转为寒湿。临床也可因感受暑湿损伤胃阳引起。治疗所用的来复丹，功效主在温中通阳、降浊升清。

【原文】三十九、暑邪久热，寝不安，食不甘，神识不清，阴液元气两伤者，三才汤主之。

凡热病久入下焦，消烁真阴，必以复阴为主。其或元气亦伤，又必兼护其阳。三才汤两复阴阳，而偏于复阴为多者也。温热、温疫末传，邪退八九之际，亦有用处。暑温末传，亦有用复脉、三甲、黄连阿胶等汤之处。彼此互参，勿得偏执。盖暑温不列于诸温之内，而另立一门者，以后夏至为病暑，湿气大动，不兼湿不得名暑温，仍归温热门矣。即兼湿，则受病之初，自不得与诸温同法，若病至末传，湿邪已化，惟余热伤之际，其大略多与诸温同法；其不同者，前后数条，已另立法矣。

三才汤方甘凉法

人参三钱　天冬二钱　干地黄五钱

水五杯，浓煎两杯，分二次温服。欲复阴者，加麦冬、五味子。欲复阳者，加茯苓、炙甘草。

【提要】本条论述暑邪日久耗气伤阴的证治。

【精解】暑病日久，暑邪耗伤气阴之证，可用三才汤补益气阴。本方为纯补之剂，气阴双补，尤擅益阴，适用于暑病后期气阴两虚而邪热已去者。原文所述"神识不清"，是指神情倦怠、懒与人言、神情恍惚，并可伴见气短、口

【医案举隅】

一、暑病瘥后

患者，男，50 岁。1059 年 9 月 2 日诊。

［病史］罹患暑湿高热，已住院 1 周，经西药治疗热尽身凉，唯神疲乏力，不欲饮食，纳差，口咽干涩。查：苔浅黄微腻，舌边微红，诊脉濡数。

［诊断］此乃暑温新瘥，气液两伤，湿滞不化所致。

［治法］益气生津，佐清化湿滞。

［方药］太子参 30 克，麦冬、怀山药、淡黄芩、细生地、白芍药各 12 克，薏苡仁 20 克，夜交藤、谷麦芽各 18 克，北五味 10 克，炙甘草 6 克。水煎服。

服药 5 剂后，精神渐爽，夜能安卧。依法继进 10 剂，病遂愈。

杨志明. 暑湿治验［J］. 四川中医，1993，（2）：34.

按语：病家外受暑湿曾高热数日，经治热势已止，但气阴损伤未瘥，且伴见余邪未尽之象，以三才汤为主方正是的对之法。方中太子参、五味子、炙甘草、山药补气益阴；生地、白芍、麦冬滋养阴液；夜交藤宁心安神，黄芩清其余热，薏苡仁、谷麦芽健脾和胃，兼以利湿。诸药合用，充分体现了吴氏原文的精髓和加减思路。

二、头痛

患者，女，78 岁。2001 年 3 月 2 日诊。

［病史］自诉高血压病史 6 年，血压波动在 150~190/90~130mmHg 之间，经常头昏、头晕、头痛，近年来随年龄增大，体质日衰，并出现巅顶部疼痛，服去痛片、安乃近片、镇脑宁及降压药物效果不佳，特来服中药治疗。症见：形体消瘦，头昏，头顶百会穴处疼痛，甚时感有气上冲顶，其痛如裂，腰酸，耳鸣，寐差，口干舌燥，神倦乏力，血压 176/110mmHg。舌红少苔，脉弦细数。

［诊断］患者高血压病史 6 年，素有肝肾不足，相火偏亢。《证治汇补·头痛》篇曰："巅顶痛属肾。"肾主藏精，精生髓，肾虚精髓不足，髓海空虚，相火无治，循督脉上扰巅顶，则见巅顶疼痛，甚时感有气上冲顶，其痛如裂；肾阴不足，则见腰酸、头昏、耳鸣、舌红少苔；肾阴不足，虚火上炎则口干舌燥；心肾不交则寐差，脉弦细数为阴虚有热之象。综观脉证，故诊为巅顶痛，肾阴亏虚、相火偏亢。

［治法］补坎降离。

［方药］三才汤加味：生地 30 克，天门冬 20 克，生晒参 15 克，生牡蛎

30 克，制龟甲 15 克，炙甘草 10 克，怀牛膝 15 克。水煎，待药液偏凉适口而服。

次日来诊，诉上方当日服药 3 次，头顶痛及口干舌燥明显减轻，夜寐也可，测血压 146/90mmHg。守方继进 2 剂，巅顶痛除。嘱再进 2 剂，以资巩固。

刘开文. 三才汤的临床应用［J］. 中国民族民间医药杂志，2001，（52）：274-276.

按语： 本案头痛系肾阴亏虚、相火内炽之证，其人年高久病亦有气虚之象。以三才汤加炙甘草补益气阴，其中生地、天冬用量较大，冀其养阴清热力宏以制上扰之相火，再加牡蛎、龟甲滋阴潜阳，牛膝滋补肝肾、引血下行。是方用药精当，疗效显著。

【原文】四十、蓄血，热入血室，与温热同法。

【提要】本条强调暑病蓄血、热入血室的治法与前述温热诸条内容相同。

【精解】在前所述的温热诸条（下焦篇第 21、第 27、第 28、第 29、第 30 条）中对蓄血、热入血室已有论述，若暑邪为病有此类病变者，其证治内容相同。

【原文】四十一、伏暑、湿温胁痛，或咳，或不咳，无寒，但潮热，或竟寒热如疟状，不可误认柴胡证，香附旋覆花汤主之；久不解者，间用控涎丹。

按：伏暑、湿温，积留支饮，悬于胁下，而成胁痛之证甚多，即《金匮》水在肝而用十枣之证。彼因里水久积，非峻攻不可；此因时令之邪，与里水新搏，其根不固，不必用十枣之太峻。只以香附、旋覆，善通肝络而逐胁下之饮，苏子、杏仁，降肺气而化饮，所谓建金以平木；广皮、半夏消痰饮之正，茯苓、薏仁，开太阳而阖阳明，所谓治水者必实土，中流涨者开支河之法也。用之得当，不过三五日自愈。其或前医不识病因，不合治法，致使水无出路，久居胁下，恐成悬饮内痛之证，为患非轻，虽不必用十枣之峻，然不能出其范围，故改用陈无择之控涎丹，缓攻其饮。

香附旋覆花汤方 苦辛淡合芳香开络法

生香附三钱　旋覆花（绢包）三钱　苏子霜三钱　广皮二钱　半夏五钱　茯苓块三钱　薏仁五钱

水八杯，煮取三杯，分三次温服。腹满者，加厚朴。痛甚者，加降

329

香末。

控涎丹方 苦寒从治法

痰饮，阴病也。以苦寒治阴病，所谓求其属以衰之是也。按：肾经以脏而言，属水，其味咸，其气寒；以经而言，属少阴，主火，其味苦，其气化燥热。肾主水，故苦寒为水之属，不独咸寒为水之属也，盖真阳藏之于肾，故肾与心并称少阴，而并主火也，知此理则知用苦寒咸寒之法矣。泻火之有余用苦寒，寒能制火，苦从火化，正治之中，亦有从治；泻水之太过，亦用苦寒，寒从水气，苦从火味，从治之中，亦有正治，所谓水火各造其偏之极，皆相似也。苦咸寒治火之有余，水之不足为正治，亦有治水之有余，火之不足者，如介属芒硝并能行水，水行则火复，乃从治也。

甘遂（去心制） 大戟（去皮制） 白芥子

上等分为细末，神曲糊为丸，梧子大，每服九丸，姜汤下，壮者加之，羸者减之，以知为度。

【提要】本条论述伏暑、湿温胁痛的证治。

【精解】本证以胁痛为主症，因肝络不和及悬饮所致。若水气射肺或伏暑、湿温余邪未尽，则或咳、或潮热、或寒热如疟状。治疗可遵悬饮病之法，轻则用香附旋覆花汤，重则用控涎丹。香附旋覆花汤以苦辛淡合芳香开络为法，兼顾肝、脾、肺三脏，具有行气通络、化痰祛湿之功，凡气滞痰阻、络脉不畅者皆可使用，临床不必拘于是否发生在伏暑、湿温病中，无论何病见有此证者均可按法施治。

【医案举隅】

一、渗出性胸膜炎

患者，男，45岁。

［病史］咳嗽气促，右胸胁疼痛月余，甚则咳唾行动皆牵引作痛，经某县医院诊为"渗出性胸膜炎"，胸片显示右侧下胸部密度增加，横膈影被遮，阴影上缘由腋部向内向下呈弧形，因患者憋闷加重，但又惧怕胸穿抽液，转而求中医治疗。现症见右胸胁疼痛，甚则咳唾活动均牵引作痛，咳吐白痰，气促胸闷，午后身热，在37.4℃上下，口干，但不欲饮。脉沉弦，苔白厚而滑。

［诊断］痰饮留于胁下，诊为悬饮。

［治法］祛痰蠲饮。

［方药］香附旋覆花汤加减：香附12克，旋覆花（包煎）10克，陈皮10克，法半夏10克，茯苓12克，杏仁12克，生薏苡仁12克，苏子10克，郁金8克，元胡10克，青蒿12克。

服药 4 剂，即觉右胁疼痛明显减轻，午后体温降至 37℃。原方加白芥子 8 克，服药 10 剂后疼痛更加缓解，午后已不热，但苔仍白腻。前方减青蒿，至 20 剂后，疼痛消除，胸透正常。更用健脾化痰，理气和胃法调理旬余。1 年后随访，情况良好，未见复发。

樊镒. 香附旋覆花汤临床运用举隅 [J]. 北京中医，1999，（5）：46-47.

按语： 本案为痰饮邪热郁于胸胁、络脉瘀滞之证，病起新感，其根不固，用十枣则太峻，故用香附旋覆花汤治之，以原方加郁金、元胡理气活血、通络止痛，杏仁宣降肺气、止咳化痰，青蒿芳香透热，诸药合用，切中病机，疗效随手而至。

二、肋间神经痛

患者，男，34 岁。

[病史] 患胸胁疼痛 2 个月余，不能转侧，咳时尤剧，伴胸闷脘痞，嗳气，口淡不渴。脉细弦，苔薄白而滑。

[诊断] 肝胆气机失调，夹痰湿阻于经络。

[治法] 疏理肝胆气机，兼以祛痰化湿。

[方药] 旋覆花（包煎）8 克，制香附 8 克，全瓜蒌 10 克，苏子 8 克，陈皮 6 克，法半夏 9 克，茯苓 10 克，薏苡仁 15 克，炒元胡 8 克，白芥子 8 克，姜汁少许。

2 剂后疼痛大减，5 剂后疼痛消失，后未再发作。

杨进，张文选. 孟澍江治疗内科杂病经验 [J]. 中医杂志，1987，（5）：21.

按语： 胸胁痛证型颇多，原案提及本例曾用疏肝理气、清化湿热、通络化瘀等法取效甚微，后辨证认为：本证肝胆气机失调非郁滞而是升发太过，故用四逆、逍遥之类不能奏效；其兼夹有形之邪非瘀血而是痰湿，故用血府逐瘀汤无功；诸症并无化热之象，故用清化之法亦不对证。所以，改用香附旋覆花汤疏利肝胆、抑其过度升发，并兼以祛湿化痰，再加元胡理气活血止痛、白芥子化痰通络、姜汁宣通气机，投药 2 剂即疼痛大减。其辨证准确，施法得当，令人赞叹。

第三章　寒湿

【原文】四十二、湿之为物也，在天之阳时为雨露，阴时为霜雪，在山为泉，在川为水，包含于土中者为湿。其在人身也，上焦与肺合，中焦与脾合，其流于下焦也，与少阴癸水[1]合。

此统举湿在天地人身之大纲，异出同源，以明土为杂气，水为天一所生，无处不合者也。上焦与肺合者，肺主太阴湿土之气，肺病湿则气不得化，有霜雾[2]之象，向之火制金者，今反水克火矣，故肺病而心亦病也。观《素问》寒水司天之年，则曰阳气不令，湿土司天之年，则曰阳光不治自知，故上焦一以开肺气救心阳为治。中焦与脾合者，脾主湿土之质，为受湿之区，故中焦湿证最多；脾与胃为夫妻，脾病而胃不能独治，再胃之脏象为土，土恶湿也，故开沟渠，运中阳，崇刚土，作堤防之治，悉载中焦。上中不治，其势必流于下焦。易曰：水流湿，《素问》曰：湿伤于下。下焦乃少阴癸水，湿之质即水也，焉得不与肾水相合。吾见湿流下焦，邪水旺一分，正水反亏一分，正愈亏而邪愈旺，不可为矣。夫肾之真水，生于一阳，坎中满也，故治少阴之湿，一以护肾阳，使火能生土为主；肾与膀胱为夫妻，泄膀胱之积水，从下治，亦所以安肾中真阳也。脾为肾之上游，升脾阳，从上治，亦所以使水不没肾中真阳也。其病厥阴也奈何？盖水能生木，水太过，木反不生，木无生气，自失其疏泄之任，经有"风湿交争，风不胜浊"之文，可知湿土太过，则风木亦有不胜之时，故治厥阴之湿，以复其风木之本性，使能疏泄为主也。

本论原以温热为主，而类及于四时杂感。以宋元以来，不明仲景伤寒一书专为伤寒而设，乃以伤寒一书，应四时无穷之变，殊不合拍，遂至人著一书，而悉以伤寒名书。陶氏则以一人而屡著伤寒书，且多立妄诞不经名色，使后世学者，如行昏雾之中，渺不自觉其身之坠于渊也。今胪列[3]四时杂感，春温、夏热、长夏暑湿、秋燥、冬寒，得其要领，效如反掌。夫春温、夏热、秋燥，所伤皆阴液也，学者苟能时时预护，处处堤防，岂复有精竭人亡之虑。伤寒所伤者阳气也，学者诚能保护得法，自无寒化热而伤阴，水负火而难救之虞。即使有受伤处，临证者知何者当护阳，何者当救阴，何者当先护阳，何者当先救阴，因端竟委，可备知终始而超道妙之神，瑭所以三致意者，乃在湿温一证。盖土为杂气，寄旺四时，藏垢纳污，无所不受，其间错综变化，不可枚举。其在上焦也，如伤寒；其在下焦也，如内伤；其在中焦也，或如外感，或如内伤。至人之受病也，亦有外感，亦有内伤，使学者心摇目眩，无从捉摸。其变证也，则有湿痹、水气、咳嗽、痰饮、黄汗、黄瘅、肿胀、疟疾、痢疾、淋症、带症、便血、疝气、痔疮、痈脓等证，较之风火燥寒四门之中，倍而又倍，苟非条分缕析，体贴入微，未有不张冠李戴者。

【注释】

[1] 癸水：癸在五行属水，癸水指肾阴。

[2] 霿（mèng，孟）雾：霿，天色昏暗。霿雾，形容大雾弥漫，天地昏蒙。

[3] 胪列：罗列。

【提要】本条论述湿邪为病的大纲，并论及湿邪伤人对脏腑的影响。

【精解】吴氏精辟论述了湿邪的性质、湿邪侵犯人体发生的各种病变、湿邪为病与肺、脾、肾的关系，对明确湿病的特点及治法有重要意义。

外感湿邪为病，多与肺有关。肺主一身之气，气化则湿亦化，其通调水道，直达膀胱而使之外出，故肺受湿邪侵袭则气失宣化，每有胸满之症；脾主水湿运化，胃主熟腐水谷，水湿为病多以脾胃为病变中心。湿阻中焦者，每见脘腹胀满、泛恶欲呕、不思饮食、苔腻等证；膀胱为贮蓄和排泄尿液之腑，赖肾阳之温煦气化行使职能。肾主水，与全身的水液代谢密切相关。若膀胱和肾的功能失常，则水湿不易外泄，每可见小便浑浊、短少。所以，湿邪为病常涉及上、中、下三焦，与肺、脾、肾的关系尤为密切。

应注意，本条所列仅为诸湿之提纲，详细内容应结合相关条文综合理解。同时，本条之下皆为寒湿病证辨治，因其并非温病，在此论述的主要目的是与湿温比较，临床可以参考。

【原文】四十三、湿久不治，伏足少阴，舌白身痛，足跗浮肿，鹿附汤主之。

湿伏少阴，故以鹿茸补督脉之阳。督脉根于少阴，所谓八脉丽于肝肾也；督脉总督诸阳，此阳一升，则诸阳听令。附子补肾中真阳，通行十二经，佐之以菟丝，凭空行气而升发少阴，则身痛可休。独以一味草果，温太阴独胜之寒以醒脾阳，则地气上蒸天气之白苔可除；且草果，子也，凡子皆达下焦。以茯苓淡渗，佐附子开膀胱，小便得利，而跗肿可愈矣。

鹿附汤方 苦辛咸法

鹿茸 五钱　附子 三钱　草果 一钱　菟丝子 三钱　茯苓 五钱

水五杯，煮取二杯，日再服，渣再煮一杯服。

【提要】本条论述湿邪伤肾而足肿的证治。

【精解】所谓湿伏少阴，是指湿病日久肾阳亏虚之证，多由湿热性温病迁延日久所致，亦可见于内伤杂病。肾阳虚衰，温化失职，寒湿留滞，则见舌白、身痛、足跗浮肿，并可伴见形寒背冷、四肢不温、面色暗晦、脉沉细、苔白腻而舌质淡等虚寒之象。治以鹿附汤温运肾阳，温中利湿。

【医案举隅】

慢性肾炎

患者，男，38岁。

［病史］患水肿病已半年之久，重庆某院诊断为"慢性肾炎"。治疗无效，就诊于余。脉沉细无力，形羸色淡，食欲不振，身肿，下肢独甚，两脚冷如冰。

［诊断］据脉症考虑，肿久不消，多脾阳下陷；脚冷而甚，是真火衰微。

［治法］思《温病条辨》下焦篇第43条云："湿久不治，伏足少阴，舌白身痛，足跗浮肿，鹿附汤主之。"拟原方加白术、肉桂。

［方药］鹿茸片5克，附子10克，草果10克，菟丝子10克，茯苓20克，白术15克，肉桂6克。煎服。

果1剂温回、尿增，肿消逾半。复诊脉稍有力，肿虽消而食欲欠佳，兼有腹鸣微痛。更方用桂附六君子汤方，大补脾肾。

［方药］党参20克，贡术15克，附片10克，茯苓20克，半夏6克，陈皮10克，肉桂8克，炙甘草5克，煨姜8克，炒谷芽20克。

调理2周，水肿全消。

蒋良述. 鹿附汤治愈慢性肾炎［J］. 四川中医，1983，（6）：45.

按语： 湿病日久脾阳不振，并渐致肾阳虚衰，因而气化不利、水液内留，正属吴鞠通所谓湿伏少阴之证，治用鹿附汤加白术、肉桂以温阳化气利水，沉疴竟应手而起，可见临证遇复杂证候者，仍应以脉证为依据施治，药证合拍，自可获效。

【原文】 四十四、湿久，脾阳消乏，肾阳亦惫者，安肾汤主之。

凡肾阳惫者，必补督脉，故以鹿茸为君，附子、韭子等补肾中真阳；但以苓、术二味，渗湿而补脾阳，釜底增薪法也（其曰安肾者，肾以阳为体，体立而用安矣）。

安肾汤方 辛甘温法

鹿茸三钱 胡芦巴三钱 补骨脂三钱 韭子一钱 大茴香二钱 附子二钱 茅术二钱 茯苓三钱 菟丝子三钱

水八杯，煮取三杯，分三次服。大便溏者，加赤石脂。久病恶汤者，可用贰拾分作丸。

【提要】 本条论述湿病脾肾阳虚的证治。

【精解】久患湿病而脾肾阳虚之证，临床应可见相应症状，原文虽未提及，但脾阳虚者应有面色萎黄、四肢清冷、食少不化、呕吐泄泻、舌淡苔白等症；肾阳虚者应有身寒怕冷、腰酸膝软、滑遗阳痿、夜尿频繁等症。治疗所用安肾汤具有温补肾阳、健脾化湿之功，不仅可用于湿病后期的阳虚之证，亦可用于有相似病变的内伤杂病。

【原文】四十五、湿久伤阳，痿弱不振，肢体麻痹，痔疮下血，术附姜苓汤主之。

按：痔疮有寒湿、热湿之分，下血亦有寒湿、热湿之分，本论不及备载，但载寒湿痔疮下血者，以世医但知有热湿痔疮下血，悉以槐花、地榆从事，并不知有寒湿之因，畏姜、附如虎，故因下焦寒湿而类及之，方则两补脾肾两阳也。

术附姜苓汤方 辛温苦淡法

生白术五钱　附子三钱　干姜三钱　茯苓五钱

水五杯，煮取二杯，日再服。

【提要】本条论述寒湿伤阳痔疮下血的证治。

【精解】痔疮下血有湿热、寒湿之分，本证属寒湿伤阳者，尚可伴见面色萎黄、痿弱少力、肢体麻痹、小便清长、大便溏泄、舌白不渴等证候，所以可用温补脾肾之法治疗。但须注意，临床痔疮下血湿热者居多，应治以清热化湿止血，不可滥用温补。此外，术附姜苓汤虽温补脾肾之力较强，但并无止血药物，若出血仍然明显者，则应配伍合止血药同用。

【原文】四十六、先便后血，小肠寒湿，黄土汤主之。

此因上条而类及，以补偏救弊也，义见前条注下。前方纯用刚者，此方则以刚药健脾而渗湿，柔药保肝肾之阴，而补丧失之血，刚柔相济，又立一法，以开学者门径。后世黑地黄丸[1]法，盖仿诸此。

黄土汤方 甘苦合用刚柔互济法

甘草三两　干地黄三两　白术三两　附子（炮）三两　阿胶三两　黄芩三两
灶中黄土半斤

水八升，煮取二升，分温二服（分量服法，悉录古方，未敢增减，用者自行斟酌可也）。

【注释】

[1] 黑地黄丸：方出自《素问病机气宜保命集》，由苍术、熟地、干姜、

枣肉组成，主治肝肾不足，阳盛阴虚，房室虚损，形瘦无力，面色青黄。

【提要】本条论述小肠寒湿先便后血的证治。

【精解】便血的原因很多，临床应加以区别。若属脾阳亏虚不能统血之证，可用补脾摄血、刚柔并济、滋阴补血的黄土汤治疗。

【原文】四十七、秋湿内伏，冬寒外加，脉紧无汗，恶寒身痛，喘咳稀痰，胸满舌白滑，恶水不欲饮，甚则倚息不得卧，腹中微胀，小青龙汤主之；脉数有汗，小青龙去麻、辛主之；大汗出者，倍桂枝、减干姜，加麻黄根。

此条以经有"秋伤于湿，冬生咳嗽"之明文，故补三焦饮症数则，略示门径。按：经谓秋伤于湿者，以长夏湿土之气，介在夏秋之间，七月大火西流，月建申，申者，阳气毕伸也，湿无阳气不发，阳伸之极，湿发亦重，人感此而至冬日寒水司令，湿水同体相搏而病矣。喻氏擅改经文，谓湿曰燥者，不明六气运行之道。如大寒，冬令也，厥阴气至而纸鸢[1]起矣。四月，夏令也，古谓首夏犹清和，俗谓四月为麦秀寒[2]，均谓时虽夏令，风木之气犹未尽灭也。他令仿此。至于湿土寄旺四时，虽在冬令，朱子谓"将大雨雪，必先微温"，盖微温则阳气通，阳通则湿行，湿行而雪势成矣，况秋日竟无湿气乎！此其间有说焉，经所言之秋，指中秋以前而言，秋之前半截也；喻氏所指之秋，指秋分以后而言，秋之后半截也。古脱燥论，盖世远年湮，残缺脱简耳。喻氏补论诚是，但不应擅改经文，竟崇己说，而不体之日月运行，寒暑倚伏之理与气也。喻氏学问诚高，特霸气未消，其温病论亦犯此病。学者遇咳嗽之证，兼合脉色，以详察其何因，为湿，为燥，为风，为火，为阴虚，为阳弱，为前候伏气，为现行时令，为外感而发动内伤，为内伤而招引外感，历历分明。或当用温用凉，用补用泻，或寓补于泻，或寓泻于补，择用先师何法何方，妙手空空，毫无成见，因物付物，自无差忒矣。即如此症，以喘咳痰稀，不欲饮水，胸满腹胀，舌白，定其为伏湿痰饮所致。以脉紧无汗，为遇寒而发，故用仲景先师辛温甘酸之小青龙，外发寒而内蠲饮，龙行而火随，故寒可去；龙动而水行，故饮可蠲。以自汗脉数（此因饮邪上冲肺气之数，不可认为火数），为遇风而发，不可再行误汗伤阳，使饮无畏忌，故去汤中之麻黄、细辛，发太阳、少阴之表者。倍桂枝以安其表。汗甚则以麻黄根收表疏之汗。夫根有归束之义，麻黄能行太阳之表，即以其根归速太阳之气也。大汗出减干姜者，畏其辛而致汗也。有汗去麻、辛不去干姜者，干姜根而中实，色黄而圆（土象也，土性缓），不比麻黄干而中空，色青而直（木象也、木性急、干姜岂性缓药哉！较之麻黄为缓耳。且干姜得丙火煅炼而成，能守中阳；麻黄则纯行卫阳，故其急之性，远甚于干姜也），细辛细而辛窜，走络最急也（且少阴经之报使，误发少阴汗者，必伐血）。

小青龙汤方 辛甘复酸法

麻黄（去节）三钱　甘草（炙）三钱　桂枝（去皮）五钱　芍药三钱　五味二钱　干姜三钱　半夏五钱　细辛二钱

水八碗，先煮麻黄减一碗许，去上沫，内诸药，煮取三碗，去滓，温服一碗。得效，缓后服，不知，再服。

【注释】

［1］纸鸢（yuān，冤）：鸢，老鹰。纸鸢，指风筝。

［2］麦秀寒：麦秀，麦苗吐穗。麦秀寒即指麦苗吐穗的时候出现的寒冷气候。

【提要】本条论述寒湿痰饮咳喘的证治。

【精解】本条所述之咳喘为寒湿痰饮所致，故用《伤寒论》小青龙汤治之，以温化寒饮，止咳平喘。该方具有解表散寒之功，兼有表寒者用之更佳。原文提出本证病机为"秋湿内伏，冬寒外加"，临床不必拘泥，凡素有寒饮内伏者，遇风寒后每可引发上述见证；内伤杂病中本证亦较常见，故皆可依法治之。

【原文】四十八、喘咳息促，吐稀涎，脉洪数，右大于左，喉哑，是为热饮，麻杏石甘汤主之。

《金匮》谓病痰饮者，当以温药和之。盖饮属阴邪，非温不化，故饮病当温者，十有八九，然当清者，亦有一二。如此证息促，知在上焦；涎稀，知非劳伤之咳，亦非火邪之但咳无痰而喉哑者可比；右大于左，纯然肺病，此乃饮邪隔拒，心火壅遏，肺气不能下达。音出于肺，金实不鸣。故以麻黄中空而达外，杏仁中实而降里，石膏辛淡性寒，质重而气清轻，合麻杏而宣气分之郁热，甘草之甘以缓急，补土以生金也。按：此方，即大青龙之去桂枝、姜、枣者也。

麻杏石甘汤方 辛凉甘淡法

麻黄（去节）三钱　杏仁（去皮尖碾细）三钱　石膏（碾）三钱　甘草（炙）二钱

水八杯，先煮麻黄，减二杯，去沫，内诸药，煮取三杯，先服一杯，以喉亮为度。

【提要】本条论述热饮壅肺证治。

【精解】本条所论实为《伤寒论》麻杏石甘汤证，其病机是邪热壅肺，肺失宣肃。本证多见于风温等温病的气分阶段，临床常见咳喘、咯吐黄痰或黏稠白痰，或有身热、胸满或胸痛，吐稀涎者并不多见。本方化饮祛痰之力甚微，如痰热盛于肺者，当加入祛痰之品；如痰饮较盛而有吐稀涎者，本方并不适合。所以，吴氏将其归入痰饮之列似较勉强，而列于寒湿之内则更欠妥当。

【原文】四十九、支饮[1]不得息，葶苈大枣泻肺汤主之。

支饮上壅胸膈，直阻肺气，不令下降，呼息难通，非用急法不可。故以禀金火之气，破癥瘕积聚，通利水道，性急之葶苈，急泻肺中之壅塞；然其性慓悍，药必入胃过脾，恐伤脾胃中和之气，故以守中缓中之大枣，护脾胃而监制之，使不旁伤他脏，一急一缓，一苦一甘，相须成功也。

葶苈大枣泻肺汤苦辛甘法

苦葶苈（炒香碾细）三钱　大枣（去核）五枚

水五杯，煮成二杯，分二次服，得效，减其制，不效，再作服，衰其大半而止。

【注释】

[1] 支饮：病名，出自《金匮要略》，主症为咳逆倚息不得卧，其形如肿。

【提要】本条论述支饮喘息的证治。

【精解】本证亦以咳喘为主症，因水饮犯肺所致，虽正气未虚，但证情较急，故用《金匮要略》葶苈大枣泻肺汤逐水饮、平咳喘。该病一般见于内科杂病，在温病中较为少见。

【原文】五十、饮家反渴，必重用辛，上焦加干姜、桂枝，中焦加枳实、橘皮，下焦加附子、生姜。

《金匮》谓干姜、桂枝为热药也，服之当遂渴，今反不渴者，饮也。是以不渴定其为饮，人所易知也。又云："水在肺，其人渴"，是饮家亦有渴症，人所不知。今人见渴投凉，轻则用花粉、冬、地，重则用石膏、知母，全然不识病情。盖火咳无痰，劳咳胶痰，饮咳稀痰，兼风寒则难出，不兼风寒则易出，深则难出，浅则易出。其在上焦也，郁遏肺气，不能清肃下降，反挟心火上升烁咽，渴欲饮水，愈饮愈渴，饭后水不得行，则愈饮愈咳，愈咳愈渴，明知其为饮而渴也，用辛何妨，《内经》所谓辛能润是也。以干姜峻散肺中寒水之气，而补肺金之体，使肺气得宣，而渴止咳定矣。其在中焦也，水停心下，郁遏心气不得下降，反来上烁咽喉，又格拒肾中真液，不得上潮于喉，故嗌干而渴也。重用枳实急通幽门，使水得下行而脏气各安其位，各司其事，不渴不咳矣。其在下焦也，水郁膀胱，格拒真水不得外滋上潮，且邪水旺一分，真水反亏一分，藏真水者，肾也，肾恶燥，又肾脉入心，由心入肺，从肺系上循喉咙，平人之不渴者，全赖此脉之通调，开窍于舌下玉英廉泉，今下焦水积而肾脉不得通调，故亦渴也。附子合生姜为真武法，补北方司水之神，使邪水畅流，而真水滋生矣。大抵饮家当恶水，不渴者其病犹轻，渴者其病必重。如温热应渴，渴者犹轻，不渴者甚重，反象也。所谓加者，于应用方中，重加之也。

【提要】本条论述饮家反渴用辛药之理。

【精解】寒饮内停者一般不出现口渴，但如停饮较甚，阻遏津液不得上承者，亦可引起口渴，即所谓"饮家反渴"。此类口渴多喜热饮，虽舌苔可欠润，但舌质较淡，所以与热盛伤津之口渴喜冷饮、苔黄干燥而舌质较红者有明显差异。对其用辛药治疗的机制，本条作了深入分析，并提出上焦之饮可主用干姜、桂枝，中焦之饮主用枳实、橘皮，下焦之饮主用附子、生姜，确为有得之见。但饮邪为病大多见于内科疾病，并有兼寒兼热、体质强弱之别，临床还当视其具体情况灵活辨证，用药时可参考本条所论进行加减。

【原文】五十一、饮家阴吹[1]，脉弦而迟，不得固执《金匮》法，当反用之，橘半桂苓枳姜汤主之。

《金匮》谓阴吹正喧[2]，猪膏发煎主之。盖以胃中津液不足，大肠津液枯槁，气不后行，逼走前阴，故重用润法，俾津液充足流行，浊气仍归旧路矣。若饮家之阴吹，则大不然。盖痰饮蟠踞中焦，必有不寐、不食、不饥、不便、恶水等症，脉不数而迟弦，其为非津液之枯槁，乃津液之积聚胃口可知。故用九窍不和，皆属胃病例，峻通胃液下行，使大肠得胃中津液滋润而病如失矣。此证系余治验，故附录于此，以开一条门径。

橘半桂苓枳姜汤 苦辛淡法

半夏二两　小枳实一两　橘皮六钱　桂枝一两　茯苓块六钱　生姜六钱

甘澜水十碗，煮成四碗，分四次，日三夜一服，以愈为度。愈后以温中补脾，使饮不聚为要。其下焦虚寒者，温下焦。肥人用温燥法，瘦人用温平法。

按：痰饮有四，除久留之伏饮，非因暑湿暴得者不议外；悬饮已见于伏暑例中，暑饮相搏，见上焦篇第二十九条；兹特补支饮、溢饮之由，及暑湿暴得者，望医者及时去病，以免留伏之患。并补《金匮》所未及者二条，以开后学读书之法。《金匮》溢饮条下，谓大青龙汤主之，小青龙汤亦主之。注家俱不甚晰，何以同一溢饮，而用寒用热，两不相伴哉？按大青龙有石膏、杏仁、生姜、大枣，而无干姜、细辛、五味、半夏、白芍，盖大青龙主脉洪数面赤喉哑之热饮，小青龙主脉弦紧不渴之寒饮也。由此类推，"胸中有微饮，苓桂术甘汤主之，肾气丸亦主之"，苓桂术甘，外饮治脾也；肾气丸，内饮治肾也。再胸痹门中，"胸痹心中痞，留气结在胸，胸满，胁下逆抢心，枳实薤白汤主之，人参汤亦主之"，又何以一通一补，而主一胸痹乎？盖胸痹因寒湿痰饮之实证，则宜通阳，补之不惟不愈，人参增气且致喘满；若无风寒痰饮之外因不内外因，但系胸中清阳之气不足而痹痛者，如苦读书而妄想，好歌曲而无度，重伤胸中阳气者，老人清阳日薄者，若再以薤白、瓜蒌、枳实，滑之，泻之，通之，是速之成劳也，断非人参汤不可。学者能从此类推，方不死于句下，方可与言读书也。

【注释】

[1] 阴吹：妇人前阴出气，如矢气般作声之证。

[2] 正暄：指阴吹之声连续不断。

【提要】本条论述湿盛阴吹的证治。

【精解】原文所述之阴吹，临床并不少见，《金匮要略》曾设猪膏发煎治之，吴氏认为该法仅适用于胃中津液不足者，若为饮家阴吹，则当治以理气渗湿化饮，用橘半桂苓枳姜汤，"余治验"是指在《吴鞠通医案》中有录。该方以半夏、橘皮化痰理气，茯苓淡渗利湿，枳实破结除满，生姜和胃，桂枝通阳化湿。痰湿得去，气机调畅，则阴吹可愈。此外，本条还对四种痰饮病作了总结，颇有发挥，可供临证参考。

【原文】五十二、暴感寒湿成疝，寒热往来，脉弦反数，舌白滑，或无苔不渴，当脐痛，或胁下痛，椒桂汤主之。

此小邪中里证也。疝，气结如山也。此肝脏本虚，或素有肝郁，或因暴怒，又猝感寒湿，秋月多得之。既有寒热之表证，又有脐痛之里证，表里俱急，不得不用两解。方以川椒、吴萸、小茴香直入肝脏之里，又芳香化浊流气；以柴胡从少阳领邪出表，病在肝治胆也；又以桂枝协济柴胡者，病在少阴，治在太阳也，经所谓病在脏治其腑之义也，况又有寒热之表证乎！佐以青皮、广皮，从中达外，峻伐肝邪也；使以良姜，温下焦之里也，水用急流，驱浊阴使无留滞也。

椒桂汤方 苦辛通法

川椒（炒黑）六钱　桂枝六钱　良姜三钱　　柴胡六钱　小茴香四钱　广皮三钱
吴茱萸（泡淡）四钱　青皮三钱

急流水八碗，煮成三碗，温服一碗，复被令微汗佳；不汗，服第二碗，接饮生姜汤促之；得汗，次早服第三碗，不必复被再令汗。

【提要】本条论述寒疝证治。

【精解】疝之为病，统属于肝。具体而言，七疝既可因肝郁、暴怒伤肝所致，亦可因感受寒湿等病邪影响于肝引起。本证意在强调寒湿成疝者，可见寒热往来、脐痛或胁下痛、口不渴、苔白腻等证，其病机与寒湿在表，浊阴与肝气郁结于里有关，应治以椒桂汤温化寒湿，两解表里。方中以川椒、吴萸、小茴香温中暖肝，行气止痛；柴胡疏肝透邪，与桂枝相协增强解表祛邪之力；青皮、广皮疏理肝气；良姜温阳散寒，并取急流水煎药以驱除浊阴。应注意，本条虽列于寒湿条下，但临床寒疝者未必均夹有湿，椒桂汤无湿者亦可使用。

【原文】五十三、寒疝脉弦紧，胁下偏痛发热，大黄附子汤主之。

此邪居厥阴，表里俱急，故用温下法以两解之也。脉弦为肝郁，紧，里寒也；胁下偏痛，肝胆经络为寒湿所搏，郁于血分而为痛也；发热者，胆因肝而郁也。故用附子温里通阳，细辛暖水脏而散寒湿之邪；肝胆无出路，故用大黄，借胃腑以为出路也；大黄之苦，合附子、细辛之辛，苦与辛合，能降能通，通则不痛也。

大黄附子汤方 苦辛温下法

大黄五钱　熟附子五钱　细辛三钱

水五杯，煮取两杯，分温二服（原方分量甚重，此则从时改轻，临时对证斟酌）。

【提要】本条论述寒疝表里俱急的证治。

【精解】所谓"表里俱急"，是指表有热、里有寒实内结。本证见有脉弦紧，是寒邪侵犯肝经之象；胁下偏痛是阴寒挟实邪阻于胁肋，阳气郁滞之故。结合临床，或可见有大便秘结、肢冷、苔白腻等证，而发热则较为少见。治疗可用苦辛并用、能降能通的大黄附子汤，以温散寒凝、通导积滞。该温下法不仅可用于寒疝胁下偏痛者，也适用于寒实在里的其他腹痛便秘。

【原文】五十四、寒疝少腹或脐旁，下引睾丸，或掣胁，下掣腰，痛不可忍者，天台乌药散主之。

此寒湿客于肝肾小肠而为病，故方用温通足厥阴手太阳之药也。乌药祛膀胱冷气，能消肿止痛；木香透络定痛；青皮行气伐肝；良姜温脏劫寒；茴香温关元，暖腰肾，又能透络定痛；槟榔至坚，直达肛门散结气，使坚者溃，聚者散，引诸药逐浊气，由肛门而出；川楝导小肠湿热，由小便下行，炒以斩关夺门之巴豆，用气味而不用形质，使巴豆帅气药散无形之寒，随槟榔下出肛门；川楝得巴豆迅烈之气，逐有形之湿，从小便而去，俾有形无形之结邪，一齐解散而病根拔矣。

按：疝瘕之证尚多，以其因于寒湿，故因下焦寒湿而类及三条，略示门径，直接中焦篇腹满腹痛等证。古人良法甚伙，而张子和专主于下，本之《金匮》病至其年月日时复发者当下之例，而方则从大黄附子汤悟入，并将淋、带、痔疮、癃闭等证，悉收入疝门，盖皆下焦寒湿、湿热居多。而叶氏于妇科久病癥瘕，则以通补奇经，温养肝肾为主，盖本之《内经》"任脉为病，男子七疝，女子带下瘕聚"也。此外良法甚多，学者当于各家求之，兹不备载。

天台乌药散方 苦辛热急通法

乌药五钱　木香五钱　小茴香（炒黑）五钱　良姜（炒）五钱　青皮五钱　川楝子十枚　巴豆七十二粒　槟榔五钱

先以巴豆微打破，加麸数合，炒川楝子，以巴豆黑透为度，去巴豆麸子不用，但以川楝同前药为极细末，黄酒和服一钱。不能饮者，姜汤代之。重者日再服，痛不可忍者，日三服。

【提要】本条论述寒疝疼痛的证治。

【精解】本条所述的寒疝疼痛，是寒湿之邪客于下焦所致，多以少腹、脐旁疼痛为主，并可下涉及睾丸、上涉及胁腰，常疼痛剧烈难忍。治疗当用暖肝祛寒、行气散结之法，所用天台乌药散出自《医学发明》，临床多用于寒邪犯于肝经而引起的少腹疼痛，尤以痛及睾丸者更为适宜。

第四章　湿温

【原文】五十五、湿温久羁，三焦弥漫，神昏窍阻，少腹硬满，大便不下，宣清导浊汤主之。

此湿久郁结于下焦气分，闭塞不通之象，故用能升、能降、苦泄滞、淡渗湿之猪苓，合甘少淡多之茯苓，以渗湿利气；寒水石色白性寒，由肺直达肛门，宣湿清热。盖膀胱主气化，肺开气化之源，肺藏魄，肛门曰魄门，肺与大肠相表里之义也；晚蚕砂化浊中清气，大凡肉体未有死而不腐者，蚕则僵而不腐，得清气之纯粹者也，故其粪不臭不变色，得蚕之纯清，虽走浊道而清气独全，既能下走少腹之浊部，又能化浊湿而使之归清，以己之正，正人之不正也。用晚者，本年再生之蚕，取其生化最速也；皂荚辛咸性燥，入肺与大肠，金能退暑，燥能除湿，辛能通上下关窍，子更直达下焦，通大便之虚闭，合之前药，俾郁结之湿邪，由大便而一齐解散矣。二苓、寒石，化无形之气；蚕砂、皂子，逐有形之湿也。

宣清导浊汤苦辛淡法

猪苓五钱　茯苓五钱　寒水石六钱　晚蚕砂四钱　皂荚子（去皮）三钱

水五杯，煮成两杯，分二次服，以大便通快为度。

【提要】本条论述湿温大便不通而湿浊上蒙的证治。

【精解】

1. 本证病机及特点：湿温病湿邪久郁痹阻肠道气机，致使大肠传导功能失常，湿浊污垢闭塞肠道，且逆而上蒙清窍，故本证乃成。大便不通，但腹虽硬满而不痛，苔必厚腻；神识如蒙，但意识犹清。临床应与阳明腑实及热入心包相鉴别。

2. 本证治疗方法：由于本证既非燥屎内结，又非邪热内陷心包，因而苦寒下夺及清心开窍皆不可用，只宜祛湿化浊、荡涤肠腑为法。吴氏所创宣清导浊汤以皂荚子、蚕砂配合猪苓、茯苓渗湿化浊辟秽，寒水石清热利湿，俾使湿邪得解，则气机自畅；浊气下行，则大便能通；清气上升，则神蒙亦可随之而解。这是吴氏治疗温病大便不通的又一治法。

本证病位主在中焦，但吴氏将其列于下焦篇中论述，可能是其认为二便不通主在下焦的缘故。本证与下焦肝肾病变完全不同，下述几条原文涉及内容亦如此，应注意不可将其混淆。

【医案举隅】

一、湿温

患者，男，30岁。1997年6月23日初诊。

［病史］患者2个月前下乡淋雨感湿。翌日全身困倦，不欲饮食，发热，体温在38℃左右波动，肌内注射青霉素钠、复方奎宁，服中药银翘散、藿朴夏苓汤等，未效。刻诊：体温38.2℃，微恶寒，四肢乏力，口涎胶黏，不欲食，面色萎黄，大便不畅，小便短涩。舌质淡红、苔白腻，脉弦滑。

［诊断］湿温，证属湿浊内蕴胃肠。

［治法］清热化湿，升清降浊。

［方药］宣清导浊汤加味：蚕砂12克，泽兰12克，茯苓20克，猪苓15克，皂荚子10克，佩兰10克，青蒿12克，薏苡仁（炒）30克，寒水石30克。每日1剂，水煎服。

二诊（1997年6月26日）：2剂热退，二便通调。上方去泽兰，继服2剂，诸症消失。

李鳌才. 宣清导浊汤临证验案举隅［J］. 山西中医，1999，15（1）：47.

按语：湿温之病，湿热内阻而气机郁滞，浊邪氤氲不解，清气不升、浊阴不降，下行传导失职，故病势迁延难愈。前治银翘散疏散风热、藿朴夏苓汤芳香化湿，均未切中病机而罔效。因而改投宣清导浊汤化湿清热、荡涤肠腑、宣畅气机，再加泽兰、佩兰、青蒿、薏苡仁加强祛湿清透之力，诸药合用，宣清化浊，湿祛气畅，二便得通，故热退而诸症除。

二、急黄

患者，男，16岁，学生。于1969年12月19日住院。

［病史］患者12月13日发病，初感精神疲困，食欲减退，大便胶黏不畅，继而恶心呕吐，大便闭塞，小便混浊而黄。第7天发现巩膜黄染，躁扰不宁，始来住院治疗。入院后神识逐渐昏迷，时而狂躁不安，肝功能化验：黄疸指数120μmol/L，，麝香草酚浊度试验108U，麝香草酚絮状试验（++++），芦戈氏碘试验（++++），谷丙转氨酶680U/L。经西医诊为急性肝坏死（急性黄色肝萎缩），遂用葡萄糖、维生素、激素、谷氨酸钠等治疗，病势不减。12月21日下午因病情迅速恶化，出现深度昏迷，傍晚急邀中医会诊。症见面色秽垢，巩膜及皮肤黄染，神识深度昏迷，时有躁扰，瞳孔散大，对光反应迟钝，恶心呕吐，小腹硬满，肝浊音界缩小，尿液混浊，呈深黄色。细询家属："昏迷前出现小便不畅，迄今大便已7日未行。"启齿视舌，苔黄滑厚腻，脉象濡数，至数模糊不清。

［诊断］此乃急黄险候。证由湿热蕴结，弥漫三焦，以致气机不宣，传导失职，湿浊阻窍，蒙蔽心包。

［治法］内闭不能宣透，即有外脱之虑，急宜当机立断，以救垂危。除继用葡萄糖、维生素等以护肝外，速以芳香开窍，辟秽醒神为法，佐以宣畅气机，清化湿浊。

［方药］安宫牛黄丸和宣清导浊汤。（1）安宫牛黄丸，3丸（每丸3克），每8小时鼻饲（化汁）1丸。（2）宣清导浊汤：猪苓15克，茯苓15克，寒水石18克，晚蚕砂12克，皂角子9克。1剂。水煎2次去渣，分2次鼻饲。

二诊（1969 年 12 月 22 日晚）：服药后病情基本稳定，呕吐渐减，小便渐畅，尿量增多，但神识尚不清，大便仍闭。药已应证，继用前法、前方，安宫牛黄丸用量由 3 丸改为 2 丸。

三诊（1969 年 12 月 23 日晚）：患者下午神识逐渐清醒，能对答问话，但不流利，间有出言无序，瞳孔对光反应恢复，呕吐已止，小便通利，有少量大便，小腹硬满稍减。舌苔黄滑厚腻略退，脉象濡数，至数清晰。肝功能化验：黄疸指数 98μmol/L，麝香草酚浊度试验 86U，麝香草酚絮状试验（++++），芦戈氏碘试验（+++），谷丙转氨酶 540U/L。据此脉症，病已转危为安，故停用安宫牛黄丸，继以宣清导浊汤原方 1 剂，嘱其口服。

四诊（1969 年 12 月 24 日）：今早 8 点大便畅泻 1 次，色黑、稠黏、量多，便后小腹硬满大减，胃气始生，知饥思食，神识完全清醒，身目黄色减退，小便畅利而且较清。舌苔薄腻微黄，脉象濡缓。患者至此肝昏迷之症已除，但弥漫之湿浊余热理宜廓除净尽。

［治法］清化湿热，宣窍爽神。

［方药］茵陈 30 克，金银花 30 克，丝瓜络 30 克，九节菖蒲 10 克，广郁金 6 克，硃茯神 15 克，生薏苡仁 15 克，香佩兰 10 克，滑石粉 12 克，通草 9 克，荷叶 9 克。2 剂。水煎 2 次，分早晚空腹服。

五诊（1969 年 12 月 27 日）：药后身目黄色大减，头目爽朗，食欲增加，精神渐振，小腹柔和，二便畅通，睡眠安适。舌苔薄白略黄，脉象缓和。肝功能化验：黄疸指数 46μmol/L，麝香草酚浊度试验 38U，麝香草酚絮状试验（+++），芦戈氏碘试验（++），谷丙转氨酶 274U/L。

［治法］清热利湿，芳化醒脾。

［方药］茵陈 15 克，金银花 30 克，茯苓 12 克，生薏苡仁 15 克，藿香 10 克，香佩兰 10 克，滑石粉 9 克，通草 6 克，生谷芽 15 克，荷叶 9 克。3 剂。

六诊（1969 年 12 月 30 日）：黄疸尽退，诸症悉除，精神、饮食、二便如常，肝功能化验：黄疸指数 24μmol/L，麝香草酚浊度试验 16U，麝香草酚絮状试验（++），芦戈氏碘试验（+），谷丙转氨酶 120U/L。病已向愈，嘱其饮食调养，续用上方加减，以善其后。

1970 年 1 月 10 日肝功能化验：黄疸指数 6μmol/L，麝香草酚浊度试验 4U，麝香草酚絮状试验阴性，芦戈氏碘试验阴性，谷丙转氨酶 80U/L。随访病未复发。

柴浩然. 急黄［J］. 新中医，1981，（1）：29-30.

按语：本案病情急重凶险，患者命悬一线。医者辨其病机为湿热蕴结，弥漫三焦，机窍堵闭，此时既须宣开窍闭以缓其急，又当清化湿浊、宣畅气机以治其因，遂果断施以安宫牛黄丸合宣清导浊汤，芳香开窍与辟秽清热并施。2剂后危象即解，神识渐清，故停用开窍药，再进宣清导浊汤1剂。药后大便畅泻，小便通利，诸症渐安，可见其湿热弥漫之势已除，病情已入坦途，后予清化湿热法廓净余邪收功。急黄一症常九死一生，本案治疗紧扣秽浊阻塞清窍、湿热蒙闭心包之关键，用药精准的当，使闭锢之湿热秽浊迅速从二便而出，方能转危为安获取佳效。临证尚需注意，神昏窍闭较甚者，单纯祛湿化浊往往不能胜任，应合以开窍治之。

三、癃闭

患者，女性，53岁，农民。于2004年6月22日就诊。

［病史］反复尿频1年余，加重并小便不出12天。患者1年前开始间断出现尿频、尿急、尿痛，因不严重而未予治疗，12天前因做痔疮手术后大便秘结而尿频、尿急、尿痛加重，不久即出现小便点滴不出，经当地医生用清热利尿通淋之剂并西药抗炎治疗及反复导尿无好转而来就诊。现患者小便点滴不出，下腹胀痛，恶心欲呕，不能饮食，神识昏蒙，大便秘结。舌红苔黄腻，脉细弦。查体：下腹隆起，于脐下约4cm扪及极度充盈之膀胱，触之窘迫疼痛，双肾区轻叩痛。B超示膀胱过度充盈、双肾积水。

［诊断］癃闭（慢性膀胱炎伴尿潴留）之急证。

［治法］宣清导浊之法。

［方药］宣清导浊汤合八正散加减：晚蚕砂30克，猪苓15克，茯苓15克，寒水石（先煎）20克，皂荚子8克，桔梗10克，通草6克，车前仁（包煎）30克，扁蓄15克，大黄（后下）8克，滑石（先煎）30克，海金沙（包煎）30克。1剂。

二诊（2004年6月23日）：昨日患者服药2次后泻下许多燥屎，随即小便通利，下腹胀痛消除，精神好转，饮食始进。现患者稍有尿频、尿急、尿痛。尿分析：尿隐血（++），白细胞（+++）。继以上方加减治疗周余而痊愈。

张雨雷. 宣清导浊法在急症中的运用［J］. 中国中医急症，2007，16（3）：363-364.

按语：本案久病湿热，其邪蕴结下焦，气化失司而成癃闭之证。此次急性发作症情较重，二便不通，恶心欲呕，神识昏蒙，乃因湿热弥漫三焦，浊阴不降，清气难升，神明被扰之故，所以前用清热利尿通淋效果不佳，后改投宣清导浊之法，化湿泻浊、通利气机，再加桔梗以助皂荚子宣开上窍之力，通草、车前仁、扁蓄、滑石、海金沙以增清利之功，合以大黄通下肠腑。诸药相合，邪去气通而愈。

【原文】五十六、湿凝气阻，三焦俱闭，二便不通，半硫丸主之。

热伤气，湿亦伤气者何？热伤气者，肺主气而属金，火克金则肺所主之气伤矣。湿伤气者，肺主天气，脾主地气，俱属太阴湿土，湿气太过，反伤本脏化气，湿久浊凝，至于下焦，气不惟伤而且阻矣。气为湿阻，故二便不通，今人之通大便，悉用大黄，不知大黄性寒，主热结有形之燥粪；若湿阻无形之气，气既伤而且阻，非温补真阳不可。硫黄热而不燥，能疏利大肠，半夏能入阴，燥胜湿，辛下气，温开郁，三焦通而二便利矣。按上条之便闭，偏于湿重，故以行湿为主；此条之便闭，偏于气虚，故以补气为主。盖肾司二便，肾中真阳为湿所困，久而弥虚，失其本然之职，故助之以硫黄；肝主疏泄，风湿相为胜负，风胜则湿行，湿凝则风息，而失其疏泄之能，故通之以半夏。若湿尽热结，实有燥粪不下，则又不能不用大黄矣。学者详审其证可也。

半硫丸酸辛温法

石硫黄（硫黄有三种：土黄、水黄、石黄也。入药必须用产于石者。土黄土纹，水黄直丝，色皆滞暗而臭；惟石硫黄方棱石纹而有宝光不臭，仙家谓之黄矾，其形大势如矾。按：硫黄感日之精，聚土之液，相结而成。生于艮土者佳，艮土[1]者，少土也，其色晶莹，其气清而毒小。生于坤土[2]者恶，坤土者，老土也，秽浊之所归也，其色板滞，其气浊而毒重，不堪入药，只可作火药用。石黄产于外洋，来自舶上，所谓倭黄是也。入莱菔内煮六时则毒去）半夏（制）

上二味，各等分为细末，蒸饼为丸梧子大，每服一二钱，白开水送下（按：半硫丸通虚闭，若久久便溏，服半硫丸亦能成条，皆其补肾燥湿之功也）。

【注释】

[1]艮（gèn，亘）土：艮，为八卦之一，代表山，方位在东北。

[2]坤（kūn，昆）土：坤，为八卦之一，代表地，方位在西南。

【提要】本条论述湿温气阻而二便不通的证治。

【精解】

1. 本证病机分析：本条所述为湿凝气阻、三焦俱闭之证。湿邪凝滞三焦，主要与肺、脾、肾三脏有关。肺主一身之气，气化则湿亦化；脾主运化水湿；肾与膀胱相表里，气化正常则水湿可有出路。上、中、下三焦气化功能障碍，其中又以肾的气化功能失职最为关键，肾司二便，其功能失常则大小便闭而不通。就临床所见，本证多以大便秘结为主，小便是否不通并非必有之症，即使出现小便不通，亦有轻重之别。

2. 本证治疗方法：大便不通者每用大黄攻逐，但该药为苦寒攻下之品，肾气不化、湿邪阻遏气机之证则非所宜，应治以温补肾阳治之，可用半硫丸。该方出自《太平惠民和济局方》，本为治疗老年虚冷便秘或寒湿久泻之方，有温肾逐寒、通阳泄浊之功。本条用以治疗湿温二便不通者，当为热势已去而阳气虚衰之便秘，其主要作用在于通大便，而非利小便。该方临床主要用于内科杂病，温病中较少使用。

3. 与前证治法的区别：本证与前证均见便秘，但治法不同。前证偏于湿阻下焦，故治以行湿涤浊为主；本证为气化失职，故主以疏通气化。

【原文】五十七、浊湿久留，下注于肛，气闭肛门坠痛，胃不喜食，舌苔腐白，术附汤主之。

此浊湿久留肠胃，致肾阳亦困，而肛门坠痛也。肛门之脉曰尻，肾虚则痛，气结亦痛。但气结之痛有二：寒湿、热湿也。热湿气实之坠痛，如滞下门中用黄连、槟榔之证是也。此则气虚而为寒湿所闭，故以参、附峻补肾中元阳之气，姜、术补脾中健运之气，朴、橘行浊湿之滞气，俾虚者充，闭者通，浊者行，而坠痛自止，胃开进食矣。按肛痛有得之大恐或房劳者，治以参、鹿之属，证属虚劳，与此对勘，故并及之。再此条应入寒湿门，以与上三条有互相发明之妙，故列于此，以便学者之触悟也。

术附汤方苦辛温法

生茅术五钱　人参二钱　厚朴三钱　生附子三钱　炮姜三钱　广皮三钱

水五杯，煮成两杯，先服一杯；约三时，再服一杯，以肛痛愈为度。

【提要】本条论述湿浊久留而气闭的证治。

【精解】肛门坠痛主要由肾虚或气结引起，因气结而痛者，又有寒湿和湿热之别，治疗各异。湿热所致者多属气实下坠疼痛，如临床常见之湿热痢疾，可用黄连、槟榔等治之；本证则因寒湿所致，属气虚下坠疼痛，即肾气虚衰、寒湿困阻，治疗应以温补脾肾、行气化湿为法，所用术附汤以人参、附子大补肾中之气，炮姜、茅术健运中焦之气，合以厚朴、广皮化湿行气，使虚者得补，闭者得运，坠痛自可消失；湿浊消退，胃口渐开，则自能思食。

【原文】五十八、疟邪久羁，因疟成劳，谓之劳疟；络虚而痛，阳虚而胀，胁有疟母，邪留正伤，加味异功汤主之。

此证气血两伤。经云：劳者温之，故以异功[1]温补中焦之气，归、桂合异功温养下焦之血，以姜、枣调和营卫，使气血相生而劳疟自愈。此方补气，人所易见，补血人所不知，经谓：中焦受气，取汁变化而赤，是谓血，凡阴阳两伤者，必于气中补血，定例也。

加味异功汤方辛甘温阳法

人参三钱　当归一钱五分　肉桂一钱五分　炙甘草二钱　茯苓三钱　于术（炒焦）三钱　生姜三钱　大枣（去核）二枚　广皮二钱

水五杯，煮成两杯，渣再煮一杯，分三次服。

【注释】

[1] 异功：即指异功散，方出《小儿药证直诀》。由人参、茯苓、白术、甘草、陈皮组成，主治脾胃虚弱，不思饮食，胸闷不舒，久咳而肿等病证。

【提要】本条论述久疟气血两伤的证治。

【精解】本证为疟疾日久邪气伤正所致，按《内经》"劳者温之"之旨，采用加味异功散治疗。该方既能温补中焦之气，又能补益阴血，对气血两虚之劳疟甚为适用。但本方并无祛邪作用，仅适用于疟发日久而气血不足之病证，若疟发而体质尚盛者则不宜使用。

本证病位主在中焦，故用气血双补之剂，与典型下焦病证不同。以下条文中还有不少论疟、痢的内容亦与下焦肝肾无关，在理解时应加以注意。

【原文】五十九、疟久不解，胁下成块，谓之疟母，鳖甲煎丸主之。

疟邪久扰，正气必虚，清阳失转运之机，浊阴生窍踞之渐，气闭则痰凝血滞，而块势成矣。胁下乃少阳厥阴所过之地，按：少阳、厥阴为枢，疟不离乎肝胆，久扰则脏腑皆困，转枢失职，故结成积块，居于所部之分。谓之疟母者，以其由疟而成，且无已时也。按：《金匮》原文："病疟以月一日发，当以十五日愈；设不瘥，当月尽解；如其不瘥，当云何？此结为癥瘕，名曰疟母，急治之，宜鳖甲煎丸。"盖人身之气血与天地相应，故疟邪之着于人身也，其盈缩进退，亦必与天地相应。如月一日发者，发于黑昼月廓空时，气之虚也，当俟十五日愈。五者，生数之终；十者，成数之极；生成之盈数相会，五日一元，十五日三元一周；一气来复，白昼月廓满之时，天气实而人气复，邪气退而病当愈。设不瘥，必俟天气再转，当于月尽解。如其不瘥，又当云何？然月自亏而满，阴已盈而阳已缩；自满而亏，阳已长而阴已消；天地阴阳之盈缩消长已周，病尚不愈，是本身之气血，不能与天地之化机相为流转，日久根深，牢不可破，故宜急治也。

鳖甲煎丸方

鳖甲(炙)十二分　乌扇[1](烧)三分　黄芩三分　柴胡六分　鼠妇(熬)三分　干姜三分　大黄三分　芍药五分　桂枝三分　葶苈(熬)一分　石苇(去毛)三分　厚朴三分　牡丹皮五分　瞿麦二分　紫葳三分　半夏一分　人参一分　䗪虫(熬)五分　阿胶(炒)三分　蜂窝(炙)四分　赤硝十二分　蜣螂(熬)六分　桃仁二分

上二十三味，为细末。取煅灶下灰一斗，清酒一斤五斗，浸灰，俟酒尽一半，煮鳖甲于中，煮令泛烂如胶漆，绞取汁，纳诸药煎为丸，如梧子大。空心服七丸，日三服。

[方论] 此辛苦通降，咸走络法。鳖甲煎丸者，君鳖甲而以煎成丸也，与他丸法迥异，故曰煎丸。方以鳖甲为君者，以鳖甲守神入里，专入肝经血分，能消癥痕，领带四虫，深入脏络，飞者升，走者降，飞者兼走络中气分，走者纯走络中血分。助以桃仁、丹皮、紫葳之破满行血，副以葶苈、石苇、瞿麦之行气渗湿，臣以小柴胡、桂枝二汤，总去三阳经未结之邪；大承气急驱入腑已结之渣滓；佐以人参、干姜、阿胶，护养鼓荡气血之正，俾邪无容留之地，而深入脏络之病根拔矣。按：小柴胡汤中有甘草，大承气汤中有枳实。仲景之所以去甘草，畏其太缓，凡走络药不须守法；去枳实，畏其太急而直走肠胃，亦非络药所宜也。

【注释】

[1] 乌扇：即射干。

【提要】本条论述疟母的证治。

【精解】疟母的形成，多因疟疾日久耗伤正气，致使清阳失于运转，浊阴凝聚，气机闭塞，痰凝血滞，左胁下痞块乃成。其治疗用鳖甲煎丸，在《金匮要略》中早有明言，对原文中吴氏的诸多见解，临床也可参考。

【原文】六十、太阴三疟[1]，腹胀不渴，呕水，温脾汤主之。

三疟本系深入脏真之痼疾，往往经年不愈，现脾胃症，犹属稍轻。腹胀不渴，脾寒也，故以草果温太阴独胜之寒，辅以厚朴消胀。呕水者，胃寒也，故以生姜降逆，辅以茯苓渗湿而养正。蜀漆乃常山苗，其性急走疟邪，导以桂枝，外达太阳也。

温脾汤方 苦辛温里法

草果二钱　桂枝三钱　生姜五钱　茯苓五钱　蜀漆(炒)三钱　厚朴三钱

水五杯，煮取两杯，分二次温服。

【注释】

[1] 三疟：即三阴疟，又名三日疟。多因元气内虚，卫气不固，疟邪潜伏于三阴所致，以每三日疟疾发作一次为特点。但另一种说法是，久疟而兼有三阴经见证，故称为三疟。

【提要】 本条论述三阴疟脾虚的证治。

【精解】 所谓太阴三疟，是指久疟损及脾胃阳气之证，病位主在太阴，因而称之。脾阳亏虚，运化受阻，水湿内停，临床可见腹部胀满、呕水、口不渴等症，故治以温脾汤化湿截疟、温运阳气。

【原文】 六十一、少阴三疟，久而不愈，形寒嗜卧，舌淡脉微，发时不渴，气血两虚，扶阳汤主之。

《疟论》篇：黄帝问曰：时有间二日，或至数日发，或渴或不渴，其故何也？岐伯曰：其间日者，邪气客于六腑，而有时与卫气相失，不能相得，故休数日乃作也。疟者，阴阳更胜也，或甚或不甚，故或渴或不渴。《刺疟篇》曰：足少阴之疟，令人呕吐甚，多寒热，热多寒少，欲闭户牖而处，其病难已。夫少阴疟，邪入至深，本难速已；三疟又系积重难反，与卫气相失之证，久不愈，其常也。既已久不愈矣，气也血也，有不随时日耗散也哉？形寒嗜卧，少阴本证，舌淡脉微不渴，阳微之象。故以鹿茸为君，峻补督脉，一者八脉丽于肝肾，少阴虚，则八脉亦虚；一者督脉总督诸阳，为卫气之根本。人参、附子、桂枝，随鹿茸而峻补太阳，以实卫气；当归随鹿茸以补血中之气，通阴中之阳；单以蜀漆一味，急提难出之疟邪，随诸阳药努力奋争，由卫而出。阴脏阴证，故汤以扶阳为名。

扶阳汤辛甘温阳法

鹿茸（生锉末，先用黄酒煎得）五钱　熟附子三钱　人参二钱　粗桂枝三钱　当归二钱　蜀漆（炒黑）三钱

水八杯，加入鹿茸酒，煎成三小杯，日三服。

【提要】 本条论述三阴疟肾虚的证治。

【精解】 所谓少阴三疟，是指久疟损及肾阳之证，其病位主在少阴，临床可见一派肾阳虚衰之象，故称之。本证大多由上证发展而来，常以脾胃受损为其先期表现，而后出现畏寒嗜睡、口不渴、舌质淡、脉微等阳虚之证，治疗可用扶阳汤辛甘温阳，补肾祛寒。

【原文】 六十二、厥阴三疟，日久不已，劳则发热，或有癥结，气逆

欲呕，减味乌梅圆[1]法主之。

凡厥阴病甚，未有不犯阳明者。邪不深不成三疟，三疟本有难已之势，既久不已，阴阳两伤。劳则内发热者，阴气伤也；痞结者，阴邪也；气逆欲呕者，厥阴犯阳明，而阳明之阳将愈也。故以乌梅圆法之刚柔并用，柔以救阴，而顺厥阴刚脏之体，刚以救阳，而充阳明阳腑之体也。

减味乌梅圆法酸苦为阴，辛甘为阳复法

（以下方中多无分量，以分量本难预定，用者临时斟酌可也）

半夏　黄连　干姜　吴萸　茯苓　桂枝　白芍　川椒（炒黑）　乌梅

按：疟痢两门，日久不治，暑湿之邪，与下焦气血混处者，或偏阴、偏阳、偏刚、偏柔；或宜补、宜泻、宜通、宜涩；或从太阴，或从少阴，或从厥阴，或护阳明，其证至杂至多，不及备载。本论原为温暑而设，附录数条于湿温门中者，以见疟痢之原起于暑湿，俾学者认得源头，使杂症有所统属，粗具规模而已。欲求美备，勤绎各家。

【注释】

[1] 乌梅圆：又作乌梅丸。方出《伤寒论》，由黄连、干姜、桂枝、川椒、乌梅、细辛、黄连、当归、附子、人参、黄柏等组成。能温脏安蛔，治疗蛔厥证。

【提要】本条论述三阴疟入肝的证治。

【精解】久疟致肝木受累而犯于阳明，或可见发热、痞结、欲呕等症，治疗用乌梅丸加减，取其酸甘化阴、辛甘化阳之效。本病性质与《伤寒论》厥阴病相似，临床因疟而出现本证者并不常见。

【原文】六十三、酒客久痢，饮食不减，茵陈白芷汤主之。

久痢无他症，而且能饮食如故，知其病之未伤脏真胃土，而在肠中也；痢久不止者，酒客湿热下注，故以风药之辛，佐以苦味入肠，芳香凉淡也。盖辛能胜湿而升脾阳，苦能渗湿清热，芳香悦脾而燥湿，凉能清热，淡能渗湿也，俾湿热去而脾阳升，痢自止矣。

茵陈白芷汤方苦辛淡法

绵茵陈　白芷　北秦皮　茯苓皮　黄柏　藿香

【提要】本条论述湿热久痢脾胃未伤的证治。

【精解】本证乃湿热素盛之体久患痢疾，但其人饮食不减，是脾胃尚未受到明显损伤的表现，故其证仍属邪实，治疗应重在祛湿热、止泻痢，可用茵陈白芷汤。该方药物取自叶氏医案，用药颇有特色，其中白芷为辛温风药，用之

以风胜湿、升脾阳，黄柏、秦皮苦寒清热燥湿，藿香芳香醒脾化湿，茯苓甘淡渗湿，茵陈清热利湿。诸药合用，共奏清除肠中湿热之效。临床湿热痢疾、湿热型慢性肠炎皆可参考使用。

【原文】六十四、老年久痢，脾阳受伤，食滑便溏，肾阳亦衰，双补汤主之。

老年下虚久痢，伤脾而及肾，食滑便溏，亦系脾肾两伤。无腹痛、肛坠、气胀等症，邪少虚多矣。故以人参、山药、茯苓、莲子、芡实甘温而淡者补脾渗湿，再莲子、芡实水中之谷，补土而不克水者也；以补骨、苁蓉、巴戟、菟丝、覆盆、黄肉、五味酸甘微辛者，升补肾脏阴中之阳，而兼能益精气安五脏者也。此条与上条当对看，上条以酒客久痢，脏真未伤而湿热尚重，故虽日久仍以清热渗湿为主；此条以老年久痢，湿热无多而脏真已歉，故虽滞下不净，一以补脏固正，立法于此，亦可以悟治病之必先识证也。

双补汤方复方也，法见注中

人参　山药　茯苓　莲子　芡实　补骨脂　苁蓉　黄肉　五味子　巴戟天　菟丝子　覆盆子

【提要】本条论述久痢脾肾两虚的证治。

【精解】本证为久痢所致脾肾两虚，若为老年患者，则肾阳虚衰更甚，临床可见便溏，甚或滑脱不禁，形寒身冷，食纳欠运等脾肾阳虚之症。原文并未提及腹痛、腹胀、肛门胀坠等湿热蕴阻肠道的表现，可见本证以虚为主，湿热之邪已衰，故治疗重在补益脾肾，可用双补汤。方中人参、山药、茯苓、莲子、芡实健脾益肾，渗湿止泻；补骨脂、肉苁蓉、菟丝子、覆盆子益肾温阳，补益精气，收敛固涩，因其双补脾肾，故名双补汤，临床脾肾阳虚者皆可参考用之。

【医案举隅】

精少不育

患者，男，31岁。

［病史］结婚4年未育，爱人身体健康，检查无异常。作精液常规检查，精液量少清稀，精子含量1500万/ml，活动力差。伴有四肢欠温，入冬下肢彻夜不暖，头晕，腰膝酸软，食后腹胀，便溏。舌质淡，脉沉细。

［诊断］脾肾阳衰。脾虚则不运，肾虚则不能生精。

［治法］温补脾肾。先后天得充则无精少之虞。

［方药］潞党参 10 克，怀山药 10 克，茯苓 10 克，补骨脂 8 克，山萸肉 8 克，巴戟天 8 克，菟丝子 10 克，肉从蓉 10 克，五味子（杵）5 克。

本例服上方 10 剂后，四肢不再清冷，便溏、腹胀均除。继用 5 月后，爱人已怀孕。遂停药，嘱复查精液，精子含量 1.1 亿 /ml，活动力良好。

杨进、张文选. 孟澍江治疗内科杂病经验. 中医杂志 1987，（5）：21-22.

按语： 原案记载本例曾久用滋填之品而无效。医者另辟思路，据其肢冷、便溏、舌淡、脉沉细诊为脾肾阳衰证，转从温补入手，以双补汤为主方，因其无遗泄之症，故原方小其制用之。是方温而不燥，补而不滞，又佐以益阴之品，甚合本案病机，投之疗效令人满意。

【原文】 六十五、久痢小便不通，厌食欲呕，加减理阴煎[1]主之。

此由阳而伤及阴也。小便不通，阴液涸矣；厌食欲呕，脾胃两阳败矣。故以熟地、白芍、五味收三阴之阴，附子通肾阳，炮姜理脾阳，茯苓理胃阳也。按：原方通守兼施，刚柔互用，而名理阴煎者，意在偏护阴也。熟地守下焦血分，甘草守中焦气分，当归通下焦血分，炮姜通中焦气分，盖气能统血，由气分之通，及血分之守，此其所以为理也。此方去甘草、当归，加白芍、五味、附子、茯苓者，为其厌食欲呕也。若久痢阳不见伤，无食少欲呕之象，但阴伤甚者，又可以去刚增柔矣。用成方总以活泼流动，对症审药为要。

加减理阴煎方 辛淡为阳、酸甘化阴复法。凡复法，皆久病未可以一法了事者

熟地　白芍　附子　五味　炮姜　茯苓

【注释】

［1］理阴煎：方出《景岳全书》。由熟地、当归、炙甘草、干姜组成，主治真阴不足或素多劳倦，感受寒邪而不能解散，症见或发热，或头身疼痛，或面赤心烦，或虽渴而不喜冷饮，或背心肢体畏寒，脉无力者。

【提要】 本条论述久痢阳伤及阴的证治。

【精解】 痢疾日久易伤阳气，但阳损亦可及阴，阴液随之消耗，终可致阴阳两虚之证。原文提出，本证可见小便不通、厌食欲呕等症，前者因阳气伤则气化失司，阴液耗而水源不足，气不化液，水源愈乏之故；后者则因脾胃阳气虚衰失于运化所致。治应补益阴阳，可用加减理阴煎。该方由《景岳全书》理阴煎去当归、炙甘草，加白芍、五味子、附子、茯苓而成，用药刚柔相济，既能温通阳气，又能守护阴液，临床适用于阴阳两虚之证。

【原文】六十六、久痢带瘀血，肛中气坠，腹中不痛，断下渗湿汤主之。

此涩血分之法也。腹不痛，无积滞可知，无积滞，故用涩也。然腹中虽无积滞，而肛门下坠，痢带瘀血，是气分之湿热久而入于血分，故重用樗根皮之苦燥湿、寒胜热、涩以断下，专入血分而涩血为君；地榆得先春之气，木火之精，去瘀生新；茅术、黄柏、赤苓、猪苓开膀胱，使气分之湿热，由前阴而去，不致遗留于血分也。楂肉亦为化瘀而设，银花为败毒而然。

断下渗湿汤方 苦辛淡法

樗根皮（炒黑）一两　生茅术一钱　生黄柏一钱　地榆（炒黑）一钱五分　楂肉（炒黑）三钱　银花（炒黑）一钱五分　赤苓三钱　猪苓一钱五分

水八杯，煮成三杯，分三次服。

【提要】本条论述久痢湿热瘀于血分的证治。

【精解】本证因肠中湿热未尽、邪气入于血分所致，临床可见便下瘀血、肛门气坠等症。无腹痛，是肠胃积滞不甚，此与痢疾初起时腹痛、里急后重者不同；肛门仍有下坠感，是气分犹有湿热，此与纯虚无邪者又有差异。所谓邪入血分者，是指湿热伤及肠络而便下瘀血，病势未必甚重，与温病血分证的概念又有明显不同，临床当注意区别。治疗可用断下渗湿汤清利湿热，化瘀止血。方中重用樗根皮苦寒而涩，能燥湿清热、止血；地榆清热止血，去瘀生新；楂肉散瘀行滞；银花清热解毒，合以茅术、黄柏、赤苓、猪苓清热燥湿利湿，不仅适用于湿热久痢，对湿热痢便脓血而腹痛不著者也可使用。

【医案举隅】

一、久痢

患者，男，34岁，饮食业职工。1963年6月21日就诊。

［病史］宿患胃痛疾。去年7月间，因天热恣食冰棒，初觉脘腹不舒，继则大便下血，一日数次。后大便逐渐稀黏，转成赤白痢。虽然下痢，但饮食、睡眠均好，精神亦佳，而且下痢之后，胃痛宿疾竟告消失，自认为热火下泄，因此不以为意。迁延至今年5月间，因每日下痢次数逐渐增加，精神亦感疲乏，始行就医。初由西医治疗，数天未见病减，后改就中医诊治，服药数剂亦无见效。初就诊时，诉述下痢一日10余次，其色赤白相兼，质稠黏。腹中觉热，不痛，而有里急后重感。肢体酸楚，纳食尚佳，小便时赤。诊脉滑数，舌质红苔厚微黄。当时诊断为湿热久蕴，下迫为痢。治拟清热利湿解毒导滞。初用芩芍汤、白头翁汤等加减治疗数剂不效。后改用西药合霉素、阿片酊治疗。

服药后，痢随止，但过 3 天复发，日仍 10 余次。

[诊断] 细思本例从临床症状所见及脉象舌苔所察，显系湿热内蕴，秽浊胶滞未清，故服用阿片酊等收涩之药，虽得止而复发。但既系湿热胶滞，为何用芩芍汤、白头翁汤等清热利湿导滞方剂又不见效？因下痢经年，湿热下迫，中气随之而陷。虽然邪实当疏，但气陷亦当举涩，故但从止涩无济，而专事通导亦无功。

[治法] 苦涩断下，通导兼升举。

[方药] 断下渗湿汤加味：樗根皮（炒黑）30 克，山楂炭 9 克，猪苓 9 克，地榆炭、银花炭、赤苓各 4.5 克，莪术、黄柏、葛根、大黄各 3 克，苦参子（去壳分吞）30 粒。

上药速服 3 剂，每日 1 剂。大便正常，肛门灼坠、肢体酸楚均除，但中脘微有不适。虑苦寒太过，胃气受碍，故第 4 日去苦参子、大黄、葛根，加怀山药、扁豆。第 5 日用参苓白术散加樗根皮、山楂炭，续服 3 剂而安。后随访，患者形体壮实，体重增加，饮食、大便均告正常。

王铿藩，庄希贵. 加味断下渗湿温治愈久痢一例 [J]. 福建中医药，1964，（3）：12.

按语： 本案久痢不愈，临床见有湿热内蕴入血之征，故前治止涩、通导皆无效。后改用苦涩断下、通导兼升举之法治之，以断下渗湿汤加减，一举获效。案中医者分析甚为中肯，后学临床思辨可参之。

二、带下

患者，女，29 岁。1983 年 7 月 2 日初诊。

[病史] 新产 28 日，恶露甫净 2 日，入房犯禁，湿浊之邪内袭，伤害胞宫，累及肝肾，带脉受戕，先是白带连绵，半月后血分亦伤，冲任不固，以致赤带又见，证延经月，带量有增无已，或白多于赤，或赤多于白，质稠黏，甚则成块而下。自脐下至曲骨之分，以及少腹两侧灼痛已 4 日，阴内亦似火灼，且痒。此湿热入血，蓄结成脓之象。无怪其所下率为气味奇臭，质稠浊似脓之物。询得口干而苦，小溲赤涩不爽，大便干。幸胃纳不减。脉象稍数，舌边尖俱红而黯，苔黄腻而厚，且罩灰。

[诊断] 赤白带下，由湿郁化火，灼伤奇经使然。

[治法] 清湿热，凉营血，解毒消结。

[方药] 仿吴氏断下渗湿汤合四妙加味：樗根皮 20 克，地榆炭、丹皮参、怀牛膝各 10 克，赤猪苓各 12 克，茅术 6 克，炒黄柏 10 克，败酱草 12 克，金银花 15 克，薏苡仁、马齿苋（煎汤代水）各 30 克。3 剂。另：苦参、蛇床子

各 15 克，白矾 6 克。5 剂，煎汤坐浴。

二诊（1983 年 7 月 5 日）：阴痒已止，带下渐减，赤色转淡，臭秽之气已不若前甚，脐腹、阴内灼痛均有减轻。湿火渐敛，血热亦减。前方去丹皮，3剂。另龙胆泻肝丸 15 克，每午前服 5 克。

三诊（1983 年 7 月 8 日）：赤带全无，白带亦减十之八，臭气若失，脐腹、阴内之痛已愈，但觉微热而已。询得他无所苦，再以标本兼顾。

［方药］太子参 15 克，茅白术各 9 克，怀山药、樗根皮各 15 克，炒黄柏9 克，地榆 10 克，赤猪苓各 10 克，制香附 10 克，薏苡仁 20 克。

3 剂后痊愈。续予三诊方 3 剂，以巩固疗效。

王少华，王淑善. 断下渗湿汤治疗带下的经验体会［J］. 江苏中医杂志，1987，（8）：12–15.

按语： 新产体虚之际勉为房事，致使湿热秽浊之邪乘虚侵入，冲任带脉俱损，赤白带下始作。湿热入血，蓄结成脓，又复因产后而夹有瘀血，故治以断下渗湿汤加味以清利湿热、凉营散瘀解毒，用之收获佳效。本案虽非痢疾，但其湿热瘀于血分的病机相类，因而同法可治。

【原文】六十七、下痢无度，脉微细，肢厥，不进食，桃花汤主之。

此涩阳明阳分法也。下痢无度，关闸不藏；脉微细肢厥，阳欲脱也。故以赤石脂急涩下焦，粳米合石脂堵截阳明，干姜温里而回阳，俾痢止则阴留，阴留则阳斯恋矣。

桃花汤 方法见温热下焦篇

【提要】本条论述下痢阳虚滑脱的证治。

【精解】本条所述为土败阳虚之证，因久痢所下无度所致。本证纯虚无邪，应治以固涩，桃花汤温阳固涩止利，正合其用。

【原文】六十八、久痢，阴伤气陷，肛坠尻[1]酸，地黄余粮汤主之。

此涩少阴阴分法也。肛门坠而尻脉酸，肾虚而津液消亡之象。故以熟地、五味补肾而酸甘化阴；余粮固涩下焦，而酸可除，坠可止，痢可愈也（按：石脂、余粮，皆系石药而性涩，桃花汤用石脂不用余粮，此则用余粮而不用石脂。盖石脂甘温，桃花温剂也；余粮甘平，此方救阴剂也，无取乎温，而有取乎平也）。

地黄余粮汤方 酸甘兼涩法

熟地黄　禹余粮　五味子

【注释】

[1] 尻（kāo）：指尾骶骨部位。

【提要】本条论述久痢阴伤气陷的证治。

【精解】久痢既有伤阳者，亦有伤阴者，如肾阴伤而气虚下陷者，可见肛门下坠而尻酸，可治以桃花汤酸甘化阴，兼以固涩。本法不适合湿热尚盛者。

本证与前证均为下痢日久，但前证为伤少阴之阳而用桃花汤，本证为伤少阴之阴而用地黄余粮汤。两方都有固涩作用，但具体功用则同中有异：一为温剂，用石脂而不用余粮，意在温涩；一为酸甘兼涩，用余粮而不用石脂，重在救阴。

【原文】六十九、久痢伤肾，下焦不固，肠腻滑下，纳谷运迟，三神丸主之。

此涩少阴阴中之阳法也。肠腻滑下，知下焦之不固；纳谷运迟，在久痢之后，不惟脾阳不运，而肾中真阳亦衰矣。故用三神丸温补肾阳，五味兼收其阴，肉果涩自滑之脱也。

三神丸方 酸甘辛温兼涩法，亦复方也

五味子　补骨脂　肉果（去净油）

【提要】本条论述久痢脾肾两伤而滑下、纳呆的证治。

【精解】本条为久痢后脾肾阳虚之证，因下焦关门不固而见大便溏薄滑泄，甚至泻下肠中脂腻之液；因火不暖土而见纳食不运，故当温补脾肾、涩肠止痢为治，可用三神丸。本方即四神丸去吴萸，如下焦元阳虚惫已极，也可再加入吴萸，以增强补火生土之力。

本证与下焦篇第67条皆为脾肾阳虚下痢不止之证，但本证肾阳虚更为严重，而第67条则偏于脾阳虚，故一以桃花汤，一以三神丸治之。

【原文】七十、久痢伤阴，口渴舌干，微热微咳，人参乌梅汤主之。

口渴微咳于久痢之后，无湿热客邪款证，故知其阴液太伤，热病液涸，急以救阴为务。

人参乌梅汤 酸甘化阴法

人参　莲子（炒）　炙甘草　乌梅　木瓜　山药

按：此方于救阴之中，仍然兼护脾胃。若液亏甚而土无他病者，则去山药、莲子，加生地、麦冬，又一法也。

【提要】本条论述久痢伤阴而有虚热的证治。

【精解】 久痢阴液耗伤，临床出现口渴、舌干、微热、微咳等症，是阴伤所致虚热之象，吴氏提出以酸甘以化阴法治之，方用人参乌梅汤。该方既用人参、乌梅、木瓜、甘草酸甘化阴以救其阴，又合以莲子、山药兼护脾胃，寓补脾于救阴之中，是虑其久痢伤脾之故。诸药相配，实有气阴双补之功。此法治本证之根本，不施清热而虚热可自去。

【医案举隅】

一、久泻

患者，男，8个月。1978年8月7日就诊。

[病史] 泄泻月余，大便时呈蛋花状，时夹白色黏冻，一日十数次，内热不扬，口渴欲饮，小便短赤，吮奶少，哭声低。面色萎黄无华，口腔颊部及舌面多处白色状物（鹅口疮），口角糜点。舌红苔剥少津。大便找到白色念珠菌及脂肪球（+++），西医诊断为消化不良合并霉菌感染。

[诊断] 久泻气阴两伤。

[治法] 酸甘化阴。

[方药] 党参6克，山药12克，白芍6克，乌梅炭5克，生甘草3克，炒扁豆12克，焦楂曲各10克，白头翁4.5克，川石斛（先煎）10克，石榴皮10克。

上方服5剂后，便次减其大半，内热已除，复诊重以调脾，续服5剂痊愈。

张福南. 人参乌梅汤治疗久泻［J］. 江苏中医杂志，1980，（6）：60-64.

按语： 久泻气阴两伤，虚热内生，投以酸甘化阴法5剂而起，可谓辨证准确、施法得当之验案。本案以人参乌梅汤加减，虽未用莲子、木瓜，但加入扁豆及山楂、神曲健脾化滞，并用白芍、石斛敛阴生津，白头翁、石榴皮清热止利，正合酸甘化阴之宗旨，故效。

二、脾疳

患者，女，1.5岁。1984年7月4日诊。

[病史] 心烦不安，夜间多啼，微干咳，形体日趋赢瘦逾月，曾服中西药治疗效果不显，患儿多汗，面色不荣，手心烦热，口干喜饮，食不着肌，大便溏烂气臭，尿黄。舌尖红少苔，指纹淡紫。

[诊断] 脾阴耗伤，虚热上扰。

[治法] 化阴实脾，清热安胃。

[方药] 人参乌梅汤加味：党参、怀山药、莲肉、木瓜各8克，乌梅、麦冬、茅根、山楂各6克，胡连4克，甘草3克。

2剂后饮水减少，神情较前安静，咳减，大便略成形。守原方再予4剂，并注意饮食调理。1个月后随访，已复常态。

张业宗. 人参乌梅汤在儿科临床的运用［J］. 吉林中医药，1989，（3）：29.

按语：本案因喂养不当而发，病久气津受损，虚热内炽，扰及五脏。以人参乌梅汤化阴实脾，佐以胡连、茅根、麦冬清养并用，是方补而不燥，滋而不腻，使气阴同化，则诸症渐解，虚热亦遂之而平。

【原文】七十一、痢久阴阳两伤，少腹肛坠，腰胯[1]脊髀[2]酸痛，由脏腑伤及奇经，参茸汤主之。

少腹坠，冲脉虚也；肛坠，下焦之阴虚也。腰，肾之府也，胯，胆之穴也（谓环跳），脊，太阳夹督脉之部也，髀，阳明部也。俱酸痛者，由阴络而伤及奇经也。参补阳明，鹿补督脉，归、茴补冲脉，菟丝、附子升少阴，杜仲主腰痛，俾八脉有权，肝肾有养，而痛可止，坠可升提也。

按：环跳本穴属胆，太阳少阴之络实会于此。

参茸汤 辛甘温法

人参　鹿茸　附子　当归（炒）　茴香（炒）　菟丝子　杜仲

按：此方虽曰阴阳两补，而偏于阳。若其人但坠而不腰脊痛，偏于阴伤多者，可于本方去附子加补骨脂，又一法也。

【注释】

［1］胯：指人体腰和大腿之间的部位。

［2］髀（bì，毕）：指股部，即大腿部。

【提要】本条论述久痢阴阳两伤损及奇经的证治。

【精解】本条为阴阳两伤、奇经受损之证，由久痢肾虚所致。腰为肾之府，胯为肾之穴，脊为督脉之所属，故临床可见腰、胯、脊、髀等处酸痛，与风寒湿邪着于经脉引起的痹证疼痛不伴酸感不同。本证治疗以温补奇经为主，参茸汤可谓温补奇经的代表方，方中鹿茸可补督脉，当归、茴香补冲脉，菟丝子、附子益少阴之阳气，杜仲补肝肾、治腰痛。该方取自《临证指南医案》，所用药物除了可以温肾补阳外，对督脉、冲脉等奇经有专门作用。所以，该方不仅可用于久痢后的奇经受伤之证，对内科杂病的多种奇经病证以及一些寒湿伤阳所致的痹痛病证也可酌情使用。

【原文】七十二、久痢伤及厥阴，上犯阳明，气上撞心，饥不欲食，干呕腹痛，乌梅圆主之。

肝为刚脏，内寄相火，非纯刚所能折；阳明腑，非刚药不复其体。仲景厥阴篇中，列乌梅圆治木犯阳明之吐蛔，自注曰：又主久痢方。然久痢之症不一，亦非可一概用之者也。叶氏于木犯阳明之疟痢，必用其法而化裁之，大抵柔则加白芍、木瓜之类，刚则加吴萸、香附之类，多不用桂枝、细辛、黄柏，其与久痢纯然厥阴见证，而无犯阳明之呕而不食撞心者，则又纯乎用柔，是治厥阴久痢之又一法也。按：泻心寒热并用，而乌梅圆则又寒热刚柔并用矣。盖泻心治胸膈间病，犹非纯在厥阴也，不过肝脉络胸耳。若乌梅圆则治厥阴、防少阳、护阳明之全剂。

乌梅圆方酸甘辛苦复法。酸甘化阴，辛苦通降，又辛甘为阳，酸苦为阴

乌梅　细辛　干姜　黄连　当归　附子　蜀椒（炒焦去汗）　桂枝　人参　黄柏

此乌梅圆本方也。独无论者，以前贤名注林立，兹不再赘。分量制法，悉载《伤寒论》中。

【提要】本条论述久痢伤及厥阴的证治。

【精解】本条内容仿《伤寒论》厥阴篇乌梅丸证，吴氏在自注中对该方的药物加减提出了个人见解，颇有见的，对临床有参考价值。仲景提出本方可治久痢，对此不可一概而论。因久痢病机复杂，从本方药物组成分析，应适用于属久痢见有肝木犯胃者。另参叶天士用药经验，在治疗疟疾、痢疾而有肝木犯胃见证者时，也每用乌梅丸加减，一般见肝阴虚者，加木瓜、白芍等柔药；肝气郁结者，加吴萸、香附等刚药，很少使用原方的桂枝、细辛等。其师古而不泥古，堪为效法。

【原文】七十三、休息痢经年不愈，下焦阴阳皆虚，不能收摄，少腹气结，有似癥瘕，参芍汤主之。

休息痢者，或作或止，止而复作，故名休息，古称难治。所以然者，正气尚旺之人，即受暑、湿、水、谷、血、食之邪太重，必日数十行，而为胀、为痛、为里急后重等证，必不或作或辍也。其成休息证者，大抵有二，皆以正虚之故。一则正虚留邪在络，至其年月日时复发，而见积滞腹痛之实证者，可遵仲景凡病至其年月日时复发者当下之例，而用少少温下法，兼通络脉，以去其隐伏之邪；或丸药缓攻，俟积尽而即补之；或攻补兼施，中下并治，此虚中之实证也。一则纯然虚证，以痢久滑泄太过，下焦阴阳两伤，气结似乎癥瘕，而实非癥瘕，舍温补其何从！故以参、苓、炙草守补中焦，参、附固下焦之阳，白芍、五味收三阴之阴，而以少阴为主，盖肾司二便也。汤名参芍者，取阴阳兼固之义也。

参芍汤方辛甘为阳酸甘化阴复法

人参　白芍　附子　茯苓　炙甘草　五味子

【提要】本条论述休息痢下焦阴阳俱虚的证治。

【精解】所谓休息痢，是指痢疾发作时作时止，病程迁延。该病发生有两类原因，其一，因正气较虚，治疗未能彻底，导致余邪留滞，每遇诱因而触发，可见腹痛下痢夹有积滞，属实证；其二，因下痢日久，清泄太过，下焦阴阳俱虚而致，为纯虚之证，本条所述即是此类。本证治应补虚，用参芍汤补益阴阳气血。方中以人参、茯苓、炙草补益中焦阳气，用附子合人参温补下焦阳气，用白芍、五味子收摄三阴之阴气。由于肾司二便，所以本方重在固肾，使阳复阴收，则痢下自愈。

【原文】七十四、噤口痢[1]，热气上冲，肠中逆阻似闭，腹痛在下尤甚者，白头翁汤主之。

此噤口痢之实证，而偏于热重之方也。

白头翁汤方注见前

【注释】

[1]噤口痢：痢疾患者表现为不进饮食，或呕而不能食的。

【提要】本条论述噤口痢实证偏热重者的证治。

【精解】噤口痢是痢疾中较重的一种，下痢而不能食，多为胃气衰败之象，往往预后较差。但本条所述者，则因肠热上冲犯胃所致，其证属实，故临床可见热痢下重、腹痛尤以下腹为甚，甚则便脓血、肛门灼热等症状，治疗可用白头翁汤清热解毒止痢。该方也可用于急性湿热性痢疾。

本条可与中焦篇第99条内容互参。

【原文】七十五、噤口痢，左脉细数，右手脉弦，干呕腹痛，里急后重，积下不爽，加减泻心汤主之。

此亦噤口痢之实证，而偏于湿热太重者也。脉细数，温热着里之象；右手弦者，木入土中之象也。故以泻心去守中之品，而补以运之，辛以开之，苦以降之；加银花之败热毒，楂炭之克血积，木香之通气积，白芍以收阴气，更能于土中拔木也。

加减泻心汤方苦辛寒法

川连　黄芩　干姜　银花　楂炭　白芍　木香汁

【提要】本条论述噤口痢实证偏湿热甚的证治。

【精解】本条所述噤口痢属湿热偏甚者，临床表现与一般急性湿热痢疾相似，无须赘述。治疗可用加减泻心汤，该方也适用于一般湿热痢疾。

【原文】七十六、噤口痢，呕恶不饥，积少痛缓，形衰脉弦，舌白不渴，加味参苓白术散主之。

此噤口痢邪少虚多，治中焦之法也，积少痛缓，则知邪少；舌白者无热；形衰不渴，不饥不食，则知胃关欲闭矣；脉弦者，《金匮》谓：弦则为减，盖谓阴精阳气俱不足也。《灵枢》谓：诸小脉者，阴阳形气俱不足，勿取以针，调以甘药也。仲景实本于此而作建中汤，治诸虚不足，为一切虚劳之祖方。李东垣又从此化出补中益气、升阳益气、清暑益气等汤，皆甘温除大热法，究不若建中之纯，盖建中以德胜，而补中以才胜者也。调以甘药者，十二经皆秉气于胃，胃复则十二经之诸虚不足，皆可复也。叶氏治虚多脉弦之噤口痢，仿古之参苓白术散而加之者，亦同诸虚不足调以甘药之义，又从仲景、东垣两法化出，而以急复胃气为要者也。

加味参苓白术散方本方甘淡微苦法，加则辛甘化阳，

芳香悦脾，微辛以通，微苦以降也

人参二钱　白术（炒焦）一钱五分　茯苓一钱五分　扁豆（炒）二钱　薏仁一钱五分
桔梗一钱　砂仁（炒）七分　炮姜一钱　肉豆蔻一钱　炙甘草五分

共为极细末，每服一钱五分，香粳米汤调服，日二次。

［方论］参苓白术散原方，兼治脾胃，而以胃为主者也，其功但止土虚无邪之泄泻而已。此方则通宣三焦，提上焦，涩下焦，而以醒中焦为要者也。参、苓、白术加炙草，则成四君矣。按：四君以参、苓为胃中通药，胃者腑也，腑以通为补也；白术、炙草，为脾经守药，脾者脏也，脏以守为补也。茯苓淡渗，下达膀胱，为通中之通；人参甘苦，益肺胃之气，为通中之守；白术苦能渗湿，为守中之通；甘草纯甘，不兼他味，又为守中之守也，合四君为脾胃两补之方。加扁豆、薏仁以补肺胃之体，炮姜以补脾肾之用；桔梗从上焦开提清气，砂仁、肉蔻从下焦固涩浊气，二物皆芳香能涩滑脱，而又能通下焦之郁滞，兼醒脾阳也。为末，取其留中也；引以香粳米，亦以其芳香悦土，以胃所喜为补也。上下干旋，无非冀胃气渐醒，可以转危为安也。

【提要】本条论述噤口痢中焦虚的证治。

【精解】本证为痢疾所致脾胃之气大伤，临床除可见呕恶不饥、形体衰弱等中虚之象外，其人腹痛势缓，排便积滞不多，皆为邪少虚多之候。治疗以理

中焦、补脾胃为主，可用加味参苓白术散。该方在参苓白术散基础上，加扁豆、薏苡仁、桔梗补肺胃，炮姜运脾，砂仁、肉豆蔻芳香悦脾开胃。脾胃之气得复，自可痢止而能食。

【原文】七十七、噤口痢，胃关不开，由于肾关不开者，肉苁蓉汤主之。

此噤口痢邪少虚多，治下焦之法也。盖噤口日久，有责在胃者，上条是也；亦有由于肾关不开，而胃关愈闭者，则当以下焦为主。方之重用苁蓉者，以苁蓉感马精而生，精血所生之草而有肉者也。马为火畜，精为水阴，禀少阴水火之气而归于太阴坤土之药，其性温润平和，有从容之意，故得苁蓉之名，补下焦阳中之阴有殊功。《本经》称其强阴益精，消癥瘕，强阴者，火气也，益精者，水气也，癥瘕乃气血积聚有形之邪，水火既济，中土气盛，而积聚自消。兹以噤口痢阴阳俱损，水土两伤，而又滞下之积聚未清，苁蓉乃确当之品也；佐以附子补阴中之阳，人参、干姜补土，当归、白芍补肝肾，芍用桂制者，恐其呆滞，且束入少阴血分也。

肉苁蓉汤 辛甘法

肉苁蓉（泡淡）一两　附子二钱　人参二钱　干姜炭二钱　当归二钱　白芍（肉桂汤浸炒）三钱

水八杯，煮取三杯，分三次缓缓服，胃稍开，再作服。

【提要】本条论述噤口痢胃肾虚败的证治。

【精解】噤口痢属肾虚者，多涉及脾胃甚则波及肝经，故本条实为痢疾所致下焦阴阳俱伤而胃关不开之证，临床可见痢下不爽、便次不多、腹中隐痛、喜温喜按、舌淡苔少、脉细或虚软无力等证候。治疗可用肉苁蓉汤温补脾肾为主，兼以补益肝肾。方中肉苁蓉补阳中之阴，附子补阴中之阳，两药相伍能温阳益阴；合以人参、干姜温胃补土，当归、白芍补益肝肾，共奏补益阴阳、温养脾肾之功。待阳气来复，则胃关可开。

第五章　秋燥

【原文】七十八、燥久伤及肝肾之阴，上盛下虚，昼凉夜热，或干咳，或不咳，甚则痉厥者，三甲复脉汤主之，定风珠亦主之，专翁[1]大生膏亦主之。

肾主五液而恶燥，或由外感邪气久羁而伤及肾阴，或不由外感而内伤致燥，均以培养津液为主。肝木全赖肾水滋养，肾水枯竭，肝断不能独治，所谓乙癸同源，故肝肾并称也。三方由浅入深，定风浓于复脉，皆用汤，从急治。专翕取乾坤之静，多用血肉之品，熬膏为丸，从缓治。盖下焦深远，草木无情，故用有情缓治。再暴虚易复者，则用二汤。久虚难复者，则用专翕。专翕之妙，以下焦丧失皆腥臭脂膏，即以腥臭脂膏补之，较之丹溪之知柏地黄，云治雷龙之火[2]而安肾燥，明眼自能辨之。盖凡甘能补，凡苦能泻，独不知苦先入心，其化以燥乎！再雷龙不能以刚药直折也，肾水足则静，自能安其专翕之性；肾水亏则动而躁，因燥而躁也。善安雷龙者，莫如专翕，观者察之。

三甲复脉汤、定风珠 并见前

专翕大生膏 酸甘咸法

人参 二斤（无力者以制洋参代之） 茯苓 二斤 龟板（另熬胶）一斤 乌骨鸡 一对 鳖甲 一斤（另熬胶） 牡蛎 一斤 鲍鱼 二斤 海参 二斤 白芍 二斤 五味子 半斤 麦冬 二斤（不去心） 羊腰子 八对 猪脊髓 一斤 鸡子黄 二十圆 阿胶 二斤 莲子 二斤 芡实 三斤 熟地黄 三斤 沙苑蒺藜 一斤 白蜜 一斤 枸杞子（炒黑）一斤

右药分四铜锅（忌铁器，搅用铜勺），以有情归有情者二，无情归无情者二，文火细炼三昼夜，去渣；再熬六昼夜；陆续合为一锅，煎炼成膏，末下三胶，合蜜和匀，以方中有粉无汁之茯苓、白芍、莲子、芡实为细末，合膏为丸。每服二钱，渐加至三钱，日三服，约一日一两，期年为度。每殒胎必三月，肝虚而热者，加天冬一斤，桑寄生一斤，同熬膏，再加鹿茸二十四两为末（本方以阴生于八，成于七，故用三七二十一之奇方，守阴也。加方用阳生于七，成于八，三八二十四之偶方，以生胎之阳也。古法通方多用偶，守法多用奇，阴阳互也）。

【注释】

[1] 翕（xī，吸）：聚合或收敛之义。

[2] 雷龙之火：指因肝肾阴液不足而引起上亢的虚火，又称相火。

【提要】本条论述燥病下焦肝肾阴虚的证治。

【精解】燥邪传入下焦，伤及肝肾之阴，其临床表现和治疗与一般温病的下焦病证相似，所以治疗亦主以复脉法，如虚风内动者，可用三甲复脉汤，或大定风珠，或专翕大生膏，以滋补真阴、潜镇息风。此三方均为补益肝肾之剂，但尚有性质淡浓、作用缓急的不同。定风珠较复脉汤为浓，专翕大生膏更浓。定风珠、复脉汤用汤剂，取效较快，是为急治；专翕大生膏则熬膏为丸，取效较慢，是为缓治。临床应注意三方皆属滋腻厚味之剂，仅适用于邪少虚多之证，邪热未去者不可滥用，以免有留邪之弊。

杂说

卷四

本篇再次论述了外感病的病因及温病与伤寒的区别，强调温病发病起自手太阴肺，并着重阐述了温病的三焦治则，是三焦篇内容的补充。

第一章　汗论

【原文】汗也者，合阳气阴精蒸化而出者也。《内经》云：人之汗，以天地之雨名之。盖汗之为物，以阳气为运用，以阴精为材料。阴精有余，阳气不足，则汗不能自出，不出则死；阳气有余，阴精不足，多能自出，再发则痉，痉亦死；或熏灼而不出，不出亦死也。其有阴精有余，阳气不足，又为寒邪肃杀之气所搏，不能自出者，必用辛温味薄急走之药，以运用其阳气，仲景之治伤寒是也。伤寒一书，始终以救阳气为主。其有阳气有余，阴精不足，又为温热升发之气所铄，而汗自出，或不出者，必用辛凉以止其自出之汗，用甘凉甘润培养其阴精为材料，以为正汗之地，本论之治温热是也。本论始终以救阴精为主。此伤寒所以不可不发汗，温热病断不可发汗之大较也。唐宋以来，多昧于此，是以人各著一伤寒书，而病温热者之祸亟矣。呜呼！天道欤？抑人事欤？

【提要】本条从汗论述伤寒与温病治法的不同。

【精解】

1.伤寒与温病治法之不同

（1）伤寒初起的病理是以寒邪外束、阳气不能发挥作用为主要特点，多为无汗，所以治用辛温发汗解表法，以鼓舞阳气。

（2）温病初起可见无汗，也可见汗自出，病理以阴精不足、阳热亢盛为特点，所以不能用辛温之剂发汗。其治疗之法：对有汗者，当用辛凉之剂以疏表清热，热去而汗自止；对阴液不足无源作汗之无汗者，当用甘凉之剂补充阴液，使汗源充足后自能得汗。

所以，伤寒与温病在治法上的区别，主要表现在伤寒以顾护阳气为主，温病以顾护阴液为主。

2. 阳气和阴精有余与不足的含义：本条将"阴精有余、阳气不足"和"阳气有余、阴精不足"作为伤寒与温病病理的主要区别。但此处所说的有余和不足仅是相对而言，特别是伤寒之阴精有余，并不意味着阴精充沛，只能理解为阴精未受大伤；而温病之阳气有余，也只能理解为阳热之气亢盛。此外，伤寒在寒邪化热传里后，也可表现为"阳气有余、阴精不足"的病理，临床亦不可不知。

3. "伤寒所以不可不发汗，温热病断不可发汗"的含义：此处所说的"发汗"是指辛温发汗，即用麻、桂、羌、防之类的药物使之出汗。同时，本句是针对伤寒与温病初起治法而言的，否则伤寒邪已入里后，也断不可再用发汗之法。至于"温热病断不可发汗"，不可片面认为温热病无发汗之法或不用辛温之品。如临床对表气郁闭较甚而无汗者，辛凉解表剂中每可配合辛温之品以增加疏散之力；对内感暑湿、外兼表寒之暑病的治疗，也应使用辛温发汗之品，如香薷之类；对湿温初起湿郁肌表者，又须使用辛温芳化之品，服后可获汗出而解之效，此类病证皆不在禁忌之例。

第二章 方中行[1]先生《或问·六气论》

【原文】原文云：或问天有六气——风、寒、暑、湿、燥、火。风、寒、暑、湿，经皆揭病出条例以立论，而不揭燥火，燥火无病可论乎？曰《素问》言春伤于风，夏伤于暑，秋伤于湿，冬伤于寒者，盖以四气之在四时，各有专令，故皆专病也。燥火无专令，故不专病，而寄病于百病之中；犹土无正位，而寄王于四时辰戌丑未之末。不揭者，无病无燥火也。愚按：此论牵强臆断，不足取信。盖信经太过则凿之病也。春风，夏火，长夏湿土，秋燥，冬寒，此所谓播五行于四时也。经言先夏至为病温，即火之谓；夏伤于暑，指长夏中央土而言也；秋伤于湿，指初秋而言，乃上令湿土之气，流行未尽。盖天之行令，每微于令之初，而盛于令之末；至正秋伤燥，想代远年湮，脱简[2]故耳。喻氏补之诚是，但不当硬改经文，已详论于下焦寒湿第四十七条中。今乃以土寄王四时比燥火，则谬甚矣。夫寄王[3]者，湿土也，岂燥火哉！以先生之高明，而于六气乃昧昧焉，亦千虑之失矣。

【注释】

[1] 方中行：即方有执，明代歙县人，著有《伤寒论条辨》等。

[2] 脱简：因古籍多用竹简串成，简片脱落散失称为脱简，后世泛指书籍缺页。

[3] 王：同旺。

【提要】本条主要论述燥气为病的特性。

【精解】对燥气为病的特性，前人有多种不同看法。吴氏认为燥之性质可分为两类，即初秋主湿、深秋主燥。本条内容可与《温病条辨》下焦篇第47条自注互参，方可对燥邪的性质有全面的理解。后世对燥邪的性质还有一些说法，如初秋属温燥，深秋属凉燥等。

第三章 伤寒注论

【原文】仲祖《伤寒论》，诚为全科玉律，奈注解甚难。盖代远年湮，中间不无脱简，又为后人妄增，断不能起仲景于九原[1]而问之，何条在先，何条在后，何处尚有若干文字，何处系后人伪增，惟有阙疑阙殆[2]，择其可信者而从之，不可信者而考之已尔。创斯注者，则有林氏[3]、成氏[4]，大抵随文顺解，不能透发精义，然创始实难，不为无功。有明中行方先生，实能苦心力索，畅所欲言，溯本探微，阐幽发秘，虽未能处处合拍，而大端已具。喻氏[5]起而作《尚论》，补其阙略，发其所未发，亦诚仲景之功臣也；然除却心解数处，其大端亦从方论中来，不应力诋方氏。北海林先生[6]，刻方氏前条辨，附刻《尚论篇》，历数喻氏的僭窃之罪，条分而畅评之。喻氏之后，又有高氏[7]，注尚论发明，亦有心得可取处，其大端暗窃方氏，明尊喻氏，而又力诋喻氏，亦如喻氏之于方氏也。北平刘觉荠[8]先生起而证之，亦如林北海之证尚论者然，公道自在人心也。其他如郑氏[9]、程氏[10]之后条辨，无足取者，明眼人自识之。舒驰远[11]之集注，一以喻氏为主，兼引程郊倩之后条辨，杂以及门之论断，若不知有方氏之前条辨者，遂以喻氏窃方氏之论，直谓为喻氏书矣。此外有沈目南[12]注、张隐庵[13]注、程云来[14]集注，皆可阅。至慈溪柯韵伯注伤寒论著《来苏集》，聪明才辨，不无发明，可供采择；然其自序中谓大青龙一证，方喻之注大错，目之曰郑声[15]，曰杨墨[16]，及取三注对勘，虚中切理而细绎之，柯注谓风有阴阳，汗出脉缓之桂枝证，是中鼓动之阳风；汗不出脉紧烦躁之大青龙证，是中凛冽之阴风。试问中鼓动之阳风者，而主以桂枝辛甘温法，置《内经》风淫于内，治以辛凉，佐以苦甘之正法于何地？仲景自序云"撰用《素问》《九卷》"，反背《素问》而立法耶？且以中鼓动之阳风者，主以甘温之桂枝，中凛冽之阴风者，反主以寒凉之石膏，有是理乎？其注烦躁，又曰热淫于内，则心神烦扰；风淫于内，故手足躁乱（方先生原注：风为烦，寒则躁）。既曰凛冽阴风，又曰热淫于内，有是理乎？种种矛盾，不可枚举。方氏立风伤卫，寒伤营，风寒两伤营卫，吾不敢谓即仲景之本来面目；然欲使后学眉目清楚，不为无见。如柯氏之所序，亦未必即仲景之心法，而高于方氏也。其删改原文处，多逞臆说，不若方氏之纯正矣；且方氏创通大义，其功不可没也。喻氏、高氏、柯氏，三子之于方氏，补偏救弊，其卓识妙悟，不无可取，而独恶其自高已见，各立门户，务掩前人之善耳。后之学者，其各以明道济世为急，毋以争名竞胜为心，民生幸甚。

【注释】

[1] 九原：原意是指春秋时晋国卿大夫的墓地，后世以此泛指墓地。

[2] 阙疑阙殆：有疑问而暂置不论，不作主观臆测。

[3] 林氏：指宋代医家林亿。

[4] 成氏：指宋代医家成无己。

[5] 喻氏：指喻嘉言。

[6] 北海林先生：即林北海。

[7] 高氏：指高学山，曾辑注《伤寒尚论辨似》等书。

[8] 刘觉莼：不明。

[9] 郑氏：可能指郑玉坛，曾撰《伤寒杂病心法集解》。

[10] 程氏：即程郊倩，字应旄，著有《伤寒论后条辨》等书。

[11] 舒驰远：字诏，著有《舒氏伤寒集注》。

[12] 沈目南：名沈明宗，著有《伤寒六经辨证治法》。

[13] 张隐庵：名志聪，著有《伤寒论纲目》《伤寒论集注》等书。

[14] 程云来：字林，著有《伤寒扶疑》等书。

[15] 郑声：春秋战国时期郑国的民间音乐，因与儒家提倡的"雅乐"不同，所以历来受儒家排斥。这处寓有歪门邪道之义。

[16] 杨墨：指春秋战国时期的杨朱和墨翟两人及其学派。因两人都是儒家的反对派，所以这里也寓有歪门邪道之义。

【提要】本条论述《伤寒论》的价值及对诸注家的评价。

【精解】本条所论对于研究《伤寒论》及其注家有一定参考价值，同时也可看出温病学的发展基础是《伤寒论》，诸多温病学家对《伤寒论》都有精深的研究心得，吴氏在肯定其学术成就的基础上，也指出了不足之处，所作评论可供参考。

第四章　风论

【原文】《内经》曰：风为百病之长。又曰：风者，善行而数变。夫风何以为百病之长乎？《大易》[1]曰：元者善之长也。盖冬至四十五日，以后夜半少阳起而立春，于立春前十五日交大寒节，而厥阴风木行令，所以疏泄一年之阳气，以布德行仁，生养万物者也。故王者功德既成以后，制礼作乐，舞八佾[2]而宣八风，所谓四时和，八风理，而民不夭折。风非害人者也，人之腠理密而精气足者，岂以是而病哉！而不然者，则病斯起矣。以天地生生之具，反为人受害之物，恩极大而害亦广矣。盖风之体不一，而风之用有殊。春风自下而上，夏风横行空中，秋风自上而下，冬风刮地而行。其方位也，则有四正四隅，此方位之合于四时八节也。立春起艮方[3]，从东北隅而来，名之曰条风，八节各随其方而起，常理也。如立春起坤方[4]，谓之冲风，又谓之虚邪贼风，为其乘月建之虚，则其变也。春初之风，则夹寒水之母气；春末之风，则带火热之子气；夏初之风，则木气未尽，而炎火渐生；长夏之风，则挟暑气、湿气、木气（未为木库），大雨而后暴凉，则挟寒水之气；久晴不雨，以其近秋也，而先行燥气，是长夏之风，无所不兼，而人则无所不病矣。初秋则挟湿气，季秋则兼寒水之气，所以报冬气也。初冬犹兼燥金之气，正冬则寒水本令，而季冬又报来春风木之气，纸鸢起矣。再由五运六气而推，大运如甲己之岁，其风多兼湿气；一年六气中，客气所加何气，则风亦兼其气而行令焉。然则五运六气非风不行，风也者，六气之帅也，诸病之领袖也，故曰：百病之长也。其数变也奈何？如夏日早南风，少移时则由西而北而东，方南风之时，则晴而热，由北而东，则雨而寒矣。四时皆有早暮之变，不若夏日之数而易见耳。夫夏日日长日化，以盛万物也，而病亦因之而盛，《阴符》[5]所谓害生于恩也。无论四时之风，皆带凉气者，木以水为母也；转化转热者，木生火也；且其体无微不入，其用无处不有，学者诚能体察风之体用，而于六淫之病，思过半矣。前人多守定一桂枝，以为治风之祖方；下此则以羌、防、柴、葛为治风之要药，皆未体风之情，与《内经》之精义者也。桂枝汤在伤寒书内，所治之风，风兼寒者也，治风之变法也。若风之不兼寒者，则从《内经》风淫于内，治以辛凉，佐以苦甘，治风之正法也。以辛凉为正而甘温为变者何？风者木也，辛凉者金气，金能制木故也。风转化转热，辛凉苦甘则化凉气也。

【注释】

[1]《大易》：即《周易》。

[2]佾（yì，义）：古代乐舞的行列。

[3]艮方：在八卦中列东北方。

[4]坤方：在八卦中列西南方。

[5]《阴符》：即《阴符经》。旧题黄帝著，主要论虚无、修炼之道。

【提要】本条论述风邪的性质及寒温之别。

【精解】文中提出风邪有不同性质，所以治法亦应有别，强调应区分风寒、风热而治，对临床有参考价值。至于从八卦之义进行的分析，于医道并无大益。

第五章　医书亦有经子史集论

【原文】儒书有经子史集[1]，医书亦有经子史集。《灵枢》《素问》《神农本经》《难经》《伤寒论》《金匮玉函经》，为医门之经；而诸家注论、治验、类案、本草、方书等，则医之子、史、集也。经细而子、史、集粗，经纯而子、史、集杂，理固然也。学者必不可不尊经，不尊经则学无根柢，或流于异端；然尊经太过，死于句下，则为贤者过之。《孟子》所谓：尽信书，则不如无书也。不肖者不知有经，仲景先师所谓：各承家技，终始顺旧，省疾问病，务在口给，相对斯须，便处汤药，自汉时而已然矣，遑[2]问后世，此道之所以常不明而常不行也。

【注释】

[1]经子史集：为古代图书分类法，所有图书划分为经、子、史、集四类，又称为四部。

[2]遑（huáng，皇）：原意慌忙、匆忙。此处为何必、一定之义。

【提要】本条论述医书也可按经子史集进行分类。

【精解】本条将医学书籍与儒学著作进行了比较，叙述其分类及经典医著之作用。所述观点颇有见地，可供参考。

第六章　本论起银翘散论

【原文】本论第一方用桂枝汤者，以初春余寒之气未消，虽曰风温（系少阳之气），少阳紧承厥阴，厥阴根乎寒水，初起恶寒之证尚多，故仍以桂枝为首，犹时文之领上文来脉也。本论方法之始，实始于银翘散。

吴按：六气播于四时，常理也。诊病者，要知夏日亦有寒病，冬日亦有温病，次年春夏尚有上年伏暑，错综变化，不可枚举，全在测证的确。本论凡例内云：除伤寒宗仲景法外，俾四时杂感，朗若列眉，后世学者，察证之时，若真知确见其为伤寒，无论何时，自当仍宗仲景；若真知六气中为何气，非伤寒者，则于本论中求之。上焦篇辨伤寒温暑疑似之间最详。

【提要】本条论述温病治疗从银翘散开始。

【精解】《温病条辨》上焦篇将桂枝汤作为首方，但该方所治者，实际并非温病初起之证，后世许多医家对此提出了异议，吴氏自己也觉得有所欠缺，因而专列本条，明确自己的本意是强调银翘散是温病初起的代表方。

第七章　本论粗具规模论

【原文】本论以前人信经太过（经谓热病者，伤寒之类也；又以《伤寒论》为方法之祖，故前人遂于伤寒法中求温热，中行且犯此病），混六气于一《伤寒论》中，治法悉用辛温，其明者亦自觉不合，而未能自立模范。瑭哀道之不明，人之不得其死，不自揣度而作是书，非与人争名，亦毫无求胜前贤之私心也。至其序论采录处，粗陈大略，未能细详，如暑证中之大顺散、冷香饮子、浆水散之类，俱未收录。一以前人已有，不必屋上架屋，一以卷帙纷繁，作者既苦日力无多，观者反畏繁而不览，是以本论不过粗具三焦六淫之大概规模而已。惟望后之贤者，进而求之，引而伸之，斯愚者之大幸耳。

【提要】本条提出本书对温病的论述只是粗具规模。

【精解】本条是吴氏对《温病条辨》的自我评价，认为本书只是粗列温病之大概，希望后学者能进一步深入研究。

第八章　寒疫论

【原文】世多言寒疫者，究其病状，则憎寒壮热，头痛骨节烦疼，虽发热而不甚渴，时行则里巷之中，病俱相类，若役使者然；非若温病之不甚头痛骨痛而渴甚，故名曰寒疫耳。盖六气寒水司天在泉，或五运寒水太过之岁，或六气中加临之客气为寒水，不论四时，或有是证，其未化热而恶寒之时，则用辛温解肌；既化热之后，如风温证者，则用辛凉清热，无二理也。

【提要】本条论述寒疫的证治。

【精解】本条简要叙述寒疫的症状、发生及治则，并与温病进行了比较，以此为辨。

第九章　伪病名论

【原文】病有一定之名，近有古无今有之伪名，盖因俗人不识本病之名而伪造者，因而乱治，以致误人性命。如滞下、肠澼，便下脓血，古有之矣，今则反名曰痢疾。盖利者，滑利之义，古称自利者，皆泄泻通利太过之证也。滞者，瘀涩不通之象，二义正相反矣，然治法尚无大疵谬也。至妇人阴挺、阴蚀、阴痒、阴菌[1]等证，古有明文，大抵多因于肝经郁结，湿热下注，浸淫而成，近日北人名之曰瘑，历考古文，并无是字，焉有是病！而治法则用一种恶劣妇人，以针刺之，或用细勾勾之，利刀割之，十割九死，哀哉！其或间有一二刀伤不重，去血不多，病本轻微者，得愈，则恣索重谢。试思前阴乃肾之部，肝经蟠结之地，冲任督三脉由此而分走前后，岂可肆用刀勾之所。甚则肝郁胁痛，经闭寒热等证，而亦名之曰瘑，无形可割，则以大针针之。在妇人犹可借口曰：妇人隐疾，以妇人治之。甚至数岁之男孩，痔疮、疝、瘕、痁疾，外感之遗邪，总而名之曰瘑，而针之，割之，更属可恶……又如暑月中恶腹痛，若霍乱而不得吐泻，烦闷欲死，阴凝之痧证也，治以苦辛芳热则愈，成霍乱则轻，论在中焦寒湿门中。乃今世相传谓之痧证，又有绞肠痧、乌痧之名，遂至方书中亦有此等名目矣。俗治以钱刮关节，使血气一分一合，数分数合而阳气行，行则通，通则痧开痛减而愈。但愈后周十二时不可饮水，饮水得阴气之凝，则留邪在络，遇寒或怒（动厥阴），则不时举发，发则必刮痧也。

是则痧固伪名，刮痧乃通阳之法，虽流俗之治，颇能救急，犹可也。但禁水甚难，最易留邪。无奈近日以刮痧之法刮温病，夫温病，阳邪也，刮则通阳太急，阴液立见消亡，虽后来医治得法，百无一生。吾亲见有痉而死者，有痒不可忍而死者，庸俗之习，牢不可破，岂不哀哉！此外伪名妄治颇多，兹特举其尤者耳。若时医随口捏造伪名，南北皆有，不胜指屈矣。呜呼！名不正，必害于事，学者不可不察乎。

【注释】

［1］阴菌：即阴挺，相当于子宫脱垂、阴道壁膨出等病。

【提要】 本条论述病名规范的重要性。

【精解】 吴氏在文中指出，临床常因病名不规范而导致治疗困难，甚至造成治疗错误。这不仅是当时限于历史条件存在的一个客观问题，即便在现代，中医的名词术语仍然不够统一。所以，吴氏统一病名的见解具有一定的现实意义。

第十章　温病起手太阴论

【原文】 四时温病，多似伤寒；伤寒起足太阳，今谓温病起手太阴，何以手太阴亦主外感乎？手太阴之见证，何以大略似足太阳乎？手足有上下之分，阴阳有反正之义，庸可混乎！《素问·平人气象论》曰：藏真高于肺，以行营卫阴阳也。《伤寒论》中，分营分卫，言阴言阳，以外感初起，必由卫而营，由阳而阴。足太阳如人家大门，由外以统内，主营卫阴阳；手太阴为华盖，三才之天，由上以统下，亦由外以包内，亦主营卫阴阳，故大略相同也。大虽同而细终异，异者何？如太阳之窍主出，太阴之窍兼主出入；太阳之窍开于下，太阴之窍开于上之类，学者须于同中求异，异中验同，同异互参，真诠自见。

【提要】 本条论述温病与伤寒初起的区别，再次强调温病起自手太阴。

【精解】 本条再次强调了温病起自手太阴，可与前"本论起银翘散论"互参。关于温病与伤寒的区别，在《温病条辨》中有多处论及，而本条从手足、阴阳之分来论述温病与伤寒的不同。不过这些比较对于辨别伤寒与温病发病之异并无多大意义，临床还是以发病时的症状为依据进行区别较符合实际。

第十一章 燥气论

【原文】前三焦篇所序之燥气，皆言化热伤津之证，治以辛甘微凉（金必克木，木受克，则子为母复仇，火来胜复矣），未及寒化。盖燥气寒化，乃燥气之正，《素问》谓"阳明所至为清劲"是也。《素问》又谓"燥极而泽"（土为金母，水为金子也），本论多类及于寒湿、伏暑门中，如腹痛呕吐之类，经谓"燥淫所胜，民病善呕，心胁痛不能转侧"者是也。治以苦温，《内经》治燥之正法也。前人有六气之中，惟燥不为病之说。盖以燥统于寒（吴氏《素问》注云：寒统燥湿，暑统风火，故云寒暑六入也），而近于寒，凡是燥病，只以为寒，而不知其为燥也。合六气而观之，余俱主生，独燥主杀，岂不为病者乎！细读《素问》自知。再前三篇原为温病而设，而类及于暑温、湿温，其于伏暑、湿温门中，尤必三致意者，盖以秋日暑湿踞于内，新凉燥气加于外，燥湿兼至，最难界限清楚，稍不确当，其败坏不可胜言。经谓粗工治病，湿证未已，燥证复起，盖谓此也。（湿有兼热兼寒，暑有兼风兼燥，燥有寒化热化。先将暑湿燥分开，再将寒热辨明，自有准的。）

【提要】本条主要论述燥气致病的特点。

【精解】吴氏在三焦篇中已论及燥气为病，但因自觉所论主要是燥气复气、标气致病，治疗主以辛甘微凉，与《内经》所述的燥气性质和治疗大法不尽相符，所以在本条又作进一步论述。本条提出燥的本气性质与寒性相近，所以《内经》中以"苦温"为治疗大法，但就温病而言，燥气引起者是其复气、标气为病，而对燥的本气致病却未能论及。因而强调，燥气引起的疾病，有属寒者，有属热者，临床应区别治疗。

第十二章 外感总数论

【原文】天以六气生万物，其错综变化无形之妙用，愚者未易窥测，而人之受病，即从此而来。近人止知六气太过曰六淫之邪，《内经》亦未穷极其变。夫六气伤人，岂界限清楚毫无兼气也哉！以六乘六，盖三十六病也。夫天地大道之数，无不始于一，而成于三，如一三为三，三三如九，九九八十一，而黄钟[1]始备。六气为病，必再以三十六数，乘三十六，得一千二百九十六条，而外感之数始穷。此中犹不兼内伤，若兼内伤，则靡可纪极矣。呜呼！近人凡见外感，主以一柴葛解肌汤，岂不谬哉！

【注释】

[1] 黄钟：属于音律十二律中的一律。

【提要】 本条提出外感病种类繁多，不可执一法一方。

【精解】 本条提出外感病病因复杂、种类繁多，用一两个方剂治疗不可能胜任。这一观点符合临床实际，但吴氏以数字进行机械推断的方法却不足取。

第十三章　治病法论

【原文】 治外感如将（兵贵神速，机圆法活，去邪务尽，善后务细，盖早平一日，则人少受一日之害）；治内伤如相（坐镇从容，神机默运，无功可言，无德可见，而人登寿域）。治上焦如羽（非轻不举）；治中焦如衡（非平不安）；治下焦如权（非重不沉）。

【提要】 本条论述外感病与内伤病治疗的区别及三焦病证的治则。

【精解】

1. 外感病与内伤病治疗的区别： 原文中用"将"和"相"来区别外感病和内伤病治疗上的不同。当然，这种不同只是相对的，是从某种角度而言的。从临床实际来说，治疗外感病的原则与治疗内伤病的原则并非互不可用，在许多情况下两者同样适用。所以，本篇所论只能看做在治疗外感与内伤时侧重点的差异。

2. 三焦病证的治则： 用"羽""衡""权"三字作概括，突出了三焦病证在治疗上的主要特点。"羽"意为轻，指治疗上焦病证所用药物以轻清为主，不能过用苦寒沉降之品，而且用药剂量较轻，煎煮时间较短，这些都体现了轻的特点。"衡"意为平，指治疗中焦病证必平其邪势之盛，使阴阳以归于平；对于湿热之邪在中焦者，又应根据湿与热之孰轻孰重予清热化湿之法，不可单治一边。另外，中焦病证的用药特点基本处于上焦和下焦之间，这些都体现了平的特点。"权"意为重，指治疗下焦病证所用药物以重镇滋填味厚之品为主，使之直入下焦滋补肾阴，或用介类重镇之品平息肝风，并且所用药物剂量宜大，煎煮时间宜长，这些都体现了重的特点。当然，所谓轻、平、重也是相对而言的，临床不可过于刻板。

第十四章　吴又可温病禁黄连论

【原文】唐宋以来，治温热病者，初用辛温发表，见病不为药衰，则恣用苦寒，大队芩、连、知、柏，愈服愈燥，河间且犯此弊。盖苦先入心，其化以燥，燥气化火，反见齿板黑，舌短黑，唇裂黑之象，火极而似水也。吴又可非之诚是，但又不识苦寒化燥之理，以为黄连守而不走，大黄走而不守。夫黄连不可轻用，大黄与黄连同一苦寒药，迅利于黄连百倍，反可轻用哉？余用普济消毒饮于温病初起，必去芩、连，畏其入里而犯中下焦也。于应用芩、连方内，必大队甘寒以监之，但令清热化阴，不令化燥。如阳亢不寐，火腑不通等证，于酒客便溏频数者，则重用之。湿温门则不惟不忌芩、连，仍重赖之，盖欲其化燥也。语云："药用当而通神"，医者之于药，何好何恶，惟当之是求。

【提要】本条论述滥用黄连的弊病。

【精解】文中首先指出滥用苦寒之品可致化燥、化火的弊病，进而举黄连为例进行论述。黄连具有清热解毒之功，对于温病的治疗有较好的疗效，所以甚为常用，但古代医家屡屡提出其使用的弊病，究其原因可能有三：其一，某些温病在危重状态下，投用黄连后病情仍继续恶化，使人误认为是用黄连后引起的病势加重；其二，某些医家对温病的治疗只知倚重黄连，常有大量滥用者，而用后病情仍有发展，便将其原因归咎于黄连；其三，黄连用之不当，特别是较长期使用时，确有某些不良反应，如损伤脾胃的阳气。因此，吴氏所言有一定临床参考价值。

第十五章　风温、温热气复论

【原文】仲景谓腰以上肿当发汗，腰以下肿当利小便，盖指湿家风水、皮水之肿而言。又谓无水虚肿，当发其汗，盖指阳气闭结而阴不虚者言也。若温热大伤阴气之后，由阴精损及阳气，愈后阳气暴复，阴尚亏歉之至，岂可发汗利小便哉！吴又可于气复[1]条下，谓血乃气之依归，气先血而生，无所依归，故暂浮肿，但静养节饮食自愈。余见世人每遇浮肿，便与淡渗利小便方法，岂不畏津液消亡而成三消证，快利津液为肺痈、肺痿证，与阴虚、咳嗽身热之劳损证哉！余治是证，悉用复脉汤，重加甘草，只补其未足之阴，以配其已复之阳，而肿自消。千治千得，无少差谬，敢以告后之治温热气复者，暑温、湿温不在此例。

【注释】

[1] 气复：指温病愈后突然发生肢体浮肿，但经过饮食调养后能自行消退。

【提要】本条论述温病气复发生的原因和处理方法。

【精解】温病后期发生肢体浮肿，有属气复者，有属阴液亏虚者。气复者，经过饮食调养也可得愈；阴液亏虚者，吴氏提出治疗主以复脉汤。在现代临床，对温病后期或愈后出现肢体浮肿者，应通过相应的实验室检查排除发生其他疾病的可能性，以免贻误病情。

第十六章 治血论

【原文】人之血，即天地之水也，在卦为坎[1]（坎为血卦）。治水者不求之水之所以治，而但曰治水，吾未见其能治也。盖善治水者，不治水而治气。坎之上下两阴爻[2]，水也；坎之中阳，气也；其原分自乾[3]之中阳。乾之上下两阳，臣与民也。乾之中阳，在上为君，在下为师[4]；天下有君师各行其道于天下，而彝伦[5]不叙者乎？天下有彝伦攸叙，而水不治者乎？此《洪范》[6]所以归本皇极[7]，而与《禹贡》[8]相为表里者也。故善治血者，不求之有形之血，而求之无形之气。盖阳能统阴，阴不能统阳；气能生血，血不能生气。倘气有未和，如男子不能正家而责之无知之妇人，不亦拙乎？至于治之之法，上焦之血，责之肺气，或心气；中焦之血，责之胃气，或脾气；下焦之血，责之肝气、肾气、八脉之气。治水与血之法，间亦有用通者，开支河也；有用塞者，崇堤防也。然皆已病之后，不得不与治其末；而非未病之先，专治其本之道也。

【注释】

[1] 坎：为八卦之一，象水。

[2] 爻：为组成卦的长短符号。

[3] 乾：为八卦之一，象天、君、阳。

[4] 师：六十四卦之一，在坎下坤上。

[5] 彝伦：指天地人之常道。

[6]《洪范》：为《尚书》篇名。

[7] 皇极：为帝王统治的准则。

[8]《禹贡》：为《尚书》篇名，中论及当时中国的地理山川情况。

【提要】本条论述血病的治疗原则。

【精解】吴氏强调治血当先调气，并提出了上中下三焦血病的治疗原则。所论有一定道理，但过于概念化，也有一些牵强之处，临床还应根据具体情况确立相应的治法。

第十七章　九窍论

【原文】人身九窍，上窍七、下窍二，上窍为阳，下窍为阴，尽人而知之也。其中阴阳奇偶[1]生成之妙谛，《内经》未言，兹特补而论之。阳窍反用偶，阴窍反用奇。上窍统为阳，耳目视听，其气清为阳；鼻嗅口食，其气浊则阴也。耳听无形之声，为上窍阳中之至阳，中虚而形纵，两开相离甚远。目视有形之色，为上窍阳中之阴，中实而横，两开相离较近。鼻嗅无形之气，为上窍阴中之阳，虚而形纵，虽亦两窍，外则仍统于一。口食有形之五味，为上窍阴中之阴，中又虚又实，有出有纳，而形横，外虽一窍，而中仍二。合上窍观之，阳者偏，阴者正，土居中位也；阳者纵，阴者横，纵走气而横走血，血阴而气阳也。虽曰七窍，实则八也。阳窍外阳（七数）而内阴（八数），外奇而内偶，阳生于七，成于八也。生数，阳也；成数，阴也。阳窍用成数，七、八，成数也。下窍能生化之前阴，阴中之阳也；外虽一窍而内实二，阳窍用偶也。后阴但主出浊，为阴中之至阴，内外皆一而已，阴窍用奇也。合下窍观之，虽曰二窍，暗则三也。阴窍外阴（二数）而内阳（三数），外偶而内奇；阴窍用生数，二、三，生数也。上窍明七，阳也；暗八，阴也。下窍明二，阴也；暗三，阳也。合上下窍而论之，明九，暗十一，十一者，一也；九为老，一为少，老成而少生也。九为阳数之终，一为阳数之始，始终上下，一阳气之循环也。开窍者，运阳气也。妙谛无穷，一互字而已。但互中之互，最为难识，余尝叹曰：修身者，是字难；格致者，互字难。

【注释】

[1] 奇偶：奇为单数，偶为双数。

【提要】本条论述九窍的生理。

【精解】本条详细论述了九窍的阴阳属性和相互关系，但所论较为繁杂，对临床并无实际意义。

第十八章　形体论

【原文】《内经》之论形体，头足腹背、经络脏腑，详矣，而独未总论夫形体之大纲，不揣鄙陋补之。人之形体，顶天立地，端直以长，不偏不倚，木之象也。在天为元，在五常[1]为仁。是天以仁付之人也，故使其体直而麟凤龟龙之属莫与焉。孔子曰：人之生也直，罔之生也幸而免[2]，蘧除戚施[3]直之对也。程子[4]谓：生理本直，味本字之义。盖言天以本直之理生，此端直之形，人自当行公直之行也。人之形体，无鳞介毛羽，谓之倮[5]虫，倮者，土也，主信，是地以信付之人也。人受天之仁，受地之信，备建顺五常之德而有精神魂魄心意志思智虑，以行孝悌忠信，以期不负天地付畀[6]之重。自别于麟凤龟龙之属，故孟子曰：万物皆备于我矣，又曰：惟圣人然后可以践形。《孝经》[7]："天地之道，人为贵。"人可不识人之形体以为生哉？医可不识人之形体以为治哉？

【注释】

[1] 五常：即封建社会中三纲五常中的"仁、义、礼、智、信"这五常。

[2] 人之生也直，罔之生也幸而免：出于《论语·雍也》。指人生下来，一生之中身体都是挺直的，为人也应正直；而那些不正直的人能生下来，只是侥幸而已。

[3] 蘧（qú，渠）除戚施：蘧除，原为竹或苇编成的粗席，亦引申为有疾而不能俯身者。戚施，驼背者。

[4] 程子：指北宋时期的哲学家程颐，字正权，称伊川先生。为北宋理学的主要奠基人之一。

[5] 倮：同裸。

[6] 畀（bì，必）：给予。

[7]《孝经》：古代书名，以论述伦理道德为主。

【提要】本条论述人体的形体和精神。

【精解】本条所论大多无实际意义，不必深究。

本篇主要论述妇人产后常见的各种病证和治疗方法，兼论安胎诸验。其中，既有《黄帝内经》《伤寒杂病论》的理论指导，又结合叶天士《临证指南医案》范例及吴氏自身经验，对临床产后疾病及妊娠期安胎具有重要参考价值。

第一章　解产难题词

【原文】天地化生万物，人为至贵，四海之大，林林总总[1]，孰非母产。然则母之产子也，得天地、四时、日月、水火自然之气化，而亦有难云乎哉？曰：人为之也。产后偶有疾病，不能不有赖于医。无如医者不识病，亦不识药；而又相沿故习，伪立病名；或有成法可守者而不守，或无成法可守者，而妄生议论；或固执古人一偏之论，而不知所变通；种种遗患，不可以更仆数。夫以不识之药，处于不识之病，有不死之理乎？其死也，病家不知其所以然，死者更不知其所以然，而医者亦复不知其所以然，呜呼冤哉！瑭目击神伤，作解产难。

【注释】

[1] 林林总总：事物的众多繁杂。

【提要】本条叙述了作者作"解产难"的原因。

【精解】吴氏从医者的角度分析了当时诊治妇产科疾病存在的问题。指出：医生医疗水平低下，不识病、不识药，方法单一或无法无方，常导致妇人患病后治疗效果不佳。因此，希望通过作"解产难"阐明自己的观点，并提供个人的一些医疗经验为临床所用。

第二章　产后总论

【原文】产后治法，前人颇多，非如温病混入《伤寒论》中，毫无尺度者也。奈前人亦不无间有偏见，且散见于诸书之中，今人读书不能搜求拣择[1]，以致因陋就简，相习成风。兹特指出路头，学者随其所指而进步焉，当不岐于路矣。本论不及备录，古法之阙略[2]者补之，偏胜者论之，流俗之坏乱者正之，治验之可法者表之。

【注释】

[1] 搜求拣择：选择提炼，深入研究，以吸取精华，剔除糟粕。

[2] 阙略：遗漏与简略。

【提要】本条阐述了产后疾病治疗的现状及著述的目的和梗概。

【精解】本条总论产后治法，指出本篇的主要内容是"补""论""正""表"，即对前人论之不全或过于简略者加以补充，对认识有失偏彼者予以正确说明，对错误之处加以纠正，对可效法的治疗经验予以陈述。这不仅是吴氏写作"解产难"的目的，也是此篇的大纲。

第三章　产后三大证论一

【原文】产后惊风之说，由来已久，方中行先生驳之最详[1]，兹不复议。《金匮》谓新产妇人有三病：一者病痉，二者病郁冒[2]，三者大便难。新产血虚，多汗出，喜中风，故令人病痉；亡血复汗，故令郁冒；亡津液胃燥，故大便难。产妇郁冒，其脉微弱，呕不能食，大便反坚，但头汗出，所以然者，血虚而厥，厥而必冒，冒家欲解，必大汗出，以血虚下厥，孤阳上出，故头汗出。所以产妇喜汗出者，亡阴血虚，阳气独盛，故当汗出，阴阳乃复。大便坚，呕不能食，小柴胡汤主之。病解能食，七八日复发热者，此为胃实，大承气汤主之。按：此论乃产后大势之全体[3]也，而方则为汗出中风一偏之证而设；故沈目南谓仲景本意，发明产后气血虽虚，然有实证，即当治实，不可顾虑其虚，反致病剧也。

【注释】

［1］驳之最详：指方有执所著《伤寒论条辨》中的附篇"痉书"而言。

［2］郁冒：指头目昏眩而视物模糊的证候。

［3］大势之全体：指其叙述之内容已较为全面。

【提要】 本条论述产后三大证的特点及实证的证治。

【精解】 产后三证指"痉""郁冒""大便难"三大证候，其机制有虚实之分。此三证最早见于《金匮要略·妇人产后病脉证治》，吴氏在此基本将其全文引用。《金匮》所论之"痉"，乃因妇女产后血虚复加汗出较多，卫表虚弱、腠理疏松而受风邪袭击所致；所论之"郁冒"，乃因分娩时失血过多及汗出，阴血不足而头目失养所致；"大便难"则是津液耗伤过多，胃肠道失却濡润所致。尽管产后以阴血亏虚为主，但若患者因虚感受外邪而内结成实者，又当攻逐邪实为治。如邪入少阳，见郁冒、呕不能食、大便坚硬者，可用小柴胡汤治之；邪入阳明胃家实者，宜选大承气汤迅速攻下，不可拘于产后之虚而一味壅补，以至贻误病情。所以，妇女产后"痉""郁冒""大便难"三证，其性质有虚有实，以小柴胡汤、大承气汤治疗者，当属虚实相兼以实为主之证。

第四章　产后三大证论二

【原文】 按：产后亦有不因中风，而本脏自病郁冒、痉厥、大便难三大证者。盖血虚则厥，阳孤则冒，液短则大便难。冒者汗者，脉多洪大而芤；痉者厥者，脉则弦数，叶氏谓之肝风内动，余每用三甲复脉、大小定风珠及专翁大生膏而愈（方法注论悉载下焦篇），浅深次第，临时斟酌。

【提要】 本条论述产后三大证虚证的证治。

【精解】 由于《金匮》对因虚而致的产后三大证候略而不详，故吴氏紧接上条补充了由虚引起的产后三证，即产后不因感受风邪，而是某脏自身病变导致郁冒、痉厥、大便难的病证。明确提出："血虚则厥，阳孤则冒，液短则大便难。"即血虚筋脉失于濡养，虚风内动而产生痉厥；阴血耗竭于下，阳气亢盛于上而产生头目昏眩；阴液枯少，大肠失却濡润而大便干结难解。郁冒和汗多乃阴虚阳盛之故，因而脉象多洪大而芤；痉厥的患者多为阴虚阳亢所致，则脉多弦数之象，可采用三甲复脉汤、大定风珠、小定风珠以及专翁大生膏治疗，上述方剂药味组成不同，滋补功效有差异，临证应根据病情选择使用。

第五章 产后三大证论三

【原文】《心典》[1]云:"血虚汗出,筋脉失养,风入而益其劲,此筋病也;亡阴血虚,阳气遂厥,而寒复郁之,则头眩而目瞀,此神病也;胃藏津液而灌溉诸阳,亡津液胃燥,则大肠失其润而大便难,此液病也。三者不同,其为亡血伤津则一,故皆为产后所有之病"。即此推之,凡产后血虚诸证,可心领而神会矣。按:以上三大证,皆可用三甲复脉、大小定风珠、专翁膏主之。盖此六方,皆能润筋,皆能守神,皆能增液故也,但有浅深次第之不同耳。产后无他病,但大便难者,可与增液汤(方注并见中焦篇温热门)。以上七方,产后血虚液短,虽微有外感,或外感已去大半,邪少虚多者,便可选用,不必俟外感尽净而后用之也。再产后误用风药,误用辛温刚燥,致令津液受伤者,并可以前七方斟酌救之。余制此七方,实从《金匮》原文体会而来,用之无不应手而效,故敢以告来者。

【注释】

[1]《心典》:指《金匮要略心典》,为尤在泾所著。

【提要】本条再论产后三大证的病机及治法。

【精解】吴氏引述《心典》原文,进一步阐述产后三大证的主要病机是阴血亏虚,强调治疗应以阴液亏虚为重心,除上条提出的三甲复脉汤、大小定风珠、专翁大生膏之外,又补充了增液汤用于产后大便难。所选诸方多为补阴潜阳、滋润增液之类。

从临床实际分析,产后出现痉厥、郁冒、大便难三大证,症状虽不相同,却均因血液受损、津液耗伤所致。而且,血虚阴伤之体常卫外失固,又极易复感外邪。因此,产后三证可分为纯虚证和虚实夹杂证两类,临证应在掌握主证的前提下仔细区别其兼证,在治疗上采取不同的方法。其基本原则是感受风邪或风寒之邪所致者,当以祛邪为主,但应祛邪而不伤正,不可使用过于辛燥峻猛之剂;外邪入里内结成实者,若体质较虚,应以调胃承气治之较为稳妥;对于阴血亏虚而脏腑、经脉失养所致者,以滋补阴血为主,但应视其脾胃功能的强弱,循序渐进施以滋补,以免"虚不受补"反增他患。若外感病邪已清除大半,表现为邪少虚多证候时,即可效法滋补以投治,不必等外邪尽去方行补益。吴氏所列诸方确为临床常用之方,但其过于强调养阴而忽略补血,似有失偏颇。阴虚与血虚有明显差异,阴血亏虚应包括两者在内,况且产后又往往以血虚或气血虚为多,故患者伴有面色淡白或萎黄少华、口唇及爪甲色淡、舌质淡等症状者，即应侧重于补血，或滋阴补血同用，不可过份偏执于养阴。

第六章　产后瘀血论

【原文】张石顽云："产后元气亏损，恶露乘虚上攻，眼花头眩，或心下满闷，神昏口噤，或痰涎壅盛者，急用热童便主之，或血下多而晕，或神昏烦乱，芎归汤加人参、泽兰、童便，兼补而散之。"（此条极须斟酌，血下多而晕，血虚可知，岂有再用芎、归、泽兰辛窜走血中气分之品，以益其虚哉！其方全赖人参固之，然人参在今日，值重难办，方既不善，人参又不易得，莫若用三甲复脉、大小定风珠之为愈也，明者悟之。）又败血上冲有三：或歌舞谈笑，或怒骂坐卧，甚则逾墙上屋，此败血冲心多死，用花蕊石散[1]，或琥珀黑龙丹[2]，如虽闷乱，不至癫狂者，失笑散加郁金；若饱闷呕恶腹满胀痛者，此败血冲胃，五积散[3]或平胃加姜、桂，不应，送来复丹，呕逆腹胀，血化为水者，《金匮》下瘀血汤；若面赤呕逆欲死，或喘急者，此败血冲肺，人参、苏木，甚则加芒硝荡涤之。大抵冲心者，十难救一，冲胃者五死五生，冲肺者十全一二。又产后口鼻起黑色而鼻衄者，是胃气虚败而血滞也，急用人参、苏木，稍迟不救"。愚按：产后原有瘀血上冲等证，张氏论之详矣。产后瘀血实证，必有腹痛拒按情形，如果痛处拒按，轻者用生化汤[4]，重者用回生丹最妙。盖回生丹以醋煮大黄，约入病所而不伤他脏，内多飞走有情食血之虫，又有人参护正，何瘀不破，何正能伤？近见产妇腹痛，医者并不问拒按喜按，一概以生化汤从事，甚至病家亦不延医，每至产后，必服生化汤十数帖，成阴虚劳病，可胜悼哉！余见古本《达生篇》[5]中，生化汤方下注云：专治产后瘀血腹痛、儿枕痛，能化瘀生新也。方与病对，确有所据。近日刻本，直云："治产后诸病"，甚至有注"产下即服者"，不通已极，可恶可恨。再《达生篇》一书，大要教人静镇，待造化之自然，妙不可言，而所用方药，则未可尽信。如达生汤下，"怀孕九月后服，多服尤妙"，所谓天下本无事，庸人自扰之矣。岂有不问孕妇之身体脉象，一概投药之理乎？假若沉涩之脉，服达生汤则可，若流利洪滑之脉，血中之气本旺，血分温暖，何可再用辛走气乎？必致产后下血过多而成痉厥矣。如此等不通之语，辨之不胜其辨，可为长太息也！

【注释】

[1] 花蕊石散：方出《十药神书》。为花蕊石末以童便调服，主治咳血。

〔2〕琥珀黑龙丹：方出《太平惠民和剂局方》。由五灵脂、当归、川芎、地黄、高良姜、赤石脂、花蕊石、琥珀、乳香、硫黄、百草霜等组成，主治产后一切血疾。

〔3〕五积散：方出《太平惠民和剂局方》：由白芷、川芎、炙甘草、茯苓、当归、肉桂、芍药、半夏、陈皮、枳壳、麻黄、苍术、桔梗、干姜、厚朴等组成，主治妇女血气不调，心腹撮痛等病证。

〔4〕生化汤：方出《傅青主女科》。由当归、川芎、桃仁、炮姜、甘草组成。主治妇女产后诸证。

〔5〕《达生篇》：清代亟斋居士著，专论产科，刊于 1715 年。

【提要】本条论述产后瘀血证的辨治方法。

【精解】吴氏在回顾前人理论的基础上，对产后瘀血证的辨治规律进行了总结，并抨击了时医不重视辨证而滥用化瘀之品的错误倾向。

吴氏对张石顽的产后瘀血之论进行了分析归纳，并提出了个人见解，认为因出血过多而头晕者，无疑是血虚的缘故，用芎归汤加人参、泽兰、童便的方法治之是不妥当的，应使用三甲复脉汤、大小定风珠等方。此说虽有一定道理，但也有片面性，本条主要是讨论产后瘀血证，因而此处的出血症状应由瘀血所致，故治疗的着眼点就不能局限于出血引起血虚的一面，而应从出血的本质原因"瘀血"来考虑。临床实践证明，"离经之血便是瘀"，而瘀血本身又往往导致了血不归经。所以，此时过于强调滋补阴血而忽视活血化瘀是错误的，殊不知瘀血不去不仅恶露难净，还会因"新血不生"而难以纠正其血虚之象。当然，治疗以活血化瘀为主，并不排斥兼顾阴血亏虚，在具体用药时可依据患者正虚的程度灵活调整补益与化瘀的药量，活血化瘀药也应以养血活血之味为好，避免使用过于辛窜峻猛之品，如确为下血过多而血虚气弱者，虽有瘀滞存在，也可考虑暂用补血益气以救其急，待危象解除之后再议祛瘀。

吴氏批评了医家和病家在妇女产后盲目滥用生化汤活血化瘀的行为。指出某些医家治疗产后腹痛不问虚实一律用生化汤，更有病家在妇女生产之后，不请医生诊治即自服生化汤十余剂，极易导致阴血受损而成阴虚劳损之病。生化汤出自《傅青主女科》，专为妇女产后瘀血而设。旧刻本《达生篇》亦记载，该方是治疗产后瘀血腹痛、儿枕痛的专方，具有化瘀生新的作用。临床上，以该方治疗产后瘀血腹痛的病证确能收到良好效果。但过分夸大其治疗作用，尤其是毫无根据地称其能治产后多种病证，让人误解为该方有一定的补益作用，则是十分有害的。至于《达生篇》中提出妇人怀孕 9 个月后即可服用达生汤之说，亦应依据辨证施治的原则全面考虑。如果孕妇脉象流利洪滑，血气旺盛，血液流畅，一般无需用药，更不可盲目使用性温补气和辛香走窜的药物。

第七章　产后宜补宜泻论

【原文】朱丹溪云："产后当大补气血，即有杂病，以末治之；一切病多是血虚，皆不可发表。"张景岳云："产后既有表邪，不得不解；既有火邪，不得不清；既有内伤停滞，不得不开通消导，不可偏执。如产后外感风寒，头痛身热，便实中满，脉紧数洪大有力，此表邪实病也。又火盛者，必热渴躁烦，或便结腹胀，口鼻舌焦黑，酷喜冷饮，眼眵尿痛，溺赤，脉洪滑，此内热实病也。又或因产过食，致停蓄不散，此内伤实病也。又或郁怒动肝，胸胁胀痛，大便不利，脉弦滑，此气逆实病也。又或郁怒动肝，胸胁胀痛，大便不利，脉弦滑，此气逆实病也。又或恶露未尽，瘀血上冲，心腹胀满，疼痛拒按，大便难，小便利，此血逆实证也。遇此等实证，若用大补，是养虎为患，误矣。"愚按：二子之说，各有见地，不可偏废，亦不可偏听。如丹溪谓产后不可发表，仲景先师原有亡血禁汗之条，盖汗之则痉也。产后气血诚虚，不可不补，然杂证一概置之不问，则亦不可；张氏驳之，诚是。但治产后之实证，自有妙法，妙法为何？手挥目送[1]是也。手下所治系实证，目中心中意中注定是产后。识证真，对病确，一击而罢；治上不犯中，治中不犯下，目中清楚，指下清楚，笔下再清楚，治产后之能事毕矣。如外感自上焦而来，固云治上不犯中，然药反不可过轻，须用多备少服法[2]，中病即已；外感已，即复其虚，所谓无粮之兵，贵在速战；若畏产后虚怯，用药过轻，延至三四日后，反不能胜药矣。余治产后温暑，每用此法。如腹痛拒按则化瘀，喜按即补络，快如转丸，总要医者平日用功参悟古书，临证不可有丝毫成见而已。

【注释】

［1］手挥目送：指手挥五弦，目送飞鸿，即手眼并用。形容处理问题两面兼顾。

［2］多备少服法：多备即药味、药量按正常人为标准，少服即不过剂使用。指制方用药按常规进行，但服药时强调中病即止，不可过剂。

【提要】本条论述产后病证须根据虚实区别治疗。

【精解】吴氏在引述朱丹溪、张景岳产后病证治疗原则的基础上，通过综合分析对其作了较全面的总结，并同时提出了自己的观点。吴氏认为，妇女产后病证虽多为阴血不足之虚证，但复感外邪引起的实证亦较常见。因而在强调产后疾病应重视补法的同时，并不排斥治疗兼有证候。提出应当在正确辨证的前提下，权衡其主次缓急，选择相应的治疗方法。对产后外感者，既应充分明确外感证性质属实，又应注意患者产后体虚，选方用药遵守如下原则：其一，识病准确，辨证清楚，处方慎重，用药中病即止，以求祛邪而不伤正；其二，治上不犯中，治中不犯下，但具体药味和药量也不可过轻，最好采用"多备少服"法，速战速决，外邪一退立即转手补虚；其三，以证为据，灵活变法，该攻则攻，该补则补。这些见解提纲挈领、实用可行，对临床具有很好的指导意义。

第八章　产后六气为病论

【原文】产后六气为病，除伤寒遵仲景师外（孕妇伤寒，后人有六合汤[1]法），当于前三焦篇中求之。斟酌轻重，或速去其邪，所谓无粮之师，贵在速战者是也。或兼护其虚，一面扶正，一面驱邪。大抵初起以速清为要，重证亦必用攻。余治黄氏温热，妊娠七月，胎已欲动，大实大热，目突舌烂，乃前医过于瞻顾[2]所致，用大承气一服，热退胎安，今所生子二十一岁矣。如果六气与痉瘈之因，皦然[3]心目，俗传产后惊风之说可息矣。

【注释】

［1］六合汤：方载《温热经纬》，由香薷、人参、茯苓、甘草、扁豆、厚朴、木瓜、杏仁、半夏、藿香、砂仁、生姜、大枣组成，主治暑月外感风寒，内伤生冷。

［2］瞻顾：瞻前顾后，犹豫不决。

［3］皦（jiǎo，绞）然：皦，意为清晰。皦然，即指清晰明白。

【提要】本条论述产后外感病的治疗原则。

【精解】吴氏提出产后外感病应根据虚实性质区别治疗，其治疗原则是"速去其邪"或"兼顾其虚"。吴氏认为，妇女产后感受六气而病，应当根据病邪的性质属阴属阳区别治之。感受风寒之邪等阴邪时，可遵仲景之法治疗；感受温热等阳邪时，可按叶天士卫气营血辨证和本书所创三焦辨证之法施治。由于产后外感的病机多属虚人外感，正气本虚，故应速去其邪以护正，如虚极则必须兼顾扶正。若产后虚象不明显者，外感六气为病，则更应速用攻逐之法。归纳其要点：其一，产后虚体外感，应快速清除病邪；其二，祛邪强调辨证准确，一举中的，必要时可用攻法；其三，果断下药，中病即止，祛邪而不伤正，或可扶正与祛邪同用。

第九章　产后不可用白芍辨

【原文】朱丹溪谓产后不可用白芍，恐伐生生之气，则大谬不然，但视其为虚寒虚热耳。若系虚寒，虽非产后，亦不可用；如仲景有桂枝汤去芍药法，小青龙去芍药法。若系虚热，必宜用之收阴。后世不善读书者，古人良法不知守，此等偏谬处，偏牢记在心，误尽大事，可发一叹。按：白芍花开春末夏初，禀厥阴风木之全体，得少阴君火之气化，炎上作苦，故气味苦平（《本经》芍药并无酸字，但云苦平无毒，酸字后世妄加者也）。主治邪气腹痛，除血痹，破坚积，寒热疝瘕，止痛，利小便，益气，岂伐生生之气者乎？使伐生气，仲景小建中汤[1]补诸虚不足而以之为君乎？张隐庵《本草崇原》中论之最详。

【注释】

[1] 小建中汤：方载《伤寒论》，由桂枝、芍药、甘草、生姜、大枣、饴糖组成，具有建中益气的作用。

【提要】本条驳斥了前人"产后不可用白芍论"。

【精解】吴氏认为产后是否可用白芍，主要在于患者的证候属虚寒还是虚热。证属虚寒者大多不用白芍，但若为虚热证，则可用白芍收敛阴气。并引述《神农本草经》相关记载和仲景小建中汤重用白芍治疗多种虚损的例子，力证白芍具有补益作用。白芍味苦、酸，性微寒，能养血敛阴、缓急止痛，尚能通血痹，是产后的常用药，其临床应用的关键是病证与药性是否合拍。

第十章　产后误用归芎亦能致瘕论

【原文】当归、川芎，为产后要药，然惟血寒而滞者为宜，若血虚而热者断不可用。盖当归七八月开花得燥金辛烈之气，香窜异常，甚于麻、辛，不过麻、辛无汁而味薄，当归多汁而味厚耳。用之得当，功力最速，用之不当，为害亦不浅。如亡血液亏，孤阳上冒等证，而欲望其补血，不亦愚哉！盖当归止能运血，衰多益寡[1]，急走善窜，不能静守，误服致瘕，瘕甚则脱。川芎有车轮纹，其性更急于当归，盖物性之偏长于通者，必不长于守也。世人不敢用白芍，而恣用当归、川芎，何其颠倒哉！

【注释】

[1] 裒（póu）多益寡：裒，减少之意。裒多益寡即指减有余，补不足。

【提要】本条论述产后如何使用当归和川芎。

【精解】吴氏认为，当归、川芎均为辛温香窜之物，其性皆走而不守，而川芎更甚于当归。因此，临证使用归、芎应正确辨证，用之得法则获效甚速，若使用不当也会造成很大危害。这一观点确有一定道理，但其提出的"当归止能运血"的看法却不够全面。实际上，当归既能活血，又有很好的补血之效，可用于血虚诸证，对血虚挟瘀而偏寒者尤为适宜。至于当归、川芎是否能导致"瘕"，应根据患者的具体情况分析，不可一概归咎于用了当归、川芎之故，因为该证的发生原因十分复杂。

第十一章　产后当究奇经论

【原文】产后虚在八脉[1]，孙真人[2]创论于前，叶天士畅明于后，妇科所当首识者也。盖八脉丽于肝肾，如树木之有本也；阴阳交构，胎前产后，生生化化，全赖乎此。古语云：医道通乎仙道者，此其大门也。

【注释】

[1] 八脉：指奇经八脉。

[2] 孙真人：即唐代医家孙思邈，著有《备急千金要方》《千金翼方》等。

【提要】本条论述产后主要虚在八脉。

【精解】妇女的孕、产与肝肾密切相关，产后阴血亏虚，亦常以肝肾亏虚的形式表现出来，而八脉均依附于肝肾，奇经八脉的功能正常与否，直接关系到五脏和气血的调和，所以说妇人产后主要虚在奇经八脉，治疗亦应从此入手。

第十二章　下死胎不可拘执论

【原文】死胎不下，不可拘执成方而悉用通法，当求其不下之故，参之临时所现之证若何，补偏救弊，而胎自下也。余治一妇，死胎不下二日矣，诊其脉则洪大而芤，问其证则大汗不止，精神恍惚欲脱。余曰：此心气太虚，不能固胎，不问胎死与否，先固心气，用救逆汤加人参，煮三杯，服一杯而汗敛，服二杯而神清气宁，三杯未服而死胎下矣。下后补肝肾之阴，以配心阳之用而愈。若执成方而用平胃、朴硝，有生理乎？

【提要】本条提出下死胎亦应注重辨证施治。

【精解】胎死腹中不能排出，是实物滞留在体内，通常可用攻下法治疗，但若不仔细辨证而滥用下法，也是错误的。吴氏强调应探明导致胎死不下的原因，结合临床证候，补其不足，泻其有余，则死胎自然可下。并举出自己诊治的验案论证了这一观点，使其叙述更有说服力。

第十三章　催生不可拘执论

【原文】催生亦不可拘执一辙，阳虚者补阳，阴损者翁阴，血滞者通血。余治一妇素日脉迟，而有癥瘕寒积厥痛。余用通补八脉大剂丸料，服半载而成胎，产时五日不下，是夕方延余诊视。余视其面青，诊其脉再至[1]，用安边桂五钱，加入温经补气之品，作三杯，服二杯而生矣，亦未曾服第三杯也。次日诊其脉涩，腹痛甚拒按，仍令其服第三杯，又减其制，用一帖，下癥块长七八寸，宽二三寸，其人腹中癥块本有二枚，兹下其一，不敢再通矣。仍用温通八脉由渐而愈。其它治验甚多，略举一二，以见门径耳。

【注释】

[1]其脉再至：指脉象缓慢，一息两至。

【提要】本条强调催生应辨证论治。

【精解】妇人因难产而催生时，应根据具体情况辨证论治，不可拘泥于一种方法。阳虚者补阳，阴虚者养阴，血瘀者活血化瘀。文中以验案为其佐证。

第十四章　产后当补心气论

【原文】产后心虚一证，最为吃紧。盖小儿禀父之肾气、母之心气而成，胞宫之脉，上系心包，产后心气十有九虚，故产后补心气亦大扼要。再水火各自为用，互相为体，产后肾液虚，则心体亦虚，补肾阴以配心阳，取坎填离[1]法也。余每于产后惊悸脉芤者，用加味大定风珠，获效多矣（方见温热下焦篇，即大定风珠加人参、龙骨、浮小麦、茯神者）。产后一切外感，当于本论三焦篇中求之，再细参叶案则备矣。

【注释】

[1]取坎填离：坎离为八卦中的两卦，分别代表水火。取坎填离即滋肾水以壮心阳之意。

【提要】本条论述产后应注重补心气。

【精解】产后妇女多有心气亏虚，所以产后病治疗应注重补心气。补心气有多种方法，吴氏主张用取坎填离法，即以补益肾阴的大定风珠配合人参、龙骨、浮小麦、茯神等益气潜镇之品，以达滋肾水以壮心阳之效。该法甚有临床借鉴价值，可参考使用。

第十五章　产后虚寒虚热分别论治论

【原文】产后虚热，前则有三甲复脉三方，大小定风珠二方，专翁膏一方，增液汤一方。三甲、增液，原为温病善后而设；定风珠、专翁膏，则为产后虚损，无力服人参而设者也。古人谓产后不怕虚寒，单怕虚热。盖温经之药，多能补虚，而补虚之品，难以清热也。故本论详立补阴七法，所以补丹溪之未备。又立通补奇经丸[1]，为下焦虚寒而设。又立天根月窟膏[2]，为产后及劳伤下焦阴阳两伤而设也，乃从阳补阴，从阴补阳互法，所谓天根月窟间来往，三十六宫都是春也。

【注释】

[1]通补奇经丸：方见本篇保胎论二。

[2]天根月窟膏：方见本篇保胎论二。

【提要】本条强调产后虚证应区分寒热论治。

【精解】吴氏提出产后虚热证可用前述滋阴七方治疗，即一、二、三甲复脉汤，大、小定风珠，专翁膏、增液汤。并另立温补肾阳的通补奇经丸和阴阳互补的天根月窟膏，专治产后下焦虚寒、产后及劳伤下焦阴阳两虚的病证。充分体现了产后病证应分虚热、虚寒论治的治疗思想。然而，产妇血虚病证亦不少，补血和滋阴方药自有区别，吴氏未能论及，是其不足之处。

第十六章　保胎论一

【原文】每殒胎五六月者，责之中焦不能荫胎，宜平日常服小建中汤；下焦不足者，天根月窟膏，蒸动命门真火，上蒸脾阳，下固八脉，真精充足，自能固胎矣。

第十七章　保胎论二

【原文】每殒胎必三月者，肝虚而热，古人主以桑寄生汤[1]。夫寄生临时保胎，多有鞭长莫及之患，且方中重用人参合天冬，岂尽人而能用者哉！莫若平时长服二十四味专翁膏（方见下焦篇秋燥门），轻者一料，即能大生，重者两料（滑过三四次者），永不堕胎。每一料得干丸药二十斤，每日早中晚服三次，每次三钱，约服一年。必须戒房事，毋令速速成胎方妙。盖肝热者成胎甚易，虚者又不能保，速成速堕，速堕速成，尝见一年内二三次堕者，不死不休，仍未曾育一子也。专翁纯静，翁摄阳动之太过（肝虚热易成易堕，岂非动之太过乎），药用有情者半，以补下焦精血之损；以洋参数斤代人参，九制以去其苦寒之性，炼九日以合其纯一之体，约费不过三四钱人参之价可办矣。愚制二十一味专翁膏，原为产后亡血过多，虚不肯复，痉厥心悸等证而设，后加鹿茸、桑寄生、天冬三味，保三月殒胎三四次者，获效多矣，故敢以告来者。

通补奇经丸方 甘咸微辛法

鹿茸八两（力不能者以嫩毛角代之）　紫石英（生研极细）二两　龟板（炙）四两　枸杞子四两　当归（炒黑）四两　肉苁蓉六两　小茴香（炒黑）四两　鹿角胶六两　沙苑蒺藜二两　补骨脂四两　人参（力绵者以九制洋参代之，人参用二两，洋参用四两）　杜仲二两

上为极细末，炼蜜为丸，小梧子大，每服二钱，渐加至三钱。大便溏者加莲子、芡实、牡蛎各四两，以蒺藜、洋参熬膏法丸。淋带者加桑螵蛸、菟丝子各四两。癥久聚少腹痛者，去补骨、蒺藜、杜仲，加肉桂、丁香各二两。

天根月窟膏方 酸甘咸微辛法，阴阳两补，通守兼施复法也

鹿茸一斤　乌骨鸡一对　鲍鱼二斤　鹿角胶一斤　鸡子黄十六枚　海参二斤　龟板二斤　羊腰子十六枚　桑螵蛸一斤　乌贼骨一斤　茯苓二斤　牡蛎二斤　洋参三斤　菟丝子一斤　龙骨二斤　莲子三斤　桂圆肉一斤　熟地四斤　沙苑蒺藜二斤　白芍二斤　芡实二斤　归身一斤　小茴香一斤　补骨脂二斤　枸杞子二斤　肉苁蓉二斤　萸肉一斤　紫石英一斤　生杜仲一斤　牛膝一斤　草薢一斤　白蜜三斤

上三十二味，熬如专翁膏法。用铜锅四口，以有情归有情者二，无情归无情者二，文火次第煎炼取汁，另入一净锅内，细炼九昼夜成膏；后下

胶、蜜，以方中有粉无汁之茯苓、莲子、芡实、牡蛎、龙骨、鹿茸、白芍、乌贼骨八味为极细末，和前膏为丸梧子大。每服三钱，日三服。

此方治下焦阴阳两伤，八脉告损，急不能复，胃气尚健（胃弱者不可与，恐不能传化重浊之药也），无湿热证者；男子遗精滑泄，精寒无子，腰膝酸痛之属肾虚者（以上数条，有湿热皆不可服也）；老年体瘦痹中[2]，头晕耳鸣，左肢麻痹，缓纵不收，属下焦阴阳两虚者（以上诸证有单属下焦阴虚者，宜专翁膏，不宜此方）；妇人产后下亏，淋带癥瘕，胞宫虚寒无子，数数殒胎，或少年生育过多，年老腰膝尻胯酸痛者。

【注释】

[1] 桑寄生汤：出处和组成待考。

[2] 痹中：指中风后遗半身不遂的病证。

【提要】 以上二条论述妊娠后发生堕胎的原因和治法。

【精解】 通补奇经丸、天根月窟膏、专翁膏是吴氏保胎常用的三方，各有不同的适应证。通补奇经丸适用于下元虚寒者，天根月窟膏适用于下焦阴阳两虚、八脉虚损者，专翁膏则适用于单纯的下焦阴虚证，临床可依据辨证选择使用。此外，吴氏以怀孕月份判断堕胎原因的说法似欠妥，临证时不足为据。

本篇在分析小儿生理病理特点的基础上，阐述了诊治儿科病的难点，并着重论述了儿科"痉、疳、痘、疹"四大病证的辨证施治方法。

第一章　解儿难题词

【原文】儿曷[1]为乎有难？曰：天时人事为之也，难于天者一，难于人者二。天之大德曰生，曷为乎难儿也？曰：天不能不以阴阳五行化生万物；五行之运，不能不少有所偏，在天原所以相制，在儿任其气则生，不任其气则难，虽天亦无如何也，此儿之难于天者也。其难于人者奈何？曰：一难于儿之父母，一难于庸陋之医。天下之儿皆天下父母所生，天下父母有不欲其儿之生者乎？曷为乎难于父母耶？曰：即难于父母欲其儿之生也。父母曰：人生于温，死于寒。故父母惟恐其儿之寒。父母曰：人以食为天，饥则死。故父母惟恐其儿之饥。天下之儿，得全其生者此也；天下之儿，或受其难者，亦此也。谚有之曰：小儿无冻饿之患，有饱暖之灾。此发乎情，不能止乎义礼，止知以慈为慈，不知以不慈为慈，此儿之难于父母者也。天下之医，操生人之术，未有不欲天下之儿之生，未有不利天下之儿之生，天下之儿之难，未有不赖天下之医之有以生之也。然则医也者，所以补天与父母之不逮以生儿者也，曷为乎天下之儿，难于天下之医也？曰：天下若无医，则天下之儿难犹少，且难于天与父母无怨也。

人受生于天与父母，即难于天与父母，又何怨乎？自天下之医愈多，斯天下之儿难愈广，以受生于天于父母之儿，而难于天下之医，能无怨乎？曷[1]为乎医愈多，而儿之难愈广也？曰：医也者，顺天之时，测气之偏，适人之情，体物之理，名也，物也，象也，数[2]也，无所不通，而受之以谦，而后可以言医，尤必上与天地呼吸相通，下与小儿呼吸相通，而守之以诚，而后可以为医。奈何挟生人之名，为利己之术，不求岁气，不畏天和，统举四时，率投三法，毫无知识，囿[3]于见闻，并不知察色之谓何，闻声之主谓何，朝微夕甚之谓何，或轻或重之谓何，甚至一方之中，外自太阳，内至厥阴，既与发表，又与攻里；且坚执小儿纯阳之说，无论何气使然，一以寒凉为准，无论何邪为病，一以攻伐为先；谬造惊风之说，惑世诬民；妄为疳疾之丸，戕生伐性；天下之儿之难，宁有终穷乎？前代贤医，历有辨难，而未成书；瑭虽不才，愿解儿难。

【注释】

[1]曷（hé，何）：怎么。

[2]名、物、象、数：指事物的名称、本质、外表和规模等几个要素。

[3]囿（yòu，又）：局限。

【提要】本条论述儿科疾病的发生及难治的原因。

【精解】吴氏从自然、社会、医疗等不同角度，分析了小儿容易生病和既病后难治的原因。并且，批评了社会上的医生对儿科病发生和诊治的无知，指出小儿之病往往是由于父母对小儿过分溺爱发生的，主要表现在饱暖过度。这一认识对小儿的保健甚有启发。

第二章 儿科总论

【原文】古称难治者，莫如小儿，名之曰哑科。以其疾痛烦苦，不能自达；且其脏腑薄，藩篱疏，易于传变；肌肤嫩，神气怯，易于感触；其用药也，稍呆则滞，稍重则伤，稍不对证，则莫知其乡，捉风捕影，转救转剧，转去转远；惟较之成人，无七情六欲之伤，外不过六淫，内不过饮食胎毒而已。然不精于方脉妇科，透彻生化之源者，断不能作儿科也。

【提要】本条论述小儿病的特点及儿科病与成人病的差异。

【精解】吴氏在阐明小儿病特点的基础上，分析了儿科病既难治又易治之理，提出儿科病较之成人病有难有易。因其如同"哑科"，不能诉说或正确反映病情；且小儿脏腑娇嫩，形气未充，抵抗力不强，易发生传变，易实易虚，故医者较难掌握。但儿科病种类较少，大多无情志因素，以外感六淫、内伤饮食者居多，因而医者又较易辨治。当然，所谓"难"与"易"皆是相对的，临床仍需以辨证为前提仔细诊察治疗，不可掉以轻心。

第三章　俗传儿科为纯阳辨

【原文】古称小儿纯阳，此丹灶家[1]言，谓其未曾破身耳，非盛阳之谓。小儿稚阳未充，稚阴未长者也。男子生于七，成于八；故八月生乳牙，少有知识；八岁换食牙，渐开智慧；十六而精通，可以有子；三八二十四岁真牙生（俗谓尽根牙）而精足，筋骨坚强，可以任事，盖阴气长而阳亦充矣。女子生于八，成于七；故七月生乳牙，知提携；七岁换食牙，知识开，不令与男子同席；二七十四而天癸至；三七二十一岁而真牙生，阴始足，阴足而阳充也，命之嫁。小儿岂盛阳者哉！俗谓女子知识恒早于男子者，阳进阴退故也。

【注释】

[1]丹灶家：丹灶是古代术士炼丹用的器具，丹灶家即指古代的炼丹术士。

【提要】本条论述小儿的生理特点为稚阳未充、稚阴未长而非纯阳。

【精解】文中强调指出，小儿属童真之体，生机旺盛、发育迅速，故称其为纯阳，但其尚未长成，脏腑柔弱，形气不足，故有"稚阳未充，稚阴未长"的特点，医家对此应有正确认识。

第四章　儿科用药论

【原文】世人以小儿为纯阳也，故重用苦寒。夫苦寒药，儿科之大禁也。丹溪谓产妇用白芍，伐生生之气，不知儿科用苦寒，最伐生生之气也。小儿，春令也，东方也，木德也，其味酸甘，酸味人或知之，甘则人多不识。盖弦脉者，木脉也，经谓弦无胃气者死。胃气者，甘味也，木离土则死，再验之木实，则更知其所以然矣，木实惟初春之梅子，酸多甘少，其他皆甘多酸少者也。故调小儿之味，宜甘多酸少，如钱仲阳之六味丸是也。苦寒之所以不可轻用者何？炎上作苦，万物见火而化，苦能渗湿。人，倮虫也，体属湿土，湿淫固为人害，人无湿则死。故湿重者肥，湿少者瘦；小儿之湿，可尽渗哉！在用药者以为泻火，不知愈泻愈瘦，愈化愈燥。苦先入心，其化以燥也，而且重伐胃汁，直致痉厥而死者有之。小儿之火，惟壮火可减；若少火则所赖以生者，何可恣用苦寒以清之哉！故存阴退热为第一妙法，存阴退热，莫过六味之酸甘化阴也。惟湿温门中，与辛淡合用，燥火则不可也。余前序温热，虽在大人，凡用苦寒，必多用甘寒监之，惟酒客不禁。

【提要】本条论述儿科用药应慎用苦寒，宜甘多酸少。

【精解】文中强调临床不可误以为小儿为纯阳之体而重用苦寒。苦寒药易伤胃气，即所谓"最伐生生之气"，另苦寒药易从燥化，燥化则又易导致伤阴，故应慎用。又进而提出，儿科用药宜甘多酸少。当然，这是针对火热之证而言的，并非绝对之辞，对于邪热亢盛者，清法自当可用，所以吴氏亦说"壮火可减"。

第五章　儿科风药[1]禁

【原文】近日行方脉者，无论四时所感为何气，一概羌、防、柴、葛。不知仲景先师，有风家禁汗，亡血家禁汗，湿家禁汗，疮家禁汗四条[2]，皆为其血虚致痉也。然则小儿痉病，多半为医所造，皆不识六气之故。

【注释】

[1]风药：指具有祛风发汗解表作用的药物。

[2]禁汗四条：查仲景所述禁汗不止四条，如咽喉干燥者，淋家，疮家，衄家，亡血家，病人有寒，脉浮数而尺中脉微者，脉浮紧而尺中迟者等。在《伤寒论》《金匮要略》中虽论及风病发汗易引起拘急和湿家不宜用汗法，但未见直言风家禁汗、湿家禁汗之论。

【提要】本条论述使用解表药之禁忌。

【精解】治疗外感表证，应予解表发汗，但由于外感的病因不同，证候表现不尽一致，故解表发汗之剂亦各有所宜，羌、防、柴、葛等解表药亦应按其适应证区别使用，不可一概而论。若用之不当，发汗太过，则易致热盛阴伤、筋脉失养而成痉病。

第六章　痉因质疑

【原文】痉病之因，素问曰："诸痉项强，皆属于湿。"此湿字，大有可疑，盖风字误传为湿字也。余少读方中行先生《痉书》，一生治病，留心痉证，觉六气皆能致痉。风为百病之长，六气莫不由风而伤人；所有痉病现证，皆风木刚强屈拗[1]之象。湿性下行而柔，木性上行而刚；单一湿字，似难包得诸痉。且湿字与项强字即不对，中行《痉书》一十八条，除引《素问》《千金》二条，余十六条内，脉二条，证十四条，俱无湿字证据。如脉二条：一曰：夫痉脉按之紧如弦，直上下行；二曰：《脉经》云：痉家，其脉伏坚，直上下。皆风木之象，湿之反面也。余十四条：风寒致痉居其十，风家禁下一条，疮家禁汗一条，新产亡血二条，皆无所谓湿也者。即《千金》一条，曰：太阳中风，重感于寒，湿则变痉也。上下文义不续，亦不可以为据。中行注云：痉，自《素问》以来，其风于《伤寒论》者，乃叔和所述《金匮》之略也；《千金》虽有此言，未见其精悉。可见中行亦疑之，且《千金》一书，杂乱无章，多有后人羼杂[2]，难以为据。《灵枢》《素问》二书，非神圣不能道，然多述于战国汉人之笔，可信者十之八九，其不可信者一二；如其中多有后世官名地名，岂轩岐逆料后世之语，而先言之哉？且代远年湮，不无脱简错误之处。瑭学述浅陋，不敢信此湿字，亦不敢直断其非，阙疑以俟来者。

【注释】

[1] 屈拗：强劲。

[2] 羼（chàn，颤）杂：即掺杂。

【提要】 本条论述痉病发生的原因。

【精解】 吴氏强调痉病与风有关，对《素问》"诸痉项强，皆属于湿"之说提出商榷。临床上，痉病有内伤、外感之分。内伤多因过汗、失血、气虚、血少、津液不足、筋失濡养而成；外感则多因六淫之邪化热动风。所以，吴氏疑"湿"字为"风"字传写之误，不为无见。湿邪致痉者，在薛生白《湿热病篇》中有相关记载："湿热证，三四日即口噤，四肢牵引拘急，甚则角弓反张，此湿热侵入经络脉隧中，宜鲜地龙、秦艽、威灵仙、滑石、苍耳子、丝瓜藤、海风藤、酒炒黄连等味"，但从其内容分析，该证应属湿邪挟风所致，并非单纯因湿致痉。

第七章　湿痉或问

【原文】 或问子疑《素问》痉因于湿，而又谓六淫之邪皆能致痉，亦复有湿痉一条，岂不自相矛盾乎？曰：吾所疑者，诸字皆字，似湿之一字，不能包括诸痉，惟风可以该括，一也；再者湿性柔，不能致强，初起之湿痉，必兼风而后成也。且俗名痉为惊风，原有急慢二条。所谓急者，一感即痉，先痉而后病；所谓慢者，病久而致痉者也。一感即痉者，只要认证真，用药确，一二帖即愈，易治也。病久而痉者，非伤脾阳，肝木来乘；即伤胃汁肝阴，肝风鸱张，一虚寒，一虚热，为难治也。吾见湿因致痉，先病后痉者多。如夏月小儿暑湿泄泻暴注，一昼夜百数十行，下多亡阴，肝乘致痉之类，霍乱最能致痉，皆先病而后痉者也。当合之杂说中《风论》一条参看。以卒得痉病而论，风为百病之长，六淫之邪，因风而入。以久病致痉者而论，其强直背反瘛疭之状，皆肝风内动为之也。似风之一字，可以包得诸痉。要知痉者筋病也，知痉之为筋病，思过半矣。

【提要】本条进一步论述痉病的原因。

【精解】吴氏提出，六淫之邪皆能致痉，湿邪亦然。这一观点较为全面。就外邪致痉而论，以风邪为多，其湿邪致痉者，也多因湿邪夹风而成，故此类痉病治宜祛风；若湿邪、暑邪、寒邪、燥邪化热引动肝风而发痉者，治当清热息风；若热病后期肝肾阴伤而致虚风内动者，治当滋阴息风；若小儿泻利过多阳虚液伤而成慢惊抽搐者，治当温阳息风。吴氏认为，卒得痉病，归之六淫之邪，因风而入；久病致痉，归之肝风内动，此说对临床有一定指导意义。另其所说"似风之一字，可以包得诸痉"，确为痉病病机之要领。

第八章　痉有寒热虚实四大纲论

【原文】六淫致病，实证也；产妇亡血，病久致痉，风家误下，温病误汗，疮家发汗者，虚痉也。风寒、风湿致痉者，寒证也；风温、风热、风暑、燥火致痉者，热痉也（按：此者皆瘛证属火，后世统谓之痉矣，后另有论）。俗称慢脾风者，虚寒痉也；本论后述本脏自病者，虚热痉也（亦系瘛证）。

【提要】本条论述痉病当辨寒热虚实。

【精解】吴氏强调痉病的原因不同，性质有寒热虚实之分，应区别施治。此说符合临床实际，临证可以参考，但也不可绝对化，如温病误汗亦可致热痉、实痉，不一定皆为虚痉。

第九章　小儿痉病瘛病共有九大纲论

【原文】仲景先师所述方法具在，但须对证细加寻绎，如所云太阳证体强，几几然，脉沉迟之类，有汗为柔痉，为风多寒少，而用桂枝汤加法；无汗为刚痉，为寒痉，而用葛根汤，汤内有麻黄，乃不以桂枝立名，亦不以麻黄立名者，以其病已至阳明也。诸如此类，须平时熟读其书，临时再加谨慎，手下自有准的矣。

风寒咳嗽致痉者，用杏苏散辛温例，自当附入寒门。

风温痉按：此即瘛证，少阳之气为之也，下湿热、暑湿、秋燥皆同此例

乃风之正令，阳气发泄之候，君火主气之时，宜用辛凉正法。轻者用辛凉轻剂，重者用辛凉重剂，如本论上焦篇银翘散、白虎汤之类；伤津液者加甘凉，如银翘散加生地、麦冬，玉女煎以白虎合冬、地之类；神昏谵语，兼用芳香以开膻中，如清宫汤、牛黄丸、紫雪丹之类；愈后用六味三才、复脉辈，以复其丧失之津液。

风温咳嗽致痉者，用桑菊饮（方见上焦篇）、银翘散辛凉剂，与风寒咳嗽迥别，断不可一概用杏苏散辛温也。

温热痉即六淫之火气，消烁真阴者也，《内经》谓先夏至为病温者是也

即同上风温之病痉者轻而少，温热之致痉者多而重也。药之轻重浅深，视病之轻重浅深而已。

暑痉暑兼湿热，后有湿痉一条。此则偏于热多湿少之病，去湿热不远，

经谓后夏至为病暑者是也

按：俗名小儿急惊风者，惟夏月最多，而兼证最杂，非心如澄潭，目如智珠，笔如分水犀者，未易辨此。盖小儿肤薄神怯，经络脏腑嫩小，不奈三气发泄。邪之来也，势如奔马，其传变也，急如掣电，岂粗疏者所能当此任哉！如夏月小儿身热头痛，项强无汗，此暑兼风寒者也，宜新加香薷饮；有汗则仍用银翘散，重加桑叶；咳嗽则用桑菊饮；汗多则用白虎汤，脉芤而喘，则用人参白虎；身重汗少，则用苍术白虎；脉芤面赤多言，喘喝欲脱者，即用生脉散；神识不清者，即用清宫汤加钩藤、丹皮、羚羊角；神昏者，兼用紫雪丹、牛黄丸之类，方法悉载上焦篇，学者当与前三焦篇暑门中细心求之。但分量或用四分之一，或用四分之二，量儿之壮弱大小加减之。痉因于暑，只治其致痉之因而痉自止，不必沾沾但于痉中求之。若执痉以求痉，吾不知痉为何物。夫痉病名也，头痛亦病名也。善治头痛者，必问致头痛之因，盖头痛有伤寒头痛、伤风头痛、暑头痛、热头痛、湿头痛、燥头痛、痰厥头痛、阳虚头痛、阴虚头痛、跌仆头痛、心火欲作痈脓之头痛、肝风内动上窜少阳少阳胆络之偏头痛、朝发暮死之真头痛，若不问其致病之因，如时人但见其头痛，一以羌活、藁本从事，

何头痛之能愈哉？况痉病之难治者乎！

湿痉 按：此一条，瘲痉兼有，其因于寒湿者，则兼太阳寒水气，

其泄泻太甚，下多亡阴者，木气来乘，则瘲矣

按：中湿即痉者少，盖湿性柔而下行，不似风刚而上升也。其间有兼风之痉，《名医类案》中有一条云："小儿吐呗[1]，欲作痫者，五苓散最妙。"本论湿温上焦篇有三仁汤一法，邪入心包，用清宫汤去莲心、麦冬，加银花、赤小豆皮一法，用紫雪丹一法，银翘马勃散一法，千金苇茎汤加滑石、杏仁法。而寒湿例中，有形似伤寒，舌白不渴，经络拘急，桂枝姜附汤一法。既感外邪，久则致痉，于其未痉之先，知系感受何邪，以法治之，而痉病之源绝矣，岂不愈于见痉治痉哉？若儿科能于六淫之邪，见几于早，吾知小儿之痉病必少。湿久致痉者多，盖湿为浊邪，最善弥漫三焦，上蔽清窍，内蒙膻中，学者当于前中焦篇中求之。由疟痢而致痉者，见其所伤之偏阴偏阳而补救之，于疟痢门中求之。

燥痉

燥气化火，消烁津液，亦能致痉，其治略似风温，学者当于本论前三焦篇秋燥门中求之。但正秋之时，有伏暑内发，新凉外加之证，燥者宜辛凉甘润，有伏暑则兼湿矣，宜苦辛淡，甚则苦辛寒矣。不可不细加察焉。燥气化寒，胁痛呕吐，法用苦温，佐以甘辛。

内伤饮食痉 俗所谓慢惊风是也

此证必先由于吐泻，有脾胃两伤者，有专伤脾阳者，有专伤胃阳者，有伤及肾阳者，参苓白术散、四君、六君、异功、补中益气、理中等汤，皆可选用。虚寒甚者，理中加丁香、肉桂、肉果、诃子之类。因他病伤寒凉药者，亦同此例，叶案中有阴风入脾络一条，方在小儿痫、痉厥门中，其小儿吐泻门中，言此最的详细。案后华岫云驳俗论最妙，学者不可不静心体察焉。再参之钱仲阳、薛立斋、李东垣、张景岳诸家，可无余蕴矣。再按：此证最险，最为难治，世之讹传，妄治已久。四海同风，历有年所。方中行驳之于前，诸君子畅论于后，至今日而其伪风不息，是所望于后之强有力者，悉取其伪书而焚耳。细观叶案治法之妙，全在见吐泻时先防其痉，非于既痉而设法也。故余前治六淫之痉，亦同此法，所谓上工不治已病治未病，不治已乱治未乱也。

客忤[2]痉 俗所谓惊吓是也

按：小儿神法气弱，或见非常之物，听非常之响，或失足落空，跌仆之类。百证中或有一二，非小儿所有痉病皆由惊吓也。亦现发热，或

有汗，或无汗，面时青时赤，梦中呓语，手足蠕动。宜复脉汤去参、桂、姜、枣，加丹参、丹皮、犀角。补心之体，以配心之用。大便结者，加元参，溏者加牡蛎，汗多神不宁，有恐惧之象者，加龙骨、整朱砂块（取其气而不用其质，自无流弊）。必细询病家，确有所见者，方用此例。若语涉支离，猜疑不定者，静心再诊，必得确情，而后用药。

愚儿三岁，六月初九日辰时，倚门落空，少时发热，随热随痉，昏不知人，手足如冰，无脉，至戌时而痉止，身热神昏无汗。次日早，余方与复脉汤，去参桂姜枣，每日一帖，服三四杯，不饮不食，至十四日巳时，得战汗而愈。若当痉厥神昏之际，妄动乱治，岂有生理乎？盖痉厥则阴阳逆乱，少不合拍，则不可救，病家情急，因乱投药饵，胡针乱灸而死者不可胜纪。病家中无主宰，医者又无主宰，儿命其何堪哉？如包络热重，唇舌燥，目睛有赤缕者，牛黄清心丸。本论牛黄安宫丸、紫雪丹辈，亦可酌用之。

本脏自病痉 此证则瘛病也

按：此证由于平日儿之父母，恐儿之受寒，复被过多，著衣过厚，或冬日房屋热炕过暖，以致小儿每日出汗，汗多亡血，亦如产妇亡血致痉一理。肝主血，肝以血为自养，血足则柔，血虚则强，故曰本脏自病，然此一痉也，又实为六淫致痉之根；盖汗多亡血者，本脏自病者，汗多亡卫外之阳，则易感六淫之邪也。全赖明医参透此理，于平日预先告喻小儿之父母，勿令过暖汗多亡血，暗中少却无穷之病矣，所谓治未病也。治本脏自病法，一以育阴柔肝为主，即同产后血亡致痉一例，所谓血足风自灭也。六味丸、复脉汤、三甲复脉三方、大小定风珠二方、专翕膏，皆可选用。专翕膏为痉止后，每日服四五钱，分二次，为填阴善后计也。六淫误汗致痉者，亦同此例。救风温、温热误汗者，先与存阴，不比伤寒误汗者急与护阳也，盖寒病不足在阳，温病不足在阴也。

【注释】

[1] 呟（xiàn，现）：《说文》："不呕而吐。"《广韵》："小儿呕乳。"

[2] 忤（wǔ，午）：干犯，逆乱，不顺从。客忤是指小儿突然受外界的惊吓后发生面色发青，口吐涎沫，喘息腹痛，肢体瘛疭，状如惊痫的一种病证。

【提要】 本条论述寒痉、风寒痉、风温痉、温热痉、暑痉、燥痉、内伤饮食痉、客忤痉、本脏自病痉等9种痉病的证治。

【精解】 本条所论内容不仅叙证具体，而且选方用药丝丝入扣，可称为痉病辨证施治的总结，对临床有一定指导价值。

就痉病的性质而言，痉有寒、热、虚、实四大纲，而本条依据致痉的原因，将小儿痉病分为九大纲。从文中所述可见，外感六淫、情志因素、饮食所伤、喂养不当，皆可以成为小儿致痉的原因。其中，平素喂养是否合适至关重要。吴氏认为小儿着衣过厚，易因汗多而亡血、卫外不固，"实为六淫致痉之根"。在六淫引起的痉病中，又以暑邪致痉最为多见。

痉病的治疗，应谨遵止痉息风之法。但须注意，小儿风温初起因神怯气弱，不耐高热引起的一时性抽搐，大多汗出热退则抽搐自止，一般无须投用止痉息风之剂。此外，治疗痉病还须重视祛除致痉之因，如邪入营血或热陷心包引动肝风者，应配合清营凉血解毒及清心开窍之法；对阳明腑实而动风者，则应合以攻下。

第十章　小儿易痉总论

【原文】按：小儿易痉之故，一由于肌肤薄弱，脏腑嫩小，传变最速；一由于近世不明六气感人之理，一见外感无论何邪，即与发表，既痉之后，重用苦寒，虽在壮男壮女，二三十岁，误汗致痉而死者，何可胜数！小儿薄弱，则更多矣。余于医学，不敢自信，然留心此证几十年，自觉洞彻此理，尝谓六气明而痉必少，敢以质之明贤，共商救世之术也。

【提要】本条再论小儿易痉的原因。

【精解】对于小儿易痉之理，吴氏提出：一为体弱而病邪易入，一为治疗不当。此外，还应与感邪性质有关，如前述之暑邪易痉、湿邪则不易致痉等。

第十一章　痉病瘛病总论

【原文】《素问》谓太阳所至为痉，少阳所至为瘛。盖痉者，水也；瘛者，火也；又有寒厥、热厥之论最详。后人不分痉、瘛、厥为三病，统言曰惊风痰热，曰角弓反张，曰搐搦，曰抽掣，曰痫、痉、厥；方中行作《痉书》，其或问中所论，亦混瘛而为痉，笼统议论。叶案中治痫、痉、厥最详，而统称痉厥，无瘛之名目，亦混瘛为痉。考之他书，更无分别。前痉病论因之，从时人所易知也。谨按：痉者，强直之谓，后人所谓角弓反张，古人所谓痉也。瘛者，蠕动引缩之谓，后人所谓抽掣、搐搦，古人所谓瘛也。抽掣搐搦不上者，瘛也。时作时止，止后或数日，或数月复发，发亦不待治而自止者，痫也。四肢冷如冰者，厥也；四肢热如火者，厥也；有时而冷如冰，有时而热如火者，亦厥也。大抵痉、瘛、痫、厥四门，当以寒热虚实辨之，自无差错。仲景刚痉、柔痉之论，为伤寒而设，未尝议及瘛病，故总在寒水一门，兼风则有有汗之柔痉，盖寒而实者也；除寒痉外，皆瘛病之实而有热者也。湿门则有寒痉有热痉，有实有虚；热病久耗其液，则成虚热之瘛矣。前列小儿本脏自病一条，则虚热也；产后惊风之痉，不寒痉，仲景所云是也；有热瘛，本论所补是也。总之，痉病宜用刚而温，瘛病宜用柔而凉。又有痉而兼瘛，瘛而兼痉，所谓水极而似火，火极而似水也。至于痫证，亦有虚有实，有留邪在络之客邪，在五志过极之脏气，叶案中辨之最详，分别治之可也。瑭因前辈混瘛与痉为一证，故分晰而详论之，以备裁采。

【提要】本条论述痉、瘛、痫、厥的鉴别及治法。

【精解】吴氏明确指出痉、瘛、痫、厥的临床特点和病机，并对其治法作了阐述。

痉，以项背强急、口噤、角弓反张为主症。其证有虚有实，实证多因风邪壅滞经络所致；虚证多因过汗、失血，素体气虚血少，津液不足，筋脉失于濡养所致。实证当以祛风为主，兼以止痉；虚证则应益气养血为先，兼以舒筋通络。

瘛，即瘛疭，又称抽掣、搐搦。瘛疭常见于外感热病，多为热盛动风引起，亦可因血虚生风而致。因于热极生风者，治以凉肝息风；因于血虚生风者，治以滋阴息风。

痫，常指癫痫，是一种发作性神志异常的疾病。多因惊、悲等情志失调或劳累过度，致使人体肝脾肾气机紊乱，风痰随气上逆所致。症见短暂的神志失清、面色泛白、双目凝视，但迅速即可恢复常态；或见突然昏倒，口吐涎沫，两目上视，牙关紧急，四肢抽搐，或口中发出猪羊的叫声等，醒后除感觉疲劳外，一如常人，时有发作。在发作时，应治以豁痰宣窍、息风定痫，可用定痫丸、竹沥达痰丸、温胆汤等方；平时则以培补脾肾为主，可用六君子汤、大补元煎、河车丸之类。另外，在外感热病中，因热盛引动肝风而痉厥者，亦有称为痫者，如"暑痫"，临床不可混为癫痫之属。

厥，一指突然昏倒，不省人事，但大多能逐渐苏醒的一类病症，如尸厥、薄厥、煎厥、痰厥、食厥、气厥、血厥等；一指手足寒冷，总因阳气不能达于四肢所致，其阳气虚衰不能温养四肢者为寒厥，治宜温阳，如四逆汤之类；阳气内郁不能通达于四肢者为热厥，治宜清热，如白虎汤之类。临床尚有蛔厥、脏厥、痰厥、血虚寒郁而厥等，又应据证区别治之。

痉、瘛、痫、厥各有特征，病因病机复杂，性质有实有虚，必须详加分

第十二章　六气当汗不当汗论

【原文】六气六门。止有寒水一门，断不可不发汗者。伤寒脉紧无汗，用麻黄汤正条；风寒挟痰饮，用大、小青龙一条。饮者，寒水也，水气无汗，用麻黄甘草、附子麻黄等汤，水者，寒水也，有汗者即与护阳。湿门亦有发汗之条，兼寒者也；其不兼寒而汗自出者则多护阳之方。其它风温禁汗，暑门禁汗，亡血禁汗，疮家禁汗，禁汗之条颇多，前已言之矣。盖伤于寒者，必入太阳，寒邪与寒水一家，同类相从也。其不可不发者何？太阳本寒标热，寒邪内合寒水之气，止有寒水之本，而无标热之阳，不成其为太阳矣。水来克火，如一阳陷于二阴[1]之中，故急用辛温发汗，提阳外出。欲提阳者，乌得不用辛温哉！若温暑伤手太阴，火克金也，太阴本燥标湿，若再用辛温，外助温暑之火，内助脏气之燥，两燥相合，则土之气化无从，不成其为太阴矣，津液消亡，不痉何待！故初用辛凉以救本脏之燥，而外退温暑之热；继用甘润，内救本脏之湿，外敌温暑之火，而脏象化气，本来面目可不失矣。此温暑之断不可发汗，即不发汗之辛甘，亦在所当禁也。且伤寒门中，兼风而自汗者，即禁汗，所谓有汗不得用麻黄。无奈近世以羌活代麻黄，不知羌活之更烈于麻黄也。盖麻黄之发汗，中空而通，色青而疏泄，生于内地，去节方发汗，不去节尚能通能留，其气味亦薄；若羌活乃羌地所生之独活，气味雄烈不可当。试以麻黄一两，煮于一室之内，两三人坐于其侧，无所苦也。以羌活一两，煮于一室内，两三人坐于其侧，则其气味之发泄，弱者即不能受矣。温暑门之用羌、防、柴、葛，产后亡血家之用当归、川芎、泽兰、炮姜，同一杀人利剑，有心者共筹之。

【注释】

[1]一阳陷入二阴之中：一阳指太阳寒水，二阴为少阴之火，实际属太阳少阴两感，用麻黄附子细辛汤温阳而兼辛温解表。

【提要】本条再次强调只有寒邪外袭者才能用辛温发汗之剂。

【精解】吴氏从多方面阐述了感寒而病者卫阳被郁，故可用辛温以发其汗；感温暑而病者阴液易伤，故忌用辛温之法。在理解时，不必囿于原文在字面上的论述。

第十三章　疳疾论

【原文】疳者，干也，人所共知。不知干生于湿，湿生于土虚，土虚生于饮食不节，饮食不节，生于儿之父母之爱其子，惟恐其儿之饥渴也。盖小儿之脏腑薄弱，能化一合[1]者，与一合半，即不能化，而脾气郁矣。再小儿初能饮食，见食即爱，不择精粗，不知满足，及脾气已郁而不舒，有拘急之象，儿之父母，犹认为饥渴而强与之。日复一日，脾因郁而水谷之气不化，水谷之气不化而脾愈郁，不为胃行津液，湿斯停矣。土恶湿，湿停而脾胃俱病矣。中焦受气，取汁变化而赤，是谓血，中焦不受水谷之气，无以生血而血干矣。再水谷之精气，内入五脏，为五脏之汁；水谷之悍气，循太阳外出，捍卫外侮之邪而为卫气。中焦受伤，无以散精气，则五脏之汁亦干；无以行悍气，而卫气亦馁，卫气馁故多汗，汗多而营血愈虚，血虚故肢体日瘦，中焦湿聚不化而腹满，腹日满而肢愈瘦，故曰干生于湿也。医者诚能识得干生于湿，湿生于土虚，且扶土之不暇，犹敢恣用苦寒，峻伤其胃气，重泄其脾气哉！治法允推东垣、钱氏、陈氏[2]、薛氏[3]、叶氏，诚得仲景之心法者也。疏补中焦，第一妙法；升降胃气，第二妙法；升陷下之脾阳，第三妙法；甘淡养胃，第四妙法；调和营卫，第五妙法；食后击鼓，以鼓动脾阳，第六妙法（即古者以乐侑[4]食之义，鼓荡阳气，使之运用也）;《难经》谓伤其脾胃者，调其饮食，第七妙法；如果生有疳虫，再少用苦寒酸辛。如芦荟、胡黄连、乌梅、史君、川椒之类，此第八妙法，若见疳即与苦寒杀虫便误矣；考洁古、东垣，每用丸药缓运脾阳，缓宣胃气，盖有取乎渣质有形，与汤药异岐，亦第九妙法也。

近日都下相传一方，以全蝎三钱，烘干为末，每用精牛肉四两，作肉团数枚，加蝎末少许，蒸熟令儿逐日食之，以全蝎末完为度，治疳疾有殊功。愚思蝎色青，属木，肝经之虫，善窜而疏土，其性阴，兼通阴络，疏脾郁之久病在络者最良，然其性剽悍有毒。牛肉甘温，得坤土之精，最善补土，禀牡马之贞，其性健顺，既能补脾之体，又能运脾之用。牛肉得全蝎而愈健，全蝎得牛肉而不悍，一通一补，相需成功，亦可备用。一味金鸡散亦妙（用鸡内金不经水洗者，不拘多少，烘干为末，不拘何食物皆加之，性能杀虫磨积，即鸡之脾，能复脾之本性）。小儿疳疾，有爱食生米、黄土、石灰、纸、布之类者，皆因小儿无知，初饮食时，不拘何物即食之。脾不能运，久而生虫，愈爱食之矣。全在提携之者，有以谨之于先；若既病治法，亦惟有暂运脾阳，有虫者兼与杀虫，断勿令再食，以新推陈，换其脏腑之性，复其本来之真方妙。

【注释】

［1］合（gě，葛）：古代容量单位，约为十分之一升。

［2］陈氏：指南宋著名儿科学家陈文中，著有《小儿痘疹方论》等。

［3］薛氏：指明代著名医家薛己，字新甫，号立斋，著有《薛氏医案二十四种》。

［4］侑（yòu，又）：劝人（吃、喝）。

【提要】本条论述疳证的概念、成因、病机及治法。

【精解】疳证又称疳积，是一种慢性营养障碍性疾病，多见于乳幼儿。该病多因喂养不当所致，或因患病后脾胃运化功能失常，水谷营养不能满足机体需要而引发。疳证临床可见肤色无华，毛发枯槁，形体羸瘦，头大颈细，脘腹胀满拒按，乳食懒进，或食则呕吐，大便酸臭异常，舌苔厚腻，神呆困倦等表现。若积滞日久阴虚内热，又多兼见午后潮热、掌心热、烦躁口渴等症。吴氏将疳证的治疗归纳为9种治法，详细而具体，甚合临床实用。此外，吴氏介绍的2个民间流传之方，临床也可参考。

第十四章　痘证总论

【原文】《素问》曰：治病必求其本。盖不知其本，举手便误，后虽有锦绣心思，皆鞭长莫及矣。治痘明家，古来不下数十，可称尽善，不比温病毫无把握，尚俟愚陋之鄙论也。但古人治法良多，而议病究未透彻来路，皆由不明六气为病，与温病之源。故论痘发之源者，只及其半，谓痘证为先天胎毒，由肝肾而脾胃而心肺，是矣。总未议及发于子午卯酉之年，而他年罕发者何故。盖子午者，君火司天；卯酉者，君火在泉；人身之司君火者，少阴也。少阴有两脏，心与肾也。先天之毒，藏于肾脏，肾者，坎也，有二阴以恋一阳，又以太阳寒水为腑，故不发也，必待君火之年，与人身君火之气相搏，激而后发也。故北口外寒水凝结之所，永不发痘。盖人生之胎毒如火药，岁气之君火如火线，非此引之不发。以是知痘证与温病之发同一类也。试观《六元正纪》所载温疠大行，民病温疠之处，皆君相两火加临之候，未有寒水湿土加临而病温者，亦可知愚之非臆说矣。

【提要】本条以下论述痘证的证治。

【精解】痘即天花，此病在全球推广运用牛痘接种术后已被消灭。所以，对相关原文不再作分析解释。

第十五章　痘证禁表药论

【原文】表药者，为寒水之气郁于人之皮肤经络，与人身寒水之气相结，不能自出而设者也。痘证由君火温气而发，要表药何用？以寒水应用之药，而用之君火之证，是犹缘木而求鱼也。缘木求鱼，无后灾；以表药治痘疮，后必有大灾。盖痘以筋骨为根本，以肌肉为战场，以皮肤结痂为成功之地。用表药虚表，先坏其立功之地，故八九朝灰白塌陷，咬牙寒战，倒靥[1]、黑靥[2]之证蜂起矣。古方精妙不可胜数，惟用表药之方，吾不敢信。今人且恣用羌、防、柴、葛、升麻、紫苏矣。更有愚之愚者，用表药以发闷证[3]是也。痘发内由肝肾，外由血络，闷证有紫白之分：紫闷者，枭毒把持太过，法宜清凉败毒，古用枣变百祥丸，从肝肾之阴内透，用紫雪芳凉，从心包之阳外透；白闷则本身虚寒，气血不支之证，峻用温补气血，托之外出，按理立方，以尽人力，病在里而责之表，不亦愚哉！

【注释】

［1］倒靥：即痘疹灌浆之后不结痂，反而腐烂后与皮一起脱去。

［2］黑靥：指痘疮成黑色，枯萎凹陷。

［3］闷证：是指内有火毒藏于肝肾，外为温热之邪激发胎毒，交争于肌表血络的一类痘证。

第十六章　痘证初起用药论

【原文】痘证初起，用药甚难，难者何？预护之为难也。盖痘之放肥，灌浆，结痂，总从见点之初立根基，非深思远虑者不能也。且其形势未曾显张，大约辛凉解肌，芳香透络，化浊解毒者，十之七八；本身气血虚寒，用温煦保元者，十之二三。尤必审定儿之壮弱肥瘦，黑白青黄，所偏者何在？所不足者何在？审视体质明白，再看已未见点，所出何苗？参之春夏秋冬，天气寒热燥湿，所病何时？而后定方。务于七日前先清其所感之外邪，七日后只有胎毒，便不夹杂矣。

第十七章 治痘明家论

【原文】治痘之明家甚多，皆不可偏废者也。若专主于寒、热、温、凉一家之论，希图省事，祸斯亟矣。痘科首推钱仲阳、陈文中二家。钱主寒凉，陈主温热，在二家不无偏胜，在后学实不可偏废。盖二家犹水火也，似乎极不同性，宗此则害彼，宗彼则害此。然万物莫不成于炎火，使天时有暑而无寒，万物焦矣，有寒而无暑，万物冰矣。一阴一阳之谓道，二家之学，似乎相背，其实相需，实为万世治痘立宗旨。宗之若何？大约七日以前，外感用事，痘发由温气之行，用钱之凉者十之八九，用陈之温者一二。七日以后，本身气血用事，纯赖脏真之火，炼毒成浆，此火不外鼓，必致内陷，用陈之温者多，而用钱之凉者少也。若始终实热者，则始终用钱；始终虚寒者，则始终用陈；痘科无一定之证，故无一定之方也。丹溪立解毒、和中、安表之说，亦最为扼要。痘本有毒可解，但须解之于七日之前，有毒郁而不放肥，不上浆者，乌得不解毒哉！如天之亢阳不雨，万物不生矣。痘证必须和中，盖脾胃最为吃紧，前所谓以中焦作战场也。安表之论，更为妙谛，表不安，虽至将成犹败也，前所谓以皮肤结痂，为成功之地，而可不安之也哉！安之不暇，而可混发以伤之也哉！至其宗钱而非陈，则其偏也。万氏[1]以脾胃为主，魏氏[2]以保元为主，亦确有见识，虽皆从二家脱化，而稍偏于陈。费建中《救偏琐言》，盖救世人不明痘之全体大用，偏用陈文中之辛热者也。书名救偏，其意可知，若专主其法，悉以大黄、石膏从事，则救偏而反偏矣。胡氏[3]辄投汗下，下法犹有用处，汗法则不可也。翁仲仁《金镜录》一书，诚为痘科宝筏，其妙处全在于看，认证真确，治之自效，初学必须先熟读其书，而后历求诸家，方不误事。后此翟氏[4]、聂氏[5]，深以气血盈亏，解毒化毒，分晰阐扬钱氏、陈氏底蕴，超出诸家之上，然分别太多，恐读者目眩！愚谓看法必宗翁氏，叶氏有补翁仲仁不及之条，治法兼用钱、陈，以翟氏、聂氏，为钱、陈之注，参考诸家可也。近日都下盛行《正宗》一书，大抵用费氏、胡氏之法而推广之，恣用大汗大下，名归宗汤，石膏、大黄始终重用，此在枭毒太过者则可，岂可以概治天下之小儿哉！南方江西江南等省，全恃种痘，一遇自出之痘，全无治法；医者无论何痘，概禁寒凉，以致有毒火者，轻者得，重者死，此皆偏之为害也。

【注释】

[1] 万氏：指明代医学家万全，字密斋，著有《幼科发挥》等。

[2] 魏氏：似指明代医学家魏直，字桂岩，又字廷豹，著有《博爱心鉴》等。强调治疗痘疹主以补气血。

[3] 胡氏：似指明代医学家胡，著有《秘传痘疹寿婴集》。

[4] 翟氏：似指明代医学家翟良，著有《痘科类编释意》。

[5] 聂氏：待考。

第十八章　痘疮稀少不可恃论

【原文】相传痘疮稀少，不过数十粒，或百余粒，根颗圆绽者，以为状元痘，可不服药。愚则以为三四日间，亦须用辛凉解毒药一帖，无庸多服；七八日间，亦宜用甘温托浆药一帖，多不过二帖，务令浆行满足。所以然者何？愚尝见稀少之痘，竟有浆行不足，结痂后患目，毒流心肝二经，或数月，或半年后，烦躁而死，不可救药者。

第十九章　痘证限期论

【原文】痘证限期，近日时医以为，十二日结痂之后，便云收功。古传百日内，皆痘科事也。愚有表侄女，于三四月间出痘，浆行不足，百日内患目，目珠高出眼外，延至次年二月方死，死时面现五色，忽而青而赤而黄而白而黑，盖毒气遍历五脏，三昼夜而后气绝。至今思之，犹觉惨甚，医者可不慎哉！十二日者，结痂之限也；况结痂之限，亦无定期。儿生三岁以后者，方以十二日为准；若初周以后，只九日限耳；未周一岁之孩，不过七日限。

第二十章　行浆务令满足论

【原文】近时人心不古，竟尚粉饰，草草了事。痘顶初浑，便云浆足，病家不知，惟医是听。浆不足者，发痘毒犹可医治；若发于关节隐处，亦致丧命，或成废人；患目烦躁者，百无一生，即不死而双目失明矣。愚经历不少，浆色大约以黄豆色为准，痘多者腿脚稍清犹可。愚一生所治之痘，痘后毫无遗患，无他谬巧，行浆足也。近时之弊，大约有三：一由于七日前过用寒凉，七日后又不知补托，畏温药如虎，甚至一以大黄从事，此用药之不精也；二由于不识浆色，此目力之不精也；三由于存心粉饰，心地之不慈也。余存心不敢粉饰，不忍粉饰，口过直而心过慈，以致与世不合，目击儿之颠连疾苦而莫能救，不亦大可哀哉？今作此论，力矫时弊，实从数十年经历中得来。见痘后之证，百难于痘前。盖痘前有浆可上，痘后无浆可行；痘前自内而外出，外出者顺，痘后自外而内陷，内陷者逆也。毒陷于络，犹可以法救之；毒陷于脏而脏真伤，考古竟无良法可救。由逆痘而死者，医可以对儿；由治法不精，而遗毒死者，其何以对小儿哉？阅是论者，其思慎之于始乎！

第二十一章　疹论

【原文】若明六气为病，疹不难治。但疹之限期最迫，只有三日。一以辛凉为主，如俗所用防风、广皮、升麻、柴胡之类，皆在所禁。俗见疹必表，外道也。大约先用辛凉清解，后用甘凉收功。赤疹误用麻黄、三春柳等辛温伤肺，以致喘咳欲厥者，初用辛凉加苦梗、旋覆花，上提下降；甚则用白虎加旋覆、杏仁；继用甘凉加旋覆花以救之；咳大减者去之。凡小儿连咳数十声不能回转，半日方回如鸡声者，千金苇茎汤合葶苈大枣泻肺汤主之。近世用大黄者，杀之也。盖葶苈走肺经气分，虽兼走大肠，然从上下降，而又有大枣以载之缓之，使不急于趋下；大黄则纯走肠胃血分，下有形之滞，并不走肺，徒伤其无过之地故也。若固执病在脏泻其腑之法，则误矣。

【提要】本条论述麻疹的证治。

【精解】本条所论的疹病即是麻疹。麻疹病名出自《古今医鉴》，又称痧子，是儿科的常见病，但近年由于人工免疫的广泛开展，本病已较少见。吴氏强调本病初起治以辛凉为主，疹透毒解则病可自愈，若误用辛温升提之品助热伤津，则可致喘逆痉厥。文中提及本病可并发小儿连咳数十声不能回转，半日方回如鸡声者，类似百日咳，非麻疹中必见。对麻疹闭证、变证的治疗，可参阅儿科专书，此处不再多加讨论。

第二十二章　泻白散不可妄用论

【原文】钱氏制泻白散，方用桑白皮、地骨皮、甘草、粳米，治肺火皮肤蒸热，日晡尤甚，喘咳气急，面肿热郁肺逆等证。历来注此方者，只言其功，不知其弊。如李时珍以为泻肺诸方之准绳，虽明如王晋三、叶天士，犹率意用之。愚按：此方治热病后与小儿痘后，外感已尽真气不得归元，咳嗽上气，身虚热者，甚良；若兼一毫外感，即不可用。如风寒、风温正盛之时，而用桑皮、地骨，或于别方中加桑皮，或加地骨，如油入面，锢结而不可解矣。考《金匮》金疮门中王不留行散，取用桑东南根白皮以引生气，烧灰存性以止血。仲景方后自注云：小疮即粉之，大疮但服之，产后亦可服，如风寒，桑根勿取之。沈目南注云：风寒表邪在经络，桑根下降，故勿取之。愚按：桑白皮虽色白入肺，然桑得箕星之精，箕好风，风气通于肝，实肝经之本药也。且桑叶横纹最多而主络，故蚕食桑叶而成丝，丝，络象也；桑皮纯丝结成象筋，亦主络；肝主筋，主血，络亦主血，象筋与络者，必走肝，同类相从也。肝经下络阴器，如树根之蟠结于土中；桑根最为坚结，诗称："彻彼桑土"[1]，《易》言："系于苞桑"[2]是也。再按：肾脉之直者，从肾上贯肝膈，入肺中，循喉咙，挟舌本；其支者，从肺出络心，注胸中。肺与肾为子母，金下生水。桑根之性，下达而坚结，由肺下走肝肾者也。内伤不妨用之，外感则引邪入肝肾之阴，而咳嗽永不愈矣。吾从妹八、九岁时，春日患伤风咳嗽。医用杏苏散加桑白皮，至今将五十岁，咳嗽永无愈期，年重一年。试思如不可治之嗽，当早死矣，如可治之嗽，何以至四十年不愈哉？亦可以知其故矣。愚见小儿久嗽不愈者，多因桑皮、地骨，凡服过桑皮、地骨而嗽不愈者，即不可治。伏陷之邪，无法使之上出也。至于地骨皮之不可用者，余因仲景先师风寒禁桑皮而悟入者也。盖凡树木之根，皆生地中，而独枸杞之根，名地骨者何？盖枸杞之根，深入黄泉，无所终极，古又名之曰仙人杖，盖言凡人莫得而知其所终也。木本之入下最深者，未有如地骨者，故独异众根，而独得地骨之名。凡药有独异之形，独异之性，得独异之名者，必有独异之功能，亦必有独异之偏胜也。地骨入下最深，禀少阴水阴之气，主骨蒸之劳热，力能至骨，有风寒外感者，而可用之哉！或曰：桑皮、地骨，良药也，子何畏之若是？余曰：人参、甘草，非良药耶？实证用人参，中满用甘草，外感用桑皮、地骨，同一弊也。

【注释】

[1] 彻彼桑土：见《诗经·风·鸱篇》："彻彼桑土，绸缪牖户。"彻，剥取之意；桑土，即桑树根。结合上下文，意思为剥取桑根的皮来缠绕巢的隙穴。

［2］系于苞桑：见于《周易·否卦》。苞桑，指桑树的根深蒂固或指丛生的桑树。系于苞桑，意思是说凡物系于苞桑则牢固。

【提要】本条论述泻白散不可用于外感咳嗽之理。

【精解】文中详细分析了桑白皮、地骨皮的药性、功效，以此为据强调外感咳嗽不可用泻白散。但所论有失偏颇，有些内容牵涉太远，未免求深反晦，说服力不强。泻白散为泻肺清热、平喘止咳之剂，临床属肺热咳喘的常用方。吴氏所述仅为一家之言，仅供参考。

第二十三章　万物各有偏胜论

【原文】无不偏之药，则无统治之方。如方书内所云：某方统治四时不正之气，甚至有兼治内伤产妇者，皆不通之论也。近日方书盛行者，莫过汪讱庵《医方集解》一书，其中此类甚多，以其书文理颇通，世多读之而不知其非也。天下有一方而可以统治四时者乎？宜春者即不宜夏，宜春夏者更不宜秋冬。余一生体认物情，只有五谷作饭，可以统治四时饿病，其他未之闻也。在五谷中尚有偏胜，最中和者莫过饮食，且有冬日饮汤，夏日饮水之别，况于药乎？得天地五运六气之全者，莫如人，人之本源虽一，而人之气质，其偏胜为何如者？人之中最中和者，莫如圣人，而圣人之中，且有偏于任，偏于清，偏于和之异。千古以来不偏者，数人而已。常人则各有其偏，如《灵枢》所载阴阳五等可知也。降人一等，禽与兽也；降禽兽一等，木也；降木一等，草也；降草一等，金与石也。用药治病者，用偏以矫其偏。以药之偏胜太过，故有宜用，有宜避者，合病情者用之，不合者避之而已。无好尚，无畏忌，惟病是从。医者性情中正和平，然后可以用药，自不犯偏于寒热温凉一家之固执，而亦无笼统治病之弊矣。

【提要】本条论述药物的治疗作用是以偏纠偏。

【精解】文中指出，药物各具特性，疾病也各不相同，治疗所选药物之性应合乎病情。所以，临床不可用某药某方统治诸多病证，应遵循"合病情者用之，不合者避之"的原则。

第二十四章　草木各得一太极论

【原文】古来著本草者，皆逐论其气味性情，未尝总论夫形体之大纲，生长化收藏之运用，兹特补之。盖芦主生，干与枝叶主长，花主化，子主收，根主藏，木也；草则收藏皆在子。凡干皆升，芦胜于干；凡叶皆散，花胜于叶；凡枝皆走络，须胜于枝；凡根皆降，子胜于根；由芦之升而长而化而收，子则复降而升而化而收矣。此草木各得一太极之理也。

愚之学，实不足以著书，是编之作，补苴罅漏[1]而已。末附二卷，解儿难、解产难，简之又简，只摘其吃紧大端，与近时流弊，约略言之耳。览者谅之。

【注释】

[1] 补苴（jū，居）罅（xià，夏）漏：苴，鞋底的草垫。罅，缝隙。补苴罅漏，为补充不足、疏漏之意。

【提要】本条论述药物形体与作用的关系。

【精解】文中吴氏对草本、木本各药用部分的大概性能作了概述，有一定参考价值，但临床用药不可将其绝对化。

方名索引

（按笔画排序）

方名索引

417